"十三五"职业教育国家规划教材

国家卫生健康委员会"十三五"规划教材

全国中医药高职高专教育教材

供中药学、中药制药技术等专业用

中药药剂学

第 4 版

U0207874

主　编　胡志方　易生富

副主编　王小平　罗红梅　刘丽敏　刘英波

编　者　（按姓氏笔画排序）

王小平（漳州卫生职业学院）

刘丽敏（安徽中医药高等专科学校）

刘英波（遵义医药高等专科学校）

李　卿（湖北中医药高等专科学校）

陈玉玺（乐山职业技术学院）

陈玲玲（保山中医药高等专科学校）

易生富（湖北中医药高等专科学校）

罗红梅（湖南中医药高等专科学校）

洪巧瑜（北京卫生职业学院）

胡志方（江西中医药高等专科学校）

胡律江（江西中医药大学）

徐艳明（黑龙江中医药大学佳木斯学院）

郭三保（江西中医药高等专科学校）

喻　超（重庆三峡医药高等专科学校）

人民卫生出版社

图书在版编目（CIP）数据

中药药剂学/胡志方,易生富主编. —4版. —北京：
人民卫生出版社,2018
ISBN 978-7-117-26264-4

Ⅰ.①中… Ⅱ.①胡…②易… Ⅲ.①中药制剂学-
高等职业教育-教材 Ⅳ.①R283

中国版本图书馆 CIP 数据核字（2018）第 087463 号

人卫智网	www.ipmph.com	医学教育、学术、考试、健康,
		购书智慧智能综合服务平台
人卫官网	www.pmph.com	人卫官方资讯发布平台

中药药剂学
第 4 版

主　　编：胡志方　易生富
出版发行：人民卫生出版社（中继线 010-59780011）
地　　址：北京市朝阳区潘家园南里 19 号
邮　　编：100021
E - mail：pmph @ pmph.com
购书热线：010-59787592　010-59787584　010-65264830
印　　刷：人卫印务（北京）有限公司
经　　销：新华书店
开　　本：787×1092　1/16　　印张：31
字　　数：714 千字
版　　次：2005 年 6 月第 1 版　　2018 年 7 月第 4 版
　　　　　 2023 年 5 月第 4 版第 9 次印刷（总第 23 次印刷）
标准书号：ISBN 978-7-117-26264-4
定　　价：68.00 元

《中药药剂学》教材数字增值服务编委会

主　编　胡志方　易生富

副主编　王小平　罗红梅　刘丽敏　刘英波

编　者　（按姓氏笔画排序）

王小平（漳州卫生职业学院）

刘丽敏（安徽中医药高等专科学校）

刘英波（遵义医药高等专科学校）

李　卿（湖北中医药高等专科学校）

陈玉玺（乐山职业技术学院）

陈玲玲（保山中医药高等专科学校）

易生富（湖北中医药高等专科学校）

罗红梅（湖南中医药高等专科学校）

洪巧瑜（北京卫生职业学院）

胡志方（江西中医药高等专科学校）

胡律江（江西中医药大学）

郭三保（江西中医药高等专科学校）

徐艳明（黑龙江中医药大学佳木斯学院）

喻　超（重庆三峡医药高等专科学校）

修订说明

为了更好地推进中医药职业教育教材建设,适应当前我国中医药职业教育教学改革发展的形势与中医药健康服务技术技能人才的要求,贯彻落实《国家中长期教育改革和发展规划纲要(2010—2020年)》《医药卫生中长期人才发展规划(2011—2020年)》《中医药发展战略规划纲要(2016—2030年)》精神,做好新一轮中医药职业教育教材建设工作,人民卫生出版社在教育部、国家卫生健康委员会、国家中医药管理局的领导下,组织和规划了第四轮全国中医药高职高专教育、国家卫生健康委员会"十三五"规划教材的编写和修订工作。

本轮教材修订之时,正值《中华人民共和国中医药法》正式实施之际,中医药职业教育迎来发展大好的际遇。为做好新一轮教材出版工作,我们成立了第四届中医药高职高专教育教材建设指导委员会和各专业教材评审委员会,以指导和组织教材的编写和评审工作;按照公开、公平、公正的原则,在全国1400余位专家和学者申报的基础上,经中医药高职高专教育教材建设指导委员会审定批准,聘任了教材主编、副主编和编委;启动了全国中医药高职高专教育第四轮规划第一批教材,中医学、中药学、针灸推拿、护理4个专业63门教材,确立了本轮教材的指导思想和编写要求。

第四轮全国中医药高职高专教育教材具有以下特色:

1. **定位准确,目标明确** 教材的深度和广度符合各专业培养目标的要求和特定学制、特定对象、特定层次的培养目标,力求体现"专科特色、技能特点、时代特征",既体现职业性,又体现其高等教育性,注意与本科教材、中专教材的区别,适应中医药职业人才培养要求和市场需求。

2. **谨守大纲,注重三基** 人卫版中医药高职高专教材始终坚持"以教学计划为基本依据"的原则,强调各教材编写大纲一定要符合高职高专相关专业的培养目标与要求,以培养目标为导向、职业岗位能力需求为前提、综合职业能力培养为根本,同时注重基本理论、基本知识和基本技能的培养和全面素质的提高。

3. **重点考点,突出体现** 教材紧扣中医药职业教育教学活动和知识结构,以解决目前各高职高专院校教材使用中的突出问题为出发点和落脚点,体现职业教育对人才的要求,突出教学重点和执业考点。

4. **规划科学,详略得当** 全套教材严格界定职业教育教材与本科教材、毕业后教育教材的知识范畴,严格把握教材内容的深度、广度和侧重点,突出应用型、技能型教育内容。基础课教材内容服务于专业课教材,以"必须、够用"为度,强调基本技能的培养;专业课教材紧密围绕专业培养目标的需要进行选材。

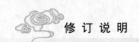

5. 体例设计，服务学生 本套教材的结构设置、编写风格等坚持创新，体现以学生为中心的编写理念，以实现和满足学生的发展为需求。根据上一版教材体例设计在教学中的反馈意见，将"学习要点""知识链接""复习思考题"作为必设模块，"知识拓展""病案分析（案例分析）""课堂讨论""操作要点"作为选设模块，以明确学生学习的目的性和主动性，增强教材的可读性，提高学生分析问题、解决问题的能力。

6. 强调实用，避免脱节 贯彻现代职业教育理念。体现"以就业为导向，以能力为本位，以发展技能为核心"的职业教育理念。突出技能培养，提倡"做中学、学中做"的"理实一体化"思想，突出应用型、技能型教育内容。避免理论与实际脱节、教育与实践脱节、人才培养与社会需求脱节的倾向。

7. 针对岗位，学考结合 本套教材编写按照职业教育培养目标，将国家职业技能的相关标准和要求融入教材中。充分考虑学生考取相关职业资格证书、岗位证书的需要，与职业岗位证书相关的教材，其内容和实训项目的选取涵盖相关的考试内容，做到学考结合，体现了职业教育的特点。

8. 纸数融合，坚持创新 新版教材最大的亮点就是建设纸质教材和数字增值服务融合的教材服务体系。书中设有自主学习二维码，通过扫码，学生可对本套教材的数字增值服务内容进行自主学习，实现与教学要求匹配、与岗位需求对接、与执业考试接轨，打造优质、生动、立体的学习内容。教材编写充分体现与时代融合、与现代科技融合、与现代医学融合的特色和理念，适度增加新进展、新技术、新方法，充分培养学生的探索精神、创新精神；同时，将移动互联、网络增值、慕课、翻转课堂等新的教学理念和教学技术、学习方式融入教材建设之中，开发多媒体教材、数字教材等新媒体形式教材。

人民卫生出版社医药卫生规划教材经过长时间的实践与积累，其中的优良传统在本轮修订中得到了很好的传承。在中医药高职高专教育教材建设指导委员会和各专业教材评审委员会指导下，经过调研会议、论证会议、主编人会议、各专业编写会议、审定稿会议，确保了教材的科学性、先进性和实用性。参编本套教材的800余位专家，来自全国40余所院校，从事高职高专教育工作多年，业务精纯，见解独到。谨此，向有关单位和个人表示衷心的感谢！希望各院校在教材使用中，在改革的进程中，及时提出宝贵意见或建议，以便不断修订和完善，为下一轮教材的修订工作奠定坚实的基础。

人民卫生出版社有限公司
2018 年 4 月

全国中医药高职高专院校第四轮第一批规划教材书目

教材序号	教材名称	主编	适用专业
1	大学语文(第4版)	孙 洁	中医学、针灸推拿、中医骨伤、护理等专业
2	中医诊断学(第4版)	马维平	中医学、针灸推拿、中医骨伤、中医美容等专业
3	中医基础理论(第4版)*	陈 刚 徐宜兵	中医学、针灸推拿、中医骨伤、护理等专业
4	生理学(第4版)*	郭争鸣 唐晓伟	中医学、中医骨伤、针灸推拿、护理等专业
5	病理学(第4版)	苑光军 张宏泉	中医学、护理、针灸推拿、康复治疗技术等专业
6	人体解剖学(第4版)	陈晓杰 孟繁伟	中医学、针灸推拿、中医骨伤、护理等专业
7	免疫学与病原生物学(第4版)	刘文辉 田维珍	中医学、针灸推拿、中医骨伤、护理等专业
8	诊断学基础(第4版)	李广元 周艳丽	中医学、针灸推拿、中医骨伤、护理等专业
9	药理学(第4版)	侯 晞	中医学、针灸推拿、中医骨伤、护理等专业
10	中医内科学(第4版)*	陈建章	中医学、针灸推拿、中医骨伤、护理等专业
11	中医外科学(第4版)*	尹跃兵	中医学、针灸推拿、中医骨伤、护理等专业
12	中医妇科学(第4版)	盛 红	中医学、针灸推拿、中医骨伤、护理等专业
13	中医儿科学(第4版)*	聂绍通	中医学、针灸推拿、中医骨伤、护理等专业
14	中医伤科学(第4版)	方家选	中医学、针灸推拿、中医骨伤、护理、康复治疗技术专业
15	中药学(第4版)	杨德全	中医学、中药学、针灸推拿、中医骨伤、康复治疗技术等专业
16	方剂学(第4版)*	王义祁	中医学、针灸推拿、中医骨伤、康复治疗技术、护理等专业

续表

教材序号	教材名称	主编	适用专业
17	针灸学(第4版)	汪安宁 易志龙	中医学、针灸推拿、中医骨伤、康复治疗技术等专业
18	推拿学(第4版)	郭 翔	中医学、针灸推拿、中医骨伤、护理等专业
19	医学心理学(第4版)	孙 萍 朱 玲	中医学、针灸推拿、中医骨伤、护理等专业
20	西医内科学(第4版)*	许幼晖	中医学、针灸推拿、中医骨伤、护理等专业
21	西医外科学(第4版)	朱云根 陈京来	中医学、针灸推拿、中医骨伤、护理等专业
22	西医妇产科学(第4版)	冯 玲 黄会霞	中医学、针灸推拿、中医骨伤、护理等专业
23	西医儿科学(第4版)	王龙梅	中医学、针灸推拿、中医骨伤、护理等专业
24	传染病学(第3版)	陈艳成	中医学、针灸推拿、中医骨伤、护理等专业
25	预防医学(第2版)	吴 娟 张立祥	中医学、针灸推拿、中医骨伤、护理等专业
1	中医学基础概要(第4版)	范俊德 徐迎涛	中药学、中药制药技术、医学美容技术、康复治疗技术、中医养生保健等专业
2	中药药理与应用(第4版)	冯彬彬	中药学、中药制药技术等专业
3	中药药剂学(第4版)	胡志方 易生富	中药学、中药制药技术等专业
4	中药炮制技术(第4版)	刘 波	中药学、中药制药技术等专业
5	中药鉴定技术(第4版)	张钦德	中药学、中药制药技术、中药生产与加工、药学等专业
6	中药化学技术(第4版)	吕华瑛 王 英	中药学、中药制药技术等专业
7	中药方剂学(第4版)	马 波 黄敬文	中药学、中药制药技术等专业
8	有机化学(第4版)*	王志江 陈东林	中药学、中药制药技术、药学等专业
9	药用植物栽培技术(第3版)*	宋丽艳 汪荣斌	中药学、中药制药技术、中药生产与加工等专业
10	药用植物学(第4版)*	郑小吉 金 虹	中药学、中药制药技术、中药生产与加工等专业
11	药事管理与法规(第3版)	周铁文	中药学、中药制药技术、药学等专业
12	无机化学(第4版)	冯务群	中药学、中药制药技术、药学等专业
13	人体解剖生理学(第4版)	刘 斌	中药学、中药制药技术、药学等专业
14	分析化学(第4版)	陈哲洪 鲍 羽	中药学、中药制药技术、药学等专业
15	中药储存与养护技术(第2版)	沈 力	中药学、中药制药技术等专业

续表

教材序号	教材名称	主编	适用专业
1	中医护理(第3版)*	王 文	护理专业
2	内科护理(第3版)	刘 杰 吕云玲	护理专业
3	外科护理(第3版)	江跃华	护理、助产类专业
4	妇产科护理(第3版)	林 萍	护理、助产类专业
5	儿科护理(第3版)	艾学云	护理、助产类专业
6	社区护理(第3版)	张先庚	护理专业
7	急救护理(第3版)	李延玲	护理专业
8	老年护理(第3版)	唐凤平 郝 刚	护理专业
9	精神科护理(第3版)	井霖源	护理、助产专业
10	健康评估(第3版)	刘惠莲 滕艺萍	护理、助产专业
11	眼耳鼻咽喉口腔科护理(第3版)	范 真	护理专业
12	基础护理技术(第3版)	张少羽	护理、助产专业
13	护士人文修养(第3版)	胡爱明	护理专业
14	护理药理学(第3版)*	姜国贤	护理专业
15	护理学导论(第3版)	陈香娟 曾晓英	护理、助产专业
16	传染病护理(第3版)	王美芝	护理专业
17	康复护理(第2版)	黄学英	护理专业
1	针灸治疗(第4版)	刘宝林	针灸推拿专业
2	针法灸法(第4版)*	刘 茜	针灸推拿专业
3	小儿推拿(第4版)	刘世红	针灸推拿专业
4	推拿治疗(第4版)	梅利民	针灸推拿专业
5	推拿手法(第4版)	那继文	针灸推拿专业
6	经络与腧穴(第4版)*	王德敬	针灸推拿专业

* 为"十二五"职业教育国家规划教材

第四届全国中医药高职高专教育教材建设指导委员会

第四届全国中医药高职高专中药学专业教材评审委员会

前　言

中药药剂学是专门研究中药药剂的配制理论、生产技术、质量控制和合理应用等内容的一门综合性应用技术学科，是中药学专业的主干专业课程及衔接中医与中药的纽带。本教材供高职高专中药学专业使用。

全国中医药高职高专卫生部规划教材《中药药剂学》（第1版）2005年出版，《中药药剂学》（第2版）、《中药药剂学》（第3版）相继修订，分别于2010年、2014年出版，并被列为高职高专教育部"十一五"国家级规划教材。随着2015年版《中华人民共和国药典》发布实施，其中制剂通则、检测方法等已重新整合，剂型名称、质量要求等均有规范与调整。因此，本教材的相关教学内容有待修订与更新。

本次教材修订恰逢《中医药法》颁布实施，严格遵循全国中医药高职高专第四轮规划教材北京编写会议精神，坚持"三基、五性、三特定"原则，按照中药剂型的生产工艺规程诠释各相关知识点，精简理论知识讲述，满足中药调剂工、中药制剂工岗位（群）的能力、素质培养及国家执业药师资格考试要求。在保留第3版教材层次编排顺序，突出解决问题的实践能力培养基础上，本版教材修订重点：①章节编排方面：将贴膏剂中贴剂单独列出，调整为贴膏剂与贴剂，同时将包装内容融入各剂型制备章节；②按照2015年版《中华人民共和国药典》四部，对各剂型名称、质量要求进行规范化修订；③适当增加丸剂理论与实训课时，突出中药传统制丸工艺的继承与发展。

参与本次教材修订的编者们高度负责，夙兴夜寐，数易其稿，按时完成了编写任务。参编的教师有（以章为序）：胡志方（第一章），刘英波（第二章、第三章），喻超（第四章、第五章、第十二章），陈玲玲（第六章、第十四章、第十五章），罗红梅（第七章、第八章），洪巧瑜（第九章~第十一章），李卿（第十三章、第十七章、第十八章），易生富（第十六章），刘丽敏（第十九章、第二十一章），胡律江（第二十章），王小平（第二十二章），徐艳明（第二十三章、第三十章、第三十一章），郭三保（第二十四章~第二十六章），陈玉玺（第二十七章~第二十九章）。

本教材在修订过程中参阅了部分专家、学者的研究成果和论著，在此一并致谢！

虽几经易稿，但因编者水平有限，疏忽谬误之处在所难免，恳请广大师生及读者不吝指正。

《中药药剂学》教材编委会

2018年4月

目　录

第一章

- - - - - - -

绪　论

 学习要点

1. 中药药剂学的含义以及剂型、制剂、新药等常用术语。
2. 中药剂型分类方法及其涉及的剂型范围。
3. 药典、药品标准的含义、性质、作用和《中华人民共和国药典》的编纂体例。
4.《中华人民共和国药品管理法》《药品生产质量管理规范》《药品经营质量管理规范》《中药材生产质量管理规范》现行版本及其意义。
5. 常见生产管理的技术文件及其意义。

第一节　概　述

一、中药药剂学的含义与简介

中药药剂学是以中医药理论为指导,运用现代科学技术,研究中药药剂的配制理论、生产技术、质量控制及合理应用等内容的一门综合性应用技术科学,包括中药调剂学和中药制剂学。其中,中药调剂学是指研究中药饮片或中成药调配、服用及相关理论和技术的科学,而中药制剂学是指研究中药剂型、制剂的配制理论、生产技术、质量控制和临床药效学的科学。中药药剂学课程为中药类专业主干课程,不仅与本专业的各相关课程及现代制药理论和技术密切相关,而且与生产实践和临床用药联系紧密,是连接中医与中药的纽带,为技能型中药人才必备的专业知识内容。

中药药剂学是以中医药理论为指导,兼容现代科学理论与技术所形成的特色鲜明的学科。其理论体系有如下特点:①中药制剂的处方是在中医药理论指导下组成的;②中药制剂工艺过程的设计和实施是以"君、臣、佐、使"为指导思想,充分注意多成分的相互协同作用,以确保原方特有的疗效;③制定中药制剂质量标准,不仅进行制剂通则检查、选定处方中君臣药中有效成分和(或)指标成分作为制剂的含量控制指标,而且探索中药制剂的指纹图谱,以保证全面控制制剂质量;④中药制剂的药效学研究,不仅运用现代药理学方法及模型,而且还尽可能建立符合中医辨证要求的动物模型来进行;⑤中药制剂的药物动力学研究,不仅借鉴现代药剂学中药物动力学的研究方法,而且建立符合中医药理论和中药复方配伍特点的新的研究方法,如药理效应法和毒理效应法等;⑥中药的临床应用是在中医药理论指导下因病、因人、因时辨证用药。

在传统基础理论与经验的基础上,中药药剂学吸收、借鉴了现代药剂学与调剂学的相关理论与技术,逐渐形成了工业药剂学、物理药剂学、生物药剂学、临床药学及药物动力学、中药调剂学等分支学科。

二、学习中药药剂学的意义

中药药剂学的基本任务是根据临床用药和处方中药味的性质以及生产、贮藏、运输、携带、服用等方面的要求,将中药制成适宜的剂型,以满足临床需要。通过学习本课程,不仅可继承和整理中医药学中有关药剂学的理论、技术和经验,而且结合现代药剂学的理论与技术,运用新辅料制备中药新剂型、新制剂,为临床提供更多安全、有效、稳定的现代中药制剂。

三、中药药剂学常用术语

1. 药物与药品　药物是指用于预防、治疗和诊断疾病的物质,包括原料药与药品。一般可分为天然药物和人工合成药物两大类。药品通常是指原料药物经过加工制成的具有一定剂型、可直接应用的成品。而《中华人民共和国药品管理法》将药品定义为:指用于预防、治疗、诊断人的疾病,有目的地调节人的生理功能并规定有适应证或者功能主治、用法和用量的物质,包括中药材、中药饮片、中成药、化学原料药及其制剂、抗生素、生化药品、放射性药品、血清、疫苗、血液制品和诊断药品等。

2. 剂型　剂型是指将原料药加工制成适合于临床直接应用的形式,又称药物剂型。剂型是施予机体前的最后形式。如祛风止痛片、冠心丹参片、通窍鼻炎片等具有同种药物应用形式——"片剂"剂型;黄连上清丸、梅花点舌丸、通宣理肺丸等具有同种药物应用形式——"丸剂"剂型;还有胶囊剂、注射剂等。目前国家正式批准生产的剂型有 50 余种。

课堂互动

请说出你所知道的中药剂型有哪些?

3. 制剂　制剂是指根据《中华人民共和国药典》《卫生部药品标准》《国家食品药品监督管理局药品标准》或其他规定处方,将原料药加工制成的药品,如益元散、益气灵颗粒、消栓通络片等。制剂的生产一般在药厂或医院制剂室中进行。医院制剂批量小,主要是为适应本院临床和科研需要而制备一些医疗上必需而市场未能供应的制剂,其使用范围只限于本单位,其品种也必须经省级药品监督管理部门批准和定期申报注册。另外,通常也将制剂的研制过程叫做制剂。研究制剂的生产工艺和理论的学科,称制剂学。

4. 浸出制剂　浸出制剂是指采用适宜的浸出溶剂和方法浸提药材中有效成分,直接制成或再经一定的制备工艺过程而制得的一类制剂的总称,可供内服和外用。汤剂与药酒是最早的浸出制剂,由于浸出制剂既保留中药传统的制备方式,又采用现代去粗存精的提取工艺,为中药各类新剂型(如中药注射液、片剂、膜剂、滴丸、气雾剂)

的基础,是中药现代化的重要途径。

5. 调剂 调剂是指按照医师处方专为某一患者配制,注明用法及用量的药剂调配操作。调剂一般在药店或医院药房的调剂室中进行。研究药剂调剂有关理论、原则和技术的学科称调剂学。以中药饮片或中成药为研究对象的调剂操作称中药调剂。

6. 中成药 中成药是指以中药饮片为原料,在中医药理论指导下,按规定处方和标准制成一定剂型的药品,包括处方药和非处方药。中成药的生产场所和品种均必须经国家药品监督管理部门批准。研究、论述中成药的处方组成、制备工艺、质量控制、临床应用等内容的学科,称中成药学。

7. 新药 新药是指未曾在中国境内上市销售的药品。或已上市,但改变剂型、改变用药途径,也按新药处理。

四、中药剂型分类

中药剂型种类较多,为了便于学习、研究和应用,需要对剂型进行分类。剂型分类方法通常采用以下几种:

（一）按物态分类

本法是依据制剂在常态(常温、常压)下的存在状态进行分类的。

1. 固体剂型 此类剂型的制剂均为固体,如丸剂、散剂、颗粒剂(冲剂)、片剂、胶剂等。

2. 半固体剂型 此类剂型的制剂均为膏状的半固体,如软膏剂、内服膏滋等。

3. 液体剂型 此类剂型的制剂均为易流动的液体,如汤剂、口服液、糖浆剂、酒剂、酊剂、注射液等。

4. 气体剂型 此类剂型的制剂均为常态易扩散的气体,如气雾剂、烟熏剂等。

同一剂型物态相同,其制备特点、药效发挥速度和贮藏、运输条件多有相似之处。如制备方面,固体剂型多需经粉碎和混合;半固体剂型多需熔化和研匀;液体剂型多需经过提取、精制、配液、灌封等。起效方面,液体、气体剂型就比固体剂型要快。固体剂型贮藏、运输均较方便,液体剂型贮藏时易出现沉淀等。

这种分类方法在制备、贮藏和运输上较有意义,但是过于简单,缺乏剂型间的内在联系,实用价值不大。

（二）按成品形状分类

本法是依据制剂成品的形状进行分类,形状相似的列为一类。

1. 丸剂 此类制剂成品均为大小不等的类球形,形似肉丸,因而得名。如蜜丸、水丸、滴丸等。

2. 片剂 此类制剂成品均为大小不等的板片状,因而得名。如素片、糖衣片、异形片等。

3. 胶囊剂 此类制剂成品均为胶质囊状物,因而得名。如硬胶囊、软胶囊、微型胶囊等。

4. 栓剂 此类制剂成品均为楔栓状,因而得名。如肛门栓、阴道栓等。

5. 膏剂 此类制剂成品均为膏状物,因而得名。如煎膏剂、软膏剂、硬膏剂等。

（三）按制备方法分类

本法是依据制备制剂时主要工序所采用的方法进行分类,方法相同者列为一类。

1. 浸出制剂 此类制剂制备的主要工序都采用了浸出(溶剂提取)法,因而得名。如汤剂、口服液、酒剂、酊剂、流浸膏及浸膏剂等均属浸出制剂。

2. 无菌制剂 此类制剂制备时均采用了灭菌法或无菌操作法。如注射剂、滴眼剂等。

这种分类方法有利于研究制备的共同规律,但归纳不全,而且某些剂型随着科学的发展会改变其制备方法,所以有较大的局限性。

(四)按分散系统分类

本法依据制剂分散特性分类,便于应用物理化学原理来阐明各类制剂的特征。

1. 溶液剂型 又称低分子溶液,药物以分子或离子状态分散在液体分散介质中所形成的均匀分散体系,如芳香水剂、溶液剂、糖浆剂、甘油剂、醑剂、注射液等。

2. 胶体溶液剂型 又称高分子溶液,药物主要以高分子(质点的直径在 1 ~ 100nm)分散在液体分散介质中所形成的均匀分散体系,如胶浆剂、火棉胶剂、涂膜剂等。

3. 乳浊液剂型 又称乳剂型制剂,油类药物或药物的油溶液以小液滴状态分散在液体分散介质中所形成的非均匀分散体系,如口服乳剂、静脉乳剂、部分搽剂等。

4. 混悬液剂型 又称混悬型制剂,药物以固体微粒状态分散在液体分散介质中所形成的非均匀分散体系,如合剂、洗剂、混悬剂等。

5. 气体分散剂型 又称气体分散体型制剂,药物以液体或固体微粒状态分散在气体分散介质中所形成的分散体系,如气雾剂等。

6. 微粒分散剂型 药物以微粒呈液体或固体状态分散,如微球制剂、微囊制剂、纳米囊制剂等。

7. 固体分散剂型 固体药物以聚集体状态存在的分散体系,如片剂、散剂、颗粒剂、丸剂、滴丸剂等。

这种分类方法不能反映用药部位与用药方法对剂型的要求,甚至一种剂型可以分到几个分散体系中,如汤剂包含有溶液、胶体溶液、乳浊液和混悬液,注射剂包含有溶液、乳浊液、混悬液等。

(五)按给药途径与方法分类

本法依据制剂的给药途径与方法分类,将给药途径与方法相同的制剂列为一类,与临床应用关系密切。

1. 经胃肠道给药剂型 此类剂型是指制剂经口服后进入胃肠道,起局部或经吸收后发挥全身作用的剂型,如散剂、颗粒剂、胶囊剂、片剂、合剂(含口服液)、煎膏剂、糖浆剂、乳剂、混悬剂、酒剂、流浸膏剂等。药物在消化道中容易被酸或酶破坏的,含有易被酸或酶破坏的有效成分者不宜采用此类剂型。

2. 非经胃肠道给药剂型 此类剂型是指制剂不经口服而采用其他给药途径给药的所有剂型,这些剂型可以在用药部位起局部作用或被吸收入血后发挥全身作用。

(1) 注射给药剂型:给药时需要借助于专业人员用注射器完成,如注射剂,包括静脉注射、肌内注射、皮下注射、皮内注射、腔内注射和穴位注射等。

(2) 呼吸道给药剂型:是通过呼吸道给入药物,如喷雾剂、气雾剂、吸入剂、烟熏剂等。

(3) 皮肤给药剂型:又称外用药剂型,如软膏剂、膏药、橡胶膏剂、糊剂、搽剂、洗剂、涂膜剂、离子透入剂和贴剂等。

（4）黏膜给药剂型：通过眼睛、鼻腔、口腔、耳道、直肠、阴道和尿道等黏膜给药的剂型，如滴眼剂、滴鼻剂、滴耳剂、含漱剂、舌下片、膜剂、含化丸、吹入剂等。

鉴于上述分类方法各有利弊，目前中药调剂、制剂、经营、检验、使用及教学过程中采用综合分类法。

第二节 中药药剂学发展简况

一、中药药剂学沿革

（一）中药药剂的起源

中药药剂起源具体时间无从考究，但有资料显示当在商汤（公元前1766年）之前。为了使用方便，人们在长期的用药实践中借鉴饮食方面的技术和经验，逐渐摆脱了将新鲜动植物直接使用的不利，创用了中药汤剂。晋代皇甫谧在其所著的《针灸甲乙经》序中写到"伊尹以亚圣之才撰用神农本草，以为汤液"，他总结出了我国最早的制药技术专著《汤液经》。这就充分说明商汤时期，汤剂已经应用得很普遍了，其创用应该在此前更早的年代。由此看来，中药药剂的创用远在希波克拉底（公元前460—前377年）之前。

（二）中药药剂的发展

1. 商汤时期至梁代　从商汤时期的《汤液经》问世到战国时期（公元前221年以前）《五十二病方》成书，在这上千年的历史进程中，人们已经积累了一定的中药药剂经验技术。中药药剂进入了自由发展时期，医家们（当时医药处于一体）各行其道，根据临床需要自主生产，没有规范，甚至没有一个可效仿的模式。但这一时期中药药剂确实得到了很大的发展。创造了10余种剂型，使用了"成药"的概念，提出了根据药性、病情选择剂型和给药途径的理论。中药制剂工艺也有所提高。

战国时期中药制剂的剂型种类已经达到了相当的数量，制备工艺也达到了一定的水平。这可从长沙马王堆汉墓出土的医书《五十二病方》中得到证实。据考证，该书很可能成书于战国时代。书中记载了饼、曲、酒、油、丸、散、膏、丹、胶等中成药剂型，并对各剂型的制作方法进行了描述。如丸剂的制备："冶（研）芫本（根）、防风、乌喙、桂皆等，渍以淳酒而丸之，大如黑叔（菽）而吞之。始食之，不知益之。"

现存最早的中医药学著作《黄帝内经》收载的成方13首中，就有10种中药制剂，并有了丸、散、酒、丹、涂等剂型。

现存最早的本草学书籍《神农本草经》，成书于东汉时期，该书对中药剂型的运用做了具体阐述："药性有宜丸者，宜散者，宜水煎者，宜酒渍者，宜膏煎者，亦有不可入汤酒者，并随药性，不可违越。"提出了根据药性选择剂型的理论。这应该是中药药剂学最终发展成为完整学科的第一块基石。

东汉末年，张仲景（公元150—219年）所著《伤寒杂病论》收载成方370首，其中中药制剂61种，包括丸、散、酒、醋、饮、栓、软膏、煎膏、灌肠、熏烟、滴耳、滴鼻等10余种剂型。散剂又分吹鼻散剂、外用散剂和舌下散剂。该书并对许多剂型的制作方法做了较为详尽的论述，如丸剂的制备有炼蜜为丸、枣肉和丸、姜汁泛丸、鳖甲煎取胶汁制炼成丸等。

晋代葛洪(公元283—363年)撰写的《肘后备急方》收载了很多中成药方剂,包括铅硬膏、干浸膏、蜡丸、浓缩丸、锭、灸、熨、尿道栓、饼、丹等剂型;并第一次使用了"成药"的术语,主张批量生产贮备,供急需之用,也对中成药作了专门论述。

梁代陶弘景(公元456—536年)所著的《本草经集注》中,有"疾有宜服丸者,宜服散者,宜服汤者,宜服酒者,宜服膏煎者,亦兼服参用所病之源以为其制耳"的论述。总结提出了按病情需要来确定用药剂型和给药途径的理论。书中还考证了古今度量衡,并规定了丸、散、膏、药酒的制作常规,从而塑造出了近代中药制剂工艺规程的雏形。

2. 梁代至中华人民共和国成立　这一时期中药药剂的发展主要表现在中成药生产工艺过程趋向规范,中药剂型逐渐改进、完善和创制,新工艺、进口药材的大胆引进,中药制剂质量不断提高。

《本草经集注》规定了中药制剂的制作常规,说明当时有些医药工作者,已经注意到了中药制剂生产工艺的规范与否,直接影响其临床疗效,通过自觉制订执行科学合理的中药制剂生产工艺规程,以控制其质量。这对当时及此后的中药制剂生产起着积极引导作用。

唐代孙思邈(公元581—682年)编著的《备急千金要方》和《千金翼方》,王焘著的《外台秘要》等收载中药制剂很多,不仅对中药制剂生产工艺进行了完善,而且使用了进口药材,如苏合香丸等。

最早的中药制剂规范为宋代的《太平惠民和剂局方》,由陈师文等校正,朝廷刊行,收载中药制剂788种,详述了各种中药制剂的制作方法。其导向作用十分强大,将中药制剂的规范化生产推向了高潮,对中药制剂规范化发展产生了深远的影响。

元代忽思慧所著的《饮膳正要》中收载用蒸馏法制酒的工艺,酒中含醇量大为提高,有酒参与的制剂其质量因此产生了质的飞跃。

明代李时珍著的《本草纲目》中收载中成药剂型近40种,包括了除片剂、注射剂等为数不多的新剂型外的所有现代中药剂型。

19世纪初至20世纪中叶,现代药中的片剂、注射剂、胶囊剂等引入了我国,但是由于帝国主义的掠夺,我国的国力衰竭,民族垂危,中药药剂的发展也受到了极大的影响,发展速度缓慢。

(三)中药药剂学的形成与发展

新中国成立以后,政府对中药药剂事业的发展十分重视,制定了一系列卫生工作的方针和政策,极大地促进了医药事业的发展。1955年在北京成立了中医研究院,设有中药剂型研究室,此后很多省市也都先后成立了中药研究机构。不少高校设置了中药专业。国家相继建立了各级药品监督管理及检验机构,国务院先后颁布了多版《中华人民共和国药典》和各种有关中药制剂的管理条例及规定,各省、市、自治区陆续制定了中成药制剂规范和中药制剂质量标准,以及《中华人民共和国药品管理法》、《新药审批办法》、《中药材生产质量管理规范》(Good Agricultural Practice of Medicinal Plants and Animals, GAP)、《药品生产质量管理规范》(Good Manufacturing Practice of Drug, GMP)、《药品非临床研究质量管理规范》(Good Laboratory Practice of Drug, GLP)、《药品临床试验质量管理规范》(Good Clinical Practice of Drug, GCP)和《药品经营质量管理规范》(Good Supplying Practice of Drug,GSP)的施行,从法律意义上对中药的研制、生产、经营和使用进行了规范,在很大程度上保证了中药质量,加之现代科学技术的引入,中药药剂学有了飞速发展,形成了一门独立学科。1986 年出版了高等中医药院校中药专业试用教材《中药药剂学》;1997 年出版了普通高等教育中医药类规划教材《中药药剂学》;2002 年出版了高等中医药类规划教材《中药药剂学》参考丛书;2003 年出版了普通高等教育"十五"国家级规划教材,即新世纪全国高等中医药院校规划教材等,对中药药剂学的发展起到了积极的推动作用。

目前我国能生产的各种中药剂型有近 50 余种,中药制剂品种近 8000 余种。

二、中药药剂学发展方向

中药药剂学作为主干学科,在中药事业发展过程中已经取得了令人瞩目的成就,今后也将在中药规范化、标准化、科学化和现代化方面作出更大的贡献。中药药剂学的宗旨是将中药制成安全、有效、稳定、使用方便的中药制剂,以提高人们的生存质量,其将具体在以下几个方面有所发展并实现突破。

(一)新技术的研究

1. 粉碎技术 细胞级粉碎(中位粒径 $5 \sim 10 \mu m$),有 95% 以上的细胞壁被破坏,细胞内的成分直接暴露出来,利于药效物质的提取;药物粒径越小,表面积越大,而表面积越大,溶解速率和吸附性越大,生物利用度提高。所以提高粉碎技术,一方面可增加药效物质的提取速度和提取量,另一方面可提高药物的生物利用度,从而获得高效制剂。

2. 提取与精制技术 提取与精制的目的是缩小体积、浓集药效物质,以改变传统中药制剂"粗、大、黑"面貌和满足制备临床特需剂型(靶向制剂与缓、控释制剂等都需要药效物质的高纯度)的要求。中药制剂的原料是一种或多种饮片,不同于现代药的单一成分,所以中药制剂工艺过程,除与现代药制剂一样外,还要进行药效物质的提取与精制。显然,提取与精制技术先进与否涉及生产速度、资源的利用率及药效物质的纯度,而这些因素又与制剂质量密切相关。因此,近年来出现了既符合药物经胃肠道转运过程,适合工业化生产,体现中医治病综合成分作用的特点,又有利于用单体成分控制制剂质量的半仿生提取法(简称 SBE 法);集提取、分离于一体的超临界流体萃取法(简称 SFE 法);利用超声波的空化作用、机械作用、热效应等增大物质分子运动频率和速度,增加溶剂穿透力,从而提高药物有效成分浸出率的超声波提取法;根据体系中分子的大小与形状,通过膜孔筛分作用进行分离的膜分离法;在中药水提取液中加入絮凝剂,通过架桥吸附与电中和方式使药液中蛋白质、果胶、黏液质等与其产生凝聚体而沉降除去,以达到澄清药液目的的絮凝沉降法;利用成分间吸附能力不同使不同化合物相互分离的大孔树脂吸附法;通过离心机高速运转,使离心加速度大大超过重力加速度,导致药液中杂质加速沉降,以得到澄清药液的高速离心分离法等新方法与新技术。

3. 浓缩干燥技术 浓缩干燥是除去提取液中溶剂,提高制剂质量的重要手段。其技术关键是提高浓缩干燥效率的同时,有效保护有效成分。目前解决这一问题效果较好的技术设备有由外循环式蒸发器改进而成的组合式药液浓缩锅、喷雾干燥法、旋转闪蒸干燥机、热喷射气流干燥机、惰性载体干燥机等。

4. 中药制粒技术 制粒是颗粒剂、某些胶囊剂、片剂成型的关键技术。目前采用的有靠压力将物料挤过筛网而成颗粒的挤压制粒法;将物料切割成小块,再令小块互相摩擦形成球状颗粒的快速搅拌制粒;在被净热空气吹动,处于沸腾状态的辅料微粒表面,以雾状间歇喷入药液,使其凝结成为多孔状颗粒的沸腾制粒;经喷雾干燥直接制得球状粒子的喷雾干燥制粒等。

5. 中药包衣技术 不同的衣料结合相应技术的包衣可掩盖不良气味、提高药物的稳定性;还可使药物在体内定位释放、控制药物释放,达到靶向、恒释、缓释、速释的目的。

6. 固体分散技术 采用增加难溶性药物的溶解度和溶解速率的水溶性或亲水性很强的物质作为固态分散物载体,以达到速释目的;用水不溶性或难溶性固体材料作为药物载体阻止药物的释放,以达到缓释或控释目的分散技术。药物则以低共熔混合物、固溶体、偏晶体、玻璃态固溶体、分子复合物等分散状态存在于载体中。固体分散体传统制备方法有熔融法、溶剂法、熔融-溶剂法、表面分散法等。如用熔融法制备的苏冰滴丸、复方丹参滴丸、香连滴丸、华山参滴丸等。目前,热熔挤出法、高压静电纺丝法、流化床包衣法、液体灌装硬胶囊法、微环境 pH 调控技术等新技术和新方法已成为制备固体分散体的热点。

7. 脂质体技术 脂质体是药物包封于类脂质双分子层内而形成的微型泡囊体,亦称类脂小球。脂质体主要制备原料是磷脂、胆固醇,对水溶性和脂溶性药物皆有较好包埋率。最初将脂质体用做药物载体是在 1960 年,研究者是 Rahman 等。目前国内外对脂质体的研究主要集中在其靶向与长效控缓释特性,以及利用其达到保护药物、细胞亲和性、组织相容性等目的。20 世纪 80 年代,中药制剂研发引入脂质体技术,尤其是近年来脂质体载体功能的发现,有关中药脂质体的探索已然成为中药领域的热门,如紫杉醇脂质体、羟基喜树碱脂质体、甘草酸单铵脂质体、长春新碱脂质体等。

8. 包合技术

(1) 环糊精包合:环糊精(简称 CD)分子为筒状结构,药物分子被包合或嵌入其中可形成超微粒分散的包合药物,从而增加药物溶解度、提高稳定性、防止挥发性成分逸散、掩盖不良气味、使液体成分固化。环糊精有几种类型,最常用的是 β-环糊精,多用于包合挥发性成分或油状液体。

(2) 微型包囊:微型包囊是指用适宜的高分子材料将药物包裹制成的直径为 1 ~ 5000μm 的微小胶囊。微囊可延长药物疗效,提高药物稳定性,掩盖药物不良气味,降低药物对胃肠道的刺激作用,减少药物复方配伍禁忌,改进药物流动性和可压性,还可将液体药物固态化。

(二) 新剂型的研究

药剂学的发展证明了决定药物疗效的因素除了药物本身的化学结构外,剂型也起着至关重要的作用。剂型的发展经过了常规剂型、缓释剂型、控释剂型、靶向剂型 4 个时代。除了常规剂型之外的 3 个剂型又属于药物传递系统(简称 DDS)。药物传递系统的研究目的是以适宜的剂型和给药方式,用最小的剂量达到最好的治疗效果。目前,DDS 已成为中药剂型研究的重要发展方向。

药物传递系统的研究结果可为新剂型的开发研究提供科学依据,它的内容包括:①对药物治疗作用与血药浓度之间关系的研究,可为合理设计出缓、控释制剂,使血药浓度保持平缓提供科学依据;②使药物浓集于病灶部位,尽量减少其他部位的药物浓度,提高药物的治疗作用,减少毒副作用的研究,可为合理设计靶向剂型提供科学依据;③对依赖于生物体信息反馈,自动调节药物释放量的自调式释药系统的研究,可衍生出针对特种疾病治疗的控释制剂,如根据血糖浓度的变化控制胰岛素释放的 DDS,对胰岛素依赖的糖尿病患者的治疗无疑是较好的选择;④具有安全、没有肝脏首过作用等特点的药物经皮传递系统(简称 TDDS)的研究,也已有十分理想的剂型,如东莨菪碱透皮给药制剂;⑤对避免药物首过作用,避免胃肠道对药物的破坏,避免某些药物对胃肠道的刺激的黏膜给药系统,作为全身吸收药物途径也日益受到重视等。

知识链接

药物传递系统

药物传递系统(drug delivery system,DDS)亦称给药系统,是指采用多学科的手段将药物有效地递送到目的部位,从而调节药物的代谢动力学、药效、毒性、免疫原性和生物识别等。相对于传统制剂,DDS 特点:提高药物稳定性;改善药物体内分布,提高靶区药物浓度,降低药物不良反应;实现药物定位、定时释放等。

随着纳米技术、凝胶技术、缓控释技术、渗透促进技术和微渗析技术等迅速发展,药物递送系统成为药剂学领域的研究热点和难点,如微(纳)米传递系统、微型海绵传递系统、药物与装置相结合的传递系统以及适宜于基因药物传递的病毒载体、无机载体、生物载体等。结合现代药剂学理论与实践,中医药科技工作者在经皮给药、黏膜给药、基于中药微乳技术的中药口服给药、基于中药注射植入技术的中药长效给药及中药靶向给药等现代给药系统方面取得显著进展,对提高中药疗效、减少不良反应及保障临床用药安全具有重要意义,已成为中药制剂领域一个新的研究方向。

(三)新辅料的研究

中药制剂是由具有药效的原料和辅料所组成,没有辅料也就没有了制剂。辅料在促进制剂制备过程顺利进行、赋予制剂形态、提高药物的稳定性和调节药效物质的作用或改善生理要求等方面均有不可或缺的作用。辅料是中药各种剂型研制的物质基础。

中药制剂新辅料的研究主要将向两个方向发展:一是"药辅合一",就是将处方中的药味经过适当的加工,赋予其辅料的某种功能,最终成为既是药物又是辅料;二是大分子化合物寻找、改造、研制与利用,如天然大分子化合物、淀粉衍生物、纤维素衍生物、半合成或合成的油脂、磷脂、合成的表面活性剂、乙烯聚合物、丙烯酸聚合物、能进行生物降解的聚合物等的使用,已经给各类给药系统的生产和研究提供了物质基础。

第三节 中药药剂工作依据

中药药剂工作是围绕配制中药而展开的,中药不同于一般物质,它的质量优劣与人类的健康和生命息息相关。因此,为了保证中药在临床应用时安全、有效,中药药剂工作必须以一定的法律条文为依据进行,以杜绝中药药剂工作中的个体或集团的任何主观随意。

中药药剂工作依据主要有药品标准和药事法规两类,均由政府颁布实施。

一、药品标准

我国的药品标准,2000 年以前分为两级,即国家药品标准和地方药品标准。国家药品标准是指《中华人民共和国药典》(简称《中国药典》)和《中华人民共和国卫生部药品标准》(简称《部颁药品标准》)。地方药品标准是指省、直辖市、自治区药品标准,如《北京市中成药标准》《黑龙江省中成药标准》等。2001 年 12 月 1 日国家颁布施行的《中华人民共和国药品管理法》(修订)取消了地方药品标准。

1998 年国务院批准组建了国家药品监督管理局(SDA),2003 年更名为国家食品药品监督管理局(SFDA)。此后,国家对药品的研究、生产、经营、使用进行统一行政监督和技术监督的权力,由中华人民共和国卫生部转移至国家食品药品监督管理局行使。该局颁布施行《国家食品药品监督管理局药品标准》(简称《局颁药品标准》)。卫生部不再颁布药品标准。2013 年,国家食品药品监督管理局和国务院食品安全委员会办公室组建为国家食品药品监督管理总局(CFDA)。2018 年,组建国家药品监督管理局,由国家市场监督管理总局管理。

(一)药典

1. 药典的性质与作用 药典是一个国家记载药品质量规格、标准的法典。它由国家组织的药典委员会编纂,政府颁布施行,具有法律约束力。世界卫生组织(WHO)也编有《国际药典》,但仅作为各国在编纂药典时的参考,对各国的药品管理没有直接的法律约束。药典所收载的药物均为疗效确切、毒副作用小、质量稳定的常用药物及其制剂,并规定其质量标准、制备要求、检验方法、功能主治及用法用量等,作为药品生产、检验、经营与使用的主要依据。药典在一定程度上反映了一个国家的药物生产、医疗和科技水平,也体现出医药卫生工作的特点和服务方向。药典在保证人民用药安全、有效,促进药物研究和生产上起着不可替代的作用。

随着生产力发展水平的提高,医药科技也在不断的进步,药物的新品种、新剂型、新工艺、新方法与时出现。为使新的成果及时用于生产实践,早日造福于人类,各国药典均每隔几年重新修订一次,甚至在新药典修订出版前往往还要出版发行前一版药典的补充本。现阶段《中国药典》一般是每 5 年修订一次。

2. 中国药典简介 世界上第一部全国性药典——《新修本草》,又称《唐修本草》或《唐本草》于唐显庆四年(公元 659 年)在中国颁布施行。比欧洲第一部全国性药典《法国药典》早 1100 多年,比欧洲地方性药典《佛罗伦萨药典》(公元 1498 年)早 839 年。《新修本草》的特点是图文并茂。在编写过程中,朝廷曾通令在全国各地征集道地药材,描绘实物图形及有关产地、形态、性味、功能和主治等的详细说明。该书的学术水平和科学价值极高,而且对民间正确识别、采集、加工和使用中药均有重大的指导意义。所以,中国是世界上最早颁布施行全国性药典的国家。这也是我国古代文明领先世界的一个重要标志。

宋绍兴二十一年(公元 1151 年)出版的《太平惠民和剂局方》,为"太平惠民和剂局"用的"成方配本",由朝廷颁布发行,是我国第一部中药成方制剂规范。具有药典的性质。

然而,由于封建制度的束缚,外敌的掠夺与践踏,近代我国的医药事业发展缓慢,在相当长的一段历史时期内,各大型药店只能依据各自的"成方配本"进行中药药剂工作。直到 1930 年才由当时的国民党政府卫生署编纂了《中华药典》第一版。其内容几乎全部是从美英等国的药典中克隆而来,规定的药品标准极不适合我国的实际情况。而且发行后 20 年未作修订。只是被奸商们多次翻印,翻印一次,便称一版,近新中国成立时竟出现了"第七版"。每版内容均与第一版完全相同。

中华人民共和国成立后,党和政府对保证人民用药安全有效方面十分重视。卫生部成立了中华人民共和国药典委员会,该委员会按照党的卫生工作方针和政策,结合我国国情编纂了中华人民共和国的第一版药典,即《中华人民共和国药典》(简称《中国药典》)1953 年版,于 1953 年 8 月颁布施行。本版药典对统一我国药品标准,提高药品质量和保障人民用药安全有效起到了空前的作用。后因我国医药事业的发展,1957 年又颁布了《中国药典》1953 年版第一增补本。

1963 年,药典委员会又编纂出版了《中国药典》1963 年版。该版药典分为一、二两部,均由凡例、正文和附录三部分组成。"一部"为中药部分,收载中药材 446 种,中药成药制剂 197 种;"二部"为现代药部分,收载化学药品、抗生素、生物制品及其制剂共 667 种。此后,我国颁布的各版药典均采用了《中国药典》1963 版的基本编写体例,即分为一部和二部,各部分别由凡例、正文和附录等组成。

1978 年 12 月颁布了《中国药典》1977 年版。一部收载中药材和各类制剂 1152 种,在剂型方面增加了汤剂(中药合剂)、颗粒剂(冲剂)、滴丸、糖丸、气雾剂、滴眼剂和滴耳液等;二部收载化学药品、抗生素、生物制品及其制剂 773 种。

1985 年颁布的《中国药典》1985 年版,一部收载中药材、植物油脂、中药复方和单方制剂 713 种;二部收载化学药品、生物制品、抗生素、放射性药品、生化药品及各类制剂 776 种。并于 1987 年出版了《中国药典》1985 年版增补本。

《中国药典》1990 年版中一部收载中药材、植物油脂、中药复方和单方制剂 784 种;二部收载化学药品、生物制品、抗生素、放射性药品、生化药品及各类制剂 976 种。并于 1992 年出版了《中国药典》1990 年版第一增补本,1993 年出版了《中国药典》1990 年版第二增补本。

《中国药典》1995 年版中一部收载中药材、植物油脂、中药复方和单方制剂 920 种;二部收载化学药品、生物制品、抗生素、放射性药品、生化药品及各类制剂 1455 种。

《中国药典》2000 年版共收载药品 2691 种,其中一部收载 992 种,二部收载 1699 种,一、二两部共新增品种 399 种,修订品种 562 种。一部中收载中药材、复方及单味药制剂 992 种,比《中国药典》1995 年版一部增加了 76 种;现代剂型种类与数量明显增加,如增加了巴布膏剂、搽剂、滴鼻剂、滴眼剂、气雾剂(喷雾剂)、蜡丸、含片、咀嚼片、粉针剂等,片剂制剂数量首次取代散剂跃居第二位等。同时对药品质量评价指标的选择更全面、更科学,尤其对有害杂质限度的规定更加严格,如收载了有机氯类农药残留量测定法,首次对甘草、黄芪等药材规定了有机氯农药残留量限度;在二部附录中首次收载了药品标准分析方法验证要求等 6 项指导原则,对统一、规范药品标准试验方法起指导作用。

2005 年版《中国药典》根据中药、化学药、生物制品的特点和实际情况,首次分为一部、二部与三部,共收载 3214 种。一部收载药材及饮片、植物油脂和提取物、成方制剂和单味制剂等品种 1146 种,包括新增 154 种、修订 453 种,其中中药材、中药饮片、油脂及提取物 582 个,中成药 564 个;二部收载化学药品、抗生素、生化药品、放射性药品以及药用辅料等 1967 种,其中新增 327 种、修订 522 种;三部收载生物药品 101 种,其中新增 44 种、修订 57 种,并将《中国生物制品规程》并入药典。现代分析技术得到进一步扩大应用。如一部中薄层色谱法用于鉴别的已达 1523 项,用于含量测定的为 45 项;高效液相色谱法用于含量测定的品种达 479 种,涉及 518 项;气相色谱法用于鉴别和含量测定的品种有 47 种等。

2010 年版《中国药典》历时 2 年编制而成,同样分为三部出版,一部为中药,二部为化学药,三部为生物制品。在标准要求、附录的制剂通则和检验方法等方面均有较大的改进和发展,特别是对药品的安全性、有效性和质量可控性方面尤为重视,集中体现了当前我国药品标准工作的最新发展成果。在 2005 年版的基础上,本版药典做了大幅度的增修订和新增品种的工作,共收载品种 4598 种,新增 1462 种。其中一部收载品种 2136 种,新增 990 种、修订 612 种;二部收载品种 2220 种,新增 341 种、修订 1549 种;三部收载品种 131 种,其中新增 27 种、修订 104 种;药用辅料、标准新增 130 多种。同时附录内容得到较大幅度的改进与提高,其中一部新增 14 个、修订 54 个;二部新增 15 个、修订 70 个;三部新增 18 个、修订 38 个。

2015 年版《中国药典》首次分为一部、二部、三部和四部,收载品种总计 5608 种,其中新增 1082 种。一部收载药材和饮片、植物油脂和提取物、成方制剂和单味制剂等,品种共计 2598 种,其中新增 440 种、修订 517 种,不收载 7 种。二部收载化学药品、抗生素、生化药品以及放射性药品等,品种共计 2603 种,其中新增 492 种、修订 415 种,不收载 28 种。三部收载生物制品 137 种,其中新增 13 种、修订 105 种,不收载 6 种。为解决长期以来各部药典检测方法重复收录,方法间不协调、不统一、不规范的问题,本版药典对各部药典共性附录进行整合,将原附录更名为通则,包括制剂通则、检定方法、标准物质、试剂试药和指导原则。重新建立规范的编码体系,并首次将通则、药用辅料单独作为《中国药典》四部。四部收载通则总计 317 个,其中制剂通则 38 个、检验方法 240 个、指导原则 30 个、标准物质和试液试药相关通则 9 个;药用辅料 270 种,其中新增 137 种、修订 97 种,不收载 2 种。

3. 其他国家药典简介 目前,全世界约有 38 个国家颁布了自己的药典,影响较大的如《美国药典》(*Pharmacopoeia of the United States*,USP),第一版颁布于 1820 年,1820—1940 年间每 10 年修订一次,颁布施行新版药典,其后改为每隔 5 年修订颁布一次新版,至 2017 年已颁布了 35 版。欧洲药典(*European Pharmacopoeia*,EP)为欧洲药品质量控制的标准,所有药品和药用物质的生产厂家在欧洲范围内推销和使用的过程中,必须遵循《欧洲药典》的质量标准。1977 年出版第一版《欧洲药典》。最新版为 2016 年 6 月出版的第九版,即 EP9.0。《英国药典》(*British pharmacopoeia*,BP)第一版颁布于 1864 年,1864—1953 年每隔数年修订一次,共颁布了 8 版,其后改为每隔 5 年修订颁布一次新版,1980 年起又改为根据需要不定期修订出版,现行版为 2017 年版。《日本药局方》(*Pharmacopoeia of Japan*,JP)第一版颁布于 1886 年,现行版为日本药局方第 17 版。《国际药典》(*The International Pharmacopoeia*,Ph. Int)是联合国世界卫生组织(WHO)为了统一世界各国药品质量标准和质量控制方法而编写出版的药品标准,无法律约束力,仅供各国编纂药典时参考。第一版《国际药典》1951 年出版;第二版 1967 年出版,并更名为《药品质量控制规格》,副名为《国际药典第二版》;第三版共分 5 卷,1979 年、1981 年、1988 年分别出版了 1、2、3 卷。现行版为 2015 年出版的第五版。

（二）局颁药品标准

《国家食品药品监督管理局药品标准》,也称"国标",是由国家药典委员会编纂,原国家食品药品监督管理局颁布施行,性质与《中国药典》相似,也具有法律约束力。《局颁药品标准》收载的品种为:不便或未能列入药典的品种,如原国家食品药品监督管理局批准生产的新药、放射性药品、麻醉药品、中药人工合成品、避孕药品等新品种;旧版药典收载过,但现行药典未采纳的疗效确切,部分地区仍在生产、使用并需要修订质量标准的品种;疗效确切,但质量标准尚需改进的新药等。

二、药事法规

（一）《中华人民共和国药品管理法》

第一部《中华人民共和国药品管理法》由第六届全国人民代表大会常务委员会第七次会议于 1984 年 9 月 20 日审议通过,简称《药品管理法》,1985 年 7 月 1 日开始施行。第二部《中华人民共和国药品管理法》于 2001 年 12 月 1 日起开始施行。《药品管理法》对药品监督管理体制、行政执法手段、权力和责任等都作了明确规定。该法的实施,对加强药品监督管理,打击制售伪劣药品行为,保证人们用药安全有效等方面起到了重要作用,为在我国境内依法治药提供了法律依据。

（二）《药品生产质量管理规范》

《药品生产质量管理规范》又称 GMP,GMP 是英文"good manufacturing practice of drugs"的缩写,是指在药品生产全过程中,运用科学、合理、规范化的条件和方法,以确保生产优良药品的一整套系统的、科学的管理办法。如此看来,GMP 的实现是药品生产质量保证的前提条件。

1. GMP 的产生与发展 长期的医药实践,人们逐渐发现,仅靠质量检验不能有效控制药品质量。原因在于受质量检验技术方法水平的限制,质量检验难以将影响药品质量的全部因素反映出来,即便是按质量标准检验合格的药品,因其质量而引发的人身事故仍时有发生。另外,"事后把关"的做法往往会造成极大的资源浪费。因此,对药品生产过程中影响药品质量因素的控制以获得优良药品的方法,在 20 世纪 50 年代末引起了美国人的重视。于是他们开始研究在药品生产过程中如何有效的控制药品质量,1963 年美国国会作为法令正式颁布了 GMP,要求制药企业按 GMP 的规定,对药品生产过程进行规范化控制。不按 GMP 生产的药品被视为劣药,不允许流向市场。GMP 的实施,使药品质量有了进一步的保证,取得了显著的效果。所以,GMP 是人类医药实践经验教训的总结,是人类智慧的结晶。

继美国实施 GMP 之后,有些发达国家效仿美国也实施了 GMP。1969 年世界卫生组织(WHO)建议其成员国的药品生产采用 GMP 制度,1975 年世界卫生组织正式颁布了 GMP,1977 年世界卫生组织再次向成员国推荐 GMP,并确定为世界卫生组织的法规。其后,很多国家开始研究制定 GMP,至 1980 年全世界已有 63 个国家颁布了GMP;迄今为止,已有 100 多个国家、地区实施了 GMP。目前,GMP 在保证药品质量方面的作用得到了国际公认,国际实行了药品 GMP 认证。美国在 1972 年就声明,不按GMP 生产的药品不准进入美国。继美国之后,世界卫生组织在"国际贸易药品质量签证体制"中规定,出口药品的生产必须按 GMP 进行,并接受出口国药品监督管理部门的监督管理,1983 年就有 103 个成员国参加了这一签证体制。目前,GMP 已经成了药品进入国际市场的"准入证"。

GMP 发展到现在,可分为:①国际性质的 GMP,如世界卫生组织颁布的 GMP、欧洲共同体颁布的 GMP 和东南亚国家联盟颁布的 GMP 等;②国家性质的 GMP,如美国颁布的 GMP、英国颁布的 GMP 和中国颁布的 GMP 等;③制药行业性质的 GMP,如美国制药联合会颁布的 GMP、日本制药协会颁布的 GMP 和中国医药工业公司颁布的 GMP 等。

2. 中国 GMP 的制定与实施 中国医药工业公司在 1982 年公布了 GMP 试行本,在全行业试行。后经修订,于 1985 年作为行业 GMP 正式颁布,并要求全行业执行。中国政府 1984 年开始对药品生产状况进行调查、分析,着手制定中国的 GMP。先后经过 5 次修改,中国的第一部 GMP 于 1988 年 3 月由中华人民共和国卫生部正式颁布;第二部 GMP 于 1992 年颁布;第三部 GMP 于 1998 年颁布;第四部 GMP 为现行版,即《药品生产质量管理规范(2010 年修订)》于 2010 年颁布。

现行版 GMP 共 14 章、313 条,于 2010 年 10 月 19 日经卫生部部务会议审议通过,较第三部 GMP 篇幅大量增加,自 2011 年 3 月 1 日起施行。该版药品 GMP 吸收国际先进经验,结合我国国情,按照"软件硬件并重"的原则,贯彻质量风险管理和药品生产全过程管理的理念,更加注重科学性,强调指导性和可操作性,以达到与世界卫生组织药品 GMP 的一致性。该规范主要特点是加强药品生产质量管理体系建设,大幅提高对企业质量管理软件方面的要求;全面强化从业人员的素质要求;细化操作规程、生产记录等文件管理规定,增加指导性和可操作性;引入质量风险管理,进一步完善药品安全保障措施,尤其是提高无菌制剂生产环境标准,增加其生产环境在线监测要求,提高无菌药品的质量保证水平。

政府多次颁布实施 GMP,《药品管理法》也明确规定:"药品生产企业必须按照国务院药品监督管理部门依据本法制定的《药品生产质量管理规范》组织生产。药品监督管理部门按照规定对药品生产企业是否符合《药品生产质量管理规范》的要求进行认证;对认证合格的,发给认证证书。"自 2011 年 3 月 1 日起,凡新建药品生产企业、药品生产企业新建(改、扩建)车间均应符合《药品生产质量管理规范(2010 年修订)》的要求。现有药品生产企业血液制品、疫苗、注射剂等无菌药品的生产,应在 2013 年 12 月 31 日前达到《药品生产质量管理规范(2010 年修订)》要求。其他类别药品的生产均应在 2015 年 12 月 31 日前达到《药品生产质量管理规范(2010 年修订)》要求。未达到《药品生产质量管理规范(2010 年修订)》要求的企业(车间),在上述规定期限后不得继续生产药品。

3. 实施 GMP 的指导原则 掌握 GMP 的主导思想,药品的质量是生产出来的,不是检验出来的。在认真执行现行 GMP 的同时,要充分考虑科学技术进步和医药市场消费水平提高给 GMP 带来的冲击。这就要求执行现行 GMP 时具有前瞻性,以适应"对药品生产企业推行更严格的操作规范,即 cGMP 认证(动态药品生产管理规范)"的要求。

(三)《药品经营质量管理规范》

《药品经营质量管理规范》又称 GSP(Good Supplying Practice of Drugs)。它是指在

药品流通过程中,针对计划采购、购进验收、储存、销售及售后服务等环节而制定的保证药品符合质量标准的一项管理制度。其核心是通过严格的管理制度来约束企业的行为,对药品经营全过程进行质量控制,保证向用户提供优质的药品。

我国《药品经营质量管理规范》于 2000 年 4 月 30 日以国家药品监督管理局局令第 20 号公布,2012 年 11 月 6 日卫生部部务会议第 1 次修订,2015 年 5 月 18 日原国家食品药品监督管理总局局务会议第 2 次修订。2016 年 7 月 13 日原国家食品药品监督管理总局令第 28 号公布的《关于修改〈药品经营质量管理规范〉的决定》修正。该《规范》分总则、药品批发的质量管理、药品零售的质量管理、附则 4 章 184 条,自发布之日起施行。卫生部 2013 年 6 月 1 日施行的《药品经营质量管理规范》(中华人民共和国卫生部令第 90 号)予以废止。

(四)《中药材生产质量管理规范》

2002 年 3 月 18 日经国家药品监督管理局局务会审议通过的,2002 年 4 月 17 日国家药品监督管理局局令(第 32 号)发布的,自 2002 年 6 月 1 日起施行的《中药材生产质量管理规范(试行)》(Good Clinical Practice of Drug,GAP),对中药材生产质量管理规范的定义是指中药材生产和质量管理的基本准则,适用于生产中药材的全过程。实施 GAP 的目的是规范中药材生产,保证中药材质量,促进中药标准化、现代化。

根据《国务院关于取消和调整一批行政审批项目等事项的决定》(国发〔2016〕10号),取消 GAP 认证行政许可事项。

三、生产管理技术文件

(一)标准操作规程

标准操作规程(standard operation procedure,SOP)又称标准作业程序,是组成岗位操作法的基本单元,是指将某一操作过程的标准操作步骤和要求以统一的格式描述出来,以指导和规范日常的生产操作。也就是对生产过程中具有共性的单元操作、设备、仪器操作及其他共性的工作制定的书面操作指令。内容主要包括:操作名称及编号;起草人、审核人、批准人、颁发部门及生效日期;目的、职责及适用范围;操作方法及程序;操作标准、结果及评价。SOP 的精髓是对某一程序中的关键控制点进行细化和量化。SOP 的作用:

1. 便于技术传承 将本企业积累下来的技术、经验,记录在标准文件中,在技术人员流动时,进行技术传承。

2. 便于培训员工 使操作人员经过短期培训,快速掌握较为先进合理的操作技术。

3. 便于追溯原因 在出现不良产品时,易于追查产生不良品的原因。作为操作人员必须严格执行本企业制定的标准操作规程。

(二)工艺规程

工艺规程是指导和规范某一产品生产的技术文件,也是下达生产指令的主要依据,内容主要包括:品名、剂型、处方及依据;产品特征及质量标准;原材料、辅助原料规格(等级)、质量标准及检验方法;生产工艺流程;主要工艺技术条件、半成品(中间体)质量标准及检验方法;成品质量标准及检验方法;包装材料的质量标准及检验方法;说明书、标签及包装材料的文字内容;厂房、设备、工具和人员等工艺卫生要求;设备一览表和主要设备的生产能力;原辅料和中间产品的消耗定额;供修改时登记批准日期、文号和内容的附页。

（三）岗位操作法

岗位操作法是对生产过程中某一岗位所有操作,包括设备、仪器、物料及产品等制定的书面操作规定。内容主要包括:生产操作方法及要点;关键操作的复合及检查;中间产品的控制规定;劳动保护及安全操作注意事项;异常情况的处理和报告;设备维护、清洁及使用;工艺卫生及环境卫生要求;计量器具的检查及校正;附录(有关理化常数、计算公式和换算表);供修改时登记批准日期、文号和内容的附页。

（四）批生产记录

批生产记录是指一个批次药品生产过程的完整记录。内容主要包括:批生产指令、批包装指令及其他操作指令等;批生产记录、批包装记录、其他操作记录、配料单、物料平衡单及入库单等;清场标志,清洁、卫生标志,生产过程标志和厂房、设备、物料、器具、操作等状态标志;现场环境、卫生监控记录、工艺检查记录、生产检查记录和清场合格证、卫生合格证、卫生许可证等;原料、辅料、包装材料、中间产品、成品及工艺用水的检验报告等;生产、技术、质量检验部门审核记录,质量管理部门终审记录和成品放行单等;本批不合格品处理及异常情况处理等记录。

批生产记录必须认真、如实完整地进行记录。

（胡志方）

复习思考题

1. 简述中药药剂学的含义。
2. 正确解释中药药剂学常用术语的含义。
3. 按物态不同,中药剂型可分为几类?
4. 什么是GMP?
5. 常见生产管理的技术文件有哪几类?

第二章

中 药 调 剂

学习要点

1. 中药饮片的调剂操作程序、处方审查的内容。
2. 中药汤剂的制备方法及注意事项。
3. 中药饮片在贮存中易发生的变质现象及养护措施。

中药调剂学是中医药学的重要组成部分,也是药物用于临床医疗的重要一环。在疾病治疗过程中,不仅要求医师诊断准确、处方合理,而且要求调剂人员按照中医处方内容要求及药品标准等有关规定,准确无误地将中药饮片或成方制剂,调配成供患者使用的药物,才能保证中医理、法、方、药的一致性。因此,中药调剂是一项具有多学科理论知识和综合性应用技术的工作。不仅要有扎实过硬的中医学、临床中药学、中药鉴定学、中药炮制学、方剂学、中药药剂学等相关的专业知识,而且还需熟悉《药品管理法》《药品经营质量管理规范》《中药饮片炮制规范》《处方管理办法》等有关规定,注重理论和实践的结合,掌握调剂操作技能,熟悉中医处方常用术语、处方应付、中药名称、毒麻中药的特殊管理等内容,才能保证调剂的质量。

第一节　参观中药房和中药零售企业

一、目的

1. 了解中药房的工作任务和内容,调剂室、制剂室、炮制室、药库及煎药室等设置、工作内容及主要任务。
2. 了解中药零售企业药店的主要工作内容和任务,经营管理方法、调配、销售程序。
3. 了解中药饮片"斗谱"的编排原则;处方调配程序;中成药分类存放的原则;特殊药品管理、处方与非处方药的销售管理方法。

二、内容

1. 听取药房(或药店)负责人介绍药房的基本概况。

2. 分组参观学习医院药房的组织管理、药学信息网络管理、工作制度、药品供应、保管贮藏等情况。

3. 了解制剂室、炮制室、煎药室等设备仪器的主要工作内容以及设备仪器操作规程等情况。

4. 重点学习中药饮片"斗谱"的编排和中成药分类存放原则;审查处方,明确处方应付、脚注处理等;处方调配的操作程序及操作注意事项;饮片领进、查斗、处方保管方法等内容。

第二节 中药调剂的含义及任务

一、中药调剂的含义

中药调剂系以中医药理论为基础,调剂人员根据医师处方和患者要求,按照配方程序和原则,及时准确地将中药饮片或中成药调配给患者使用的过程,是一项负有法律责任的专业操作技术。古籍中有关中药调剂的名称很多,晋代有"合药分剂"、唐代有"合和"、宋代有"合剂"等均属中药调剂的范畴。

二、中药调剂的任务

中药调剂工作主要是针对中药饮片调剂及中成药的调剂,尚有临方炮制和临方制剂。中药调剂是一项具有多学科理论知识和综合性应用技术工作,具有临时调配的特点,所涉及的知识内容极为丰富,它与中医学基础理论、中药学、方剂学、中药鉴定学、中药炮制学、中药制剂等学科有着广泛而密切的联系。

中药饮片调剂是根据医师处方要求,将加工合格的中药饮片,调剂成便于患者内服或外用的制剂。主要内容有中药调剂常规及用名,中医处方常用术语,常用饮片调剂和鉴别,中药的性能、配伍、禁忌、功效、剂量、用法等,处方应付常规,临方炮制和制剂,中药仓储养护等。

中药调剂工作在医疗中占有重要地位,调剂人员不仅对调配的药物品种和数量负责,而且对药品的真伪优劣、炮制是否得当,以及医师处方有无配伍禁忌、毒剧药剂量、煎服法正确与否等负有监督检查责任。故调剂人员应掌握有关中医处方的知识,处方药与非处方药的调配,调剂工作制度,常规毒麻药的调剂与管理,中药斗谱排列原则及中药的配伍变化等基本知识和熟练的调配技术;要有高度的责任感和高尚的职业道德,调剂工作中严格遵守操作规程,养成准确、迅速、严谨而有规律的工作习惯,努力研究中药应用的基本规律,不断提高调剂技能水平,保证临床用药安全有效,为人民健康事业服务。

三、中药调剂的历史与发展方向

中药调剂的历史相当悠久,历代医药著作中均可见有关中药调剂的记载。

中药调剂的起源可以追溯到自汤液始。相传商代宰相伊尹著有《汤液经法》,将其烹调经验用于中药调剂,配制汤液。故晋·皇甫谧著《针灸甲乙经》的序文中说"伊尹以亚圣之才,撰用'神农本草',以为汤液……"。

我国现存最早的医书《五十二病方》中,用药除外敷和内服外,尚有药浴法、烟熏或蒸汽熏、药物熨法等记载,标志着中药调剂实践的进步。武威汉墓出土简牍《治百病方》中有丰富的调剂资料,记载了各科治病的药物剂量、制药方法、服药时间、服药禁忌、用药方式及药物价格等。

春秋战国时期,我国最早的医学专著《黄帝内经》总结了有关辨证、治则、立法、处方、配伍的医学理论,其中记载简单的方剂13首。例如在《灵枢·邪客》篇中有用"秫米半夏汤"治疗"邪气客人"的记载,为调剂的发展奠定了基础。

西汉时期我国第一部药学专著《神农本草经》对我国药学的发展影响很大。其中序录中对方剂、制剂、调剂都有概括的论述。如"药有君臣佐使以相宣摄";"有单行者,有相须者……";"药性有宜丸者,宜散者,宜水煮者,宜酒渍者,宜膏者,亦有一物兼宜者,亦有不可入汤者,并随药性,不得违越"。对服药方法,序录中说:"病在胸膈以上者,先食后服药;病在四肢血脉者,宜空腹而在旦;病在骨髓者,宜饱满而在夜"。此为组合方剂和中药调剂提供了理论依据。

东汉末年,张仲景著《伤寒杂病论》对各种制剂,尤其对汤剂的调剂要求,如煎药的火候、溶媒、煎法、服法、服用量、禁忌等论述颇丰。煎药方法又有先煎、后下、包煎、另煎、冲服之分,服药方法有温服、顿服、分次或连续服、逐渐加量及发病前服等,进一步丰富了中药调剂理论。

梁代陶弘景著《本草经集注》,在序例中以"合药分剂"论述关于调剂方面的内容,其中对药物的炮制、剂型的配制方法、古今药用度量衡等作了详细记载。例如配合丸剂时指出"凡丸散药,亦先切细,暴燥,乃捣之。有各捣者,有合捣者,并随","若逢阴雨,微火烘之"。

唐代孙思邈著《备急千金要方》,在"合和"篇中对调剂方面的处方用药、服药、藏药等知识进行专门论述,并对称、斗、升、合、铁臼、罗筛、刀、玉槌、磁钵等中药调剂工具也有记载,其对中药调剂的发展具有现实意义。

宋熙宁九年(公元1076年)设立了"太医局卖药所"(即太平惠民药局),专门从事贮备药材,制备丸、散、膏、丹等,出售成药和中药饮片,为我国最早的官办商业性药房。宋代大观年间,由陈师文等人卖药所配方,参合各地验方,编成《和剂局方》,后经绍兴、宝庆、淳祐各个年号的重修、增补,改称《太平惠民和剂局方》,在方788首。每方后均列举治证、药物外,还对药物的制法都有详细说明。如"四物汤""四君子汤"等均为验方,疗效显著,沿用至今,对促进中药调剂规范化具有重要作用。

金元时期仍沿用"惠民药局"。据《元典章》载:元政府重视药品管理,一再明令禁售毒剧药品。1268年12月中书省刑部奉圣旨,严禁售乌头、附子、巴豆、砒霜和堕胎药。1272年禁止假医游街售药,并规定了卖毒药致人于死者,其买者、卖者均处死。1311年又规定禁售芫花、大戟、甘遂等计12种。至今,这些规定仍然是中药调剂中必须重视的内容。

明代陈嘉谟著《本草蒙筌》分成"出产择地土,收采按时月,贮藏防耗损,贸易辨假真,咀片分根梢,制造资水火……"详述了地道药材、炮制方、饮片加工、服药方法、贮藏、药材真伪优劣。李时珍对《本草蒙筌》倍加推崇曰:"名曰蒙筌,诚称其实。"《本草蒙筌》是一部对中药调剂富有实用价值和理论价值的重要著作。

历代本草对中药调剂的论述未有一部专著,都是散在于各家医药著作中。新中国建立以来,在党和政府的重视和支持下,在继承和发扬中医药学,中药材生产、药材鉴别、饮片炮制、古方临床研究,中成药生产及研究,在中药房的布局、中药配方的常规、中药计量工具的改革、中药贮藏与管理,中医药人才培养等诸方面均有长足的进步,为中药调剂学的发展创造了前所未有的良好基础。中药调剂学经历代沿革,不断充实完善,已形成一门学术丰富的学科,为中医药事业的发展,保证群众用药的安全有效,提高临床疗效和防病治病,作出了重要贡献。

随着医院药学由技术型向科研教学型的转变,调剂工作不再是简单的照方抓药,其地位更加突出,具有很强的技术性和法规性。同时,建立和完善中药调剂管理制度,有利于保证患者用药安全有效,加速药品的周转,充分发挥紧缺药品的使用效率,防止药品过期、变质、丢失,提高药房的管理水平。

第三节 中药调剂员工作场所

中药调剂室是为患者配方、发药的重要场所。为保证药品质量和方便患者购药,调剂室设施与设备应当与其药品经营范围、经营规模相适应,避免药品受外界环境的影响,并布局合理,做到宽敞、明亮、整洁、卫生。

目前中药零售经营企业和医院中药房的饮片调剂工作仍以传统模式进行,在工作场所摆放的设施主要有饮片斗架、贵细中药柜、调剂台、戥秤、冲筒、乳钵等。具体布局应根据《药品经营质量管理规范》的要求及自身营业场所、业务量、人员条件而定。

一、设施和设备

(一)饮片药柜

饮片药柜又称药斗橱、饮片斗架。用于装中药饮片,以供调剂处方使用,药斗橱的设计制作应考虑实用性和装饰性融为一体。一般用木材或不锈钢制成多格抽屉式组合柜,有多种形式,其规格可根据调剂室的面积大小和业务量而定。一般药斗橱长×宽×高为1.5m×1.8m×0.6m,装药斗60~70个,可排列成"横七竖八"或"横八竖七""横八竖八"等,每个格斗前后又分为2~4格,以盛装不同饮片,在整架药斗的最底层设有3个大斗,一般不分格,以用来装体积大而质轻的饮片。每个斗架约装药150~170种饮片。

(二)调剂台

调剂台多为木制,以供调配及包装使用。调剂台一般高约90~100cm,宽约60~70cm,长度可按调剂室的大小而定。在调剂台内面的上层可设抽屉,下层设方格,上层抽屉多用来放置饮片调剂常用工具和包装物品,下层方格多用来放置中药饮片。

(三)贵细中药柜和毒性中药柜

贵细中药柜为有门货柜,用于存放价格昂贵或稀少的中药,如蛤蚧、麝香、羚羊角、冬虫夏草等。本类产品应分品种、规格登记于专用账册,实行专人管理、专柜加锁、专用账册的"三专"管理,凭处方销售,定期盘存清点,发现短缺及时查找原因。

毒性中药柜也为有门货柜,用来存放《医疗用毒性药品管理办法》中规定的28种毒性中药,如生川乌、生半夏、生天仙子等。

(四)戥秤

戥秤,又称戥子,是中药饮片调剂最常用的称量工具。戥秤是一种单杠杆不等臂秤,其主要结构由戥杆、戥铊、戥盘、戥纽等组成。戥铊、戥盘是用金属制成,戥杆是用木质、塑料或骨质等材料制成。

（五）铁研船

铁研船又称药碾子、铁推槽等,是我国传统碾药工具之一。多用生铁铸造制成,专供粉碎少量药物和辅料之用。

（六）捣筒

捣筒又称捣药罐、冲筒,是中药调剂工作中必备的破碎药物的工具,多为铜制或铁制成。处方中的某些矿物药、贝壳类、果实种子类和根及根茎类中药,由于不便于切片或特殊用药要求,调剂时需要用捣筒临时捣碎,如赤石脂、砂仁、川贝母等。

（七）小型粉碎机

小型粉碎机又称打粉机,能快速粉碎各种较硬药物,如三七、灵芝、西洋参、珍珠、山慈菇等,比捣筒操作简单、省时省力。

（八）药筛

供调配时筛取药物细粉或混合之用。过去用绢罗和铜丝罗,现在用标准套筛。按需要选用不同号（或目）数,筛取不同细度的药粉。

中药调剂应用器具较多,除上述之外,还有药匙、拌缸、台秤、天平、鉴方、研钵、装药盘等。

二、组织结构和人员

（一）组织结构

药房组织结构在实现医院药学的使命和任务方面具有重要作用。随着医院药学的发展,医院药房的组织结构也有很大变化。目前,我国大多数中小型医院药房的任务是以产品服务为主,在药房的组织结构中,调剂、制剂和药品供应占有主导地位,而大型医院药房组织结构中逐渐转向以临床药学服务为主。一般来说,医院越大,药房的组织结构越复杂。如行政管理办公室、住院调剂室、门诊调剂室、库房、病区服务处、药品采购处、制剂室、炮制室、临床药学、药学信息等。

（二）人员的构成

1. 人员分类　根据岗位不同,中药调剂可分为门诊中成药房人员、门诊中药房调配人员、药品咨询服务人员、门诊退药管理人员、门诊代煎药工作人员、急诊药房人员、特需药房人员、住院药房人员等不同类型。

一般医疗机构药学部门的人员包括药学技术人员、工人和职员。药学技术人员是指取得药学类中等专业以上学历,在医疗机构药学部门从事药学业务技术工作,经卫生行政主管部门考核合格,经评审取得药学技术职务的人员。中药技术职称分为中药药士、中药药师、主管中药师、副主任中药师和主任中药师。

按照《药品经营质量管理规范》规定:从事中药饮片质量管理、验收、采购人员应当具有中药学中专以上学历或者具有中药学专业初级以上专业技术职称。中药饮片调剂人员应当具有中药学中专以上学历或者具有中药调剂员资格。

2. 药师职业道德规范　药品质量和用药安全直接关系着人民的健康和患者的安危,关系着千家万户的悲欢离合。因此,药师的服务质量与患者的健康和生命息息相关。

中药调剂人员的道德规范（简称"药德"）是调整和维护调剂人员与服务对象、调剂人员与社会之间、调剂人员之间相互关系的行为规范的总和,它包括调剂人员的药德观念和药德行为。其道德规范关系着药师的工作态度、职业形象、与购药者或患者关系、社会责任感等方面的内容。

(1) 一心赴救,一丝不苟:药师是一个崇高而光荣的职业,担负着施药救人的重任,每一份药品的调配都维系着服药人的健康与生命。药师应具有"人的生命是最可宝贵"的生命伦理观念。"人命至重,有贵千金,一方济之,德逾于此"是中国古代药物学家孙思邈提出的道德思想,以最大程度地满足购药者的需要,并严格按照调配程序进行。

(2) 热情礼貌,真诚可信:中药调剂人员应以病人为中心,并注意仪表端庄、行为文明,具有较高文化修养与医德修养,解答用药咨询科学有理,态度真诚可信。

(3) 尊重爱护,平等待人:医疗行业是一种服务行业,医药人员要全心全意为患者服务。中药调剂人员要充分认识人的价值,认识患者的权利,不要以施恩者自居;与患者间的关系是平等的相互合作的关系,代表了现代药房服务的发展方向。

(4) 忠于职责,尽责社会:药师要对患者和社会有高度的责任感。药师在执业时应当加强科普知识宣传,帮助患者掌握一定的科学用药知识,为提高全民族的科学素养尽一份力。同时严格管理特殊药品,尤其是二类精神药品在药店的销售和管理,防止给社会带来危害。

第四节 中药处方

一、处方的含义

处方,是医疗和药剂配制的重要书面文件。广义上讲,凡制备任何一种药剂的书面文件均可称为处方。狭义上讲,系指医师为患者防治疾病用药的书面文件。处方是医师辨证论治的书面记录和凭证,反映了医师的用药要求,又是中药调剂的工作依据。

二、处方类型

处方,又称"药方",根据不同时期或处方正文内容的来源不同,处方分为古方、经方、时方、验方(偏方)、秘方、法定处方、协定处方和医师处方8类。

1. 医师处方 《处方管理办法》中规定,处方是由注册的执业医师或执业助理医师在诊疗活动中为患者开具的、由取得药学专业技术职务任职资格的药学专业技术人员审核、调配、核对,并作为患者用药凭证的医疗文书,包括医疗机构病区用药医嘱单。处方具有法律上、技术上和经济上的重要意义。法律性:因开写处方或调配处方而造成的医疗差错或事故,医师或调剂人员分别负有相应的法律责任。技术性:处方中写明了药品名称、剂型、规格、数量及用法用量,为调剂人员配发药品和指导患者用药提供依据,为安全有效用药起到技术保证作用。经济性:处方是患者已交药费的凭据,也是调剂人员检查和统计药品消耗及药品经济收入结账、预算采购药品的依据。

2. 古方 泛指古医籍中所记载的处方,如古代房中秘方、古方八阵等。

3. 经方 是指《伤寒论》《金匮要略》《黄帝内经》《神农本草经》等经典著作中所记载的处方。

4. 时方 泛指从清代至今出现的处方。

5. 法定处方 指《中国药典》《局颁药品标准》所收载的处方,具有法律约束力。

6. 协定处方 指医院药剂科与临床医师,根据医院日常医疗用药的需要,共同协商制订的处方。协定处方药剂的制备须经上级主管部门批准,并只限于在本单位使用,可大量配制成制剂,既可缩短患者取药等候的时间,又可提高工作效率,保证配方质量。

7. 单方、验方(偏方) 单方是配伍比较简单的处方,往往只有1~2味药。验方是指民间和医师积累的经验处方,简单有效。

8. 秘方 秘而不传的处方,有一定的独特疗效。

三、处方格式

《处方管理办法》规定:处方格式由省、自治区、直辖市卫生行政部门统一制定,处方由医疗机构按照规定的标准和格式印制。因此,各省市的处方样式并不相同,但依据国家中医药管理局2010年制定的《中药处方格式及书写规范》要求,完整的处方一般由三部分组成:处方前记、处方正文和处方后记。

（一）处方前记

处方前记主要包括一般项目和临床诊断两方面的内容。一般项目包括医疗、预防、保健机构名称、处方编号、科别、病历号、患者姓名、年龄(或出生日期)、性别、婚否、住址(或单位名称)、开具日期等,并可添加特殊要求的项目;临床诊断应填写清晰、完整,并与病历记载相一致。

（二）处方正文

处方正文是处方的主要部分,以 Rp 或 R(拉丁文 Recipe"请取"的缩写)标识。汤剂的处方正文包括饮片名称、剂量、剂数、用法用量及脚注。中成药的处方正文包括药品的名称、剂型、规格、数量和用法用量。

（三）处方后记

知识链接

常用处方拉丁术语缩写表

处方标注	服药次数	给药途径
Rp:取	q. d. :每日1次	I. H. :皮下注射
Sig:用法	b. i. d. :每日2次	I. M. :肌内注射
q. s. :适量	t. i. d. :每日3次	I. V. :静脉注射
	q. i. d. :每日4次	I. V. gtt. :静脉滴注
	q. o. d. :隔日1次	P. O. :口服
	q. w. :每周1次	O. D. :右眼
	s. o. s. :必要时	O. L. :左眼
	p. r. n. :必要时	O. S. :左眼
	h. s. :临睡前	O. U. :双眼
	St. :立即	p. c. :饭后
		a. c. :饭前

处方后记包括医师签名、调剂人员签名及复核人员签名(包括审核、计价、调配、复核及发药5栏)、药价及现金收讫印戳。

四、处方常用术语

为了能简明反映一些药物规格或疗效特点,医师处方常常采用不同术语。如在药名前附加术语;在药名旁注一些术语(习称"旁注"或"脚注")等。

(一)药名附加术语

1. 炮制类　中药采用不同的炮制方法,可获得不同的疗效。如酒大黄缓和大黄泻下作用;炮附子(制)消除毒性;炙首乌(黑豆、黄酒炙)补肝肾、益精血、乌须发;炙麻黄(蜜炙)缓和麻黄辛散之性,增强止咳平喘之功;醋柴胡增强其疏肝解郁之功等。

2. 产地类　中药讲究道地药材,因药物产地对药物疗效有密切关系,所以医师根据病情需要,常在药名前标明产地。如怀山药、田三七、杭菊、广藿香、江枳壳、东阿胶、浙贝母等。

3. 采收季节　药材的采收季节与质量有密切的关系。有的以新鲜者为佳,有的以陈久者为佳。如绵茵陈,以初春细幼苗质软如棉者佳;霜桑叶,于秋后经霜者采集为好;鲜芦根、鲜石斛、鲜茅根等需用鲜品;陈香橼、陈麻黄等需用陈品。

4. 品质类　药材品质优劣直接影响疗效,历代医家都非常重视药材品质的优劣,医师处方对药材的品质提出要求。如浮水青黛(青黛以色蓝,质轻者为优)、空沙参(正名南沙参,质地松泡,断面有裂隙)、明天麻(天麻以质坚实,略呈透明状为优),以及肥玉竹、细木通、枯黄芩、子黄芩、金毛狗脊、马蹄决明、九孔决明等。

5. 修治类　修治是指除去杂质和非药用部位,以洁净药材,保证符合医疗需要。如山茱萸(去核)、乌梅(去核)、巴戟天(去心)、乌梢蛇(去头、鳞片)、斑蝥(去头、足、翅)等。

6. 颜色、气味类　药材的颜色和气味与药物的质量有密切关系。如紫丹参、红茜草、黑玄参、香白芷、苦杏仁、甜桔梗等。

(二)脚注

处方脚注是指中医师开写处方时在某味药名的右上角或右下角处注的简明要求,习称"脚注"。医师根据病情需要对某些药物提出的特别处理方法及对调剂人员调配处方的提示。调剂人员必须按照脚注的要求进行调配,以保证用药质量。有的医师处方虽未加"脚注",也要按处方药物应付常规和调剂常规进行处理,如番泻叶后下、生石膏先煎等。脚注的内容一般包括炮制法、煎法、服法等。常见的脚注术语有先煎、后下、包煎、另煎、烊化、制粉冲服、取汁兑服等。

五、处方管理

《处方管理办法》有关中药饮片处方调剂与管理的内容主要有:

1. 有处方权执业医师和执业助理医师,其处方权由各科主任提出,经医院批准后登记备案,并将医师的本人签字或印模留于中药房。

2. 处方一律用钢笔或毛笔书写,不得有涂改,必要时,医师应在涂改处签字或盖章以明确职责。

3. 药品名称以《中国药典》收载或《中国药品通用名称》或经国家批准的专利药

品为准。如无收载,可采用通用名或商品名,药品简写或缩写必须为国内通用写法。中成药和医院制剂品名的书写必须与正式批准的名称一致。

4. 药品剂量和数量一般用阿拉伯数字书写。用药必须超过剂量时,医师应在剂量旁重新签字以示负责。

5. 除处方医师外,其他人员不得擅自修改处方,如遇缺药或特殊情况需要修改处方时,要交处方医师修改,并在修改处盖章后方可调配。

6. 处方开具当日有效,特殊情况需要延长有效期的,由开方医师注明有效期限,但最长不得超过3天,过期须经医师更改日期,重新签字后方可调配。

7. 处方一般不得超过7日用量;急诊处方一般不得超过3日用量;对某些慢性病或特殊情况,处方用量可酌情延长,但医师应当注明理由。

8. 含毒、麻中药处方,除写清一般处方内容外,必须注明病历及简要病情。麻醉中药处方的有关内容应登记造册。应遵照国家有关规定办理,防止差错事故发生。

9. 处方由调剂、出售处方药品的医疗、预防、保健机构或药品零售企业妥善保存。普通处方、急诊处方、儿科处方保存1年,医疗用毒性药品、精神药品及戒毒药品处方保留2年,麻醉药品处方保留3年。处方保留期满后,经医疗、预防、保健机构或药品零售企业主管领导批准、登记备案,方可销毁。

10. 贵重中药处方应每天按不同品种分类登记统计销量,以便掌握库存。

11. 医师利用计算机开具、传递普通处方时,应当同时打印出纸质处方,其格式与手写处方一致;打印的纸质处方经签名或盖章后有效。药师核发药品时,应当核对打印的纸质处方,无误后发给药品,并将纸质处方与计算机传递的处方同时收存备查。

12. 处方由各医疗机构按规定格式统一印制。麻醉药品处方、急诊处方、儿科处方、普通处方的印刷用纸应分别为淡红色、淡黄色、淡绿色、白色。并在处方右上角以文字注明。

六、处方药品名称与应付

中药使用历史悠久,品种繁多,受地区习惯、文化差异以及历史文摘记载的不同,造成中药名称繁杂,有同名异物、异名同物等现象。中药饮片处方中的名称包括中药正名、别名、并开药名等,因此调剂人员必须掌握中药饮片的通用名称,并注意了解药品名称的变化政策,做到准确的处方应付,避免调配时出现差错。

(一)中药饮片的正名

以《中国药典》一部名称为标准,或以局颁《药品标准》《炮制规范》为依据,以历代本草文献作参考。中药正名是中药的规范化名称,一般都有一定的来历和含义,且一药一名。如金银花、大黄、黄连、甘草等。

(二)中药饮片的别名

中药处方中的药名书写,除用正名外,往往还有一些别名。中药的别名是指中药正名以外的名称,又称中药的"偏名"或"异名",包括文献用名、地区用名、商品名称等。中药别名的形成,是在长期的用药实践中,根据中药名称的谐音、地方方言、形象隐喻、会意或根据药材产地、加工炮制以及功效、应用等特点,几经沿革流传下来名称。如大黄又名将军、川军;白芍又称玉魁;巴豆又称江子、刚子等。为了保证用药安全有效,应当引起重视,调剂人员应熟记常用药物的别名,审查处方时应注意有无别名,并根据其正名准确调配处方,以保证调剂工作的顺利进行。

（三）并开药名

医生开写处方时,为使处方简略或使其配伍产生协同作用,常将 2～3 种疗效基本相似或有协同作用的药物合并一个药名书写,即所谓的"并开",是一种习惯写法,如龙牡即指煅龙骨、煅牡蛎;二乌即制川乌、制草乌;二术即指苍术、白术等。调剂人员应掌握常用中药饮片并开药名,在审方时注意查看处方中有无并开药名,并根据处方书写准确计价与调配。处方常见并开的药物,见表2-1。

表 2-1 处方常用并开药物

并开药名	处方应付		并开药名	处方应付	
二冬	天冬	麦冬	知柏	知母	黄柏
二门冬	天冬	麦冬	炒知柏	盐知母	盐黄柏
二术	苍术	白术	盐知柏	盐知母	盐黄柏
苍白术	苍术	白术	酒知柏	酒知母	酒黄柏
二母	知母	贝母	谷麦芽	炒谷芽	炒麦芽
二蒺藜	刺蒺藜	沙苑子	生熟麦芽	生麦芽	炒麦芽
潼白蒺藜	刺蒺藜	沙苑子	生熟谷芽	生谷芽	炒谷芽
二地	生地黄	熟地黄	生熟稻芽	生稻芽	炒稻芽
生熟地	生地黄	熟地黄	生熟枣仁	生枣仁	炒枣仁
二活	羌活	独活	青陈皮	青皮	陈皮
羌独活	羌活	独活	生龙牡	生龙骨	生牡蛎
二风藤	青风藤	海风藤	龙牡	煅龙骨	煅牡蛎
二芍	赤芍	白芍	猪茯苓	猪苓	茯苓
赤白芍	赤芍	白芍	腹皮子	大腹皮	生槟榔
砂蔻仁	砂仁	蔻仁	棱术	三棱	莪术
砂蔻皮	砂仁壳	紫蔻壳	乳没	制乳香	制没药
二决明	石决明	决明子	芦茅根	芦根	茅根
二甲	龟甲	鳖甲	冬瓜皮子	冬瓜皮	冬瓜子
二公丁	蒲公英	紫花地丁	荆防	荆芥	防风
二花藤	金银花	金银藤	全紫苏	苏叶 苏梗	苏子
忍冬花藤	金银花	金银藤	桑枝叶	桑枝	桑叶
二乌	制川乌	制草乌	焦三仙	焦神曲 焦山楂	焦麦芽
二丑	黑牵牛	白牵牛	枳壳实	枳壳	枳实

（四）中药处方应付

中药处方应付是指调剂人员根据医师处方要求及用药意图调配中药处方。各地区由于历史用药习惯和多年积累的丰富经验,形成了本地区的一套处方给药规律,即处方应付常规,使医师与调剂人员对处方名称和给付的不同炮制品种达成共识,在处方中无需注明炮制规格,调剂人员即可按医师处方用药意图给药。处方中直接写药名即应付切制饮片的品种,以及提供有关处方调配付药习惯、付药,供调配处方时参考。

1. 处方直接写药名(或注明炒)时,即付清炒的品种有麦芽、谷芽、稻芽、莱菔子、王不留行、苏子、牛蒡子、苍耳子、白芥子、黑牵牛、白牵牛、决明子、酸枣仁、山楂、槐花、草果等。

2. 处方直接写药名(或注明炒、麸炒)时,即付麸炒的品种有白术、僵蚕、枳壳、半夏曲、六神曲、薏苡仁、三棱、芡实、冬瓜子等。

3. 处方直接写药名(或注明炒、烫)时,即付砂烫、蛤粉烫的品种有穿山甲、龟甲、鳖甲、阿胶、狗脊、骨碎补等。

4. 处方直接写药名(或注明炙、炒)时,即付蜜炙的品种有枇杷叶、款冬花、紫菀、桑白皮、马兜铃等。

5. 处方直接写药名(或注明炙)时,即付酒炙的品种有肉苁蓉、何首乌、山茱萸、女贞子、黄精、蕲蛇、乌梢蛇等。

6. 处方直接写药名(或注明炒、炙)时,即付醋炙的品种有延胡索、五灵脂、乳香、没药、香附、青皮、五味子、莪术、甘遂、大戟、芫花、商陆等。

7. 处方直接写药名(或注明炙、炒)时,即付盐水炒的品种有车前子、益智仁、补骨脂、小茴香、橘核、葫芦巴、巴戟天、杜仲等。

8. 处方直接写药名(或注明炒)时,即付滑石粉炒制的品种有水蛭、象皮、刺猬皮、狗肾、鹿筋等。

9. 处方直接写药名(或注明炙)时,即付炮制的品种有吴茱萸、川乌、草乌、白附子、天南星、远志、厚朴、半夏、淫羊藿、马钱子、巴豆、藤黄等。

10. 处方直接写药名(或注明煅)时,即付煅制的品种有龙骨、龙齿、牡蛎、磁石、赭石、海浮石、炉甘石、瓦楞子、花蕊石、自然铜、寒水石等。

11. 处方直接写药名(或注明炒、煅)时,即付炭的品种有艾叶、地榆、侧柏叶、杜仲、血余、炮姜、干漆等。

12. 处方直接写药名时,即付漂去咸味的品种有肉苁蓉、海藻、昆布、海螵蛸等。此外,尚有直接写药名或制(炙)时,即付姜汁制、煨制、土炒、药汁制及米泔水制等一律按处方要求应付。

(五) 药引

药引通常在处方中起"向导"作用,具有引经、增强方药疗效、解除方剂中某些药物的毒副作用及矫味等,加用一些日常容易获取的食物、辅料或药物,如葱白、生姜、大枣、芦根、荷叶、藕节、竹叶、桑枝、黄酒、食盐、红糖、冰糖、饴糖、甘蔗汁等。中医处方常根据药剂的性质和治疗的需要,如治疗肾阴亏虚的六味地黄丸用淡盐水送服;感受风寒以葱白为引等。

第五节　中药配伍与用药禁忌

一、中药配伍

在辨证论治的基础上,根据病情需要和药物的性质,按照一定组方的法则将两味或两味以上的药物配合应用称中药配伍。中药方剂的组合是按"君、臣、佐、使"原则组方，并注意药物之间的相互关系及配伍方法。古代医家总结归纳出"七情"配伍理论，包括单行、相须、相使、相畏、相杀、相恶、相反，其中除"单行"外，其余均是阐述药物的配伍关系。①相须、相使的药物配伍，可产生协同作用，增强疗效或扩大其治疗范围，临床配方时要充分利用；②相畏、相杀的配伍，可减弱或消除毒副作用，在应用毒性或剧烈药时应选用；③相恶、相反属于配伍禁忌，前者可消弱或抵消原有功效，后者能产生毒性或副作用，故原则上应避免使用。

中药七情歌诀

相使一药助一药，相须互用功效添；

相杀能制他药毒，相畏毒性被制限；

相反增毒要记牢，相恶配伍功效减；

单行无须他药配，七情配伍奥妙显。

二、用药禁忌

为了确保临床疗效、安全用药、避免药物毒副作用的产生，必须注意用药禁忌。中药的用药禁忌主要包括配伍禁忌、症候用药禁忌、妊娠禁忌和服药时的饮食禁忌四个方面。

（一）配伍禁忌

配伍禁忌，是指某些药物合用产生或增强剧烈的毒副作用或降低、破坏药效，因而避免配合应用，即《神农本草经》所谓"勿用相恶、相反者"。

目前医药界共同认可的配伍禁忌有"十八反""十九畏"，其中"十八反"歌最早见于金·张子和《儒门事亲》："本草明言十八反，半蒌贝蔹及攻乌，藻戟遂芫俱战草，诸参辛芍叛藜芦。"十八反是指：甘草反甘遂、京大戟、红大戟、海藻、芫花；乌头（川乌、附子、草乌）反半夏、瓜蒌、瓜蒌皮、瓜蒌子、天花粉、川贝母、浙贝母、平贝母、伊贝母、湖北贝母、白蔹、白及；藜芦反人参、人参叶、西洋参、北沙参、南沙参、丹参、玄参、苦参、细辛、赤芍、白芍。

"十九畏"歌诀首见于明刘·纯《医经小学》："硫黄原是火中精，朴硝一见便相争，水银莫与砒霜见，狼毒最怕密陀僧，巴豆性烈最为上，偏与牵牛不顺情，丁香莫与郁金见，牙硝难合荆三棱，川乌草乌不顺犀，人参最怕五灵脂，官桂善能调冷气，若逢石脂便相欺，大凡修合看顺逆，炮爁炙煿莫相依。"十九畏其含意为：硫黄畏芒硝、玄明粉；水银畏砒霜；狼毒畏密陀僧；巴豆（包括巴豆霜）畏牵牛子（包括黑丑、白丑）；丁香（包括母丁香）畏郁金；芒硝（包括玄明粉）畏三棱；官桂畏赤石脂；人参、人参叶畏五灵脂。

《中国药典》2015年版规定的药物中，基本上没有突破"十八反"和"十九畏"的范围。对有配伍禁忌的处方应当拒绝调配。必要时，经处方医师重新审核，更正或在配伍禁忌处签字，方可进行处方调配。调剂后，原处方留存2年。

（二）妊娠禁忌

凡能影响胎儿生长发育、有致畸作用，甚至造成堕胎的中药为妊娠禁忌用药。妇女在妊娠期间应禁止使用。凡属于毒性中药、峻下逐水、破血逐瘀及行气药等毒性大、作用峻猛的药物，均有可能对孕妇或胎儿造成不同程度损害，均属妊娠禁忌用药。孕妇禁用和慎用的中药编成《妊娠禁忌歌》。

妊娠禁忌歌诀

芫斑水蛭及虻虫,乌头附子配天雄;

野葛水银并巴豆,牛膝薏苡与蜈蚣;

三棱芫花代赭麝,大戟蝉蜕黄雌雄;

牙硝芒硝牡丹桂,槐花牵牛皂角同;

半夏南星与通草,瞿麦干姜桃仁通;

硇砂干漆蟹爪甲,地胆茅根都失中。

《中国药典》2015 年版将妊娠禁忌药分为:妊娠禁用药和妊娠慎用药两类。

1. 妊娠禁用药 大多为毒性较强或药性猛烈的药物。如丁公藤、三棱、干漆、土鳖虫、千金子、千金子霜、川乌、马钱子、马钱子粉、马兜铃、天仙子、天仙藤、巴豆、巴豆霜、水蛭、甘遂、朱砂、全蝎、红粉、芫花、两头尖、阿魏、京大戟、闹羊花、草乌、制草乌、牵牛子、轻粉、洋金花、莪术、猪牙皂、商陆、芫青(青娘虫)、斑蝥、雄黄、乌头、附子、黑种子草、天山雪莲、水银、芫花、大戟、硇砂、地胆、红砒、白砒、虻虫、蜈蚣、雌黄、牵牛子、鳖爪甲、麝香等。

2. 妊娠慎用药 孕妇慎用的大多是性质猛烈或有小毒的中药,包括痛经祛瘀、行气破滞及药性辛热的中药,可根据孕妇病情,酌情使用。没有必要使用时应避免使用,以免发生事故。如茅根、木通、瞿麦、通草、薏苡仁、代赭石、芒硝、牙硝、朴硝、桃仁、牡丹皮、干姜、肉桂、生半夏、皂角、槐花、蝉蜕、瓜蒂、藜芦、胆矾、郁李仁、蜂蜜、赤芍、枳实、红花、五灵脂、没药、雪上一枝蒿、当归、川芎、丹参、益母草、桃仁、红花、血竭、穿山甲、泽兰、乳香、毛冬草、吴茱萸、砂仁、豆蔻、厚朴、木香、枳壳、金铃子、黄连、栀子、龙胆、山豆根、大青叶、板蓝根、苦参、丹皮、生地、玄参、紫草、犀角、茅根、槐花、延胡索、细辛、白芍、白芷、甘草、酸枣仁、海龙、海马、芦苇、生天南星、制天南星、太子参、王不留行、硫黄、樟脑、玄明粉、蟾酥、蛶螂、路路通、八月木等。

调配时,若有妊娠慎用药,需请处方医师在处方上注明,无误后调剂,且处方留存药店 2 年。

(三)饮食禁忌

患者在服药或用药期间,对某些食物不宜同时进服,称饮食禁忌,即"忌口"。正如名医张仲景所说"所食之味,有与病相宜,有与身为害,若得宜则宜体,害则成疾,以此致危",便是此理。

患者在服药期间食忌的一般原则:一是忌食可能妨碍脾胃消化吸收功能,影响药物吸收的食物,如豆类、肉类、生冷、黏腻、腥臭及刺激性等食物。二是忌食对某种病证不利的食物。如寒性病服温热药时要忌食生冷物,热性病服寒凉药时要忌食辛辣食物;服镇静安神药时,忌食辛辣、酒、浓茶等刺激和兴奋中枢神经的食物;服使君子忌饮浓茶;服人参、西洋参等滋补药时要忌饮茶;升血颗粒禁用茶水冲服;麻疹初起忌油腻酸涩;疮疡忌食羊肉、鱼虾等。三是忌食与所服药物之间存在类似相恶或相反配伍关系的食物。如常山忌葱、蜂蜜忌葱;地黄、首乌忌葱、蒜、白萝卜;人参、党参忌白萝卜;薄荷忌鳖肉;茯苓忌醋;鳖甲忌苋菜、土茯苓、使君子忌茶等。

(四)证候禁忌

是指某类或某种中药不适用于某类或某种证候,在使用时应予以避忌。如体虚多汗者,忌用发汗药;阳虚里寒者,忌用寒凉药;阴虚内热者,慎用苦寒清热药;脾胃虚寒、大便溏稀者,忌用苦寒或泻下药;阴虚津亏者,忌用淡利渗湿药;火热内炽和阴虚火旺者,忌用温热药;妇女月经过多及崩漏者,忌用破血逐瘀之品;脱证神昏者,忌用香窜开窍药;邪实而正不虚者,忌用补虚药;表邪未解者,忌用固表止汗药;湿热泻痢者,忌用涩肠止泻药;体虚多汗者,忌用发汗力较强的麻黄;虚喘、高血压及失眠患者,慎用麻黄;湿盛胀满、水肿患者,忌用甘草;麻疹已透及阴虚火旺者,忌用升麻;哺乳期妇女不宜大量使用麦芽等。

第六节 合理用药

一、合理用药的含义及意义

中药对人体作用具有两重性,即治疗作用和不良反应。要扬其治疗作用之长,避其不良反应之短,最大限度地发挥其治疗作用,将不良反应降低到最低限度,关键是能否做到合理用药。若能合理使用,即能充分发挥治疗作用而减少不良反应,有利于患者早日康复。否则,不仅不能达到祛邪疗疾之目的,反而能产生不良反应。所以合理用药至关重要。

(一)合理用药的含义

合理用药是指运用中医药学综合知识及管理学知识指导临床用药。也就是以中医药理论为指导,在充分辨析疾病和掌握中药性能特点的基础上,安全、有效、简便、经济地使用中药或中成药,达到以最小的投入,取得最大医疗和社会效益的目的。

合理用药是相对和动态发展的。首先,某种中药或中成药治疗某种病证,在选用时认为合理,仅是与同类药物相比较而言。其次,不同时期合理使用中药或中成药的标准也不同。这是因为随着中医药学、医学理论及其他相关科学技术的发展,人类对疾病的病因、病机和中药或中成药性能主治的认识也在不断的深化,以及新药的不断研制开发,必然会影响合理使用中药和中成药的标准,并促使其日臻科学完善。

(二)合理用药的意义

合理用药的目的,就是最大限度地发挥药物的治疗效能,将中药和中成药的不良反应降低到最低限度,甚至于零;使患者用最少的支出,冒最小的风险,得到最好的治疗效果;最有效地利用卫生资源,减少浪费;方便患者使用所选药物。

合理用药是在充分考虑患者用药后获得的效益与承担的风险所做出的最佳选择,是用药安全、有效、简便、经济的保障。可以经济有效地利用卫生资源,取得最大的医疗和社会效益。

(三)基本原则

必须把保证患者用药安全放在首位,同时在用药过程中,还要针对所用药物或可能出现的意外情况,建议医师或患者采取相应措施,以达到消除或减少药物不良反应的目的;在用药安全的前提下,保证所有药物对所防治的疾病有效,使患者用药后能迅速达到预期目的,解除患者的病痛;在用药安全、有效的前提下,力争做到所推选药物的使用方法简便易行,临床医师或患者易于掌握,应用方便;在用药安全、有效的前提下,除力争做到所推选的药物用法简便外,还必须做到用药不滥,经济实用,并有利于环境保护,最大限度地减轻患者的经济负担,最小限度地减少中药材等卫生资源的消耗。

合理用药四原则缺一不可。既要权衡患者应用药物所获得的利益,又要考虑用药后对患者可能造成的伤害;既要考虑药物的疗效与治疗疾病的需要,又要顾及患者的经济承受能力及保护卫生资源与生态环境。并以此宗旨,制订出最好的药物治疗方案。

二、合理用药指导

1. 正确"辨证",合理配伍组方 中医治疗疾病的特点是"辨证施治"。运用"阴阳""五行"学说辨别疾病的不同属性及变化规律,通过"四诊"搜集患者的各种病情资料,应用"八纲""脏腑"结合病因进行分类归纳,作出正确诊断。根据中药的四气五味、升降浮沉、归经的不同性能特点,正确应用"配伍"关系和"君、臣、佐、使"关系,结合现代科研成果,精心组方。

2. 考虑个体差异,合理用药 患者在体质、年龄和生活习惯等方面存在许多差异,这些差异对药物的敏感性和耐受性不同,都可以影响中药的有效性和安全性。如儿童、老人,因对药物代谢能力不全或衰退,机体对某些作用强烈或有毒药物的耐受性较差,易发生蓄积,引起不良反应;患者的营养好坏、体质强弱、脏腑功能是否正常等均能影响其机体对药物的代谢速度和耐受能力,以及毒性反应的发生与严重程度。

3. 合理选择剂型 对剂型的选择应充分考虑药物性能、病证和机体生物因素。同一药物,剂型不同,其作用的快慢、强弱、时间、副作用、毒性也不同。

4. 合理选择给药途径 根据病情缓急、用药目的、药物性质以及用药人群选择适宜的给药途径。一般病情,口服有效,多采用口服给药方法;危重患者、急症患者宜用静脉注射或静脉点滴;皮肤及阴道疾病常用外治法,也用口服给药方法;气管炎、哮喘患者等可用口服给药方法,也可采用气雾剂吸入疗法等。

5. 制订合理给药时间及疗程 根据病情轻重缓急,确定给药时间。一般中药口服药每日服 2~3 次,于早、晚或早、中、晚各服 1 次。健脾药、补益药、止泻药等宜饭前服。驱虫药可于清晨空腹或睡前服。镇静安眠药多在睡前 1~2 小时服用。解表药宜及时服用,以免病邪由表入里,治疗哮喘的药物宜晚上服用。

用药还应掌握疗程,防止因药物蓄积造成对人体的伤害,尤其是有毒中药或含有毒性成分的中成药不宜长期服用。

6. 严格遵守配伍禁忌、妊娠禁忌、饮食禁忌和证候禁忌。

7. 选择质优价廉的药品 给患者使用的应是质量好、疗效确切的药品。选药时,还要从药物经济学方面考虑患者的经济承受能力。应尽可能使用廉价质优的中药,不到非用不可时,不使用价格昂贵的中药。

三、中药不良反应监测

药物不良反应监测是指根据我国药品管理法的有关规定,对合格药品在正常用法、用量时出现与用药目的无关的或意外的有害反应进行的监督和考察。

（一）我国药品不良反应监测管理制度及监测报告系统

卫生部于 2011 年 5 月 4 日颁布了《药品不良反应和监测管理办法》。这标志着我国正式开始实行药品不良反应报告制度。药品生产经营企业和医疗预防保健机构应按规定报告所发现的药品不良反应。

国家药品不良反应监测中心负责全国药品不良反应监测工作,承担全国药品不良反应资料的收集、管理、上报工作;承办国家药品不良反应监测信息网络的建设、运转和维护工作;组织全国药品不良反应专家咨询委员会的工作;药品不良反应的教育培训工作;编辑、出版全国药品不良反应信息刊物;组织药品不良反应监测领域的国际交流与合作;组织药品不良反应监测方法的研究等。

省、自治区、直辖市不良反应监测中心根据国家药品不良反应监测中心和本辖区有关行政部门的计划,安排、组织本辖区的药品不良反应监测工作;收集、整理、分析、评价本辖区药品不良反应监测报告,并按规定及时向国家药品不良反应监测中心报告。

（二）中药不良反应的监测方法

1. 自愿呈报系统　也称志愿呈报制度,是一种自愿而有组织的报告制度。医师在诊治患者的过程中,认为患者的某些症状可能为某种药品所引起,即可填写不良反应报告表,通过一定程序呈报给监测机构。各地区药物不良反应监测中心将大量分散资料收集起来,经加工、整理、因果关系评定后储存,并将不良反应及时反馈给监测报告单位,从而尽快提出警告,以保障用药安全,指导临床合理用药。

自愿呈报系统在药物不良反应监测中占有极重要的地位,具有覆盖面大、范围广、时间长、简单易行等优点。

2. 集中监测系统　是指在一定时间、一定范围内根据研究的目的不同分为病源性和药源性监测。病源性监测是以患者为线索,了解患者用药及药物不良反应情况。药源性监测是以药物为线索,对某一种或几种药物的不良反应的监测。我国集中监测系统采用重点医院监测和重点药物监测系统相结合。

重点医院监测是指有条件的医院报告不良反应和对药品不良反应进行系统监测研究。这种方法虽然覆盖面较小,但针对性强、准确性高。重点医院监测包括:①一般性全面监测:是在一定时间内对所有住院患者进行不良反应的全面监测,可以得到各种药品的不良反应情况及其发生率;②重点监测:是对某种肯定或不肯定的不良反应做重点监测,目的是为查清药品是否存在着某种不良反应情况及其发生率。

重点药物监测是对新药和进口药品进行上市后的监测,以便及时发现一些未知或非预期的不良反应,并作为这类药物的早期预警系统。集中监测系统通过对资料的收集和整理,可对药物不良反应的全貌作全面了解。

3. 记录联结　指通过独特方式把各种信息连接起来,以发现与药物有关的事件。通过系统分析,提示药物与疾病间和其他异常行为间的关系,从而发现某些药物的不良反应。记录联结的优点是能监测大量的人群,有可能发现不常用药物的不常见不良反应,可以计算不良反应发生率,能避免回忆和访视时的主观偏差,能发现延迟性不良反应。

4. 记录应用　是指在一定范围内通过记录使用研究药物的每个患者的全部有关资料,以提供没有偏性的抽样人群,从而了解药物不良反应在不同人群中的发生情况,以计算药物不良反应发生率,寻找药物不良反应的易发因素。根据研究的内容不同,记录应用规模可大可小。范围越大,则越易发现问题。

（三）中药不良反应的监测报告范围

我国药品不良反应的监测报告范围如下。

1. 上市 5 年内的药品和列为国家重点监测的药品,报告该药品引起的所有可疑不良反应。

2. 上市 5 年后的药品,主要报告该药品引起的严重、罕见或新的不良反应。

3. 中药不良反应监测除对上市药品不良反应监测外,还应对因使用饮片引起的人体伤害进行监测。

目前我国尚未对中药饮片实行批准文号制度,中药饮片受产地、种植条件、炮制方法、农药残留、地区用药习惯等因素的影响较大,所以中药饮片不良反应监测的难度较大,问题较复杂。

（四）药品不良反应监测程序

国家对药品不良反应报告实行逐级、定期报告制度,严重或罕见的药品不良反应必须随时报告,必要时可以越级报告。

药品生产经营企业和医疗预防保健机构必须严格监测本单位生产、经营、使用的药品的不良反应发生情况,一经发现可疑不良反应,须进行详细记录、调查,按要求填写不良反应报表。应向所在省、自治区、直辖市药品不良反应监测专业机构集中报告。对其中严重、罕见或新的不良反应病例,必须用有效方法快速报告,最迟不超过 15 个工作日。

个人发现药品引起的可疑不良反应,应向所在省、自治区、直辖市药品不良反应监测专业机构或药品监督管理局报告。

（五）药物不良反应报表填写要点

按药品不良反应监测中心统一印制的《药品不良反应报表》的要求,逐项认真填写。主要内容有:

1. 患者的一般情况。

2. 患者用药情况、用药剂量、起止时间、合并用药情况。

3. 不良反应的表现及过程。

4. 患者原有疾病情况,是否因原有疾病引起并发症。

5. 患者本人及家族的药物过敏史。

6. 临床检查结果。

7. 处理情况。

8. 不良反应结果。

9. 因果关系分析评价。目前,我国把因果关系分为肯定、很可能、可能、可能无关、待评价、无法评价六级。

课堂互动

药品不良反应监测方法有哪些?

四、中药不良反应及药源性疾病

(一) 基本概念

中药不良反应是指合格药品在正常用法、用量时出现与用药目的无关的或意外的有害反应,即在预防、诊断、治疗疾病或调节生理功能过程中,人接受正常剂量药物时出现的任何有伤害的和与用药目的无关的反应,包括中成药和饮片引起的不良反应。包括毒性作用、后遗效应、过敏反应、继发反应、特异性遗传因素等。

中药药源性疾病是指因药物不良反应致使机体某(几)个器官或局部组织产生功能性或器质性损害而出现的一系列临床症状或体征。既包括药物正常用法用量情况下所产生的不良反应,又包括因超量、超时、误服、错用以及不合理使用药物所引起的疾病。

药源性疾病和不良反应,同属于研究药物对机体损害的范畴。所有药源性疾病都可认为是药物的不良反应。

(二) 中药不良反应及药源性疾病的分类

1. 按病因学分类

(1) 与药物剂量有关的中药不良反应及药源性疾病:由药物本身或其代谢物所引起,使固有药理作用持续和增强。具有剂量依赖性和可预测性,个体易感性差异大。

(2) 与药物剂量无关的中药不良反应及药源性疾病:与药物固有的药理作用无关,而与药物变性和个体特异性质有关。

(3) 与中药配伍有关的中药不良反应及药源性疾病。

(4) 药物依赖性。

2. 按临床表现分类

(1) 心血管(循环)系统的不良反应及药源性疾病。

(2) 呼吸系统的不良反应及药源性疾病。

(3) 消化系统的不良反应及药源性疾病。

(4) 泌尿系统的不良反应及药源性疾病。

(5) 神经系统的不良反应及药源性疾病。

(6) 造血系统的不良反应及药源性疾病。

(7) 变态反应性疾病。

(8) 其他方面的不良反应及药源性疾病。

(9) 中药引起的药物依赖性。

3. 按病理学分类

(1) 功能性改变:指药物引起人体的器官或组织出现功能改变。一般为暂时性,停药后可自行恢复。

(2) 器质性改变:指药物引起人体器官或组织出现病理性改变。

第七节 特殊中药的调剂与管理

《中华人民共和国药品管理法》第 39 条规定:"国家对麻醉药品、精神药品、毒性药品、放射药品,实行特殊的管理方法。"其目的在于正确发挥特殊药品防病治病的积极作用,严防因管理不善或使用不当而造成对人民健康及社会治安的危害。

一、麻醉中药

麻醉中药是指对中枢神经有麻醉作用,连续使用易产生生理依赖性,能成瘾癖的药物。它与具有麻醉作用的乙醚、普鲁卡因、利多卡因等麻醉剂是不同的。

1987年11月28日国务院颁布的《麻醉药品管理办法》是从事麻醉药品研制、生产、经营和使用的法定依据。1996年1月国务院颁布了《麻醉药品品种目录》,中药罂粟壳作为麻醉品被列入其中。

管理和使用中药罂粟壳应做到以下几点:

1. 罂粟壳的供应业务由各药品监督管理部门指定的中药经营企业承担,其他单位一律不准经营。

2. 罂粟壳的供应必须根据医疗、教学和科研的需要,有计划地进行。罂粟壳供乡镇卫生院以上医疗单位配方使用,县以上药品监督管理部门指定的经营单位必须凭盖有乡镇卫生院以上医疗单位公章的医师配方使用,不得单位零售。严禁在中药材市场上销售。

3. 每张处方罂粟壳不超过3日常用量(3~6g),即总共18g,且不得单包,必须混入群药,防止变相套购。连续使用不得超过7天。

4. 要有专人负责、专柜加锁、专用账册、专用处方、专册登记。做到账物相符,处方保留3年备查。

5. 对执有《麻醉药品专用卡》的患者,可到指定的医疗机构开方配药。对于癌症晚期患者止痛所需,可酌情增加用量。

二、毒性中药

毒性中药系指毒性剧烈,治疗量与中毒量相近,使用不当可致人中毒或死亡的中药。生产、贮存、使用应严格控制。

为了加强对医疗用毒性药品的管理,保证用药安全,防止出现中毒和死亡的事故,国务院1988年12月27日颁布了《医疗用毒性药品管理办法》,就毒性药品生产、收购、供应配制、计划的主管部门责任等做出明确规定。

(一)毒性中药的生产

1. 凡加工炮制毒性中药,必须按照《中国药典》、部(局)颁标准或《炮制规范》的规定进行。并经检验合格方可供应、配方,或用于制剂生产。

2. 制剂生产单位必须对含毒性中药的制剂提出切实可行的质量标准,按品种审批规定报批准后,方可生产。

3. 制剂生产中应严格执行生产工艺操作规程,毒性中药必须在质检人员监督下准确投料,并建立完整的生产记录以备查。产品必需检验合格后方能出厂。除国家有关部门批准保密品种外,产品包装、说明书上应注明处方、用法、用量及注意事项,并应有黑色"毒"字明显标记,防止与一般药品混淆。

4. 生产毒性中药的过程中产生的废弃物必须妥善处理,不得污染环境。

(二)毒性中药的供应与使用

1. 毒性中药的收购、经营,由各级医药管理部门指定的药品经营单位负责;配方用药由药品零售单位、医疗单位负责,其中药品零售单位调配毒性中药,需凭盖有执业医师所在医疗机构公章的正式处方。

2. 收购、经营、加工、使用毒性中药的单位必须建立健全保管、验收、领发、核对等制度,严防收假、发错,严禁与其他药品混杂,做到入库有验收有复核,出库有发药有复核,划定仓间或仓位,专柜加锁保管,有专人专账管理。毒性中药的包装容器上必须印有毒药标志。在运输毒性中药的过程中应当采取有效措施,防止发生事故。

3. 凡加工炮制毒性中药,必须按照《中国药典》或《炮制规范》的规定进行。符合药用要求方可供应、配方。

4. 医疗单位供应和调配毒性中药,需凭医师签名的正式处方。每次处方剂量不得超过2日极量。调配处方时必须认真负责,使用与剂量等级相适应的戥称或天平称量,保证计量准确,按医嘱注明要求调配,并由配方人员和具备资格的药学技术人员复核签名(盖章),经原处方医师审定后再行调配。处方一次有效,取药后处方保存2年。

5. 科研和教学单位所需的毒性中药,必须持有本单位的介绍信,经单位所在县级以上卫生行政部门批准后,供应部门方能发售。群众自配民间单方、秘方、验方需用毒性中药,购买时持有本单位或街道办事处、乡(镇)人民政府的证明信,供应部门方能发售。每次购用量不可超过2日极量。

6. 毒性中药的品种 《中国药典》(2015年版)一部共收载毒性中药79种,分为三类,其中"大毒"8种、"小毒"30种、"有毒"41种。《医疗用毒性药品管理办法》共列28种毒性中药,具体品种为:砒石(红砒、白砒)、砒霜、水银、雄黄、轻粉、红粉、白降丹、生川乌、生草乌、生白附子、生附子、生半夏、生南星、生狼毒、生甘遂、生藤黄、生马钱子、生巴豆、生千金子、生天仙子、洋金花、闹羊花、雪上一枝蒿、青娘虫、红娘子、斑蝥、蟾酥(表2-2)。

表2-2 毒性中药品种应用简表

名称	主要成分	用法用量	注意事项
砒石(红砒、白砒)	三氧化二砷	内服:0.03~0.075g,入丸散用;外用:研末撒、调服或入膏药中贴之	有大毒,用时宜慎,体虚及孕妇忌服
砒霜		0.009g,多入丸散;外用适量	不能久服,口服外用均可引起中毒
水银	汞	外用适量	不可内服,孕妇禁用
雄黄	二硫化二砷	0.05~0.1g,入丸散用。外用适量,熏涂患处	内服宜慎;不可久用;孕妇禁用
轻粉	氯化亚汞	外用适量,研末掺敷患处。内服每次0.1~0.2g,一日1~2次,多入丸剂或装胶囊服,服后漱口	本品有毒,不可过量;内服慎用;孕妇禁服
红粉	红氧化汞	外用适量,研极细粉单用或其他药味配成散剂或制成药捻	本品有毒,只可外用,不可内服;外用亦不宜久用;孕妇禁用

续表

名称	主要成分	用法用量	注意事项
白降丹	氯化汞、氯化亚汞	外用适量	不可内服
生川乌	乌头碱、中乌头碱	一般炮制后用	生品内服宜慎;孕妇禁用;不宜与半夏、瓜蒌、瓜蒌子、瓜蒌皮、天花粉、川贝母、浙贝母、平贝母、伊贝母、湖北贝母、白蔹、白及同用
生草乌	乌头碱、异乌头碱、中乌头碱、次乌头碱	一般炮制后用	生品内服宜慎;孕妇禁用;不宜与半夏、瓜蒌、瓜蒌子、瓜蒌皮、天花粉、川贝母、浙贝母、平贝母、伊贝母、湖北贝母、白蔹、白及同用
生白附子	有机酸、皂苷、β-谷甾醇	3~6g。一般炮制后用,外用生品适量捣烂,熬膏或研末以酒调敷患处	孕妇慎用;生品内服宜慎
生附子	次乌头碱等6种结晶性生物碱	3~15g,先煎,久煎	孕妇慎用;不宜与半夏、瓜蒌、瓜蒌子、瓜蒌皮、天花粉、川贝母、浙贝母、平贝母、伊贝母、湖北贝母、白蔹、白及同用
生半夏	β-谷甾醇、三萜烯醇、生物碱	内服一般炮制后使用,3~9g。外用适量,磨汁涂或研末以酒调敷患处	不宜与川乌、制川乌、草乌、制草乌、附子同用;生品内服宜慎
生天南星	三萜皂苷、安息香酸	外用生品适量,研末以醋或酒调敷	孕妇慎用;生品内服宜慎
生狼毒	三萜类、大戟酮	熬膏外敷	不宜与密陀僧同用
生甘遂	三萜类、大戟酮	0.5~1.5g,炮制后多入丸散用。外用适量,生用	孕妇禁用;不宜与甘草同用
生藤黄	藤黄素	0.03~0.06g;外用适量	内服慎用
生马钱子	番木鳖碱、马钱子碱	0.3~0.6g,炮制后入丸散用	孕妇禁用;不宜多服久服及生用;运动员慎用;有毒成分能经皮吸收,外用不宜大面积涂敷
生巴豆	巴豆油、蛋白质、生物碱巴豆苷	外用适量,研末涂患处,或捣烂以纱布包擦患处	孕妇禁用;不宜与牵牛子同用
生千金子	千金子甾醇、白瑞香素	1~2g;去壳,去油用,多入丸散服。外用适量,捣烂敷患处	孕妇禁用
生天仙子	莨菪碱、东莨菪碱、阿托品	0.06~0.6g	心脏病、心动过速、青光眼患者及孕妇禁用

名称	主要成分	用法用量	注意事项
洋金花	莨菪碱、东莨菪碱	0.3~0.6g,宜入丸散;亦可作卷烟分次燃吸(一日量不超过1.5g)。外用适量	孕妇、外感及痰热咳喘、青光眼、高血压及心动过速患者禁用
闹羊花	梫木毒素、石楠素	0.6~1.5g,浸酒或入丸散。外用适量,煎水洗	不宜多服、久服;体虚者及孕妇禁用
雪上一枝蒿	乌头碱、乌头次碱	内服:研末0.062~0.125g;浸酒外用	有剧毒,未经炮制,不宜内服;服药期间,忌食生冷、豆类及牛羊肉
青娘虫	斑蝥素	0.05~0.1g,外用适量	体虚及孕妇禁服
红娘虫	斑蝥素	0.05~0.1g,外用适量	体虚及孕妇禁服
蟾酥	华蟾蜍毒素、华蟾蜍次素、去乙酰华蟾蜍素、精氨酸	0.015~0.03g,多入丸散用。外用适量	孕妇慎用
斑蝥	斑蝥素、蚁酸树脂、色素	0.03~0.06g,炮制后多入丸散用。外用适量,研末或浸酒醋,或制油膏涂敷患处,不宜大面积用	本品有大毒,内服慎用;孕妇禁用

（三）毒性中药的保管

毒性中药必需建立"五专"保管制度,即专人保管、专柜加锁、专用账册、专用处方、专册登记。

1. 专人保管　毒性中药应由责任心强、熟悉业务的调剂人员专门管理。

2. 专柜加锁　毒性中药应选结构坚固、安全保险的铁柜或木柜存放,加锁保管,不得与其他类药品混淆,专柜上应标明有黑色"毒"字标识。

3. 专用账册　毒性中药需专用账册记账,其内容包括日期、品名、规格、单位、收入量、支出量等。

4. 专用处方　毒性中药必需使用红色专用处方笺。

5. 专册登记　毒性中药在调剂室的使用消耗情况,应逐方进行登记,做到日清、月结。

三、贵细中药

贵细中药是指来源不易,经济价值高,稀少而名贵,需特殊保管的品种。主要有人参、鹿茸、麝香、羚羊角、海龙、海马、狗宝、熊胆、猴枣、燕窝、牛黄、冬虫夏草、蛤士蟆油、藏红花、珍珠、三七等。

贵细中药材在储存过程中,往往受自然因素影响后会发生各种变异。故在入库时,除对品种进行真伪、规格等检查外,保管时应放在专用库房内储存,并有专人负责。

第八节 中药用量与计量

一、中药用量

中药用量是医师处方中每味药的单剂分量,又称中药剂量。中药的用量大小与药物的配伍、治疗密切相关。用量过小达不到治疗目的,用量过大不但达不到预期疗效,甚至损伤正气造成不良后果。因此,掌握药物的用量是十分重要的。每种药物的用量,要根据药物的性质、配伍、剂型和患者的年龄、体质、病情及季节气候、地域等多方面情况,予以全面考虑而确定。《中国药典》规定了各种药品及制剂的法定用量,调配处方时必须遵循。

（一）中药用量的原则

1. 根据药物性能确定剂量 凡有毒、峻烈的药物,剂量宜小,应严格控制在安全范围内。一般药物,质轻、味浓较易浸提的花、叶类剂量宜小;质重、难于浸提的矿物、贝壳、鲜品、果实等,剂量宜重。

2. 根据配伍、剂型确定剂量 一般单味药应用时,剂量较复方为重。复方中主药用量宜重。同样的药物入汤剂,比入丸、散剂剂量宜大。作酒剂、浸膏剂剂量可稍大。

3. 根据病情、体质、年龄确定剂量 急病、重病者剂量宜大;慢性病、轻病者剂量宜小。年老、体弱、小儿、妇女产后剂量宜小;成人及平素体质壮实者剂量宜重。不同年龄的患者,药物用量尚无严格规律可循。

4. 季节变化与剂量的关系 中医的整体观念中体现了人与自然界是一个有机的整体,这种天人相应的观点要求在应用药物时,其剂量应随着季节变化而变化。如夏季气候炎热,用辛温发散药时用量宜轻,而用苦寒降火药用量宜重;冬季气候寒冷,用温里药时用量宜重等。

（二）临床处方的用量规律

中药的用量原则应依照临床的具体情况而定,一般不得超过《中国药典》、局（部）颁标准的规定。一般药物的常用量,干品 3~9g,鲜品 15~60g;质地较重的药物常用量为 9~45g;质地较轻的药物常用量为 1.5~4.5g;贵重药物的常用量为 0.3~1g;有毒药物的常用量为 0.03~0.6g。

另外,中医师开写处方时尚有以条、个、只、片等计量的,如一条蜈蚣、一片生姜、一个大枣等。中药的用量与临床疗效密切相关。调剂人员操作时应准确把握称量,如操作毛糙,用量不准而变更了某些药物的量,则其治疗范围、主治病证等都将随之改变,势必违背治疗初衷。

二、中药计量

计量法规定我国采用国际计量单位和国家选定的其他计量单位作为国家法定计量单位,非国家法定单位废除。药物用量单位以克(g)、毫克(mg)、毫升(ml)计量。

中药的计量单位,长期以来,普遍采用 16 进位制。由于多种计量单位存在会出现混乱局面,因此为了进一步统一我国的计量制度,从 1979 年 7 月 1 日,全国中医处方用药计量单位一律采用以克为单位的公制,即 1 公斤 = 1000g。中药计量单位的换算,则按如下近似法进行换算:1 斤(16 进位制) = 500g,1 两 = 30g,1 钱 = 3g,1 分 = 0.3g,1 厘 = 0.03g。

1986 年 7 月 1 日我国颁布实施了《中华人民共和国计量法》,以法律的形式确定了我国计量管理的模式,保证了国家计量的统一和量值的准确可靠。药品直接关系到人民的身体健康,为了保证医疗安全,计量法规定对医疗卫生工作范围内的计量器具也实行强制管理。

三、中药计量器具

中药调剂的计量器具主要是用于称取药物。最常用的是戥秤。

1. 戥秤的构造　戥秤是一种单杠杆的不等臂秤器,主要由戥杆、戥星、戥铊、戥纽、戥盘等组成。戥铊是力点,戥纽是支点,戥盘是重点。戥杆表向上面和内侧面是用铜或铅嵌成两排小点以指示分量,称为"戥星"。戥纽 2 个,靠左面的叫"内纽"(也称"前毫")用以称较轻的物品;靠右面的叫"外纽"(也称"后毫")用以称较重的物品;提前毫时,戥杆上的一排戥星在内侧面,一般表示 0~50g,第一粒星为"定盘星",提后毫时,戥杆上的戥星在上面,一般从 50g 到 250g。当然,不同规格的戥秤其刻度值是不一样的,调配时应仔细认准。调配时常用的有 1~125g、1~250g、1~500g 及 100mg~50g 等数种规格。

2. 戥秤的使用

(1) 持戥:用左手虎口和食指、中指持戥杆,无名指、小指从戥杆下方拢住戥绳;右手拇指和食指捏住戥纽,其余三指自然弯曲,提起戥杆使戥盘悬空。

(2) 对戥:左手拇指、食指将戥铊绳固定在定盘星上,右手提前毫使戥盘悬空,稍稍放开左手,戥杆、戥盘呈水平状态。每次使用戥秤前均需对戥。如戥杆处于非水平状态,应检查戥秤与戥铊是否配套,戥盘两面是否黏附异物,戥盘绳是否搭缠在戥杆上,并做相应处理。

(3) 称量:对戥无误后,方可抓药。左手持戥杆,左手拇、食指将戥铊绳移至所需称量的戥星上,右手抓药放入戥盘内,右手提毫齐目使戥盘悬空,左手稍稍离开戥杆,戥杆平衡时,戥星的指数就是所称药物的重量。

3. 戥秤的保养

(1) 使用戥秤时应轻拿轻放,避免盘、铊、杆、刀口等部位碰撞损坏。

(2) 戥秤用过后,戥盘应擦干净,将戥铊放在戥盘中,挂在适当位置,防潮防锈,以免影响准确度。

(3) 称毒性药物时,戥盘应衬纸,以免污染他药。

第九节　中药陈列及调剂工作制度

一、斗谱排列

中药饮片在药斗橱内的分布排列规律称"斗谱",是中药行业经过多年的实践检验总结出来的。斗谱编排的合理,既便于调剂人员熟悉和记忆,又能缩短调配时间,减少调配差错,提高调剂质量,而且可避免调剂人员往返奔忙,减轻劳动强度,提高调剂工作效率。斗谱的编排原则：

1. 按药物的使用频率排列　常用饮片，装于中层药斗，方便称取，如黄芪、党参与甘草；当归、白芍与川芎；金银花、连翘与板蓝根；防风、柴胡、葛根与升麻；砂仁、豆蔻与木香；黄芩、黄连与黄柏；焦麦芽、焦山楂与焦神曲；酸枣仁、远志与柏子仁；苦杏仁、桔梗与桑白皮；陈皮、枳壳与枳实；附子、干姜与肉桂等。

2. 按药物质地、体积排列　质地较轻且用量较少的药物，多放在斗架的高层，如月季花、白梅花、佛手花、玫瑰花；质地较沉重的矿石、化石、贝壳类药物和易于造成污染的药物（如炭药），多放在斗架的较下层；质地松泡且用量较大的药物，多放在斗架最底层的大药斗内，如芦根与茅根、茵陈与金钱草、白花蛇舌草与半枝莲等。

3. 按药物的性味功效排列　性味功能相近的药物宜相邻排列。如金银花、连翘；知母、黄柏；龟甲、鳖甲；桔梗、前胡；防风、荆芥；牡丹皮、赤芍；升麻、葛根；紫菀、款冬花；当归、川芎等。

4. 按药对和经常在配伍中同用的药物排列　药对及经常伍用的药物相邻排列。如羌活、独活；苍术、白术；麦冬、天冬；川乌、草乌；三棱、莪术；乳香、没药；麻黄、桂枝；酸枣仁、远志；射干、北豆根；党参、黄芪；桃仁、红花；陈皮、青皮等。

二、中成药陈列

中成药的种类繁多，目前国内上市销售的中成药约有8000余种，每个中药房或药店常经营的中成药品种也有几百种，因此，合理有序的陈列药品是中药房和药店一项细致而重要的工作，可以体现药师的素质和管理水平。

1. 中成药陈列原则　药品陈列是向顾客介绍药品知识的途径之一，顾客只有很快了解药品，才能达到消费的目的。中成药主要在货架或货柜上陈列，陈列时力求整齐、美观、醒目、突出，以吸引顾客浏览、方便选购。同时，也要方便药师取放、盘点、操作和管理。通常中成药按以下原则陈列：

（1）整洁美观：整洁、舒适、美观的购物环境可使消费者有一个愉悦的心情，激发消费者的购买欲望。

（2）易取易放：陈列的药品要安全稳固、防止倒塌，陈列位置高低适中、便于取放。

（3）先进先出：近效期药品应放在易于取拿的外侧，按先进先出的原则进行药品的补充排列，以保证近效期的药品尽快销售。

（4）季节性陈列：应季药品应陈列在醒目的位置，陈列药品量要大，以吸引消费者。

2. 中成药陈列方法

（1）按剂型分类陈列：将剂型相同的中成药集中陈列。如中成药按水丸、蜜丸、水蜜丸、浓缩丸、糊丸、蜡丸、滴丸、散剂、膏剂、片剂、颗粒剂、糖浆剂、栓剂、注射剂、气雾剂、胶囊剂、液体制剂等剂型分类陈列。这种陈列方法的优点是便于药库贮存保管和养护，便于经营管理。但由于功效不明，不方便药师或患者快速找到所需药品。

（2）按功效分类陈列：将功效相同的中成药集中区域陈列，方便按功效识别和了解药品，方便调剂员或患者快速找到药品。如将中成药按解表药、清热降火药、止咳祛

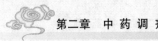

痰药、疏肝理气药、开窍药、祛暑药、补益药等分类陈列。

（3）按病症分类：将治疗同一病症的中成药集中区域陈列，方便按病症识别和了解药品，方便调剂员或患者快速找到药品。如将中成药按感冒药、头痛药、咳嗽药、腹泻药、便秘药、失眠药等分类陈列。

（4）按给药途径陈列：一般按照口服、注射、外用3种给药途径分别陈列药品。

（5）按管理分类陈列：将中成药按处方药和非处方药分开陈列，一般处方药陈列在药柜中，方便调剂人员取药；非处方药陈列在开放性药架上，方便患者选购药品。将精神药品、麻醉药品按照相应的规定专柜或保险柜存放。

（6）综合性陈列：以上药品陈列方法，各有各的优缺点，且均不能完全满足药品陈列要求。因此，本着缩短调配时间和方便保管养护药品，且符合药政部分的管理要求的目的，药房或药店内的中成药一般采取综合性陈列方法。

3. 中成药陈列的注意事项

（1）内服、外用药品应分开陈列，并且用不同颜色或形状的标签区分。

（2）药店应将处方药和非处方药分柜陈列。

（3）陈列的药品调剂或出售后应及时补货，保证药品调剂用药及保持药品丰满。

（4）包装相似或易发生调剂差错的药品应分开陈列或摆放在特殊位置。

（5）陈列的药品要有样有货，不要陈列无货的样品或有质量问题的药品。

三、特殊中药存放

1. 配伍禁忌的饮片　不能放于同一药斗或上下药斗中。如甘草与京大戟、甘遂、芫花；藜芦与人参、党参、西洋参、丹参、南沙参、北沙参、玄参、苦参、白芍、赤芍、细辛；各种人参与五灵脂；乌头类（附子、川乌及草乌）与半夏的炮制品、瓜蒌（瓜蒌子、瓜蒌皮、瓜蒌仁霜、天花粉）；丁香（包括母丁香）与郁金（黄郁金、黑郁金）；芒硝（包括玄明粉）与荆三棱；肉桂（官桂）与石脂（赤石脂与白玉脂）均不宜放在一起。

2. 有恶劣气味的中药　不与其他药物放于同一个药斗中。如阿魏、鸡矢藤、芦荟等。

3. 贵重中药单独存放　贵重中药应设专柜存放，由专人管理，每天清点账目。如牛黄、麝香、西红花、人参、西洋参、羚羊角、鹿茸、珍珠、冬虫夏草等。

4. 形状类似而功效各异的饮片　不能放于同一个药斗中。如血余炭与干漆炭、山药与天花粉、车前子与葶苈子、益母草与泽泻、炙甘草与炙黄芪、当归与独活、知母与玉竹、蛇床子与地肤子等。

5. 药名略同而药性不同的饮片　不能放于同一个药斗中。如藜芦与漏芦、天葵子与冬葵子等。

6. 易受灰尘污染的饮片　有些药物不宜放在一般的药斗内，而应放在加盖的瓷罐中，以保持清洁卫生。如青黛、松花粉、蒲黄等。

7. 同一药斗中，细小者在前，片大者在后，以防调配时后格的饮片撒落在前格中难以挑出。如泽泻与车前子、小茴香与木香、菟丝子与肉苁蓉等。

8. 毒性中药和麻醉中药应按《医疗用毒性药品管理办法》和《麻醉药品管理办法》规定存放，决不能放于一般药斗内，必须由专柜、专锁、专账、专人管理，严防意外事故发生。

四、调剂工作制度

（一）中药调剂室工作制度

1. 调剂人员应由中药士以上或经过系统训练的具有一定药物知识的人员担任。中药调剂人员工作时要严肃认真,注意力集中,根据有处方权的医师签署的正式处方配方。调剂人员本人及其家属的处方需由其他调剂人员调配。

2. 调配前要认真审查处方中的患者姓名、年龄、性别、药名、用量、剂量、服法、配伍禁忌,以及是否计价收费,无误后方能调配。如有疑问,必须找处方医师问明,并及时更正签名后再予配方。凡处方内短缺药品,应经处方医师更改后方可调配,调配人员不得擅自改动或代用。凡超过剂量、违反配伍禁忌的处方调剂师有权拒配。

3. 调剂人员必须按处方应付的统一标准调配。配方时要按方称量,一方多剂者,分包要等量。不得估量抓药,更不能以手代秤。除定量制成品以及只、条、个为单位者外,一律用戥秤称取,每剂药品误差不得超过5%。周岁以下小儿用药和毒性药品必须逐味、逐剂称量。

4. 调配过程中凡矿石、贝壳、果实种子类药品,均需打(杵)碎配发;"先煎""后下""烊化""冲服""包煎"等药品,均应按医嘱单包,并在小包上注明煎服方法。

5. 每张汤剂处方一般不超过3日量,急诊限于2剂,慢性病可根据病情需要适当增加。

6. 凡医师注明急重病的处方,一律给予优先配发。

7. 药房应根据工作量,配备复核人员。复核人员应认真复核。查对配方有无漏配、错配,确无错漏后再签名包装。发药时应核对患者姓名、处方号等,并向患者说明煎服方法、剂量等注意事项。药房负责人要经常深入药房,抽查复核调剂质量。

8. 毒性中药,按有关毒麻药品管理条例管理。贵重药品要有专人负责、专柜保管,设簿登记逐方销存,并定期检查销存情况。

9. 药品应分类存放,药斗和药瓶应贴品名标签,药品更位,标签随即更改。新增药品及短缺品种,应及时通知有关科室。

10. 补充药品时,原有药品应置放在新补充药品上面,以避免药品积压,保证药品质量。

11. 药房的衡量器具,应经常保持清洁,固定位置存放,定期检查灵敏度。

12. 其他非工作人员不得随便进入。要保持药房的整齐、清洁,做好安全保卫工作。

（二）中药煎药室工作制度

1. 煎药操作人员工作应由药剂人员或经过培训后在执业药师指导下上岗工作,熟悉汤剂制备操作技能和操作常规,并保持相对稳定。

2. 煎药操作人员必须身体健康,无传染病、精神病、皮肤病,每年必须进行一次健康检查并建立健康档案。

3. 煎药人员收到煎剂后,应详细检查患者姓名、床号、服药时间、剂数和煎法。严格遵循汤剂制备操作规程,认真执行核对,记录及交接手续,避免差错事故的发生。如有疑问应及时与医师、调剂室等有关人员联系。

4. 工作认真负责,保证煎药质量,对所煎药物以煎出有效成分为度,对单包、先煎、后下、烊化药物一定要按煎药规程如法操作。

5. 煎液不得过沸溢出。不得中途加冷水,如将煎液煎干,不得再加水煎煮,应另行配方重煎。

6. 煎药时应按照服药日期先后顺序煎药,煎好后必须核对煎药锅和服药瓶上姓名、日期是否相符,无误后方可发药。急诊药物随到随煎。

7. 煎液用具、容器应清洗干净,化学性质稳定、传热均匀,较牢固的器皿。服药瓶应消毒后再用。外用药要有专用药锅和瓶签。

8. 煎药室应建立煎药登记和差错事故登记,以备考查。

9. 操作人员煎药时要穿工作服、戴工作帽,做好个人卫生。注意安全,做好防火、防毒、防盗措施,与工作无关的人员不得进入煎药室。下班前关好水、电、门、窗。交接班时应交代清楚。

(三) 药库工作制度

1. 负责全院药品的采购供应工作,能掌握中药基本理论及性能,对中药的真伪优劣进行鉴别,根据本院医疗科研需要,按时编制药品采购计划,交科主任审查,经医院药事管理委员会批准后执行。

2. 采购人员应自觉遵守财务管理的有关规定。廉洁自律,把好药品质量关,不准采购质量不合格的药品和未经卫生行政部门批准生产的药品,坚持正常渠道进货。

3. 认真执行药品采购计划,积极组织货源,保证药品供应,要搞好经济管理,保证资金合理流动,避免药品积压和浪费。

4. 购进药品由采购人员按照原始发票认真填写进货单,并会同药库管理人员对品名、规格、数量、生产批号、批准生产文号、有效期限、外观质量、包装情况、产地、金额等项进行验收核对,无误后方可入库,采购、验收均应在进货单上签字后,同正式发票一起交财务部门办理结算手续。

5. 库存药品凭药品领取单出库,药库管理人员按药品领取单配好药后,经领药人认真核对验收无误后,双方在领药单上签字,办理出库手续。

6. 药库管理人员要认真执行药政法规,对特种药品要按有关规定严格管理,化学危险物品应另库存放。

7. 药品要按剂型、药理作用等分类排列、定位放置,有效期药品应建立登记卡,应经常检查库存药品的质量情况,确保药品质量。

8. 药库应建立健全财务、统计、报销等制度,库存药品必须定期清查,达到账物相符。

9. 做好安全防护工作,非药库人员不得擅自进入药库。

第十节 饮片调剂操作

一、饮片调剂操作步骤

中药饮片的调剂是将中药饮片准确无误地调配给患者使用,是完成医师对患者辨证论治、正确用药的重要环节。饮片调剂的程序为:审方→计价收费→调配→复核→包装→发药。在实际工作中,审方往往不单独设岗,计价、调配和复核人员都负有审方的责任。

（一）审方

审方是调剂工作的第一个关键环节，调剂人员不仅要对医师负责，对自己负责，更要对患者负责。具体包括下列内容：

1. 药师调剂处方前应认真逐项检查处方前记、正文和后记书写是否清晰、完整，并确认处方的合法性。调剂时须做到"四查十对"：查处方，对科别、姓名、年龄；查药品，对药名、剂型、规格、数量；查配伍禁忌，对药品性状、用法用量；查用药合理性，对临床诊断。

2. 对处方用药的适宜性进行审核。包括：①处方用药与临床诊断的相符性；②用量、用法；③给药途径；④是否有重复给药现象；⑤是否有潜在临床意义的药物相互作用、配伍禁忌和妊娠禁忌。

3. 如有临时缺药，应请处方医师改换并重新签字后方可调配。

4. 调剂人员经过处方审核后，认为存在用药安全问题时，应告知处方医师，请其确认或重开处方，并记录在处方调剂问题专用记录表上。

5. 处方一般以当日有效，特殊情况下需延长有效期的，由开具处方的医师注明有效期，但最多不得超过3天。对持非正式处方的购药者，更要认真询问，慎重对待。

6. 审方时应特别注意审核是否有配伍禁忌（"十八反""十九畏"）、超剂量用药、超疗程用药、服用方法有异、毒麻药违反规定使用等情况，应向患者说明，不予调配；除药物外，还应考虑到患者的年龄、性别、特殊生理病理状态等因素，保障合理用药。如妊娠妇女使用的处方应避免妊娠禁忌药物的使用，如存在问题，不予调配；如因病情需要超常规使用的，必须经处方医师重新签字后，方可调配。

7. 调剂人员发现药品滥用或用药失误，应拒绝调剂，并及时告知处方医师，但不得擅自更改或配发代用药品。对于发生严重药品滥用或用药失误的处方，调剂人员应当按有关规定报告。

（二）计价收费

计价又称"划价"，是医疗单位或药品经营单位收费的依据，计价的准确度关系到医疗机构的信誉和患者的经济利益。药价的计算要按当地物价部门统一规定的办法和计价收费标准执行，不得任意改价或估价，做到准确无误。并开药名中的单味药剂量应按处方要求的剂量计算。自费药品的药价应单列。

计价时要精力集中，注意剂量、剂数、新调价格、自费药品等，将单价（汤剂的单剂价）、总价、计价员签名及取药号等填写在处方相应位置。单价"分"以下尾数按"四舍五入"执行。计价时应用蓝色或黑色钢笔、圆珠笔等，不能使用其他色笔或铅笔。

现在各医疗机构和药品经营企业已将中药饮片的名称、规格、产地、单价、数量及运算程序录入电脑，计价员需掌握中药名称、医保名录的分类等知识，并熟练电脑操作技能，就能准确快速地完成计价工作。

（三）调配

调配，习称"抓药"，是把药斗内的药物按处方要求调配齐全并集于一处的操作过程。中药饮片调剂人员在调配处方时，应当按照《处方管理办法》和中药饮片调剂规程的有关规定进行审方和调剂。对存在"十八反""十九畏"、妊娠禁忌、超过常用剂量等可能引起用药安全问题的处方，应由处方医师确认（"双签字"）或重新开具处方后方可调配。注意饮片的剂量、别名、并开药名以及处方旁注和有无需临方炮制的药品等。经审核无误后方可调配。调配时应注意以下几点：

1. 调配前的准备工作

（1）摆包药纸或盛药盘：整理清洁调剂台，根据处方的剂数取相应的包装纸或盛药盘，在调剂台上整齐排开，包装纸之间须保持一定的距离。

（2）摆方：将处方放在包装纸的左边，用压方木块压住，以方便看方核对。

（3）清洁戥秤：用软布或专用刷洁净戥秤。清洁用具应放置在洁净处，随用随取随放。

（4）对戥：根据处方药物的体积或重量，选用经检验合适的戥秤，一般用克戥，称取贵重、毒性、克以下的中药须使用毫克戥，确保剂量准确。且每次调配前应检查戥秤的平衡度是否准确，以确保称量的准确性，对戥无误后方可开始抓药。

2. 调配操作要求

（1）按处方药名顺序依次抓配：调配时按照处方药名逐味逐行抓配。如两人同抓一方，则一人从前往后，另一人从后往前，依次抓配。一张处方最多可由两人同时进行调配。

（2）看一味，抓一味：既不要一下看两三味药然后凭记忆操作，也不要远远地瞟一眼就抓。

（3）铊绳定位，再抓药：先将铊绳移至需要称量的戥星上，用拇指压住，然后找药斗，右手拉斗，抓药。只可用手由药斗内向戥秤盘抓药，不允许直接用戥秤由药斗内撮药。

（4）提戥齐眉，随手推斗：抓药后，右手提毫使戥盘悬空，左手稍离开戥杆，提戥齐眉。戥杆呈水平状态表示称量准确。称完一味药后要顺手将药斗推回，既避免将药味污染，又保持药斗整体美观，也不影响自己和别人操作。

（5）等量递减，逐剂复戥：调配一方多剂时，可一次称出多剂单味药的总量再按剂数分开，称为"分剂量"。分剂量时要每倒一次药，称量一次，即"等量递减，逐剂复戥"。不可主观估量或随意抓配。每一剂的重量误差应控制在±5%以内。

（6）脚注药物，特殊处理：处方中有需要特殊处理的药品，如先煎、后下、包煎、冲服、烊化、另煎等应单包并注明用法；有鲜药时，应分剂量单包并注明用法。不要把脚注药放在最后处理，以免遗忘。

（7）按方序倒药，逐味摆放：为便于核对，倒药时应按药物在处方上所列的顺序排列。每味药倒的要集中一些，但不可混放一堆，要间隔平放。对体积松泡而量大的饮片如灯心草、夏枯草、淫羊藿、竹茹等应先称，以免覆盖前药，对黏度大、带色的饮片如熟地黄、龙眼肉、青黛等应后称，放于其他饮片之上，以免黏染包装用纸或盛药盘。

（8）临时捣碎，及时处理：处方中有质地坚硬的矿物药、动物贝壳类或果实种子类中药，应称取后置专用冲筒内捣碎后分剂量，以利于药用成分煎出。冲筒应洁净，无残留物，捣碎有特殊气味或有毒饮片后，应及时将冲筒洗净，以免串味串性。影响疗效或事故发生。临时捣碎以适度为宜。

（9）自查与签名盖章：调配完一方后，先将戥秤放好，自行逐味检查一遍，确认无误后在处方上签名，再交予复核药师进行复核。

（四）复核

复核，又称校对，是指对调配的药品按处方逐项进行全面细致的核对。复核是确保用药安全的关键，调配好的中药饮片必须由责任心强、业务水平高、经验丰富的执业中药师再进行一次全面细致的核对后方可发出，确保处方调剂的质量，以免用药差错的发生。复核要求有以下几个方面：

1. 复核调配好的药品是否与处方所开药味及剂数相符，有无错配、漏配、多配或掺杂异物。

2. 复核称取的分量是否与处方相符，处方中各味药的剂量应准确，每剂量的误差应小于5%，必要时要复戥。

3. 复核饮片有无生虫、发霉及变质现象，有无以生代炙、生炙不分、处方应付错误，有无应捣未捣的情况；须特殊处理的药物是否按要求单包并说明用法，贵重药、毒性药剂量是否准确，处理是否得当。

4. 复查人员检查无误后，必须在处方后记的复核位置签字或盖章，方可包装药品。

5. 调剂复核工作应由执业药师等专业技术人员负责，复核率应达到100%。

（五）包装

包装是指用纸或纸袋包装中药饮片的包扎操作过程。中药饮片的包装捆扎技术是中医药传统文化的体现，包装形式多种多样。具体要求是：

1. 调剂人员包装时应做到所包之药不松不漏，熟练迅速、整齐美观、包扎牢固，并注意先煎、后下等需要特殊处理的药品应放在每一包的上面，另鲜药包也要放在各药包上面，外用药要使用专用包装，并有外用标志。最后将处方固定在捆扎好的药包之上。现饮片包装多选用大小适宜的纸袋盛放中药饮片。

2. 根据每剂药物的药量和质地选择大小适宜的包装用纸或纸袋。

3. 需单包的小包应规矩整齐。药粉、细小颗粒药、贵细药用两层纸张包装，以防遗漏。

4. 药包捆扎，松紧适宜，扎十字结，不变包型，捆扎顶端留有提系，便于提拎；若纸袋装药，要封好袋口，以防遗漏。

5. 在包装袋上注明患者姓名、煎法和服法等内容。

（六）发药

发药是中药调剂工作的最后环节，必须把好这一关，要使差错不出门。发药时按取药凭证发药，并耐心交代中药的煎煮方法、服药方法和注意事项等，确保患者用药安全、有效。发药时应注意以下几点：

1. 核对　发药人员首先核对取药凭证，应问清患者姓名、工作单位、药剂剂数、注意区分姓名相同相似者，防止错发事故。如发现差错应立即采取措施，予以纠正。

2. 发药与交代　耐心向患者或其家属交代方药的用法、用量、禁忌、煎煮方法、需要特殊处理中药的用法、自备"药引"的用法等，耐性回答患者提出的有关用药方面的咨询，最后应附带礼貌用语。

3. 结束用语　发药完毕后，以"您的药齐了"作为结束即可。

4. 签字　发药人在处方上签字或加盖专用签章。处方留存备查。

5. 暂时无人领取药品的处理　对于暂时无人领取的药品，可以放置于专门的药架上,做好临时存放登记。并用活动挡板将不同患者的药隔开,以免弄混。切记处方不能与药品分开,以免错发,酿成事故。

二、特殊中药的调剂操作

特殊中药调剂的程序仍然遵循一般中药的调剂步骤及相关要求包括:审方→计价收费→调配→复核→包装→发药。

(一)麻醉中药调配

1. 审处方合法性 供乡镇卫生院以上医疗单位配方使用,必须凭盖有乡镇卫生院以上医疗单位公章的医师处方,且具有开麻醉中药处方资格的执业医师。

2. 审处方用量 一般处方用量不超过3日常用。连续使用不得超过7天。对执有《麻醉药品专用印鉴卡》的患者,对于癌症晚期患者止痛所需,可酌情增加用量。

3. 麻醉中药应有专人负责、专柜加锁、专用账册、专用处方、专册登记。处方保留3年备查。

(二)毒性中药调配

1. 需凭医师签名的正式处方或按医嘱注明要求调配。调配处方时必须认真负责,使用与剂量等级相适应的戥称或天平称量,保证计量准确,每次处方剂量不得超过2日极量。

2. 毒性中药严禁与其他药品混杂,专人负责、专柜加锁、专用账册、专用处方、专册登记。处方一次有效,取药后处方保存2年。

(三)贵细中药调配

调剂贵细中药材时应严格按照处方剂量进行调配。贵细中药材的调剂应有专人负责、专柜加锁、专用账册、专册登记。

(四)中药配方颗粒调配

中药配方颗粒,又称中药免煎剂,是将单味中药饮片分别用适宜方法提取浓缩制成供中医临床配方用的颗粒。使用时,将每个单位药合而冲之,即冲即服,以冲代煎。2001年11月原国家食品药品监督管理局发布了《中药配方颗粒管理暂行规定》,同年12月起将中药配方颗粒(中药免煎剂)纳入中药饮片管理范畴。

中药配方颗粒在工艺上采用先进技术,将传统饮片的合煎改成单味药大生产、小包装,具有疗效稳定、使用方便、便于调配及管理、剂量准确、免煎煮、直接冲服、服用量少、安全卫生、携带方便、标准统一等优点。同时价格也要高于饮片。

中药配方颗粒的调配仍然按审方、计价、调配、复核、包装、发药等步骤进行。中药配方颗粒可分为瓶装配方颗粒、袋装颗粒和小包装颗粒三种规格。现在中药配方颗粒的调配都采用电脑自动处理。调配人员只需将医师处方中饮片剂量、剂数输入电脑,系统将自动换算成颗粒的剂量、自动调配、包装、封口等操作。

(五)小包装饮片调配

所谓"小包装"饮片,是指中药饮片企业特制的以全透明聚乙烯塑料或无纺布等作为包装材料的小规格包装的中药饮片。小包装饮片是以设定的剂量包装,调配时能够直接"数包"配方的中药饮片。小包装饮片克服了传统饮片调剂方法出现的称不准、分不匀、效率低、复核难、养护难、浪费大、卫生差的不足等问题,凸显其保持传统特色、配方剂量准确、简化调剂操作、便于质量监督、贮藏和管理、保证饮片的质量,并避免浪费等优势,受到调剂人员和患者的欢迎。

小包装饮片的规格是指每个小包内含饮片的重量。其规格因药而异,符合高频多规格原则(使用频率高的饮片,根据临床常用剂量多设规格)和品规最少原则(在最大满足常用剂量的前提下,剂量设定量最少的品规数),最大限度地满足临床常用剂量的需要。临床常用小包装饮片的规格为3g、5g、10g、15g、30g。

但目前仍然处于探索阶段,在工作中也凸显一些问题:①其包装规格还不能完全满足临床各科医师的用药习惯;②塑料包装密不透气,在高温季节,某些饮片易霉败、生虫等变质;③包装材料多为聚乙烯塑料,其降解时间长,可造成白色污染。

小包装饮片的调剂操作仍然按审方、计价、调配、复核、包装、发药等步骤进行。

1. 审核处方 审核处方是否符合调剂要求。

2. 准备包装用具 根据处方剂数,准备包装袋。为了方便调剂,现在一般将包装袋用订书器链接并撑开,便于分装。

3. 按顺序取药 根据处方药物的书写顺序取药,取药时必须关注包装上的标签与内容物是否一致,检查药物有无变质情况,看好剂量,将每味药的包数数准。取完药在药名右上角做标记,以示该药已取。

4. 特殊处理饮片的调配 处方中若有需要包煎、先煎、后下、冲服、烊化等的饮片要用专用笔标签的绿色塑料袋包装,并注明:"注意,内需包煎、先煎、后下、冲服、烊化的药物。请仔细阅读说明书,并按相应的方法操作。"以提醒患者的注意。

5. 自查 调配完毕,调剂人员取一剂进行自查,无误后在配药清单上签字,交给复核人员复核。

6. 复核 复核人员根据处方仔细复核,核对药名、剂量,复核完成在处方复核处签字或盖章。

7. 发药 发药时要核对患者姓名、剂数等,收回具有医师签名或签章的纸质出方,将一份配方清单交给患者,以便患者自行核对。

三、调剂质量管理

(一)调剂人员的素质要求

1. 取得药学专业技术资格的人员方可从事处方调剂、调配工作。非药学专业技术人员不得从事处方调剂、调配工作。具有执业药师以上药学专业技术职务任职资格的人员负责处方审核、评估、核对、发药以及安全用药指导。药士从事处方调配工作,确因工作需要,经培训考核合格后,也可以承担相应的药品调剂工作。药学专业技术人员签名式样应在本机构药学部门留样备查。

2. 调剂人员停止在医疗机构执业时,其处方调剂权即被取消。

(二)调剂工作的质量要求

1. 调剂技术人员应按操作规程调剂处方药品,认真审核处方,准确调配药品,正确书写药袋或粘贴标签;向患者交付药品时,应按药品说明书或处方用法,对患者进行用药交代与指导。

2. 调剂技术人员须凭医师处方调剂处方药品,非经医师处方不得调剂。

3. 对处方所列药品,不得擅自更改或者代用。对有配伍禁忌、超剂量的处方,调剂技术人员应拒绝调配。必要时,经处方医师更正或者重新签字,方可调配。

4. 为保证患者用药安全,药品一经发出,除医方责任外,不得退换。

(三) 差错的预防

差错发生率的高低,直接影响调剂的质量,一旦发生差错,轻者贻误治疗,重者给患者带来不应有的痛苦甚至死亡。因此,对差错找出原因,采取有效措施加以防止,是调剂质量管理的重要内容。

1. 差错类型

(1) 处方医师的错误:收方、审方、调配、发药时未能发现医师处方中出现的错误,依照错误处方调配,发给患者。

(2) 调配错误:调配时发生药品名称、规格、数量、用量或用法方面的错误,未能及时发现而发给患者。

(3) 标示错误:配方人员在药袋、药瓶的标签上错标了患者姓名、药品名称、规格或用法用量。

(4) 药品管理失控:配发了过期、变质的药品。

(5) 特殊管理药品未能按国家有关规定执行,造成流弊者。

(6) 其他:如擅自脱离岗位,延误急重患者的抢救时机等行为。

2. 差错原因

(1) 责任心不强:大部分差错的发生是由于工作人员态度不认真,责任心不强,在配方过程中不按操作规定进行造成的。

(2) 专业技术水平不高:未经过系统的药学专业教育和训练,上岗前培训工作未达到要求或人员轮转过于频繁等。

(3) 缺乏科学管理:如有的药房药品放置无序,组织管理不力,致使分工不明确,工作抢时间、赶任务,忙中出现差错。

3. 差错的预防

(1) 增强职业道德的观念:药剂人员要树立"预防为主""安全第一"的思想,增强责任心,把患者的健康和安全放在首位,全心全意地为人民服务。

(2) 认真执行操作规程:严格遵守《药品管理法》的规定,认真执行有关调剂操作规程和规章制度。在处方调配中应严格执行"四查十对"。

(3) 实行岗位责任制:对调配人员应按职称及担任职务的不同,提出相应的要求。

(4) 不断提高业务水平:加强专业训练,提高业务水平,并重视药学技术人员的继续教育,使知识不断得到更新,适应工作需要。

第十一节 中成药调剂操作

一、中成药调剂的含义

中成药调剂是以中医药理论为基础,药师根据中医师处方按照规定程序调配各种中成药,或根据患者的轻微病症来推荐患者购买中成药非处方药的过程。

二、中成药调剂操作步骤

调剂人员调配中成药处方时应严格执行"四查十对",调剂人员应准确调配药品,正确粘贴标签,向患者交付药品时,按照药品说明书或处方用法用量,进行用药交代指导。合理正确的调剂工作程序是确保调剂快速、准确,保证质量的重要因素。调剂工作人员应熟悉常用中成药的主要成分、剂型特点、功能与主治、用法与用量、注意事项与有效期等,帮助患者选用安全有效的药物。中成药调剂程序为:中成药处方→审方→计价→调配→复核→发药。

三、药品有效期判断

药品有效期是指药品在规定的贮藏条件下能够符合国家药品标准,保持质量不变而有效的期限。《药品管理法》规定,超过有效期的药品按劣药论处。因此,医疗机构应对在库药品有效期的时间进行控制管理。

药品有效期是药品稳定性和使用安全性的标识,因此,必须在药品说明书中予以标注。新修订的《药品管理法》明确规定,药品说明书未标明有效期或更改有效期的按劣药论处。

1. 药品有效期的标注格式 药品有效期一般可按年月顺序表示为:有效期至某年某月,年份用四位数字表示,月、日用两位数表示(1~9月前加0)。具体表示为"有效期至××××年××月"或者"有效期至××××年××月××日"。

2. 计算方式 预防用生物制品有效期的标注按照国家批准的注册标准执行,治疗用生物制品有效期的标注自分装日期计算,其他药品有效期的标注自生产日期计算。

3. 药品有效期标注的含义 ①有效期若标注到日,起算日期应当为对应年月日的前一天,如有效期至2013年10月28日,意为可以使用到2013年10月27日,之后便不准继续使用;②若标注到月,起算月份应当为对应年月的前一月,如有效期至2006年10月,意为可以使用到2006年9月底,2006年10月1日之后即不准继续使用。

四、中成药国家基本药物

国家基本药物是指由国家政府制定的《国家基本药物目录》中的药品,是指能满足人们卫生保健优先需求的药物,是按照一定的遴选原则,经过认真筛选确定的、数量有限的药物。其概念的要点是:①满足绝大多数民众基本医疗卫生需求的最必需的药物;②选择哪些药物为基本药物应因地制宜;③基本药物应按照遴选原则,认真筛选确定;④基本药物数量有限。

1979年,我国政府制订了《国家基本药物目录》,迄今为止已修订了4版。2004年,调整后的《国家基本药物中药制剂品种目录》收载了2033个品种,其中中成药为1260个品种,化学药品、生物制品为773个品种。

《国家基本药物目录(基层医疗卫生机构配备使用部分)》(2009年版)共分为四部分:第一部分是化学药品和生物制品,第二部分是中成药,第三部分是中药饮片,最后一部分是有关说明。其中中成药主要依据功能分类,共102个品种;颁布国家标准的中药饮片(中药饮片的国家标准是指《中华人民共和国药典》、卫生部部颁标准和国家食品药品监督管理局局颁标准收载的药材及饮片标准)为国家基本药物,国家另有规定的除外。

五、中成药处方药

药品分类管理已成为世界发达国家及部分发展中国家医药管理的一个重要组成部分,是依据药品的安全有效、使用方便的原则,依据其品种、规格、适应证、剂量及给药途径不同,分别按处方药和非处方药进行管理。我国处方药与非处方药分类管理制度的实行,不仅有利于推动我国医疗保健事业的发展,以更快的速度与国际接轨,利于提高我国人民自我保健和自我医疗意识,保证人民用药科学合理,安全有效。

中成药处方药是指必须凭执业医师或执业助理医师处方才可调配、购买,在医师、药师或其他医疗专业人员监督或指导下方可使用的药品,这类药品一般专用性强或副作用大。

六、中成药非处方药

(一) 非处方药的基本概念

非处方药是指经原国家食品药品监督管理局批准,不需凭执业医师或执业助理医师处方,消费者按药品说明书即可自行判断、购买和使用、安全有效的药品。即消费者可依据自我掌握的医疗知识,不需要医师或其他医务人员的指导,直接从药房或药店柜台甚至超市购买并使用的药品。有关药品的主要信息都记录在说明书或标签上,这类药品多属于维持和增进健康,缓解轻微病症的药品,又称柜台药物(over the counter,OTC)。非处方药品具有法律属性,只有国家批准和公布的"非处方药目录"中发布的药品才是非处方药。非处方药有其专有标识,为椭圆形背景下的 OTC 3 个英文字母,甲类非处方药专有标识为红色,乙类非处方药专有标识为绿色。

(二) 非处方中成药遴选原则

药物遴选是药品分类管理的基础和关键,原国家食品药品监督管理局组织有关医药专家,在"慎重从严、结合国情、中西药并重、突出特色"的思想指导下,并征询了全国各地医药界人士的意见,确定了非处方药的遴选原则。

1. 应用安全 ①长期临床使用证明是安全性大的药品;②处方中无十八反、十九畏、不含毒性药物,重金属限量不超过国内或国际公认标准;③按"使用说明书"规定的用法与剂量用药时,无明显不良反应,或虽有反应,停药后可自行消失;④用药前后不需要特殊检查、诊断;⑤不易引起依赖性,无"三致"(致癌、致畸、致突变)作用,无潜在毒性,不易蓄积中毒;⑥处方中不含有大毒、麻醉、作用峻烈及可致严重不良反应的药味。

2. 疗效确切 ①处方合理,功能主治明确,使用者易根据自己症状选择;②治疗期间不需要经常调整剂量,不需要医师辨证和检查;③经常使用不会引起疗效降低或引起耐药性。

3. 质量稳定 ①有完善的质量标准,质量可以控制;②制剂稳定,在有效期内和一般贮藏条件下,不会出现变质或影响疗效;③包装严密,有效期及生产批号明确。

4. 应用方便 ①外包装明确标出贮藏条件、有效期、生产批号和生产厂家;②包装内有详细且通俗易懂的"药品说明书";③对成人、儿童等不同使用者,说明每日总剂量,易于掌握,并写明注意事项;④明确标示药物禁忌、饮食禁忌、妊娠禁忌等。

（三）遴选范围

中药非处方药遴选范围为《中华人民共和国药典》一部，局、部颁《药品标准》中药成方制剂各分册，局、部颁《药品标准》新药转正标准收载的几千个中成药品种。凡处方中含有已公布的毒性、麻醉及妊娠禁忌的饮片品种，安全性较差，治疗大病、重病的品种和上市时间不久的新药，均作为遴选时的排除品种，不予包括在内。

参考国家中医药管理局发布的《中医病症诊断疗效标准》，将其中符合非处方药遴选范围的 38 种病证归属为 7 个治疗科，即内科、外科、骨伤科、妇科、儿科、皮肤科、五官科，第一批国家非处方药（西药、中成药）目录收载 160 个中成药品种（每个品种含有不同的剂型）。第二批国家非处方药目录收载中成药制剂 1352 个（甲类非处方药 991 个，乙类非处方药 361 个）。第三批国家非处方药目录收载中成药制剂 361 个（甲类非处方药 280 个，乙类非处方药 81 个）。

（四）非处方药的特点

非处方药相对于处方药比较而言，具有以下特点：

1. 不需医师处方和医师、药师的指导，消费者可自行在药店购买。

2. 缓解轻度不适，治疗轻微病症或慢性疾病，疗效确切。

3. 安全有效，有效成分稳定，无毒，无药物依赖性，不良反应小而少，且应用方便。

4. 说明书、标签简明易懂，可指导合理用药，药品包装规范。

5. 质量稳定（即使在一般储存条件下或储存较长时间不会变质）。

6. 有助于治疗、预防和增进人民身体健康。

（五）非处方药的使用注意事项

患者可以在没有医师、助理医师或其他医药人员指导的情况下自行购买非处方药，合理使用非处方药应注意以下几点内容：

1. 正确自我判断、正确选用药品 消费者对自己的症状应作准确的自我判断，查看非处方药品手册中有关的介绍，或在购买前咨询执业医师、执业药师，正确挑选适宜的药品。

2. 查看外包装 药品包装盒上应有药名、适应证、批准文号、注册商标、生产厂家等。不要买"三无"产品，不要买包装破损或封口已被开过的药品，要到合法药店购买。

3. 详细阅读药品说明书 药品说明书是指导用药的最重要、最权威的信息资料，要严格按照药品说明书的要求，并结合患者病情、性别、年龄等，掌握合理的用法、用量和疗程。若列有禁忌证，应慎重或向执业医师、执业药师咨询。

4. 严格按照药品说明书用药 不可超量或超时使用非处方药，进行自我治疗一段时间（一般 3 天）后，如症状未见减轻或缓解，应及时到医院诊断治疗，以免贻误病情。

5. 预防滥用 既不可"无病用药"，也不可重复用药和在疾病治愈后仍用药。

6. 应妥善保管好药品 储存中应注意温度、湿度、光线对药品的影响，经常检查药品的有效期。切勿混用，更不应放于小儿可触及之处，避免小儿误服而发生危险。

七、医疗机构自制制剂

医疗机构自制制剂是指医疗机构根据本单位临床需要经批准而配制、自用的固定处方制剂。其作为临床用药不可缺少的组成部分,在医疗实践活动中发挥了极其重要的作用。与企业生产的药品一样,医疗机构制剂安全直接关系到人民群众的身体健康和生命安全,必须实行严格的审批管理和质量管理。

（一）医疗机构配制不同于原国家食品药品监督管理局批准上市的药品,具有以下特点:

1. 只有市场上没有供应的品种,才可以申报医疗机构配制的制剂,患者只能在该医疗机构凭医师处方购得。在特殊情况下,经药品监督管理部门批准,医疗机构制剂可以在指定的医疗机构之间调剂使用。如果市场上有该品种供应,不允许医疗机构再自行配制。

2. 医疗机构制剂是一项小规模、小批量的生产活动,一些需要临时配制的、稳定性差、有效期短的制剂和销量小、利润低、制药企业无法大规模生产的品种,只能通过医疗机构制剂的形式来供应。

3. 医疗机构制剂只能在医院内部配制和使用,根据临床需求以及临床疗效,可直接结合临床开发新制剂。

（二）医疗机构制剂的要求

1. 医疗机构配制制剂,必须经所在地省级卫生行政部门审核同意,由省级药品监督管理部门批准,发给《医疗机构制剂许可证》,无《医疗机构制剂许可证》的医疗机构不得配制制剂。

2. 医疗机构配制制剂,必须按规定报送有关资料和样品,经所在地省级药品监管部门批准,并发给制剂批准文号后,方可配制。

3. 具有《医疗机构执业许可证》且取得制剂批准文号,并属于"医院"类别的医疗机构的中药制剂,可以申请委托本省、自治区、直辖市内取得《医疗机构执业许可证》的医疗机构或者取得《药品生产质量管理规范（2010 年修订）》认证证书的药品生产企业配制制剂。

4. 委托单位取得《医疗机构中药制剂委托配制批件》后,委托配制的前三批制剂必须经所在地区的市级以上药品检验机构检验合格后方可投入使用。

5. 《医疗机构制剂许可证》有效期为 5 年,有效期届满需要继续配制制剂的,医疗机构应当在有效期届满前 6 个月,向原发证机关申请换发《医疗机构制剂许可证》。

第十二节　中药临方炮制

一、临方炮制含义及意义

临方炮制是医疗机构药房或零售药店的调剂人员在调配中医师处方时,根据医嘱临时将药材或饮片进行炮制的操作过程。临方炮制突出"临方"的特点,以满足医师对药品的某些特殊要求,以增强疗效。临方炮制的量仅限个方,一般不需要储存和包装,现制现用,炮制方法与生产炮制基本相同,所用辅料和操作应符合《中国药典》和《中药饮片炮制规范》的有关规定。临方炮制解决了中医药临床实践中,对用量极少且品种或规格市场无供应的饮片的需求问题,提高了中医药的临床疗效。

中药临方炮制对保证临床用药的安全、有效具有重大意义,在于解决不便批量炮制或炮制后不宜长期贮存的品种。

二、临方炮制常用工具

临方炮制工作室一般应设在药房附近,以便领取药料,随时加工。临方炮制室内的炮制工具主要有药筛、铁研船、乳钵、冲筒等。

三、临方炮制方法

临方炮制方法主要为碾碎、捣碎、研细和过筛。

第十三节 汤 剂

一、概述

汤剂亦称"汤液",系指将中药饮片或粗末加水煎煮,或用沸水浸泡去渣取汁而制成的液体剂型。主要供内服,外用多为洗浴、熏蒸及含漱。

汤剂是我国应用最早、最广泛的一种传统剂型,至今已有数千年历史。现代中医临床也以汤剂应用数量最多,汤剂处方数为整个中药处方数的50%左右,其优点为:①能适应中医辨证施治的需要,随证加减处方,针对性强;②可充分发挥方药多种成分的多效性和综合性特点;③汤剂为液体制剂,内服后吸收快,奏效迅速;④汤剂一般以水为溶剂,对人体无刺激性和副作用,且价廉易得;⑤汤剂制法简单易行。但是汤剂亦存在一定的缺点:①需临用时制备,不利于及时抢救患者;②久置易发霉变质;③服用量大,口感欠佳、携带不便;④脂溶性和难溶性成分以水煎煮,不易提取完全等。

二、汤剂的制备

汤剂一般均采用煎煮法制备,即取饮片或粗末置适宜容器中,加适量的水浸泡适当时间,然后加热至沸,并保持微沸状态一定时间,滤取煎出液,药渣依法再复煎 1 ~ 2次,合并各次煎液即得。现多数中药房和中药店均有以中药煎药机代煎中药汤剂的服务。

三、汤剂服用方法

(一) 汤剂的内服方法

1. 药液温度

(1) 温服:一般汤药多宜温服,尤其是某些对胃肠道有刺激性的药物,温服可和胃益脾,减轻对胃肠道的刺激。

(2) 热服:解表药、寒证用药均宜热服,以助药力。如发散风寒药最好热服,服后避风寒,遍身微微出汗为宜。

(3) 冷服:热性病者应冷服。此外中毒患者或呕吐患者所用汤剂均宜冷服。

2. 服药时间 适时服药是合理用药的重要方面。《汤液本草》云:"药气与食气不欲相逢。食气消则服药,药气消则进食,所谓食前食后盖有义在其中也。"具体服药时间,应根据胃肠的情况、病情的需要及药物的特征来确定。

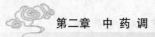

一般药物服药与进食应间隔1小时左右,以免影响药效的发挥与食物的消化。滋补药宜饭前服,使之同食物中营养成分一并被人体吸收,以利于身体康复;解表药煎后应趁热服下,覆盖衣被,令其微汗,促使汗解,表解即可停药;驱虫药、泻下药宜空腹服,因胃及十二指肠内均无食物,所服药物能迅速入肠发挥药效;安眠药宜在睡前0.5~1小时服;截疟药应在疟疾发作前4小时、2小时与1小时各服药1次,使之达到截疟目的;健胃药和对胃有刺激性的药物宜饭后服,因胃中有较多食物,所服药物与食物混合后,可减轻对肠胃的刺激;消食药亦宜饭后服,使药物与食物充分接触,以利充分发挥消食化积、宽中除胀的作用;特殊方剂应遵医嘱服。无论饭前或饭后服药,均应略有间隔,以免影响疗效。重病者不拘时间,迅速服用,有的亦可煎汤代茶饮。总之应根据病情需要和药物性能确定不同的服药时间,以取得好的治疗效果。

3. 服药次数　汤药服药次数需根据病情不同而分别对待。一般疾病服药,多采用每日一剂,每剂分两次或三次服用。而病情急重者可每隔4小时左右服药1次,以使药效持续。应用发汗、泻下等药时,若药力较强,要注意患者个体差异,一般得汗、得下为度,适可而止,不必拘泥于定时服药,以免汗、下太过,损伤正气。呕吐的患者或小儿宜小量顿服。

4. 服药剂量　汤剂煎液存在量多或少、其质淡或浓的问题。为保证煎液质量,提高治病效果,除加水量、煎煮时间及火候要严格按规程操作外,应对汤剂服用量有相应的规定。一般来说,成人服用量每次约150ml,每日2次。儿童服用量每次约75ml,每日2次。婴儿酌减。小儿宜服浓缩汤液,以减少服用剂量。对危重患者,应遵医嘱服药。

（二）汤剂的外用方法

汤剂的外用,是利用药物与皮肤接触而达到"外治内效"的目的。汤剂外治多取其温经通络、活血止痛、止痒等作用。常用方法有:

1. 熏蒸法　用药物加水煎汤利用"蒸汽"来熏蒸局部或机体,使药物通过肌肤渗入筋骨,发挥祛风、散寒、除湿的作用。如桂枝、川乌、苍术等煎汤熏蒸患处。

2. 洗浸法　用药物煎液或浸液洗浸人体全身或局部。洗浸是传统的"药浴"方法。如皮肤病中的疥疮,可用苦参、地肤子、野菊花等药物浸洗患处,从而达到除湿止痒、杀虫解毒的目的。

3. 含漱法　用药液作用于口腔一定时间,然后漱出,常用于热毒引起的口腔、咽喉疾病。药液不经过胃肠吸收,直接作用于患病部位,发挥清热解毒的作用。如黄连、硼砂、芒硝制成的含漱剂。

四、汤剂质量要求及影响因素

（一）汤剂的质量要求

《中国药典》还没有对汤剂质量提出具体要求,但汤剂在制备的过程中应符合以下要求:

1. 调配汤剂的药物必须符合药用标准规定和要求。

2. 严格按照汤剂的制备操作规程进行。煎煮后的药物残渣不得有硬心,应充分煮透,使药效成分溶出。

3. 控制好火候和时间。煮后的药物不得有焦煳,否则影响汤液的质量。

4. 煎煮后应充分过滤。

5. 应具有原方剂中药物的特征气味,不得有焦糊或其他不正常的霉败异味。

6. 汤液应澄明,少量沉淀经振摇后能均匀分散,汤液中不得有异物。

（二）影响汤剂质量的因素

汤剂的质量与饮片的品种、饮片炮制、饮片粒度、煎药器具、煎煮水量、煎煮时间、煎煮次数以及某些特殊中药的处理等因素密切相关,因此,正确地掌握药物煎煮法直接关系到中药的临床疗效。

1. 煎煮器具 煎煮器具与中药汤剂的质量有着十分密切的关系。历代医药学家对煎器均很重视,强调使用陶器或砂锅,因这类煎器不易与饮片中的成分发生化学变化,并有保温、价廉、易得的特点。目前广泛应用不锈钢、搪瓷、铝合金等材料制成的煎器。搪瓷和不锈钢煎器,具抗酸耐碱的性能,可避免与中药成分发生化学变化,大量制备时多选用。铝锅不耐强酸和强碱,从 pH 1~2 或 pH 10 以上的煎液中可检出铝离子,但对酸碱性不很强的复方汤剂仍然可选用。金属煎器传热较快,但其化学性质不稳定,易氧化,并能在煎煮时与中药所含多种成分发生化学反应,如铁器与鞣质生成鞣酸铁,使汤液色泽加深;与黄酮类成分生成难溶性络合物;与有机酸生成盐等,均可影响汤剂质量。铜锅煎药虽传热效率高,但煎液中可检出微量铜离子,某些药物可与铜离子生成碱式碳酸铜等。采用镀锡锅煎煮,药液中亦可检出微量锡离子。这些金属离子,有些能与饮片中某些成分发生化学变化,有些能催化某些成分的氧化,影响汤剂的稳定性和疗效。故一般认为,铁、铜、镀锡器具不宜供煎药应用。

目前,随着医药科技的发展,对中药煎药工具的不断改进与更新,各种新型自动煎药机已相继问世并广泛应用。

2. 饮片的浸泡 植物类中药大多数是干品,除特殊品种外,一般饮片在煎煮前应用冷水浸泡 30~60 分钟。其目的是使饮片润湿变软、细胞膨胀,有利于饮片有效成分的溶解和浸出。浸泡时间应根据饮片性质而定,花、叶、草、茎等饮片浸泡时间为 20~30 分钟,以根、根茎、种子、果实等为主的饮片可浸泡 60 分钟,但浸泡的时间不宜过久,以免引起药物酶解或霉败。实验证明,茵陈蒿汤未经浸泡的,第一次煎出量为 19.05%,第二次煎出量为 7.09%;而预先浸泡 60 分钟的,第一、第二次煎出量分别为 21.31% 和 9.63%。浸泡时一般宜用冷水,如果开始就用沸水浸泡或煎煮,则饮片表面组织所含蛋白质受热凝固,淀粉糊化,妨碍水分渗入饮片细胞内部,影响有效成分的煎出。

3. 煎药用水及加水量

（1）用水:制备汤剂的溶剂主要是水,临床上可根据医疗的需要和药物的性质,酌加适量的酒、醋等溶剂煎煮药物。

煎煮用水一般宜选用含矿物质及其他杂质少的饮用水,以减少杂质混入,防止水中钙、镁等离子与饮片成分发生沉淀反应。蒸馏水或纯化水更为适宜。

（2）加水量:煎煮药物加水量的多少,直接影响煎药的质量。药多水少,会造成"煮不透、煎不尽,药味则不出",即药用成分浸出不完全;而药少水多,虽能增加药用成分的溶出量,但汤剂的体积大,患者服用不便。传统经验是将饮片置煎器内,加水至超过饮片表面 3~5cm 为度,第二煎加水量可酌减,但仍需超过药渣表面 1~2cm 为宜;或按第一煎加水 8~10 倍,第二煎加水 6~8 倍,第三煎加水 5~6 倍;亦有按每克

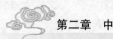

中药加水约 10ml 计算,取计算总用水量的 70% 用于第一煎中,余下的 30% 留作第二煎用。应根据煎药的时间长短、水分蒸发量的多少、中药吸水性能的大小及所需药液量等掌握加水量。

4. 煎煮次数　煎煮的次数与汤剂的质量亦有密切关系。实践证明,药物只煎煮 1 次有效成分丢失很多,故一般煎煮 2～3 次,基本上达到浸提要求。煎煮次数太多,不仅耗费工时和燃料,而且使煎出液中杂质增多。

5. 煎药的火候　火候主要是指火力的强弱、时间的长短,火候与汤剂的质量有密切的关系。火力过强,水分蒸发过快,饮片的有效成分煎出不完全,而且药物易焦煳;火力过弱,药材的有效成分不易煎出。一般应"先武后文",即在沸前宜用武火,沸后用文火,保持微沸状态,使之减少水分蒸发,以利于药物有效成分的充分煎出。民间一般用直火煎煮。目前煎药的方法尚有蒸汽煎煮法、高压蒸制法、直火煎煮法、夹层蒸汽煎煮法、远红外线煎煮法等。

6. 煎药时间　煎煮时间的长短,应根据饮片的性质、饮片质地、投料量的多少、设备加水量的多少、火力的强弱以及临床用药的要求等适当增减。一般煎药时间:①解表行气及质地轻松、气味芳香的药物,第一次煎沸 15～20 分钟,第二、三次为 10～15 分钟;②一般性药物,第一次煎沸 20～30 分钟,第二、三次为 15～25 分钟;③滋补、质地坚实的药物,第一次煎沸 40～60 分钟,第二、三次为 30～40 分钟,有特殊要求的药物可达数小时。汤剂煎得液,应趁热滤过,尽量减少药渣中煎液的残留量。

7. 特殊中药的处理　汤剂多由复方煎制而成,饮片性质不同、质地不同、成分复杂。因此,为了提高汤剂煎出量,减少挥发性物质的损失和有效成分的分解破坏,提高汤剂的质量,确保疗效,在煎煮时,对处方中某些饮片应根据治疗的需要和药物的特性进行特殊处理。常用的处理方法有先煎、后下、包煎、另煎、烊化、制粉冲服、取汁兑服等。

(1) 先煎:是将药物先煎至规定程度,再加入其他药共煎,滤取药液。其目的是为了提高药用成分的浸出率,降低或缓解药物的毒性,充分发挥其疗效。先煎的药物有:①质地坚实的矿石类、贝壳类、角、甲、骨类等中药,因质地坚硬,有效成分不易煎出,故可打碎先煎 40～60 分钟,如石膏、磁石、寒水石、牡蛎、石决明、海蛤壳、瓦楞子、龟甲、鳖甲、水牛角等;②有毒的中药,须先煎 1～2 小时,以降低或消除毒副作用,如生川乌、生南星、生半夏、商陆等;③药用成分难溶于水的饮片,如石斛、火麻仁、藏青果等,先煎药用成分才能浸出,如石斛含内酯类生物碱,只有久煎后的水解产物才能起治疗作用。

(2) 后下:是指将某些药物在其他药物第一次煎好前 10 分钟加入共煎。其目的是为了减少挥发性成分的损失,避免药用成分的分解破坏。需后下的药物有:①气味芳香,含挥发油多的中药,如薄荷、砂仁、白豆蔻、木香、沉香、降香、细辛、菊花、鱼腥草等,一般在汤剂煎好前 5～10 分钟入煎即可;②不宜久煎的中药,如杏仁、钩藤、大黄、番泻叶、徐长卿等应后下。杏仁含苦杏仁苷,久煎能部分水解,产生氢氰酸而随水蒸气逸散,止咳作用减弱;钩藤含钩藤碱,煎 20 分钟以上其含量降低,降压作用减弱。大黄所含大黄苷其泻下效果比苷元强,故不宜久煎,一般在煎好前 10～15 分钟入煎。

(3) 包煎:是指将药物装入纱布袋,扎紧袋口,与其他药共煎。其目的是防止饮片沉于锅底引起煳化、焦化,或浮于水面引起溢锅;避免绒毛进入汤液,服用时刺激咽喉引起咳嗽。需包煎的药物有:①含绒毛的花、叶类药物,如旋覆花、枇杷叶等,防止其绒毛脱落,混入汤液中刺激咽喉,引起咳嗽;②含黏液质较多的细小种子果实类中药,如车前子、葶苈子、苏子等,防止在煎煮过程中易黏结锅底焦煳;③质地轻松的粉末药物,如青黛、蒲黄、海金沙、六一散等,这些药物疏水性强,浮于液面,不利有效成分煎出。

(4)另煎:是指将药物置于另一煎器内煎煮取汁,兑入煎好的汤剂中服用。其目的是防止与其他药物共煎时,部分煎液被药渣吸附,不易滤出,造成损耗。另煎的饮片主要是贵重药,如人参、西洋参、西红花、鹿茸、羚羊角等。

(5)烊化:是指将胶类药物加入滤去药渣的汤液中烊化,或加入适量开水溶化,再与滤清的药液混合,分次服用。其目的是避免因煎液的稠度、黏度大,影响其他成分的溶出,还易溢出锅外或黏结锅底而焦煳,亦会被其他药渣吸附损失。烊化的药物有阿胶、鹿角胶、龟甲胶等。另外,蜂蜜、饴糖、芒硝等亦可溶化后,冲入汤液中服用。

(6)制粉冲服:是指将药物加工炮制合格后制成粉末,然后用其他药液冲服。其目的是保证药效,减少饮片损耗。冲服的药物有:①某些贵重药物和有效成分易挥发逸散的药物,如沉香、麝香、牛黄、三七、羚羊角、金钱白花蛇、紫河车等;②所含有效成分不溶于水的矿物药,如朱砂、琥珀等;③煎煮时能降低甚至丧失治疗作用的药物,如雷丸等。

(7)取汁兑服:将新鲜药材压榨取汁兑入汤液中混匀服用。其目的是保证新鲜药材的疗效或保存某些具清热作用药物的固有性能,需要取汁兑服的药材有鲜生地、鲜白茅根、梨、鲜姜、甘蔗等。竹沥亦不宜入煎,可兑入汤液中服用。

(8)煎汤代水:对于质地松泡、用量较大,或泥土类不易滤净药渣的药物,可先煎20分钟左右,去渣取汁,再与其他药物同煎,如葫芦壳、灶心土等。

第十四节　药品采购、供应与贮存

一、药品采购供应程序

由于药品是特殊商品,故药品采购供应时,应根据《药品管理法》《药品流通监督管理办法》《药品经营质量管理规范》《药品经营质量管理规范实施细则》等有关规定,依法、规范、按需、适时地购进质量优良、价格合理的药品,保证药品的采购供应。医疗机构应把质量放在选择药品和供货单位条件的首位,制定能够确保购进的药品符合要求的进货程序。

药品采购工作由具有药学职称的专业技术人员负责。采购人员必须具有良好的政治思想素质和专业技术知识。医疗机构购进药品时,应当按照《药品流通监督管理办法》(2007年)有关规定,索取、查验、保存供货企业有关证件、资料、票据。

1. 对供货企业有关证件、资料的查验

(1)查验供货企业的合法性:即供货企业应当提供加盖本企业原印章的《药品生产许可证》或《药品经营许可证》、药品GMP认证证书和营业执照复印件。

(2)查验供货品种的合法性:即供货企业应当提供加盖本企业原印章的所销售药品的批准证明文件复印件。

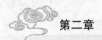

（3）进口药品合法性的查验：即医疗机构在采购进口药品时，向供货企业索取《进口药品注册证》和《进口药品检验报告书》复印件，加盖销售单位质量管理机构的原印章；进口药品应有中文标识和说明书。

（4）销售人员资质的查验：即对药品生产企业、药品批发企业派出销售人员销售药品的，还应当提供加盖本企业原印章的授权书复印件。授权书原件应当载明授权销售的品种、地域、期限，注明销售人员的身份证号码，并加盖本企业原印章和企业法定代表人印章（或者签名）。销售人员应当出示授权书原件及本人身份证原件，供药品采购方核实。

2. 索取供货企业的票据 从药品生产企业、药品批发企业采购药品时，供货企业开具的票据应标明供货单位名称、药品名称、生产厂商、批号、数量、价格等内容的销售凭证。

3. 供货企业留存资料和销售凭证的保存时间 按规定对留存的药品生产、经营企业的资料和销售凭证，应当保存至超过药品有效期1年，但不得少于3年。

4. 中药材和中药饮片应有包装，并附有质量合格证 中药材包装应标明品名、产地、发货日期、供货单位；中药饮片包装应标明品名、生产企业、生产日期等。实施批准文号管理的，在包装上还应标明批准文号。

5. 采购必须执行质量验收制度，由药库管理人员，采购人员严格验收，对药品的品名、规格、数量、批准文号、生产批号、生产厂家、注册商标、有效期限、外观包装情况进行验收、核对、双签字。发现采购药品有质量问题要拒绝入库，对质量不稳定的供货单位要停止供货。

6. 强化药品采购中的制约机制，严格实行采购、质量验收分离的管理制度。

二、药品验收入库与出库

（一）药品验收入库

采购药品必须建立并执行进货检查验收制度，并建有真实完整的药品购进记录。药品购进记录必须注明药品的通用名称、生产厂商（中药材标明产地）、剂型、规格、批号、生产日期、有效期限、批准文号、供货单位、数量、价格、购进日期。

购进药品的检查验收，应由药库管理人员、采购人员共同进行，验收合格应及时填写验收入库记录，采购、保管人员双签字后，方可入库。若发现采购药品有质量问题要拒绝入库，对质量不稳定的供货单位要停止供货。

药品购进记录必须保存至超过药品有效期1年，但不得少于3年。

药品入库应分类储存管理，按其自然属性分类储存，储存中应做到：

1. 药品与非药品分开存放。

2. 中药材、中药饮片、化学药品、中成药应分别储存、分类存放。并做到"十分开"：①处方药与非处方药分开；②内用药品与外用药品分开；③性能相互影响、容易串味的品种与其他的药品分开；④新药、贵重药品与其他药品分开；⑤基本医疗保险药品目录的药品与其他药品分开；⑥配制的制剂与外购药品分开；⑦养护条件差异较大（如温度、湿度等）的品种分开存放；⑧用途不同的药品分开存放；⑨按剂型、品种、规格、批号等不同情况分开存放；⑩合格药品与退货药品、超过有效期药品、变质药品等不合格药品分开存放。

3. 特殊管理药品专库或专柜存放,包括麻醉药品、一类精神药品、毒性药品、放射性药品。

4. 易燃、易爆、强腐蚀性等危险性药品应专库存放。

（二）堆放管理

药品在库的堆放要求一般有以下几点:①按批号集中堆放;②按效期远近堆放;③按外包装图示指引或文字的要求堆放;④保持合适的堆垛间隔距离,药品的堆垛与地面、墙面、顶面及堆垛之间应保持合适的距离。通常的情况下,与墙面、顶面的距离应大于30cm,与地面的距离应大于10cm,与库房内固定的养护设施及其他装置的距离应大于30cm,堆垛之间的距离应有利于药品搬运（拿取）、识别及安全。

（三）药品出库

1. 药品出库的原则　药品出库应遵循"先产先出""近期先出"和按批号发货的原则。

2. 药品出库的复核　药品出库应进行复核和质量检查。麻醉药品、一类精神药品、医疗用毒性药品应建立双人核对制度。

3. 药品出库应做好药品质量跟踪记录,以保证能快速、准确地进行质量跟踪。记录应保存至超过药品有效期1年,但不得少于3年。

三、中药品质变异及影响因素

中药在运输、贮藏过程中,由于管理不当,在外界条件和自身性质的相互作用下,会逐渐发生物理或化学变化,出现发霉、虫蛀、变色、变味、泛油等现象,直接影响中药的质量和疗效,这种现象称中药品质变异现象。

中药在贮藏过程中的变异现象是很复杂的,变异不仅取决于中药本身的性质,而且和外界环境的影响也有着极为密切的关系。我们必须探讨变异现象的种类,了解发生变质现象的原因,积极进行防治。

（一）中药品质变异现象

1. 霉变　又称发霉,是指药物受潮后,在适宜的温度下造成真菌的滋生和繁殖,在饮片表面布满菌丝的现象。

中药表面附着的真菌在适宜的温度（20～35℃）、湿度（相对湿度75%以上或中药含水量超过15%）和足够的营养条件下,进行生长繁殖,分泌的酶溶蚀饮片组织,不仅可使饮片腐烂变质,而且可使饮片有效成分遭到破坏。

一旦人们服用了这些发霉的药品,就可能由于真菌毒素而引起肝、肾、神经系统、造血系统等方面的损害,严重者可导致癌症。

2. 虫蛀　虫蛀是指药物被昆虫啮蚀的现象,是中药储存过程中危害最严重的现象。一般而言,当温度18～35℃,空气相对湿度在70%以上,富含淀粉、糖类、蛋白质等成分的中药,其含水量达13%以上时,最适宜害虫的生长。因此,中药虫害以每年6～8月最严重。虫蛀危害:①虫蛀中药使中药的重量减少,有效成分降低或丧失;②害虫粪便、分泌异物、残体或尸体等污染中药,给人体造成危害;③害虫本身是带菌的媒介,它在中药内的分泌及排泄物残体在中药内的腐败,是微生物生长和繁殖的有利条件,因而能使病毒、致病菌、真菌等存在中药之内,对人体保健和疾病治疗带来危害;④中药虫蛀之后,加大损耗,引起经济损失。

3. 外观性状变化 包括变色、泛油、散气变味等现象。

（1）变色：变色是指药物的固有颜色发生变化，如由浅变深或由鲜变暗等。变色的发生往往使不少中药变质失效，不能再供药用，尤其是目前很多中药的有效成分缺乏可靠的化学鉴定方法来保证质量时，那么防止中药变色就更显重要。变色既可引起药物外观的混乱，又可造成药物内在质量下降。

（2）泛油：又称走油，是指含有挥发油、脂肪油的中药，在一定温度、湿度下，造成油脂外溢，质地返软、发黏、颜色变浑，并发出油败气味的现象。如柏子仁、苦杏仁、炒莱菔子、蛤蚧、刺猬皮等。

中药的走油并非单纯指某些含油中药，其他一些含糖或黏液质类的中药表面呈现出油样物质的现象也属泛油范畴。如玉竹、天冬、枸杞子等。

（3）散气变味：是指一些含易挥发成分的中药使原有气味变淡或消失的现象。中药具有的正常气味，久贮或养护不当，会引起中药气味严重散失，甚至失效。如薄荷、白芷、当归等。

中药在贮存过程中的变异现象还有风化、潮解、粘连、腐烂等。

（二）引起中药变异的影响因素

引起中药在贮存过程中的变异现象，归纳起来有两方面因素：一是中药自身性质因素；二是中药贮存的外界环境因素。

1. 中药自身性质因素

（1）水分：一般中药均含有一定量的水分，而含水量又因其组成成分和内部结构不同而各有差异，中药的含水量与其质量有着密切关系，如果含水量高于或低于中药自身应有水分含量，就容易发生质量的变化。水分过高，中药就会发生虫蛀、霉烂、潮解、软化、粘连等。反之若水分过低，饮片又会发生风化、走味、泛油、干裂、脆化等现象。

（2）其他有机成分：许多中药都含有蛋白质、淀粉、糖类、油脂、挥发油及黏液质等有机成分。蛋白质、淀粉、糖类及黏液质等是真菌生长、繁殖的营养物质，含此类物质较多的中药容易发生霉变。淀粉容易吸收水分，使中药表面水分增加，虫卵易于繁殖。同时，淀粉可作为虫卵的营养食料，此类中药容易虫蛀。黏液质是一种近似树胶的多糖类物质，它存在于植物细胞中。黏液质遇水后会膨胀发热，易于发酵，同时又是微生物、虫卵的营养食料，因此含糖类黏液质的中药也易于发霉、生虫。含油脂的中药，若经常与空气、日光、湿气接触，油脂氧化而产生酸性物质，逐渐发生异味；油脂也易于在脂酶影响下进行水解，而产生异味；还可能因为微生物的作用，产生氧化物质，出现哈油味。含挥发油的药物，都具有不同的浓郁气味，但在20℃以上，便会逐渐挥发，气味也会随之减退。

2. 环境因素

（1）温度：温度对于中药的贮藏影响最大。中药对温度有一定的适应范围，常温（15～20℃）下，中药成分基本稳定，利于贮藏。当温度升高时，中药水分蒸发，失去润泽，甚至干裂；氧化、水解反应加快；泛油、气味散失亦加快；动物胶类和部分树脂类，会发生变软、变形、黏结、融化等现象。

温度升高到34℃以上时，含脂肪油较多的中药，如杏仁、桃仁、柏子仁等以及某些动物类中药产生油脂分解外溢，形成"走油"，产生哈油味，药物颜色加深。由于水分蒸发,降低了药物的重量。温度升高使芳香类中药的挥发油加速挥发(如薄荷、荆芥、肉桂、丁香等),芳香味降低;使含糖质较多的中药(如天冬、玄参、党参等)产生软化乃至变化;使动物胶类、植物树脂类、干浸膏类、蜜丸类以及饮片蜜炙品发软粘连成块或融化。温度在30℃左右时,有利于害虫、真菌的生长繁殖,致使中药霉变、虫蛀。而温度在0℃以下时,某些鲜活中药(如鲜姜)所含水分就会结冰,细胞壁以及内含物受到机械损伤,引起局部细胞坏死。

(2)湿度:湿度能直接引起中药潮解、溶化、糖质分解、霉变等各种变化。中药的含水量与空气的湿度有密切关系。一般药物的含水量为10%～15%,如果因贮藏条件不善,逐渐吸收空气中的水蒸气,会使含水量增加。若空气相对湿度在60%～70%时,中药的绝对含水量不会有较大改变。但是,当空气相对湿度超过70%时,中药的含水量就会随之增加,含糖质较多的中药,如糖人参及蜜制品,会因吸潮发软、发霉乃至虫蛀;盐制药物(盐附子等)及钠盐类的矿物(如芒硝等)会潮解、风化。

当空气相对湿度在60%以下时,空气中水蒸气含量即显著降低,中药的含水量又会减少,含结晶水较多的矿物药,如胆矾、芒硝则易风化(失去结晶水);叶类、花类、胶类中药因失水而干裂发脆;蜜丸失润发硬。中药的含水量减少,是其表面的蒸气压高于空气中的蒸气压而导致水分蒸发所造成的,温度高蒸发强度就大,相反蒸发即小。当然,水分的蒸发与中药包装、堆放、仓库条件也有重要关系,所以冬天饮片进库时,若库内温度较高,或春天热空气进入仓库,都会造成中药表面冷凝水的产生,亦会影响中药质量。

(3)空气:中药除非是真空包装,否则都要与空气接触。空气中以氮气为主,其次是氧气,其他气体比例很小。空气中氧和臭氧对药物的质变起着重要作用,对于含挥发油、脂肪油、糖类成分的药物可发生氧化、分解、微生物滋生等而出现酸败、泛油、泛糖、发霉、虫蛀、变色、变味等异常现象。

饮片颜色的改变,氧起了很大作用,它可使中药色泽由浅加深。如大黄、白芍、黄精等颜色的改变,就与空气中氧的作用有密切关系。含鞣质的某些皮类中药与空气接触后,内皮层表面极易氧化为棕红色或更深色,这种变色是氧化变色。

(4)日光:长时间日光照射会促使中药中化学成分发生氧化、分解、聚合等光化反应,如油脂的酸败、苷类及维生素的分解、色素破坏等,引起中药变质。

四、常用中药养护技术

中药养护是运用现代科学的方法研究中药保管及养护防患的一门综合性技术,是在继承中医药学遗产和劳动人民长期积累贮藏中药经验的基础上,运用当代自然科学的知识和方法,研究中药贮藏理论并指导实践。现代中药养护坚持"以防为主,防治结合"的原则。常用的养护方法主要有以下几种:

1. 物理养护技术　传统贮存养护方法具有简单、实用、成本低的特点,迄今为止仍被广泛应用,是最基本的贮存方法。

(1)低温养护法:采用低温(0℃以上,10℃以下)贮藏中药,可有效防止不宜烘、晾的药材生虫、发霉、变色等现象发生。有些贵重中药多采用冷藏法。

(2)高温养护法:中药害虫对高温的抵抗力均很差,采用高温(曝晒或烘烤)处理中药饮片,可有效地防止害虫的侵袭。一般温度高于40℃,害虫就停止发育、繁殖;当

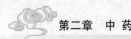
温度高于50℃时,害虫将在短时间内死亡,但注意含挥发油的中药烘烤时,温度不宜超过60℃,以免影响中药质量。这种加热干燥的方法具有效率高、省劳力、省费用、不受天气限制等优点,适合大多数饮片的养护。

(3) 除湿养护法:是指利用吸湿剂或空气除湿机来降低库内相对湿度的方法。常用的吸湿剂有生石灰、无水氯化钙、硅胶、木炭或草木灰等。如人参、枸杞子、鹿茸等,可采用石灰箱、石灰缸或石灰吸潮袋的干燥方法;款冬花、红花等包装内夹放木炭可达到除湿目的。

(4) 密封养护法:采用严密的库房及缸、瓶、塑料袋或其他包装器材将中药密封,使中药与外界的温度、湿度、空气、光线、细菌、害虫等隔离,尽量减少这些因素对药物的影响,以防霉变或虫蛀。但在密封前中药不应超过安全水分,且无变质现象,否则会促进霉变、虫蛀的发生。在密封前或密封后当库内湿度较高或密闭程度不好,外界潮气不断侵入时,则可加入吸湿剂如石灰、氧化钙、硅胶等以吸潮,如此密封和吸湿结合应用,更能增强干燥防虫霉的效果。

(5) 摊晾法:将中药置于室内或阴凉处,使其借温热空气的流动,吹去水分而干燥。适用于芳香性叶类、花类、果皮类等中药的养护。

(6) 对抗同贮养护法:对抗同贮是将2种或2种以上的药物放在一起保存,利用不同品种的中药所散发出来的特殊气味、吸潮性或特有驱虫防霉化学成分的性质,以防止虫蛀、霉变或散气变味等的一种贮存方法。如花椒、吴茱萸、细辛或荜澄茄与蛤蚧、鹿茸、鹿筋、海马或白花蛇等同贮,大蒜与土鳖虫、斑蝥、全蝎或蜈蚣等同贮,可防虫蛀;滑石块与柏子仁同贮,可防霉变和泛油;丹皮与泽泻同贮互不生虫、不变色等。含油脂类、糖类、挥发油类及贵重的中药可采用喷洒少量95%药用乙醇溶液或50%的白酒密封贮存,可达到防蛀、防霉的效果。

(7) 气调养护法:是20世纪80年代兴起的一种新技术,是将中药置于密封的环境中,利用控制影响中药变异的空气中的氧浓度进行贮藏保管。其原理是通过充氮降氧、充二氧化碳降氧的方法,人为造成低氧状态或高浓度的二氧化碳状态,抑制中药、害虫及微生物等有机体的生理代谢活动,达到杀虫、防虫、防霉的效果。该法的优点有:①能保持饮片原有的色泽和气味;②适用范围广,对不同质地的中药均可使用;③操作安全,无残毒,无公害。

(8) 气幕防潮养护法:气幕亦称气帘或气闸,是用于装在中药仓库房门上,配合自动门以防止库内冷空气排出库外、库外热空气侵入库内的装置,进而达到防潮的目的。使用本法的前提是库房结构必须密封。

2. 化学养护技术 化学养护法是采用具有挥发性的化学杀虫剂杀虫的一种养护方法。用于中药的杀虫剂必须对人类无害,而且杀虫效率高。目前用于与中药接触的杀虫剂主要有:硫黄、氯化苦、磷化铝、环氧乙烷。

(1) 硫黄:燃烧后产生二氧化硫毒气,能毒死各种中药真菌与害虫。二氧化硫遇水产生亚硫酸,易使中药褪色,同时经硫黄熏蒸过的中药有时会使味道变酸,带硫黄味,并发脆破碎。易变色变味和质地脆嫩的中药均不宜使用。

(2) 磷化铝:是近年来应用较广的一种新型高效仓库杀虫剂,有较强的扩散性和渗透性,不宜被中药和物体吸附。具有大蒜气味,有"警戒性"。不仅对各种中药害虫具有强烈的杀虫效能,而且还能抑制和杀灭饮片上的微生物以及抑制饮片呼吸的作用。是目前主要的化学防治药物。

（3）氯化苦:具有特殊的刺激气味,有较强杀虫力,对常见的中药害虫都可致死。使用氯化苦熏蒸杀虫,一般有全仓密闭和帐幕密封货垛 2 种形式。但都应在垛上施药,而且应在 20℃ 以上才能熏蒸。氧化苦对人体毒性很大,中药经过熏蒸处理须待药无残留氯化苦气味时才能出库。

（4）环氧乙烷:环氧乙烷是一种气体灭菌杀虫剂,其特点是有较强的扩散性和穿透性,对各种细菌、真菌及昆虫、虫卵均有十分理想的杀灭效果。缺点是残留量大,故通风时间要长;此外,环氧乙烷易爆易燃,在空气中浓度超过 3% 可引起燃烧爆炸。一般使用 CO_2 或卤烷作稀释剂,以防止燃烧爆炸,其制剂是 10% 的环氧乙烷与 90% 的 CO_2 或卤烷混合而成。

（刘英波）

复习思考题

扫一扫
测一测

1. 何谓处方? 处方在法律上、技术上、经济上有何意义?
2. 中药斗谱的编排应按哪些原则进行?
3. 中药配方有哪些操作规程?
4. 何谓"四查十对"?
5. 中药饮片质量变异的现象有哪些? 如何防止中药饮片变质?

第三章

- - - - - - -

中药制药卫生

 学习要点

1. 制药卫生含义、基本要求和中药制剂可能被微生物污染的途径。
2. 各种物理灭菌法和化学灭菌法的含义、常用方法及应用。
3. 常用消毒剂、防腐剂的品种及使用要点。
4. 空气净化技术及应用。

第一节 概 述

一、中药制药卫生的含义及意义

制药卫生是指药品生产过程中所采取的各种防止微生物污染的措施。制药卫生是药品生产管理的一项重要内容,贯穿药品生产的全过程。在药品生产的各个环节,强化制药卫生管理,落实各项制药卫生措施,是保证药品质量的重要手段,也是《中国药典》和实施中国《药品生产质量管理规范(2010 年修订)》(GMP) 及其附录的具体要求。

药品剂型不同,给药途径不同,其相应的卫生标准也有差异。如直接注入机体、用于创口表面、外科手术、注射剂、眼用溶液剂、人血制剂、止血剂等药品要求不含有微生物,至少不得含有活的微生物;而口服给药的合剂、颗粒剂、糖浆剂、片剂、丸剂和皮肤给药的软膏剂、擦剂、糊剂、洗剂等剂型则不需要达到完全无微生物,但要求不得含有致病的微生物,且对含微生物的数量有一定的限度要求。因此,在药品生产过程中,必须根据药物和剂型的种类、卫生标准的具体要求,有目的地采取制药卫生措施,以保证药品质量。

中药制剂药品生产过程的复杂性,要求我们针对药品生产的现状,研究药品的卫生标准和达到该标准可采取的措施与方法,有效防止生产过程中微生物的污染、抑制药品中微生物的生长繁殖、杀灭或除去微生物,对于提高药品质量,保证药品疗效具有重要意义。

二、中药制剂的卫生标准

为了确保药品临床应用的安全有效,《中国药典》2015 年版四部对各类中药制剂的微生物限度标准做了规定,是当前药品生产和质量控制的基本要求和法规文件。

1. 制剂通则、品种项下要求无菌的制剂及标示无菌的制剂和辅料应符合无菌检查法规定。

2. 用于手术、严重烧伤、严重创伤的局部给药制剂应符合无菌检查法规定。

3. 非无菌不含药材原粉的中药制剂的微生物限度标准见表 3-1。

4. 非无菌含药材原粉的中药制剂的微生物限度标准见表 3-2。

5. 非无菌药用原料及辅料的微生物限度标准见表 3-3。

6. 中药提取物及中药饮片的微生物限度标准见表 3-4。

表 3-1　非无菌不含药材原粉的中药制剂的微生物限度标准

给药途径	需氧霉菌总数（cfu/g、cfu/ml 或 cfu/10cm²）	霉菌和酵母菌总数（cfu/g、cfu/ml 或 cfu/10cm²）	控制菌
口服给药			不得检出大肠埃希菌（1g 或 1ml）；含脏器提取物的制剂还不得检出沙门菌（10g 或 10ml）
固体制剂	10^3	10^2	
液体制剂	10^3	10^2	
口腔黏膜给药制剂			不得检出大肠埃希菌、金黄色葡萄球菌、铜绿假单胞菌（1g、1ml 或 10cm²）
齿龈给药制剂	10^2	10	
鼻用制剂			
耳用制剂			不得检出金黄色葡萄球菌、铜绿假单胞菌（1g、1ml 或 10cm²）
皮肤给药制剂	10^2	10	
呼吸道吸入给药制剂	10^2	10	不得检出大肠埃希菌、金黄色葡萄球菌、铜绿假单胞菌、耐胆盐革兰阴性菌（1g 或 1ml）
阴道、尿道给药制剂	10^2	10	不得检出金黄色葡萄球菌、铜绿假单胞菌、白色念珠菌、梭菌（1g、1ml 或 10cm²）
直肠给药			不得检出金黄色葡萄球菌、铜绿假单胞菌（1g、1ml）
固体制剂	10^3	10^2	
液体制剂	10^3	10^2	
其他局部给药制剂	10^2	10^2	不得检出金黄色葡萄球菌、铜绿假单胞菌（1g、1ml 或 10cm²）

表3-2　非无菌含药材原粉的中药制剂的微生物限度标准

给药途径	需氧霉菌总数（cfu/g、cfu/ml或cfu/10cm^2）	霉菌和酵母菌总数（cfu/g、cfu/ml或cfu/10cm^2）	控制菌
固体口服给药制剂			不得检出大肠埃希菌（1g）；不得检出沙门菌（10g）；耐胆盐革兰阴性菌小于10^2cfu（1g）
不含豆豉、神曲等发酵原粉	10^4（丸剂$3×10^4$）	10^2	
含豆豉、神曲等发酵原粉	10^5	$3×10^2$	
液体口服给药制剂			不得检出大肠埃希菌（1ml）；不得检出沙门菌（10ml）；耐胆盐革兰阴性菌小于10cfu（1ml）
不含豆豉、神曲等发酵原粉	$5×10^2$	10^2	
含豆豉、神曲等发酵原粉	10^3	10^2	
固体局部给药制剂			不得检出金黄色葡萄球菌、铜绿假单胞菌（1g或10cm^2）；阴道、尿道给药制剂还不得检出白色念珠菌、梭菌（1g或10cm^2）
用于表皮或黏膜不完整	10^3	10^2	
用于表皮或黏膜完整	10^4	10^2	
液体局部给药制剂			不得检出金黄色葡萄球菌、铜绿假单胞菌（1g或10cm^2）；阴道、尿道给药制剂还不得检出白色念珠菌、梭菌（1g或10cm^2）
用于表皮或黏膜不完整	10^2	10^2	
用于表皮或黏膜完整	10^2	10^2	

表3-3　非无菌药用原料及辅料的微生物限度标准

	需氧霉菌总数（cfu/g、cfu/ml或cfu/10cm^2）	霉菌和酵母菌总数（cfu/g、cfu/ml或cfu/10cm^2）	控制菌
药用原料及辅料	10^4	10^2	未做统一规定

表3-4　中药提取物及中药饮片的微生物限度标准

	需氧霉菌总数（cfu/g、cfu/ml或cfu/10cm^2）	霉菌和酵母菌总数（cfu/g、cfu/ml或cfu/10cm^2）	控制菌
中药提取物	10^3	10^2	未做统一规定
研粉口服用、贵细饮片、直接口服或泡服饮片	未做统一规定	未做统一规定	不得检出沙门菌（10g）；耐胆盐革兰阴性菌应小于10^4cfu（1g）

三、微生物污染中药制剂的途径及处理措施

（一）微生物污染中药制剂的途径

中药制剂生产过程中微生物污染的主要途径源于中药原料、辅料、包装材料、生产过程和贮藏过程。

（二）预防中药制剂污染的措施

为预防微生物的污染,确保中药制剂符合《中国药典》的要求,必须针对微生物污染的各个环节,采取积极地防菌、灭菌措施。

1. 中药原料的洁净与灭菌 中药制剂的原料饮片主要是植物的根、根茎、叶、花、果实、种子和动物或其脏器等。原药材不仅本身带有大量的泥土和微生物、虫卵及杂质,而且在采集、贮藏、运输过程中还会受到各种污染。因此,用于中药制剂的原药材应当进行洁净与灭菌处理,以减少微生物的污染和保障药材的质量。

原药材的洁净处理,应根据药材质地及其所含药用成分不同性质,分别采取适宜的方法。一般耐热和质地坚硬的药材,可采用水洗、流通蒸汽灭菌、干燥的综合处理方法;对含热敏性成分的药材,采用酒精喷洒或熏蒸,也可用环氧乙烷气体灭菌或 γ 射线辐射灭菌的方法处理。在灭菌方法选择时,应注意对药材外观、有效成分稳定性、安全性和有效性的影响,达到杀灭微生物的理想效果。

2. 原辅料和包装材料的选择与处理 中药制剂制备过程中使用的各种辅料,也是微生物污染的重要环节。如蜂蜜、蔗糖、葡萄糖、淀粉、糊精等辅料,一般都带有微生物,使用前应严格按规定标准进行选择或适当处理,使符合药用标准,防止将微生物带入制剂。

中药制剂的包装材料包括容器、盖子、塞子以及容器内的填充物或密封物,主要由玻璃瓶、塑料袋、铝箔、橡胶塞、金属等组成。它们一般与药品直接接触,如果包装材料质量不符合《中国药典》相关规定,不仅有微生物污染的可能,还会造成中药制剂的污染。因此,应采用适当的方法清洗、洁净,并作相应的灭菌处理,在规定的时限内使用,以杜绝微生物污染。

3. 生产过程微生物的控制 中药制剂在生产过程中,因环境空气的不洁、设备用具以及操作人员带菌等原因,可使药品被微生物污染。控制生产过程的污染应从以下几个方面采取相应的预防措施。

（1）环境卫生和空气净化:空气中的微生物来自土壤、人和动物的体表及其排泄物,不洁的环境使空气中含有大量的微生物而污染药物原辅料、制药用具和设备,导致中药制剂的污染。因此,药品生产车间的环境卫生和空气净化必须引起重视,生产区周围应无裸露土地面和污染源,对不同制剂的生产厂房应根据 GMP 所规定的要求,达到相应的洁净级别,含尘埃浓度和菌落数应控制在限度范围内。

（2）制药设备和用具处理:直接同药物接触的制药设备与用具,如粉碎机、药筛、搅拌机、制粒机、压片机、填装机以及盛装容器等,其表面带有的微生物,会直接污染药品。制药设备和用具使用后,应尽早清洗干净,保持洁净和干燥状态。必要时在临用前还应消毒灭菌。

（3）操作人员的卫生管理:人体的外表皮肤、毛发及鞋、帽和衣物都带有一些微生物,有时还带有一些致病菌,均可能给药品生产过程造成污染。为防止污染,操作人员必须注意个人卫生,严格执行卫生管理制度,穿戴专用的工作衣物,并定时换洗。

4. 贮藏和运输过程的管理 中药制剂在贮藏过程可能会因贮藏不当使微生物生长繁殖而导致变质,应采取适当的防腐措施,并注意将药品贮藏于阴凉、干燥处。另外,药品在运输和搬运时应防止因包装材料破损而引起微生物再次污染。

第二节 提高中药制剂卫生质量的常用技术

一、灭菌

灭菌是指采用物理或化学方法杀灭或除去所有致病和非致病微生物繁殖体和芽孢的操作。灭菌方法是指采用适当的物理或化学手段将物品中活的微生物杀灭或除去,从而使物品残存活微生物的概率下降到预期的无菌保证水平(SAL)的方法。灭菌法分为物理灭菌法和化学灭菌法。灭菌方法的选择应将灭菌效果与药物性质结合起来综合考虑,既要达到灭菌的效果,又不能降低药品中药用成分的稳定性,影响疗效。

(一) 常见灭菌方法

物理灭菌法是指利用蛋白质与核酸具有遇热、射线不稳定的特性,采用加热、声波、射线等方法,杀灭或除去微生物的技术。

1. 干热灭菌法　系利用火焰或干热空气进行灭菌的方法。灭菌过程没有水的介入。通过加热可使蛋白质变性或凝固,核酸破坏,酶失去活性,导致微生物死亡。

(1) 火焰灭菌法:系将被灭菌物品置于火焰上直接灼烧达到灭菌的方法。该方法简便易行,灭菌效果可靠,适宜于不易被火焰损伤的瓷器、玻璃和金属制品,如镊子、玻璃棒、搪瓷桶等器具的灭菌。有些金属或搪瓷的容器,加入少量的高浓度乙醇,点火燃烧,也可达到灭菌目的,但不适用于药品的灭菌。

(2) 干热空气灭菌法:系指利用高温干热空气灭菌的方法。一般在干热灭菌柜、隧道灭菌器或高温烘箱等设备中进行。适用于耐高温的玻璃、金属容器和器具、粉末药品、纤维制品、固体试剂,以及不允许湿热穿透的油脂类材料(如油性软膏基质、注射用油等),不适用于橡胶、塑料及大部分药品。

《中国药典》2015 年版四部规定,干热灭菌条件一般为(160~170℃)×120min 以上、(170~180℃)×60min 以上或 250℃×45min 以上。250℃×45min 的干热灭菌也可除去无菌产品包装容器及有关生产灌装用具中的热原物质。无论采用何种灭菌条件,应保证灭菌后的产品的灭菌保证水平(SAL)≤10^{-6}。采用干热空气灭菌的物品一般无需进行灭菌前污染微生物的测定。现在中药制药企业采用以下几种设备:

1) 热风循环烘箱:适用于固体物料的灭菌干燥(图 3-1)。

2) 器具烘干灭菌柜:本灭菌柜适用于固体物料的灭菌干燥(常用 LHJ-A 型)(图 3-2)。

3) 杀菌干燥机:适用于安瓿等玻瓶的灭菌干燥(常用 RSZA 型)(图 3-3)。

2. 湿热灭菌法　系指将物品置于灭菌柜内利用高温的饱和蒸汽、过热水喷淋等手段杀灭微生物的方法,包括热压灭菌、流通蒸汽灭菌、煮沸灭菌和低温间歇灭菌等。蒸汽的比热大,穿透力强,容易使蛋白质变性,且操作简单方便、易于控制。湿热灭菌是制剂生产中应用最广泛的一种灭菌方法,其缺点是不适用于对湿热敏感的药物。

(1) 热压灭菌法:在高压灭菌器内,利用加热的高压饱和蒸汽杀灭微生物的方法,称为热压灭菌法。本法是最可靠的湿热灭菌方法,经热压灭菌处理,能杀灭被灭菌物品中的所有细菌繁殖体和芽孢,适用于耐高温和耐高压蒸汽的所有中药制剂,玻璃容器、金属容器、瓷器、橡胶塞、滤膜过滤器等。热压灭菌通常采用(121℃)×15min、

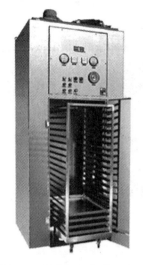

图 3-1　热风循环烘箱示意图

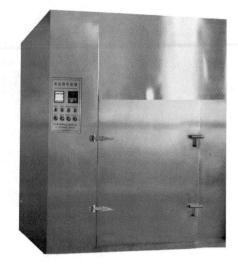

图 3-2　高温干热(器具)灭菌柜

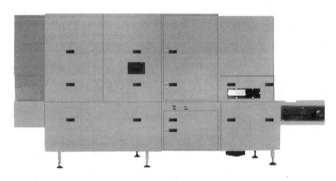

图 3-3　杀菌干燥机

(121℃)×30min(116℃)×40min 的程序,也可采用其他温度和时间参数,无论采用何种灭菌条件,最终无菌产品的灭菌保证水平(SAL)≤10⁻⁶。

热压灭菌常用设备:热压灭菌器的种类很多,但其基本结构相似。凡热压灭菌器应密闭耐压,有排气口、安全阀、压力表和温度计等部件。中药制药企业常用的有真空灭菌器、安瓿灭菌器等。

1) 手动门脉动真空灭菌器:适用于耐高温的物料及器具的灭菌(图 3-4)。

2) 安瓿灭菌器:适用于安瓿的灭菌(图 3-5)。

(2) 流通蒸汽灭菌法:是指在常压下,采用100℃流通蒸汽加热杀灭微生物的方法。适用于消毒、1～2ml 注射剂及不耐高热制剂的灭菌。灭菌时间通常为 30～60 分钟。但不能保证杀灭所有的芽孢,是非可靠的灭菌法。

(3) 煮沸灭菌法:是指将待灭菌物品置于沸水中加热煮沸进行灭菌的方法。煮沸时间通常为 30～60

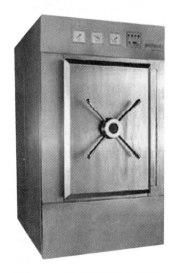

图 3-4　手动门脉动真空灭菌器

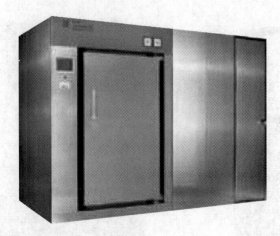

图 3-5　安瓿灭菌器

分钟。该法灭菌效果较差,常用于注射器、注射针等器皿的消毒。必要时可加入适量的抑菌剂,以提高灭菌效果。

（4）低温间歇灭菌法:是指将待灭菌物品用 60～80℃ 的水或流通蒸汽加热 60 分钟,杀灭微生物繁殖体后,在室温条件下放置 24h,让待灭菌物品中的芽孢发育成繁殖体,再次加热灭菌、放置,反复 3 次以上,直至杀灭所有芽孢的方法。该法适合于不耐高温、热敏感物料和制剂的灭菌。其缺点是费时、灭菌效果较差,加入适量的抑菌剂可提高灭菌效果。

（5）影响湿热灭菌的主要因素有

1）微生物的种类与数量:微生物的种类不同,耐热、耐压性能存在很大差异,一般耐热、耐压的顺序由高到低依次为芽孢、繁殖体、衰老体。微生物数量愈少,所需灭菌时间愈短。

2）蒸汽性质:蒸汽有饱和蒸汽、湿饱和蒸汽和过热蒸汽。饱和蒸汽热含量较高,热穿透力较大,灭菌效率高;湿饱和蒸汽因含有水分,热含量较低,热穿透力较差,灭菌效率较低;过热蒸汽温度高于饱和蒸汽,但穿透力差,灭菌效率低,且易引起药品的不稳定性。因此,热压灭菌应采用饱和蒸汽。

3）药品性质和灭菌时间:由于药品的稳定性受灭菌温度与灭菌时间的影响大,所以在达到有效灭菌的前提下,尽可能降低灭菌温度和缩短灭菌时间。

4）介质:介质中如糖类、蛋白质等营养成分含量愈高,微生物的抗热性愈强。介质 pH 对微生物的繁殖也有一定影响,一般情况下,在中性环境微生物的耐热性最强,碱性环境次之,酸性环境则不利于微生物的生长和发育。

3. 紫外线灭菌法　系指用紫外线（能量）照射杀灭微生物和芽孢的方法。灭菌机制是紫外线能使微生物细胞核酸蛋白质变性,同时空气受紫外线照射后产生的微量臭氧共同发挥杀菌作用。用于灭菌的紫外线波长为 200～300nm,灭菌力最强的波长为 254nm。紫外线以直线传播可被不同的表面反射或吸收,且紫外线穿透力弱,因此该法适合于物体表面灭菌、无菌室空气灭菌,不适用于溶液、固体物质深部及装于玻璃容器内药品的灭菌。

紫外线对人体照射太久可引起结膜炎、红斑及皮肤烧灼等,故一般在操作前开启

1~2小时,操作时关闭。

4. 辐射灭菌法 系指将灭菌物品置于适宜源辐射的 γ 射线或适宜的电子加速器发生的电子束中进行电离辐射而达到杀灭微生物的方法。最常用的为 ^{60}Co-γ 射线辐射灭菌。辐射灭菌具有被灭菌物品温度变化小、穿透力强、灭菌效率高,不受物品包装及形态的限制、灭菌后有效防止"二次污染"等特点,适合于医疗器械、容器、生产辅助用品、不受辐射破坏的原料药及成品、热敏性和挥发性药物等物品的灭菌,但设备费用高,防护措施要求严,经辐射后药品成分、疗效、安全性仍需深入研究。其主要控制参数辐射剂量(灭菌物品吸收的剂量)包括最高和最低吸收剂量,灭菌过程尽可能采用最低剂量辐射灭菌,中药辐射剂量原则上不超过 10kGy(Gray)。

5. 微波灭菌法 系指采用微波(频率为 300~300kMHz)照射产热能杀灭微生物和芽孢的方法。微生物中极性水分子随微波电场方向改变而高速转动,并与周围不转或转速不同的分子发生摩擦、碰撞,从而产生具有杀菌能力的热效应。同时微生物中的活性成分构型受到微波高强度电场的破坏,影响其自身代谢,导致微生物死亡。微波灭菌法具有加热均匀、灭菌时间短、穿透介质较深等特点,适用于水溶性药液、含有少量水分的药材饮片和固体制剂的灭菌。

 知识链接

微波灭菌技术

微波是一种波长在 0.001~1μm、频率介于 300~300kMHz 之间的超高频电磁波。微波为直线传播,因其波长短、频率高而会产生显著的反射,具有振荡周期短、穿透能力强、节约能源、环保,与物质相互作用会产生特定效应等特点。微波技术作为一种新型的加热灭菌技术而倍受人们关注,在国防、科研、生产、医疗卫生等领域中已被广泛应用。在医药领域中的运用集中在药材的干燥、灭菌及有效成分的提取方面,因其工作效率高,广受企业接受;在食品卫生方面得到快速的发展,如灭菌脱脂奶不仅保留了原有的色泽及口味,营养成分损失少,且可延长保质期。微波灭菌技术在医院临床方面,其能配合放疗和化疗进行透热治癌、微波理疗。

6. 气体灭菌法 气体灭菌法是通过使用化学药品的气体或蒸汽对需要灭菌的药品、材料进行熏蒸杀死微生物的方法。药物制剂制备时,需要灭菌处理的有些固体药物或者辅助材料耐热性差,既不能加热灭菌,也不能滤过除菌,可以采用气体灭菌法进行灭菌。选用气体灭菌剂应当考虑灭菌剂残留及其与药品可能发生的相互作用,并注意灭菌气体的易燃易爆性、致畸性和残留毒性。

(1) 环氧乙烷灭菌法:环氧乙烷的分子式为 C_2H_4O,沸点 10.9℃,室温下为无色气体,在水中溶解度很大,1ml 水中可溶 195ml(20℃,101.3kPa);具较强的穿透能力,易穿透塑料、纸板及固体粉末等物质,并易从这些物品上消散。

环氧乙烷灭菌作用快,对细菌芽孢、真菌和病毒等均有杀灭作用,适用于塑料容器、对热敏感的固体药物、纸或塑料包装的药物、橡胶制品、注射剂、注射针头、衣物、敷料及器械等不能采取高温灭菌的物品,但不适于含氯物品及能吸附环氧乙烷的物品的灭菌;物品灭菌后应给以足够的时间或措施使残留环氧乙烷和其他易挥发性残渣消散,并用适当方法对灭菌后的残留物加以监控。

环氧乙烷具可燃性,与空气混合,当空气含量达 3.0%(V/V)时即可发生爆炸,所以应用时,需用惰性气体二氧化碳稀释。常用混合气体是环氧乙烷 10%,二氧化碳 90%。对中枢神经有麻醉作用,人与大剂量环氧乙烷接触,可发生急性中毒,并损害皮肤及眼黏膜,可产生水疱或结膜炎。

环氧乙烷灭菌时操作,一般先将灭菌物品置于灭菌器内,待灭菌的物品置于环氧乙烷灭菌器内,用真空泵抽出灭菌器内的空气,预热 55～65℃,当灭菌器内真空度达到要求时,输入环氧乙烷混合气体。控制灭菌条件,环氧乙烷浓度为 850～900mg/L(45℃)×3h 或 450mg/L(45℃)×5h,相对湿度 40%～60%,温度 22～55℃。

(2)甲醛蒸气熏蒸灭菌法:甲醛是杀菌力很强的广谱杀菌剂。纯的甲醛在室温下是气体,沸点-19℃,容易聚合,通常以白色固体聚合物存在。甲醛蒸气可由固体聚合物或以液体状态存在的甲醛溶液产生。

甲醛蒸气与环氧乙烷相比,杀菌力更大,但因穿透力差,只能用于空气杀菌。应用甲醛溶液加热熏蒸法灭菌时,一般采用气体发生装置,每立方米空间用 40%甲醛溶液 30ml。加热后产生甲醛蒸气,室内相对湿度以 75%为宜。需灭菌的空间,通入甲醛蒸气后,应密闭熏蒸 12～14 小时,灭菌后,残余蒸气用氨气吸收,或通入无菌空气排除。

(3)其他蒸气熏蒸灭菌法:臭氧、过氧化氢气体也可用作气体灭菌。加热熏蒸法可用丙二醇,灭菌用量为 $1ml/m^3$;用乳酸,灭菌用量为 $2ml/m^3$。丙二醇和乳酸的杀菌力比甲醛差,但对人体无害。此外,β-丙内酯、三甘醇、过氧乙酸等也可以蒸气熏蒸的形式用于室内灭菌。

(二)灭菌效果验证

为保证灭菌效果,必须对灭菌方法的可靠性进行验证。生产上灭菌温度多系测量灭菌器内的温度,而不是灭菌物品的温度,若灭菌不彻底,产品中存在极微量的微生物,往往难以用现行的无菌检查方法检查出来,因此对灭菌方法的可靠性验证是非常必要的。F 与 F_0 值可作为验证灭菌可靠性的参数。

1. D 值与 Z 值

(1)D 值:D 值表示在一定温度下,将微生物杀灭 90%所需时间。D 值为微生物的耐热参数,D 值越大,说明该微生物耐热性越强。不同的微生物在不同环境条件下具有各不相同的 D 值。

(2)Z 值:系指降低了一个 $\lg D$ 所需升高的温度,即表示灭菌时间减少到原来的 1/10 所需升高的温度。如 $Z=10℃$,系指灭菌时间减少到原来灭菌时间的 1/10,并具有相同的灭菌效果时,灭菌温度需升高 10℃。

2. F 值与 F_0 值

(1)F 值:F 值为灭菌程序所赋予待灭菌物品在温度 T 下的灭菌时间。由于 D 值是随温度的变化而变化,所以要在不同温度下达到相同的灭菌效果,F 值将会随 D 值的变化而变化。灭菌温度高时 F 值就小,灭菌温度较低时 F 值就大。

(2)F_0 值:F_0 值为标准灭菌时间,表示灭菌过程赋予待灭菌物品在 121℃下的等效灭菌时间。在湿热灭菌时,将参比温度定为 121℃,以嗜热脂肪芽孢杆菌孢子为生物指示剂,Z 值定为 10℃,这时的 F_T 值即为 F_0 值,121℃为标准状态,F_0 值即为标准灭菌时间,以分钟表示。《中国药典》2015 年版四部附录规定,热不稳性定物品,湿热灭菌的 F_0 值一般不低于 8.0 分钟,为增加安全系数,实际控制时应增加 50%,即 F_0 值不小于 12 分钟为宜。

在湿热灭菌过程中,只需记录下升温、恒温、冷却三部分被灭菌物品的温度与时间,就可以计算出 F_0 值。有的灭菌器有 F_0 值控制系统,在整个灭菌过程即能自动调节灭菌的温度和压力,计算 F_0 值并自动显示 F_0 值。

在生产上应定期对灭菌设备进行验证,以确保灭菌效果可靠。湿热灭菌可用生物指示剂验证。一般采用特别耐湿热的嗜热脂肪芽孢杆菌孢子为生物指示剂,将一定量耐热孢子接种入待灭菌物品中,在设定的灭菌条件下进行灭菌,当 F_0 值>8,微生物残存率<10^{-6},可认为灭菌效果可靠。

二、消毒

消毒系指采用化学方法杀灭或除去物体上病原微生物的方法。本法是用化学药品作为消毒剂,配成有效浓度的液体,用喷雾、涂抹或浸泡的方法达到消毒的目的。多数化学消毒剂仅对细菌繁殖体有效,而不能杀死芽孢,应用消毒剂的目的在于减少微生物的数量。目前常用的消毒剂有以下几类。

1. 醇类　包括乙醇、异丙醇、氯丁醇等。它能使菌体蛋白变性,但杀菌力较弱,可杀灭细菌繁殖体,但不能杀灭芽孢。常用于皮肤和物体表面的消毒。

2. 表面活性剂　包括苯扎氯铵(洁尔灭)、苯扎溴铵、度米芬等季铵盐型类阳离子表面活性剂。这类化合物对细菌繁殖体有广谱杀菌作用,作用快而强。一般用0.1% ~0.2% 的浓度。常用于皮肤、器械和内外环境表面消毒。

3. 酚类　包括苯酚、甲酚、氯甲酚、甲酚皂溶液等。高浓度的苯酚对细胞有原生质毒性,对细胞壁与细胞膜有损害作用,并能沉淀蛋白质。苯酚的杀菌力较强,有效浓度为 0.5% ,一般用2% ~5% 浓度,可杀灭细菌繁殖体,但不能杀灭芽孢。常用于浸泡消毒液和皮肤黏膜的消毒。

4. 氧化剂　包括过氧乙酸、过氧化氢、臭氧等。这类化合物具有很强的氧化能力,杀菌作用较强。常用于塑料、玻璃、人造纤维等器具的浸泡消毒。

5. 其他　一些含氯化合物、含碘化合物、酸类化合物和酯类化合物等也有杀菌消毒作用,可根据具体情况选择应用。

三、防腐

(一)防腐的含义

防腐系指用物理或化学方法,抑制或阻止微生物生长繁殖的一种措施。中药制剂的防腐是确保中药制剂质量的一个重要环节。中药材、中药饮片、中药制剂由于原料质量、生产工艺、设备条件、贮藏环境等因素的影响,可能会出现霉变、染菌等情况,从而严重影响药品质量,应该引起高度重视,并应积极采取各种有效预防措施,解决好防腐问题。

(二)防腐措施

防腐最重要的是应当注意药品生产过程中防止微生物的污染。在实际生产时,并不能完全杜绝微生物的污染,制剂中有少量微生物的存在,当条件适宜时微生物会生长与繁殖,导致发霉变质。因此,根据实际情况,有针对性地选择应用防腐剂,是中药制剂防腐的有效措施。

（三）常用防腐剂

防腐剂（又称抑菌剂）系指能抑制微生物生长繁殖的物质。药品生产过程中，为了防止药剂中微生物的生长繁殖，可以根据各种剂型各个品种的不同要求，选用适当的防腐剂。理想的防腐剂应符合：①用量小，无毒性和刺激性；②溶解度能达到有效抑菌浓度；③性质稳定，不与制剂中的其他成分起反应，对 pH 和温度变化的适应性较强，贮存时也不改变性状；④抑菌谱广，能抑制多种微生物生长繁殖；⑤无特殊的不良气味和味道。常用的防腐剂有：

1. 苯甲酸与苯甲酸钠　苯甲酸水中的溶解度为 0.29%（20℃），乙醇中为 43%（20℃），常用量为 0.1%～0.25%。苯甲酸钠水中溶解度为 55%（25℃），乙醇中为 1.3%（25℃）。苯甲酸未解离分子抑菌作用强，而离子几乎无抑菌作用，同时溶液 pH 对苯甲酸类的抑菌效果影响很大，降低 pH 对其发挥防腐作用有利。一般在 pH 为 4 以下时防腐作用较好，pH>5 时，用量不得少于 0.5%。苯甲酸钠易溶于水，应用方便，在酸性溶液中与苯甲酸的防腐能力相当。苯甲酸与苯甲酸钠适用于内服和外用制剂的防腐剂。

2. 对羟基苯甲酸酯类（尼泊金类）　对羟基苯甲酸酯类有甲酯、乙酯、丙酯和丁酯，是一类性质优良的防腐剂，无毒，无味，无臭，不挥发，化学性质稳定。在酸性溶液中作用最强，在弱碱性溶液中作用减弱，其中丁酯的抑菌作用最强。几种酯的混合使用具有协同作用，效果更佳，一般用量为 0.01%～0.25%。

尼泊金类在水中不易溶解，配制时先将水加热至 80℃ 左右，然后加入，搅拌使其溶解或先将其溶解在少量乙醇中，然后在搅拌下缓缓注入水中溶解。聚山梨酯类表面活性剂能增加对羟基苯甲酸酯类在水中的溶解度，但由于两者之间发生络合作用，可减弱其防腐效力，当用聚山梨酯类增溶时应增加对羟基苯甲酸酯类的用量。尼泊金类常用作内服液体制剂的防腐剂。

3. 山梨酸　山梨酸为短链有机酸，在水、乙醇和丙二醇中的溶解度分别为 0.2%（20℃）、12.9%（20℃）和 0.31%（20℃），其对真菌的抑菌力强，常用量为 0.15%～0.2%，对细菌的最低抑菌浓度为 2mg/ml（pH<6.0 时），对真菌或酵母菌的最低抑菌浓度为 0.8～1.2mg/ml。聚山梨酯与本品也会因络合作用而降低其防腐作用，但由于其有效抑菌浓度低，因而仍有较好的抑菌作用。山梨酸依靠其未解离分子发挥防腐作用，因此在酸性水溶液中效果较好，一般介质的 pH 以 4.5 左右为宜。本品在水溶液中易氧化，使用时应当注意。

4. 乙醇　含 20% 乙醇（ml/ml）的制剂已有防腐作用。制剂中另含有甘油、挥发油等成分时，低于 20% 的乙醇也可起到防腐作用。在中性或碱性溶液中含量在 25% 以上才能起防腐作用，在中药糖浆中除使用其他防腐剂外，可再加乙醇达到 10%～20%，以增强抑菌效果。

5. 酚类及其衍生物　常用做注射剂的抑菌剂。苯酚的有效抑菌浓度一般为 0.5%，在低温及碱性溶液中抑菌力较弱，与甘油、油类或醇类共存时抑菌作用降低。甲酚的一般用量为 0.25%～0.3%，抑菌作用比苯酚强 3 倍，毒性及腐蚀性比苯酚小，不易溶于水，易溶于油脂。氯甲酚的常用浓度为 0.05%～0.2%，0.05% 的浓度对铜绿假单胞菌的杀菌力较强，氯甲酚对眼睛略有刺激性。

6. 三氯叔丁醇　常用浓度为 0.25%～0.5%，一般用于微酸性的注射液或滴眼液中,本品有局部麻醉作用。

7. 苯甲醇　常用浓度为 1% ~3%,适用于偏碱性注射液,同时有局部止痛作用。

8. 季铵盐类　常用做防腐剂的有苯扎氯铵、苯扎溴铵和度米芬等阳离子表面活性剂,用量约为 0.01%,具有杀菌和防腐作用。苯扎氯铵、苯扎溴铵一般用做外用溶液,度米芬用做口含消毒剂。季铵盐类化合物在 pH<5 时作用减弱,遇阴离子表面活性剂时失效。

9. 脱水醋酸　本品溶解度在水中小于 0.01%,在乙醇中为 3%,其钠盐在水中溶解度可达 33%,常用浓度为 0.1%,其毒性小,可作为饮料、液体药剂和日常化学品的防腐剂。

10. 其他　含有 30% 以上的甘油溶液具有防腐作用。植物挥发油也有防腐作用,常用 0.01%桂皮醛、0.01% ~0.05%桉叶油、0.5%薄荷油等防腐。

四、过滤除菌法

过滤除菌法是指利用细菌不能通过致密具孔径的过滤介质除去气体或液体中微生物的方法。常用于不耐热的低黏度药物溶液和相关气体物质的洁净除菌。

过滤除菌使用的滤器,其滤材由多种材料制成,且具有网状微孔结构,通过毛细管阻留、筛孔阻留和静电吸附等方式,能有效地除去液体或气体介质中的微生物及其他杂质颗粒。各类滤器的除菌机制都不是某一种方式的单一作用,尤其是高效能的薄膜除菌滤器更具有多因素的阻留机制,因而要提高滤过除菌的质量,选择合适的滤材极其重要,必须综合考虑滤材的密度、厚度、孔径大小及是否具有静电作用等因素对滤过除菌效能的影响。繁殖型微生物大小约 1μm,芽孢大小约 0.5μm 或更小,药品生产中采用的除菌滤膜一般不超过 0.22μm。目前常用的滤过除菌器主要有微孔薄膜滤器、垂熔玻璃滤器等。

(一) 微孔薄膜滤器

以不同性质不同孔径的高分子微孔薄膜为滤材的滤过装置称微孔薄膜滤器,它是目前应用最广泛的滤过除菌器。常见的高分子微孔薄膜有硝酸纤维素膜、醋酸纤维素膜、硝酸纤维与醋酸纤维混合酯膜、聚酰胺膜、聚四氟乙烯膜及聚氯乙烯膜。膜的孔径也有多种规格,从 0.025μm 到 14μm 都有,滤过除菌器一般应选用 0.22μm 以下孔径的滤膜作滤材。

(二) 垂熔玻璃滤器

垂熔玻璃滤器是指用硬质中性玻璃细粉经高温加热至接近熔点,融合制成均匀孔径的滤材,再粘连于不同形状的玻璃容器内制成的滤器或直接由硬质中性玻璃烧制而成的玻璃滤棒。常见的有垂熔玻璃滤球、垂熔玻璃漏斗和垂熔玻璃滤棒三种。

垂熔玻璃滤器的特点是化学性质稳定,除强酸强碱外,一般不受药液的影响,对药物溶液不吸附,不影响药液的 pH,中药制剂生产时常用于滤除杂质和细菌。

垂熔玻璃滤器的滤板孔径有多种规格,作为滤过除菌器使用的只有上海玻璃厂的 6 号(孔径 2μm 以下)、长春玻璃总厂的 G₆号(孔径 1.5μm 以下)和天津滤器厂的 IG₆号(孔径 2μm 以下)3 种规格滤板制成的垂熔玻璃滤器。

五、空气净化

空气洁净技术是指能创造洁净空气环境的各种技术的总称。根据不同行业的要求和洁净标准,可分为工业洁净和生物洁净。工业洁净是指除去空气中悬浮的尘埃粒子;生物洁净是除去空气中悬浮的尘埃粒子及微生物等,以创造洁净空气室或洁净工作台。药品生产过程需要生物洁净,以防止污染和交叉污染,提高药品的质量。因此,制药行业对空气洁净技术分为非单向流洁净净化系统和单向流洁净净化系统,对空气净化环境的等级标准和卫生管理有具体要求。

（一）非单向流洁净净化系统

非单向流洁净净化系统气流运动形式是乱流（紊流）,是通过高度进化的空气将操作室内产生的尘粒稀释的空气净化方式。洁净室内空气流线呈不规则状态,各流线间的尘埃易相互扩散,不易将尘埃除尽,可获得 D、C 级洁净空气。其系统工作流程为:室外新风经初效过滤器滤过后与洁净室的回风混合,经空调处理温、湿度,再通过中效过滤器和高效过滤器滤过,进入洁净室,室内产生的尘埃和微生物被洁净空气稀释后由回风口进入回风系统。如此反复循环,把洁净室空气污染控制在一个稳定的水平。非单向流洁净室气流组织形式通常有:顶送下回、顶送下侧回、侧送下侧回和顶送顶回等,见图 3-6。

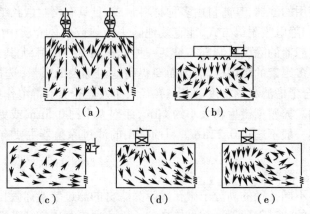

图 3-6　非单向流洁净室送、回风布置形式
(a)密集流线形散发顶送双侧下回　(b)孔板顶送双侧下回　(c)上侧风同侧下回　(d)带扩散板高效过滤器封口顶送单侧下回　(e)无扩散板高效过滤器封口顶送单侧下回

（二）单向流洁净净化系统

单向流洁净净化系统气流运动形式为单向流（层流）,是用高度净化的气流作为载体,将操作室内产生的尘埃排除的空气净化方法。洁净室内空气流线呈同向平行状态,各流线间的尘埃不易相互扩散,室内产生的尘埃可随层流迅速流出,可获得 A、B级洁净区。单向流洁净净化系统的气流方向可分为水平单向流和垂直单向流,见图3-7。

（三）空气净化环境（洁净室）的等级标准及要求

采用空气洁净技术,能使洁净室达到一定的洁净度,满足制备各类制剂的需要。关于洁净室的等级标准与要求,各国都有具体的规定,中国 2010 年版《GMP 实施指南》把洁净区空气洁净度分为 4 级,不同级别的洁净区空气悬浮粒子的标准见表 3-5,微生物监测的动态标准见表 3-6。

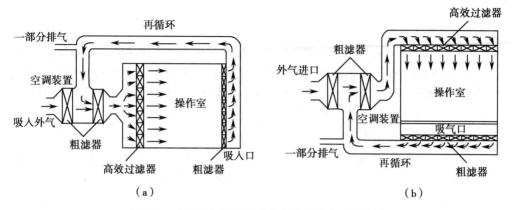

图 3-7 水平单向流和垂直单向流气流方式示意图
（a）水平单向流 （b）垂直单向流

表 3-5 洁净区空气悬浮粒子的标准

洁净级别	悬浮粒子最大允许数/（立方米）			
	静态		动态	
	≥0.5μm	≥5μm	≥0.5μm	≥5μm
A 级	3520	20	3520	20
B 级	3520	29	352 000	2900
C 级	352 000	2900	3 520 000	29 000
D 级	3 520 000	29 000	不作规定	不作规定

表 3-6 洁净区微生物监测的动态标准

洁净级别	浮游菌 （CFU/m³）	沉降菌 （Φ90mm） （CFU/4h）	表面微生物	
			接触碟（Φ90mm） （CFU/碟）	5 指手套 （CFU/手套）
A 级	<1	<1	<1	<1
B 级	10	5	5	5
C 级	100	50	25	—
D 级	200	100	50	—

A 级洁净区一般适用于：①容易长菌、灌装速度慢、灌装用容器为广口瓶、容器需暴露数秒后方可密封等最终灭菌产品的灌装（或灌封）；②处于未完全密封状态下非最终灭菌产品的操作和运转，如产品灌装（或灌封）、分装、压塞、扎盖等；③非最终灭菌产品灌装前无法除菌过滤的药液或产品的配制；④非最终灭菌产品的直接接触药品的包装材料、器具灭菌后的装配以及处于未完全密封状态下的转运和存放；⑤非最终灭菌产品的无菌原料药的粉碎、过筛、混合、分装。

B 级洁净区一般适用于：①处于未完全密封状态下的非最终灭菌产品置于完全密封容器内的转运；②非最终灭菌产品的直接接触药品的包装材料、器具灭菌后处于密闭容器内的转运和存放。

C级洁净区一般适用于：①最终灭菌产品的灌装（或灌封）；②容易长菌、配制后需等待较长时间方可灭菌或不在密闭系统中配制等最终灭菌产品的配制和过滤；③眼用制剂、无菌软膏剂、无菌混悬剂等的配制灌装（或灌封）；④最终灭菌产品的直接接触药品的包装材料和器具最终清洗后的处理；⑤非最终灭菌产品灌装前可除菌过滤的药液或产品的配制；⑥非最终灭菌产品的过滤。

D级洁净区一般适用于：①最终灭菌产品的扎盖；②最终灭菌产品灌装前物料的准备；③最终灭菌产品配制（指浓配或采用密闭系统的配制）和过滤直接接触药品的包装材料和器具的最终清洗；④非最终灭菌产品的直接接触药品的包装材料、器具的最终清洗、装配或包装、灭菌。

课堂互动

空气洁净的等级有哪些？

（四）洁净区的卫生与管理

为了保证洁净室的洁净度，洁净室的维护和管理非常重要。洁净室内应保持清洁整齐，定期清洗与灭菌。进入洁净区的工作人员必须按要求做好清洁工作，按规定程序进入。各种物料和器具进度洁净区应进行必要的洁净处理，流动物料一般按一次通过方式，边灭菌边送入无菌室内。长期置于洁净室内的物件应定时净化处理。

（刘英波）

复习思考题

1. 中药制剂可能被污染的环节和预防被污染的措施有哪些？
2. 各级洁净车间或洁净室适应范围有哪些？
3. 物理灭菌法的种类及灭菌原理是什么？
4. 热压灭菌的条件及适合灭菌的范围是什么？

第四章

PPT
04章PPT

扫一扫
知重点

中药制药企业

 学习要点

> 1. GMP 对中药生产企业厂区环境的原则要求。
> 2. GMP 对中药生产企业厂区布局、生产厂房、设施的原则要求。
> 3. 人员进入生产区的流程。
> 4. 物料进入生产区的流程。
> 5. 药品生产企业关键人员职责。

第一节　参观中药制药企业

一、目的

1. 了解中药制药企业的总体布局、内外部环境及厂区的设计。
2. 熟悉人员进入中药制药企业生产区的程序。
3. 熟悉中药制药企业的组织机构。
4. 建立针对中药制药生产的感性认识。

二、内容

1. 中药制药厂的选址要求以及厂区内绿化的要求。
2. 中药制药厂生产厂房的具体要求和一些设施的布局。
3. 人员和物料进入生产区的程序与各种洁净方法。
4. 中药制药企业组织机构和生产操作岗位的设置。

第二节　厂　　区

一、厂区外部环境

　　厂址的选择应符合有利生产、方便生活、节省投资和经营费用的原则。要确保水、电、气的供给,排污通畅,交通、通讯、消防等公用系统配置合理。

厂址应设在自然环境和水质较好,大气含尘、含菌浓度低,无有害气体,自然环境好,地形、地物、地貌造成的小气候有利于生产、节能的区域。应远离铁路、码头、机场、交通要道以及散发大量粉尘和有害气体的工厂、贮仓、堆场等严重空气污染,水质污染,振动或噪声干扰的区域。如不能远离严重空气污染区时,则应位于其最大频率风向上风侧,或全年最小频率风向下风侧。设置有洁净室(区)的洁净厂房,洁净厂房新风口与市政交通干道近基地侧道路红线之间距离宜在50m以上。

厂址选择还应有长远发展余地,符合地方政府对厂区所在地功能区域规划,符合国家环保安全健康法规的规定,避免选择地质和气象灾害活动频繁的区域。

二、厂区布局与内部环境

制药厂的厂区布局应科学合理。总体布局应符合国家有关工业企业总体设计原则,并满足环境保护的要求,同时应防止交叉污染。功能一般可按行政、生产、辅助和生活等划区布局,不得相互妨碍,非生产区和生产区要严格分开,并保持一定的距离。

原料药生产区应位于制剂生产区全年最大频率风向的下风侧。对于中药制剂生产企业,应注意中药的前处理以及动物脏器、组织的洗涤或处理等生产操作工序,不得与制剂生产使用同一生产厂房,制剂厂房也应位于中药前处理厂房的上风侧。三废处理、锅炉房等有严重污染的区域则应置于厂的最大频率下风侧。厂区内若需实验动物房,动物房的设置应符合国家医药管理局《实验动物环境和设施》GB/T14925的有关规定。

厂区内的洁净厂房应布置在厂区内环境清洁,人流货流不穿越或少穿越的地方,并应考虑产品工艺特点,合理布局,间距恰当。洁净区域应远离容易产生粉尘或散发腐蚀性气体的区域,如锅炉房、煤场等,实在不能远离时则应位于污染源主导风的上风侧。洁净厂房周围宜设置环形消防车道(可利用交通道路),如有困难时,可沿厂房的两个长边设置消防车道。

厂区主要道路应贯彻人流与货流分流的原则,洁净厂房周围道路面层应选用整体性好、发尘少的材料。洁净厂房周围应绿化,宜减少露土面积,不应种植散发花粉或对药品生产产生不良影响的植物。

三、生产厂房、设施与内部环境

制药厂的厂房必须有足够的面积和空间,厂房内应按生产工艺流程及所要求的洁净级别进行设计装修,室内各类管道应安装在夹层内,墙面、地面、顶棚应光滑无缝隙,不易脱落、散发或吸附尘粒,并能耐受清洗和消毒。

厂房的设计还应考虑与生产药品相适应的仓储设施,中药、辅料、包装材料、半成品、成品、不合格品均要有分别专门存放的空间,不得在药品生产车间或厂区空地上任意设置堆放处。

药品生产企业的厂房设施主要包括:厂区建筑物实体(含门、窗),道路,绿化草坪,围护结构;生产厂房附属公用设施,如:洁净空调和除尘装置,照明,消防喷淋,上、下水管网,生产工艺用纯水、软化水,生产工艺用洁净气体管网等。厂房设施应有合适的空间设计、合理的人流物流设计、恰当的隔离设计以及合适的建筑装修材料的使用。

厂房分为一般厂房和洁净厂房,厂房设计应符合生产工艺流向要求、符合洁净要求、符合生产器具放置要求。洁净厂房的建筑围护界区和室内装修,应选用气密性良好,且在温度和湿度变化的作用下变形小的材料;洁净室内墙壁和顶棚的表面,应平整、光洁、无裂缝、接口严密、无颗粒物脱落,并应耐清洗和耐酸碱;墙壁和地面、吊顶结合处宜做成弧形,踢脚不宜高出墙面;地面应整体性好、平整、耐磨、耐撞击,不易积聚静电,易除尘清洗;洁净室内门窗、墙壁、顶棚、地面结构和施工缝隙,应采取密闭措施;医药洁净室门框不应设门槛;洁净区域的门、窗不应采用木质材料,窗与内墙面宜平整,不留窗台,如有窗台时宜呈斜角;技术夹层为轻质吊顶时,应设置检修通道,夹层的墙面、顶棚应平整、光滑。

制药厂的厂房设施除厂房外,还包括仓储设施、质量控制设施、辅助设施等。医药工业洁净厂房内应设置与生产规模相适应的原辅材料、半成品、成品存放区域,且尽可能靠近与其相联系的生产区域,减少运输过程中的混杂与污染;存放区域内应安排待验区、合格品区和不合格品区,不合格品应专区存放;仓储区的设计和建造应确保良好的仓储条件,应特别注意清洁、干燥,并有通风和照明设施;仓储区应能满足物料或产品的贮存条件(如温湿度、光照)和安全贮存的要求,并进行检查和监控;接收、发放和发运区域应能保护物料、产品免受外界天气(如雨、雪)的影响。质量控制区可根据企业实际工作量的大小,以及企业生产药品的主要质检控制和检测项目进行设置,应与企业的检验要求相适应,以满足各项实验需要,质量控制区应与生产区相对独立,但又不应与生产区太远,质量控制实验室、中药标本室通常应与生产区分开,生物检定、微生物和放射性同位素的实验室还应彼此分开,实验动物房应与其他区域严格分开。辅助设施包括五金、仪表、变电站、空压机房、锅炉房、配电间、冷冻站、人员净化用室(含换鞋、存外衣、盥洗、消毒、更换洁净工作服、气闸等设施)、厕所、淋浴室、休息室等,生产人员休息室/茶点室应与其他区域分开,更衣室和盥洗室应方便人员出入,并与使用人数相适应,盥洗室不得与生产区和仓储区直接相通,维修间应尽可能与生产区分开,存放在生产区的工具应放置在专门房间的工具柜中。

知识链接

GMP 对制药企业建筑结构的要求

①建筑平面和空间布局应具有适当的灵活性。洁净室(区)的主体结构宜采用单层大跨度的柱网结构,不宜采用内墙承重。②洁净厂房的围护结构的材料应能满足保温、隔热、防火和防潮等要求。③洁净厂房主体结构的耐久性应与室内装备、装修水平相协调,并应具有防火、控制温度变形和不均匀沉陷性能。厂房伸缩缝不宜穿过医药洁净室(区)。同时要负荷国家建筑物节能设计的相关要求。④制造车间各工艺房间层高应根据工艺需求分别设计。综合考虑建筑结构、工艺操作、设备维修空间和暖通空调系统节能运行等综合因素。⑤洁净室(区)应留有适当宽度。物流通道应设置防撞构件。⑥片剂车间常设计成二至三层,可利用位差解决物料的输送问题,从而提高工作效率,并减少粉尘扩散,避免交叉污染。⑦车间参观走廊,一般沿外墙布置,大跨度厂房有时在中间再设置参观走廊。

四、人员进入生产区

生产区按生产工艺质量和要求划分为一般生产区、控制区和洁净区,三者之间要有缓冲区域连接,人员进入生产区的净化程序分为两种情况:非无菌产品、最终灭菌产品生产区人员净化程序(图4-1)和非最终灭菌产品生产区人员净化程序(图4-2)。

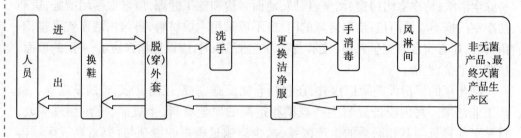

图4-1 非无菌产品、最终灭菌产品生产区人员净化一般程序

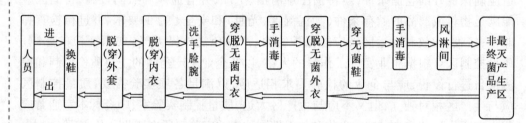

图4-2 非最终灭菌产品生产区人员净化一般程序

课堂互动

如何进行手消毒?教师与同学进行模拟操作互动表演。

五、物料进入生产区

物料是指原料、辅料、包装材料等,与产品生产有关。包括中药材(饮片)原料(生物、化学)、药用辅料(赋形剂、附加剂)、工艺用水、包装材料等。

进入生产区的物料必须通过 QA/QC 的检验符合药品标准、包装材料标准、生物制品规程或食品卫生等质量标准,符合 GMP 对物料的管理后,进入一般生产区。物料从一般生产区进入洁净区程序也分为两种情况:非无菌药品生产、最终灭菌药品生产用物料净化程序(图4-3)和非最终灭菌药品生产用物料净化程序(图4-4)。

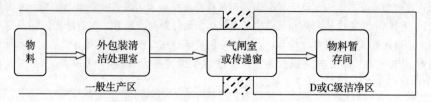

图4-3 非无菌药品生产、最终灭菌药品生产用物料净化程序

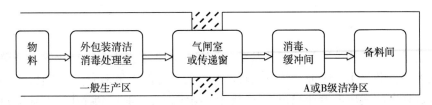

图4-4 非最终灭菌药品生产用物料净化程序

第三节 组织机构与人员

一、组织机构

组织机构是发挥管理功能,实现管理目标的工具,良好的组织机构设置会使整个企业的管理工作富有成效。适当的人员赋予适当的权限和责任,即为组织机构。GMP规定"企业应建立与药品生产相适应的管理机构,并有组织机构图",图4-5是某中型制药厂组织机构图。药品生产企业的组织机构是制药生产质量活动的载体,是质量体系存在及运动的物质基础,企业一般根据生产规模、生产历史、生产品种范围、人员的素质及企业的目标等因素设置相应的组织机构。

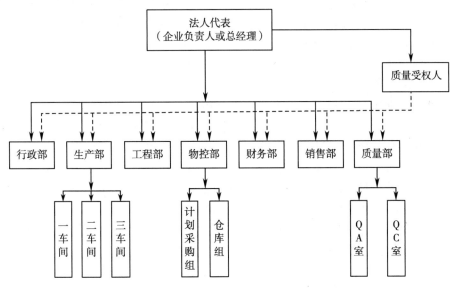

图4-5 某中型制药厂组织机构图
实线表示领导关系,虚线表示指导关系

药品生产企业组织机构设置应遵循的原则:①企业应设立独立的质量管理部门,履行质量保证和质量控制的职责。质量管理部门可以分别设立质量保证部门和质量控制部门;②企业应配备足够数量并具有适当资质(含学历、培训和实践经验)的管理和操作人员,应明确规定每个部门和每个岗位的职责;③生产部与质量部一定要分设;④质量管理部门应当参与所有与质量有关的活动,负责审核所有与本规范有关的文件;⑤职责通常不得委托给他人。

二、关键人员

人员是组织机构建立和运行的基础,是实施 GMP 要素之一。企业的竞争说到底是人的竞争。药品生产企业必须有足够的合格的优秀的人员来完成各项任务,必须具有与完成任务相适应的专业知识、生产技能及组织能力。其中药品生产企业的企业负责人、生产管理负责人、质量管理负责人和质量受权人是药品生产的关键人员,他们是药品生产企业生产的重要角色,GMP 对他们的专业、资质、学历、专业知识、生产经验及组织能力等都有相应要求,并作出如下规定:

(一) 企业负责人

企业负责人是药品质量的主要责任人,全面负责企业日常管理。为确保企业实现质量目标并按照本规范要求生产药品,企业负责人应当负责提供必要的资源,合理计划、组织和协调,保证质量管理部门独立履行其职责。

(二) 生产管理负责人

1. 资质 生产管理负责人应当至少具有药学或相关专业本科学历(或中级专业技术职称或执业药师资格),具有至少 3 年从事药品生产和质量管理的实践经验,其中至少有 1 年的药品生产管理经验,接受过与所生产产品相关的专业知识培训。

2. 主要职责 ①确保药品按照批准的工艺规程生产、贮存,以保证药品质量;②确保严格执行与生产操作相关的各种操作规程;③确保批生产记录和批包装记录经过指定人员审核并送交质量管理部门;④确保厂房和设备的维护保养,以保持其良好的运行状态;⑤确保完成各种必要的验证工作;⑥确保生产相关人员经过必要的上岗前培训和继续培训,并根据实际需要调整培训内容。

(三) 质量管理负责人

1. 资质 质量管理负责人应当至少具有药学或相关专业本科学历(或中级专业技术职称或执业药师资格),具有至少 5 年从事药品生产和质量管理的实践经验,其中至少 1 年的药品质量管理经验,接受过与所生产产品相关的专业知识培训。

2. 主要职责 ①确保原辅料、包装材料、中间产品、待包装产品和成品符合经注册批准的要求和质量标准;②确保在产品放行前完成对批记录的审核;③确保完成所有必要的检验;④批准质量标准、取样方法、检验方法和其他质量管理的操作规程;⑤审核和批准所有与质量有关的变更;⑥确保所有重大偏差和检验结果超标已经过调查并得到及时处理;⑦批准并监督委托检验;⑧监督厂房和设备的维护,以保持其良好的运行状态;⑨确保完成各种必要的确认或验证工作,审核和批准确认或验证方案和报告;⑩确保完成自检;⑪评估和批准物料供应商;⑫确保所有与产品质量有关的投诉已经过调查,并得到及时、正确的处理;⑬确保完成产品的持续稳定性考察计划,提供稳定性考察的数据;⑭确保完成产品质量回顾分析;⑮确保质量控制和质量保证人员都已经过必要的上岗前培训和继续培训,并根据实际需要调整培训内容。

生产管理负责人和质量管理负责人通常有下列共同的职责:①审核和批准产品的工艺规程、操作规程等文件;②监督厂区卫生状况;③确保关键设备经过确认;④确保完成生产工艺验证;⑤确保企业所有相关人员都已经过必要的上岗前培训和继续培训,并根据实际需要调整培训内容;⑥批准并监督委托生产;⑦确定和监控物料和产品的贮存条件;⑧保存记录;⑨监督本规范执行状况;⑩监控影响产品质量的因素。

（四）质量受权人

1. **资质** 质量受权人应当至少具有药学或相关专业本科学历（或中级专业技术职称或执业药师资格），具有至少 5 年从事药品生产和质量管理的实践经验，从事过药品生产过程控制和质量检验工作。质量受权人应当具有必要的专业理论知识，并经过与产品放行有关的培训，方能独立履行其职责。

2. **主要职责** ①参与企业质量体系建立、内部自检、外部质量审计、验证以及药品不良反应报告、产品召回等质量管理活动；②承担产品放行的职责，确保每批已放行产品的生产、检验均符合相关法规、药品注册要求和质量标准；③在产品放行前，质量受权人必须按照上述第 2 项的要求出具产品放行审核记录，并纳入批记录。

关键人员应当为企业的全职人员，其中质量管理负责人和生产管理负责人不得互相兼任。质量管理负责人和质量受权人可以兼任。质量受权人独立履行职责，不受企业负责人和其他人员的干扰。

（喻　超）

复习思考题

1. 绘制人员进入生产区的流程。
2. 绘制物料进入生产区的流程。
3. 药品生产企业的关键人员至少应包括哪些？有什么资质要求？

扫一扫
测一测

PPT
05章PPT

扫一扫
知重点

第五章

制 药 用 水

学习要点

1. 制药用水的种类、主要用途。
2. 纯化水与注射用水的含义、制备技术、质量控制要求。
3. 离子交换法、电渗析法、反渗透法、蒸馏法制备注射用水的工作原理。

第一节 概 述

一、制药用水的含义

制药用水系原料药、辅料和各种制剂生产的基本原料和设备清洁的重要溶剂,是保证药品质量的关键因素之一。一般应根据各生产工序或使用目的与要求,选用适宜的制药用水。制药用水至少应当采用饮用水,天然水不得用做制药用水。药品生产企业应确保制药用水的质量符合预期用途的要求。

二、制药用水的种类

《中国药典》2015 年版规定,根据使用的范围不同,制药用水可分为饮用水、纯化水、注射用水及灭菌注射用水。

1. 饮用水 为天然水经净化处理所得的水,其质量必须符合现行中华人民共和国国家标准《生活饮用水卫生标准》。饮用水可作为药材净制时的漂洗、制药用具的粗洗用水。除另有规定外,也可作为饮片的提取溶剂。

2. 纯化水 为饮用水经蒸馏法、离子交换法、反渗透法或其他适宜的方法制备的制药用水,不含任何附加剂,其质量应符合《中国药典》2015 年版二部纯化水项下的规定。

纯化水可作为配制普通药物制剂用的溶剂或试验用水;可作为中药注射剂、滴眼剂等灭菌制剂所用饮片的提取溶剂;口服、外用制剂配制用溶剂或稀释剂;非灭菌制剂用器具的精洗用水。也用作非灭菌制剂所用饮片的提取溶剂。纯化水不得用于注射剂的配制与稀释。

纯化水有多种制备方法,应严格监测各生产环节,防止微生物污染,确保使用点的水质。

3. 注射用水 为纯化水经蒸馏所得的水,应符合细菌内毒素试验要求。注射用水必须在防止细菌内毒素产生的设计条件下生产、贮藏与分装。其质量应符合《中国药典》2015 年版二部注射用水项下的规定。

注射用水可作为配制注射剂、滴眼剂等的溶剂或稀释剂及容器的精洗。

为保证注射用水的质量,应减少原水中的细菌内毒素,监控蒸馏法制备注射用水的各生产环节,并防止微生物的污染。应定期清洗与消毒注射用水系统。注射用水的储存方式和静态储存期限应经过验证确保水质符合质量要求,例如可以在 80℃ 以上保温或 70℃ 以上保温循环或 4℃ 以下的状态下存放。

课堂互动

可以采用何种制药用水作为大生产时中药饮片的提取用溶剂?

4. 灭菌注射用水 为注射用水按照注射剂生产工艺制备所得,不含任何添加剂。主要用于注射用灭菌粉末的溶剂或注射剂的稀释剂。其质量应符合灭菌注射用水项下的规定。灭菌注射用水灌装规格应适应临床需要,避免大规格、多次使用造成的污染。

三、制药用水的质量标准

1. 饮用水 应符合中华人民共和国国家标准《生活饮用水卫生标准》(GB5749-2006)。

2. 纯化水 应符合《中国药典》2015 年版二部所收载的纯化水标准。

在制水工艺中通常采用在线检测纯化水的电阻率值的大小,来反映水中各种离子的浓度。制药行业的纯化水的电阻率通常应 $\geq 0.5 M\Omega \cdot cm(25℃)$,对于注射剂、滴眼液容器冲洗用的纯化水的电阻率应 $\geq 1 M\Omega \cdot cm(25℃)$。

3. 注射用水 应符合《中国药典》2015 年版二部所收载的注射用水标准。

4. 灭菌注射用水 应符合《中国药典》2015 年版二部所收载的灭菌注射用水标准。应无菌、无热原,不含任何添加剂。

第二节 制药用水生产技术

一、饮用水生产技术

一般采用自来水公司供应的符合国家饮用标准的水。若当地无符合国家饮用水标准的自来水供给,可采用水质较好的井水、河水为原水,采用沉淀、过滤预处理手段,自行制备符合国家饮用水标准的水。需定期检测饮用水水质,不应因饮用水水质波动影响药品质量。

二、纯化水生产技术

纯化水的制备是以饮用水作为原水,经逐级提纯水质,使之符合生产要求的过程。根据各种纯化方法的特点灵活组合应用。既要受原水性质、用水标准与用水量的制约,又要考虑制水效率的高低、耗能的大小、设备的繁简、管理维护的难易和产品的成本。采用离子交换法、电渗析法、反渗透法、超滤法等非热处理制备的纯化水,称去离子水。而采用特殊设计的蒸馏器,用蒸馏法制备的纯化水称蒸馏水。

(一)离子交换法

本法利用的离子交换树脂具有离子交换作用,可以除去绝大部分阴、阳离子,对热原、细菌也有一定的清除作用,是净化水质的基本方法之一。其主要优点是水质化学纯度高,所需设备简单,耗能小,成本低;其缺点是离子交换树脂常需要再生、消耗酸碱量大。

常用的离子交换树脂有阴、阳离子交换树脂两种,如 717 型苯乙烯强碱性阴离子交换树脂,其极性基团为季铵基团,可用简式 $RN^+(CH_3)_3OH^-$(羟型)或 $RN^+(CH_3)_3Cl^-$(氯型)表示。732 型苯乙烯强酸性阳离子交换树脂,其极性基团为磺酸基,可用简式 $RSO_3^-H^+$(氢型)或 $RSO_3^-Na^+$(钠型)表示。钠型和氯型树脂比较稳定,便于保存,为出厂形式,因此市售产品需用酸碱转化为氢型和羟型后才能使用。

离子交换法制备纯化水的基本原理是,当饮用水通过阳离子交换树脂时,水中阳离子被树脂吸附,树脂上的阳离子(H^+)被置换到水中。经阳离子交换树脂处理的水再通过阴离子交换树脂时,水中的阴离子被树脂吸附,树脂上的阴离子(OH^-)被置换到水中,并和水中的 H^+ 结合成水,从而除去水中绝大多数阴、阳离子。

离子交换法处理原水的工艺,一般可采用阳床、阴床、混合床的串联组合形式,混合床为阴、阳树脂以一定比例混合组成。在各种树脂床的组合中,阳床需排在首位,不可颠倒。由于水中含有碱土金属阳离子(Ca^{2+}、Mg^{2+}),如不首先经过阳床而进入阴床,阴床中树脂与水中阴离子进行交换,交换下来的 OH^- 就与碱土金属离子生产沉淀包在阴树脂外面,污染了阴床,影响交换能力,因此,必须让水先经过阳床再经过阴床。大生产时,为减轻阴树脂的负担,常在阳床后加脱气塔,除去二氧化碳,即通过阳床-脱气塔-阴床-混合床的联合床系统。离子交换树脂使用一段时间后,需用酸碱再生处理或更换。

若将离子交换法与其他纯化水制备方法(反渗透法等)组合应用时,则离子交换法在整个纯化系统中,将扮演非常重要的一个部分。离子交换法能有效的去除离子,却无法有效的去除大部分的有机物或微生物。而微生物可附着在树脂上,并以树脂作为培养基,使得微生物快速生长并产生热原。因此,需配合其他的纯化方法设计使用。

(二)电渗析法

电渗析是依据在电场作用下离子定向迁移及交换膜的选择性透过而设计的,如图 5-1 所示,阳离子交换膜装在阴极端,显示强烈的负电场,只允许阳离子通过;阴离子交换膜装在阳极端,显示强烈的正电场,只允许阴离子通过,从而将水中的离子除去。

电渗析净化是一种制备初级纯化水的技术。电渗析法无需酸碱处理,对原水的净化处理较离子交换法经济,特别是当原水中含盐量较高(≥3000mg/L)时,离子交换法已不适用,而电渗析法仍然有效。但本法制得的水电阻率较低,一般在 5 万～10

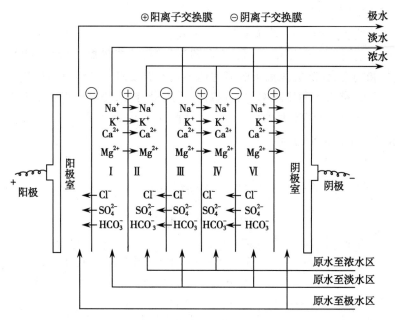

图 5-1 电渗析原理示意图

万 $\Omega \cdot cm$,因此常与离子交换法联用,可以减轻离子交换树脂的负担,提高净化处理原水的效率。

电渗析法净化处理原水,主要是除去原水中带电荷的某些离子或杂质,对于不带电荷的物质除去能力较差,故原水在用电渗析法净化处理前,必须通过适当方式除去水中含有的不带电荷的物质。

（三）反渗透法

反渗透法是在20世纪60年代发展起来的新技术,国内目前主要用于原水处理,但若装置合理,也能达到注射用水的质量要求,所以《美国药典》35版已收载该法为制备注射用水法定方法之一。

当两种不同浓度的溶液(如纯水和盐溶液)用半透膜(半透膜只允许水通过,而不允许溶质通过)隔开时,稀溶液中的水分子通过半透膜向浓溶液一侧自发流动,这种现象叫渗透,如图5-2A所示。由于稀溶液一侧水分子不断流向浓溶液一侧,因而渗透作用的结果,使浓溶液一侧的液面逐渐升高,水柱静压不断增大,达到一定程度时,液面不再上升,这时浓溶液与稀溶液之间的水柱静压差即为渗透压,如图5-2B所示。若在浓溶液一侧施加一个超过渗透压的力时,浓溶液中的水则通过半透膜向稀溶液一侧渗透,这种现象叫反渗透。反渗透的结果能使水从浓溶液中分离出来,如图5-2C所示。常用于反渗透法制备注射用水的膜材有:醋酸纤维膜(如三

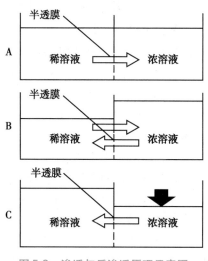

图 5-2 渗透与反渗透原理示意图

醋酸纤维膜)和聚酰胺膜。

反渗透法制备注射用水,具有耗能低、水质好、设备使用与保养方便等优点。一般情况下,一级反渗透装置能除去一价离子90%～95%,二价离子98%～99%,同时能除去微生物和病毒,但除去氯离子的能力达不到药典要求。二级反渗透装置能较彻底地除去氯离子。有机物的排除率与其相对分子质量有关,相对分子质量大于300的化合物几乎全部除尽,故可除去热原。反渗透法除去有机物微粒、胶体物质和微生物的原理,一般认为是机械的过筛作用。

知识链接

超　滤　法

超滤是一种加压膜分离技术,即在一定的压力下,以膜孔径在2～100nm的特制薄膜为分离介质,使小分子溶质和溶剂穿过薄膜,而大分子物质不能透过,留在膜的一边,从而实现大分子与小分子分离的目的。通过膜表面的微孔筛选可截留相对分子质量为$1\times10^4～3\times10^4$的物质。当被处理水借助于外界压力的作用以一定的流速通过膜表面时,水分子和相对分子质量小于300～500的溶质透过膜,而大于膜孔的微粒、大分子等由于筛分作用被截留,从而使水得到净化。

三、注射用水生产技术

《中国药典》规定,注射用水是用纯化水经蒸馏法制备而得,将纯化水经蒸馏水器蒸馏制备即得到注射用水。蒸馏法可以除去水中所有不挥发性微粒(包括悬浮物、胶体、细菌、病毒、热原等杂质)、可溶性小分子无机盐、有机盐,可溶性高分子材料等,是最经典、最可靠的制备注射用水的方法。《美国药典》还收载反渗透法作为注射用水的法定方法之一。

为了提高注射用水的质量,实际生产中往往将多种方法组合用于生产注射用水,常用的组合方式如下:自来水→砂滤器→活性炭过滤器→细过滤器→电渗析装置或反渗透装置→阳离子树脂床→脱气塔→阴离子树脂床→混合树脂床→多效蒸馏水机或气压式蒸馏水机→注射用水。

蒸馏水器的形式很多,但基本结构相似,一般由蒸发锅、隔膜装置和冷凝器组成。目前生产中常用的设备主要为多效蒸馏水机和气压式蒸馏水机。

1. 多效蒸馏水机　多效蒸馏水机是近年来发展起来用于制备注射用水的主要设备,其原理主要是利用前一效蒸馏塔加热产生的二次蒸汽作为下一效蒸馏塔内纯化水的加热热源,使热能被充分利用,二次蒸汽冷凝后收集成为注射用水。其主要特点是:热效率高、能耗低、出水快、纯度高、水质稳定,并有自动控制系统(图5-3)。

多效蒸馏水机的性能取决于加热蒸汽的压力和级数,压力愈大则产量愈大,效数愈多则热能利用效率愈高。从多方面因素如出水质量、能源消耗、占地面积、维修能力等考虑,选用四效以上的蒸馏水器较为合理。

2. 气压式蒸馏水器　气压式蒸馏水器是国外20世纪60年代发展起来的产品,该机器是以输入部分外界能量(机械能,电能)而将低温热能转化为高温热能的原理

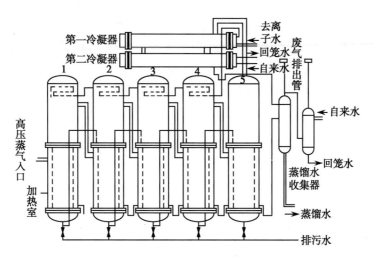

图 5-3　列管式多效蒸馏水器结构示意图

来生产蒸馏水。

　　气压式蒸馏水器具有多效蒸馏器的优点,利用离心泵将蒸气加压,提高了蒸气利用率,而且不需要冷却水,但使用过程中电能消耗过大。故本法适用于供应蒸气压力较低,工业用水比较短缺的厂家使用,虽然一次投资较多,但蒸馏水生产成本较低,经济效益较好。

　　为保证注射用水的质量,注射用水贮罐、输送管道及输送泵应定期清洗、消毒灭菌,并对清洗、灭菌效果进行验证。注射用水储存要求有:①储罐的通气口应当安装不脱落纤维的疏水性除菌滤器;②注射用水的制备、储存和分配应该能防止微生物的滋生和污染;③注射用水可以采用65℃以上保温循环、80℃以上保温或在4℃以下的状态存放,贮存周期不宜超过12小时。

四、灭菌注射用水生产技术

　　为注射用水依照注射剂生产工艺制备所得的水。生产技术参照注射用水的生产制备。

(喻　超)

复习思考题

　　1. 制药用水可以分为哪几类?分别有哪些用途?
　　2. 如何将多种方法组合用于注射用水的制备?

扫一扫
测一测

第六章

中药制粉技术

扫一扫
知重点

1. 粉体的含义、性质,粉体学在药剂中的应用。
2. 粉碎的含义、目的、基本原理;常用的粉碎方法与粉碎机械;粉碎过程的注意事项。
3. 筛析的含义、目的、影响因素;药筛的种类和规格;药物粉体的分级;常用的过筛机械。
4. 混合的含义、目的、方法、影响因素,常用混合机械。
5. 中药制粉车间环境要求、工艺过程的关键步骤及控制参数。

第一节 粉体学基础知识

一、粉体学的概念

粉体是指固体细微粒子的集合体。粒子是粉体运动的最小单位,包括粉末(粒径小于$100\mu m$)和颗粒(粒径大于$100\mu m$)。研究粉体及其构成集合体的细微粒子相关理化性质和应用的科学称粉体学。

由于粉体粒子细小,单位容积(或重量)物质表面积急剧增加,其一系列性质均发生变化,从而影响到药物生产中的粉碎、过筛、混合、结晶、沉降、过滤、干燥等工艺过程及各种剂型(如散剂、颗粒剂、片剂、混悬剂、软膏剂等)的成型与生产。此外,粉体的基本特性直接影响药物的稳定性、释放与疗效。

二、粉体的特性

粉体的理化特性很多,与药剂相关的有:大小与形态、比表面积、密度和孔隙率、流动性、润湿性等,其为制剂的处方设计、制备工艺、质量控制、包装等提供了重要的理论依据和技术方法。

(一)粉体大小与形态

粉体粒子的形状大部分不规则,粒径、形态的表示与测定分别有不同的方法。

1. 粒径的表示方法

(1) 几何学粒径:是指用显微镜看到的实际长度的粒子径,包括长径、短径、定方向径和外接圆径,如图6-1。

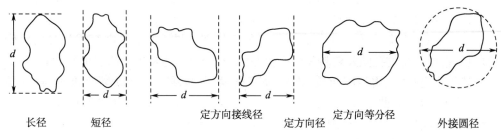

图 6-1 几何学粒径表示法

（2）有效粒径：用沉降法求得的粒子径，即以粒子具有球形粒子的同样沉降速度来求出，又称 Stokes 径或沉降粒径。

（3）比表面积粒径：用吸附法和透过法求得的粉体单位表面积的比面积，这种比表面积法是假定所有粒子都为球形求出的粒子径。

2. 粒径的测定方法

（1）筛选法：是采用不同大小筛孔的筛将粉体按粒度大小加以分开，从而计算出不同粒度分布的情况。粒度范围为上下筛的筛孔内径，粒径为上下筛筛孔内径的平均值。该方法是测定比较大的粒子（40μm 以上）最常用的方法。

（2）显微镜法：是采用显微镜直接测定粒径的方法。光学显微镜可测 0.5 ～ 500μm 的粒径，还可看见粒子的形状。

（3）沉降法：通过粒子在液体中沉降的速度测得的粒径。本法是根据 Stokes 公式计算，适用于 100μm 以下的粒径的测定，一般采用吸管法和天平法。

（4）小孔通过法：是将粒子分散在溶液中，其通过一两侧有电极的窄孔，引起光强度或导电发生改变，由仪器直接显示粒径和计数的方法，如图 6-2。

3. 粒子形态　粉体粒子形态极为复杂，且表面粗糙，难以表述。一般通过显微镜观察粉体形态并测定粒子 3 个轴的长，即长（l）、宽（b）、高（h），并用三者关系定量地表示其形态，如扁平度（$b/1$），延伸度（$1/b$）。

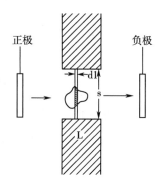

图 6-2 小孔通过法

（二）粉体的比表面积

比表面积是指单位重量的粉体所具有的总表面积。无孔实心球形微粒的比表面积可通过粉粒半径求得，而多孔粉粒的比表面积则需用较复杂的吸附法或透过法测定。比表面积大的粉粒通常表面粗糙且内部多孔隙。粉体的比表面积大小能够反映出药物的特性，如吸附能力、表面粗糙情况与空隙的多少等，因此测定粉体的比表面积是有意义的。

（三）粉体的密度和孔隙率

1. 粉体的密度　密度是指物质单位容积的质量。由于粉粒有很多孔隙，相同质量的粉体若其容积测定方式不同就会得到不同的密度。

（1）真密度：粉体的质量除以粉粒自身占有的容积即为真密度。计算容积时要减除粉粒自身的孔隙及粉粒间的空隙，一般用气体置换法求得。

（2）粒密度：粉体的质量除以粉粒本身和其内部孔隙占有的容积即为粒密度。计算容积时要减除粉粒间的空隙，通常用液体置换法求得。

（3）堆密度（松密度）：单位容积粉体的质量即为堆密度。计算容积时要包括粉粒自身、粉粒自身的孔隙及粉粒间的空隙在内的总容积，通常用量筒法量得。

某些药物有"轻质"和"重质"之分，如氧化镁、碳酸镁等，是指其堆密度不同。"轻质"是指堆密度小，即堆容积大、较蓬松。"重质"与之相反。"轻质""重质"之分是由于堆容积不同造成的，仅与堆密度有关而与真密度无关。

2. 孔隙率　系指粉粒内孔隙与粉粒间空隙所占容积与粉体总容积之比。同种物质其孔隙率大者即表示疏松多孔，堆密度小，为"轻质"粉末。

（四）粉体的流动性

粉体的流动性与粉粒间存在的相互作用力、粉粒大小、形态、粒度分布、表面摩擦力、含水量、带电等因素有关。粉体的流动性对颗粒剂、胶囊剂、片剂等制剂的重量差异和质量等的影响较大，是保证产品质量的重要环节。粉体的流动性一般以休止角或流速来表示。

1. 休止角　粉体自然流动，静止时形成的斜面与水平面的夹角称休止角。休止角的测定通常采用固定漏斗法、固定圆锥槽法、倾斜箱法和转动圆锥体法，如图6-3。测定时，可将粉体至于漏斗中，使流下并堆成圆锥形，设锥体高为 H，底部的半径为 R，则 $tg\alpha = H/R$，即 α 为休止角。

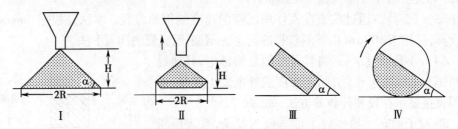

图6-3　测定休止角的4种基本方法

休止角小的粉体流动性好，如图6-4。一般认为，$\alpha \leqslant 30°$时，流动性很好；$\alpha \leqslant 45°$时，粉末具有疏松感，可满足生产流动性需要。

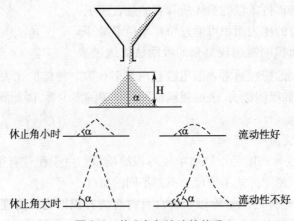

图6-4　休止角与流速的关系

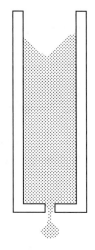

图 6-5 粉体流出速度的测定

2. 流速　单位时间粉体经一定孔径的孔或管中流出的粉量称流速,如图 6-5。流速大,则粉体流动性好。流速既是粉体粒度,又是其均匀度的函数。反复测定流速,其标准误差愈小,则其填充的重量差异愈小。

（五）粉体的润湿性

系指液滴在固体表面的黏附现象。常用接触角(θ)来评价粉体的润湿性,即液滴在固液接触边缘的切线与固体平面间的夹角。接触角小,粉体润湿性好;接触角 $\theta<90°$ 则易润湿,$\theta>90°$ 则不易润湿。

粉体的润湿性在制剂生产中有着十分重要的意义,如湿法制粒、片剂包衣、混悬液制备等都要求原辅料具有良好的润湿性。对颗粒剂、胶囊剂、片剂等固体制剂的崩解与药物溶出均具有重要意义。

三、粉体学在药剂中的应用

粉体所具有的性质对制剂的制备、释放、溶出和稳定性等均有显著影响,如固体剂型散剂、片剂中的混合、分剂量、填充、压片等操作工艺;液体剂型混悬液中细粉的稳定性;对外用膏剂、栓剂等的制备及药物的释放、溶出也有影响。

1. 对混合的影响　粉体堆密度、粉粒的大小、形态、比表面积等相差较大可使混合发生困难或使已混匀的粉体因震动分层,影响混合的均匀性。

2. 对分剂量、充填的影响　粉体的比表面积、堆密度、流动性对分剂量、充填的准确性有重要影响。采用适当的措施减小粉体的比表面积、增加粉体的堆密度和流动性可增加填充量、减少制剂重(装)量差异。

3. 对可压性的影响　粉体粉粒的形态、孔隙率、堆密度、粒度大小和比表面积对片剂等剂型的可压性有显著影响。表面凹凸不平的粉粒(或晶体),可相互嵌合,易压制成型。而孔隙率高、堆密度小的粉体,压制时孔隙中空气不易完全逸出,是产生松、裂片的主要原因。微粉化的药料所压制的片剂表面光滑。

4. 对片剂、丸剂崩解的影响　原料的孔隙率及润湿性对片剂、丸剂的崩解有直接影响。全浸膏片无药材粉末,孔隙率较小,一般需加崩解剂以促进崩解。

5. 对药物疗效的影响　药物的溶解度和溶出的速度是多数药物吸收和发挥作用的限速过程,尤其是难溶性药物。通过粉体化处理,可以使难溶性的药物粒径减小、比表面积增大,进而大大提高溶解性能,提高难溶性药物的吸收,有利于药效的发挥。

6. 对混悬型液体药剂的影响

（1）对口服混悬液的影响:减小药物的粒径可增加口服混悬液稳定性,避免或减少沉降、分层等。根据 Stokes 定律,微粒粒径减小 1/2,微粒沉降的速度则降至 1/4。

（2）对混悬型注射剂的影响:混悬型注射液要求有适宜的粒径,注射用混悬型注射剂的粒径≤15μm,且 15～20μm 不超过 10%;静脉注射用混悬型注射剂的粒径 2μm 以下≥99%,且粒径均匀,有良好的分散性。

（3）对混悬型滴眼剂的影响:混悬型滴眼液要求不得有超过 50μm 的颗粒,而且含有 15μm 以下的颗粒不得少于 90%,并且颗粒不得结块,易摇匀。

第二节　粉　碎

一、粉碎的含义及目的

（一）粉碎的含义

粉碎是指借机械力将大块固体物质碎成适宜程度粒子的操作过程。在药物制剂生产中,对于固体物料常需要粉碎成一定细度要求的粉末,以适应制备药剂及临床使用的需要。

（二）粉碎的目的

1. 利于药材有效成分的浸出。
2. 便于药剂的制备与调配。
3. 增加难溶性药物的溶出速度,利于吸收。
4. 利于新鲜药材的干燥与贮存。

二、粉碎的基本原理

固体药物的粉碎过程,一般是利用外加机械力,部分破坏物质分子间的内聚力(内聚力是指物质的同种分子间的吸引力,其内聚力的不同而显示出不同的硬度和性能),使药物的块粒减小,表面积增大,即将机械能转变成表面能的过程。

各种粉碎机械作用于被粉碎物质的外力,有下列几种类型:截切、挤压、研磨、撞击、劈裂、撕裂和锉削等。根据药物性质、粉碎程度不同选用不同类型作用外力的粉碎机械,才能得到预期的粉碎效果。

极性的晶形物质如生石膏、硼砂均具有相当的脆性,较易粉碎,常选用挤压、研磨作用力为主,粉碎时一般沿晶体结合面碎裂成小晶体。非极性晶体物质如樟脑、冰片等缺乏相当的脆性,当施加一定的机械力时,易产生变形而阻碍了它们的粉碎,在此情况下,通常可加入少量挥发性液体,当液体渗入固体分子间的裂隙时,由于能降低其分子间的内聚力,使晶体易从裂隙处分开。非晶形药物如树脂、树胶等具有一定的弹性,粉碎时一部分机械能用于引起弹性变形,最后变为热能,因此降低粉碎效率,一般采取降低温度来增加非晶形药物的脆性,使粉碎得以顺利进行。植物药材性质复杂,且含有一定量的水分(一般为 9% ~ 16%),具有韧性,粉碎困难。其所含水分越少,则药材越脆,越有利于粉碎,因此应在粉碎前根据其特性进行适当干燥。

一般以薄壁组织为主的药材,如花、叶与部分根茎易于粉碎。质地坚实的木质及角质结构的药材则不易粉碎。含黏性或油性较大的药材以及动物的筋骨、甲壳等都需适当处理后才能粉碎。药物经粉碎后表面积增加,引起表面能增加,而导致不稳定,已粉碎的粉末有重新结聚的倾向。当不同药物混合粉碎时,一种药物适度地掺入到另一种药物中间,使分子内聚力减小,粉末表面能降低而减少粉末的再结聚。黏性、油性与粉性药物混合粉碎,也能缓解其黏性和油性,有利于粉碎。因此,中药厂对于粗料药的粉碎,多用部分药料混合后再粉碎。

对于不溶于水的药物如朱砂、珍珠等可采用大量的水,使水分子渗入朱砂、珍珠内部降低分子内聚力,有利于粉碎,同时利用颗粒的重量不同,细粒悬浮于水中,而粗粒易于下沉,分离,得以继续粉碎。

粉碎过程中,为使机械能尽可能有效地用于粉碎过程,应将已达到要求细度的粉末随时分离移去,使粗粒有充分机会接受机械能,这种粉碎法称自由粉碎。反之,若细粉始终保持在粉碎系统中,不但能在粗粒中间起缓冲作用,而且消耗大量机械能(称缓冲粉碎),也产生了大量不需要的细粉末。故在粉碎操作中必须随时分离已达到细度的细粉末。如在粉碎机上装置筛子或利用空气将细粉吹出等,都是为了使自由粉碎得以顺利进行。

三、常用的粉碎方法

在制剂生产中应根据被粉碎物料的性质、产品粒度的要求、物料的多少等,结合生产条件而采用不同的方法粉碎。

(一) 干法粉碎

系指将药物适当干燥处理(一般温度不超过80℃),使药物中的水分降低到一定限度(一般应少于5%)再粉碎的方法。由于含有一定量水分的中药材具有韧性,难以粉碎,因此在粉碎前应依其特性加以适当干燥,容易吸潮的药物应避免在空气中吸潮,容易风化的药物应避免在干燥空气中失水。除特殊中药外,一般药物均采用干法粉碎。

1. 单独粉碎 系将一味药物单独进行粉碎。须单独粉碎的药物:

(1) 贵重中药:如牛黄、羚羊角、西洋参、麝香等,主要目的是避免损失。

(2) 毒性或刺激性强的中药:如红粉、轻粉、蟾酥、斑蝥等,主要目的是避免损失,便于劳动保护和避免对其他药品的污染。

(3) 氧化或还原性强的中药:如雄黄、火硝、硫黄等,主要目的是避免混合粉碎发生爆炸。

(4) 质地坚硬的中药:如磁石、代赭石等,不便与其他药物混合粉碎。

2. 混合粉碎 系将处方中性质和硬度相似的药物混合在一起粉碎的操作方法。该方法既可避免一些黏性药物单独粉碎的困难,又可使粉碎与混合操作结合进行。复方制剂中多数药材采用此法粉碎。特殊的混合粉碎方法包括:

(1) 串料法:粉碎时先将处方中其他药材粉碎成粗粉,再将含有大量糖分、树脂、树胶、黏液质的药材陆续掺入,逐步粉碎成所需粒度的粉碎方法。需要进行串料粉碎的中药材有熟地黄、枸杞、大枣、桂圆肉、山萸肉、黄精、玉竹、天冬、麦冬等。

(2) 串油法:粉碎时先将处方中其他药料粉碎为粗粉,再将含有大量油脂性成分的药材陆续掺入,逐步粉碎成所需粒度,或将油脂类药材研成糊状再与其他药物粗粉混合粉碎成所需粒度的粉碎方法。需要进行串油粉碎的中药材主要是种子类药物如桃仁、柏子仁、酸枣仁、紫苏子、核桃仁等。

(3) 蒸罐法:粉碎时先将处方中其他中药粉碎成粗粉,再将用适当方法蒸制过的动物类或其他中药陆续掺入,经干燥,再逐步粉碎成所需粒度的粉碎方法。需要进行蒸罐粉碎的中药主要是动物的皮、肉、筋、骨及部分需蒸制的植物药,如制何首乌、酒黄芩、熟地黄、酒黄精、红参等。

（二）湿法粉碎

系指在药料中加入适量水或其他液体进行研磨粉碎的方法。通常选用液体是以药料遇湿不膨胀,两者不起变化,不妨碍药效为原则。其目的是使药料借液相分子渗入颗粒裂隙,减少分子间引力而利于粉碎,同时对于某些刺激性较强或有毒药物,可避免粉尘飞扬。根据粉碎时加入的液体的情况分为"水飞法"和"加液研磨法"。

1. 水飞法 是利用粗细粉末在水中悬浮性不同,将不溶于水的药物反复研磨制备成所需粒度粉末的粉碎方法。操作方法为:将药物粉碎成粗颗粒,放入研钵或球磨机等研磨机械中,加适量水后研磨。研磨过程中粉碎成细粉的药物漂浮在水面上或悬浮在水中,倾出混悬液,余下的粗粉再加水研磨,如此反复,直至全部粉碎为细粉,合并混悬液,放置沉降或过滤即可得到湿粉,干燥,过筛,即得极细粉。"水飞法"过去是采用手工操作,费工费力,生产效率很低。现在多用球磨机代替,既保证药粉细度,又提高了生产效率,但需持续转动 60～80 小时,才能得到极细粉。中药中的矿物类药、贝壳类药如朱砂、滑石、珍珠、炉甘石等可用水飞法制得极细粉,但可溶性的矿物药如硼砂、芒硝等则不能采用水飞法。

2. 加液研磨法 是在要粉碎的药物中加入少量液体后研磨至所需粒度的粉碎方法。碎粉冰片、樟脑、薄荷脑时通常加入少量的乙醇或水,用乳棒(锤)以较轻力研磨使药物被粉碎;粉碎麝香时常加入少量水,俗称"打潮",尤其到剩下麝香渣时,"打潮"研磨更易粉碎,也属"加液研磨法"。传统经验研磨冰片和麝香的原则是"轻研冰片,重研麝香"。

（三）低温粉碎

将物料冷却后或在低温条件下进行粉碎的方法,称为低温粉碎。低温时物料脆性增加,韧性与延伸性降低易于粉碎,是一种粉碎的新方法。其特点是:①适用于在常温下粉碎困难的物料,软化点低、熔点低及热可塑性物料,如树脂、树胶、干浸膏等,都可采用低温粉碎;②含水、含油较少,但富含糖分,具一定黏性的药物也能低温粉碎;③可获得更细的粉末;④能保留物料中的香气及挥发性成分。

低温粉碎一般有下列 4 种方法:①物料先行冷却或在低温条件下,迅速通过高速撞击式粉碎机粉碎,物料在粉碎机内停留的时间短暂;②粉碎机壳通入低温冷却水,在循环冷却下进行粉碎;③将物料与干冰或液化氮气混合后粉碎;④组合应用上述冷却方法进行粉碎。

四、药物粉体的分级

将药物粉碎成一定粒度的粉末,以适应医疗和药剂生产需要。《中国药典》2015 年版四部采用不同规格的九号筛网,将药物粉体分为 6 级,药物粉体的分级如下:

最粗粉　指能全部通过一号筛,但混有能通过三号筛不超过 20% 的粉末。

粗　粉　指能全部通过二号筛,但混有能通过四号筛不超过 40% 的粉末。

中　粉　指能全部通过四号筛,但混有能通过五号筛不超过 60% 的粉末。

细　粉　指能全部通过五号筛,并含能通过六号筛不少于95%的粉末。

最细粉　指能全部通过六号筛,并含能通过七号筛不少于95%的粉末。

极细粉　指能全部通过八号筛,并含能通过九号筛不少于95%的粉末。

五、中药超细粉体

中药超细粉体又称微粉中药或细胞级微粉中药,是经细胞级微粉碎作业所获得的中药微粉,是能保持中药固有药效学物质基础的、粒度为微米级的新型中药。其粒径一般在0.1~75μm之间。

中药的主要有效成分通常分布与细胞内与细胞间质,且以细胞内为主,若细胞破壁,则有利于中药提高药材细粉的比表面积,促进有效成分的扩散吸收,尤其对被动转移的药物以及难溶性药物具有重要意义。中药超细粉体最大的优势是大大提高了药物的吸收和生物利用度、缩短药物起效时间,同时也为剂型改变创造了条件,因此将中药超细粉体应用于中药制药业有着深远的意义。

中药超细粉体制备的关键是粉碎的方法、设备以及粉碎后的粉体分级。对中药超细粉体不仅要求粉体极细,而且粒径分布要窄。

六、粉碎注意事项

1. 粉碎后应保持药物的组成和药理作用不变。
2. 粉碎时应根据药物性质、剂型、应用等选择适当的粉碎方法与设备。
3. 粉碎过程中应及时过筛,以免部分药物过度粉碎,而且也可提高粉碎效率。
4. 药材必须全部粉碎应用,较难粉碎部分(叶脉、纤维等),不应随意丢弃。
5. 粉碎过程中应注意粉碎设备的正确使用和保养。
6. 粉碎过程中应注意安全防护,尤其是粉碎毒性、刺激性药物。

七、常用的粉碎机械

(一)柴田式粉碎机

在各类粉碎机中它的粉碎能力最大,是中药厂普遍应用的粉碎机。本机由机壳、打板和装在动力轴上的甩盘、挡板、风扇及分离器等部件组成,如图6-6。粉碎机主要靠6块打板的碰撞作用工作。

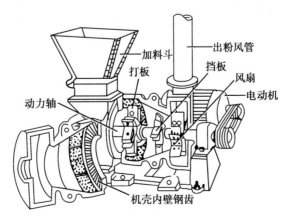

图6-6　柴田式粉碎机示意图

柴田式粉碎机构造简单,使用方便,粉碎能力强,广泛适用于黏软性、纤维性及坚硬中药的粉碎,但对油性过多的中药不适用。

(二) 万能粉碎机

万能粉碎机是一种应用较广泛的粉碎机。主要由两个带齿的圆盘(分别为定子和转子)及环形筛组成,如图 6-7。定子和转子均为带钢齿的圆盘,钢齿在圆盘上相互交错排列。工作时,转子高速旋转,药物在钢齿间受到撞击、研磨和撕裂等作用而被粉碎。

本机结构简洁、坚固,运转平稳,粉碎物料快速、均匀,效果良好。可用于粉碎各种干燥的非组织性药物,根、茎、皮类等中药,结晶性药物及干浸膏等,但不适于粉碎腐蚀性、剧毒及贵重药物。由于粉碎过程容易产生热量,故也不适于粉碎含大量挥发性成分、黏性强或软化点低且遇热发黏的药物。

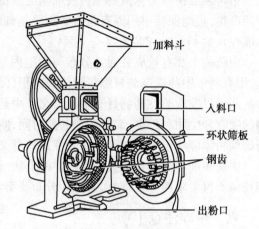

加料斗
入料口
环状筛板
钢齿
出粉口

图 6-7 万能粉碎机示意图

(三) 球磨机

球磨机主要由圆筒体、端盖、轴承和传动机构等组成,如图 6-8。圆筒体是由不锈钢、生铁或陶瓷制成,内装一定数量和大小的圆形钢球或瓷球,圆筒体的轴固定在轴承上。操作时将药物装入筒体内密盖后,由电动带动旋转,在一定速度下转动,转速应控制在使其中圆球获得一定的高度,然后呈抛物线落下,药物因圆球起落而产生的撞击作用和圆球与筒壁及球与球之间的研磨作用而被粉碎。若转速过快,圆球受离心力的作用以致超过圆球的重力,圆球沿筒壁旋转而不落下,不能粉碎药物;若转速过慢,圆球不能达到一定高度即沿筒壁滚下,此时发生摩擦作用,粉碎效果较差,如图 6-9。

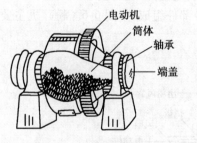

电动机
筒体
轴承
端盖

图 6-8 球磨机示意图

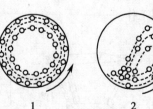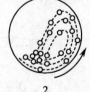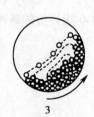

1   2   3

图 6-9 球磨机在不同转速下,圆球转动情况

球磨机是一种常用的细碎设备,其优点是结构简单,运行可靠,无须特别管理,且密闭操作,因而操作粉尘少,劳动条件好,并容易达到无菌要求。其不足之处是体积庞大,运行时有强烈的振动和噪声,能耗大,工作效率低。球磨机适用于结晶性或脆性药物、树胶、树脂及非组织性中药的粉碎。由于球磨机可密闭操作,常用于毒剧性、刺激性、强吸湿性、易氧化性或贵重药物的粉碎。

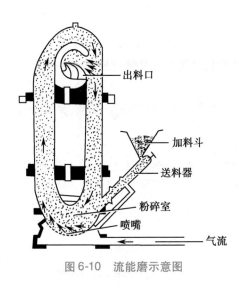

图 6-10　流能磨示意图

出料口

加料斗

送料器

粉碎室

喷嘴

气流

（四）流能磨

流能磨又称气流式粉碎机，是利用高速弹性流体（空气、蒸气或惰性气体）使药物的颗粒之间以及颗粒与室壁之间碰撞而产生强烈的粉碎作用，如图 6-10。粉碎的动力是高速气流形成的碰撞与剪切作用。

采用流能磨粉碎过程中，由于气流在粉碎室中膨胀时的冷却效应，被粉碎物料的温度不升高，因此本法适用于抗生素、酶、低熔点或其他对热敏感的药物的粉碎。而且在粉碎的同时就进行分级，所以可得到 5μm 以下均匀的粉体。操作时应注意加料速度一致，以免堵塞喷嘴。

第三节　筛　析

一、筛析的含义及目的

（一）筛析的含义

筛析是固体粉末的分离技术。筛即过筛，系指粉碎后药料粉末通过网孔性的工具，使粗粉与细粉分离的操作；析即离析，系指粉碎后的药料粉末借助空气或液体（水）流动或旋转的力，使粗粉（重）与细粉（轻）分离的操作。

（二）筛析的目的

筛析是制剂生产的主要单元操作之一。筛析的目的主要有：①根据医疗和制剂制备要求，以分离得到细度适宜的物料；②不但能将粉碎好的颗粒或粉末按粒度大小加以分等，而且也能起混合作用，以保证组成的均一性；③及时将符合细度要求的粉末筛出，可以避免过度粉碎和减少能量消耗，提高粉碎效率。

二、药筛

（一）药筛的种类

药筛是指按《中国药典》规定，全国统一用于制剂生产的筛，或称标准药筛。在实际生产中，也常使用工业用筛，这类筛的选用，应与药筛标准相近，且不影响制剂质量。药筛按照制作的方法和所采用的材料分为冲眼筛、编织筛。

1. 冲眼筛　系在金属板上冲压出圆形或多角形的筛孔，筛孔牢固，孔径不易变动，常用于高速粉碎过筛联动的机械上及丸剂、颗粒剂生产中分档。

2. 编织筛　通常是采用不锈钢丝、尼龙丝、镀锌的铁丝、钢丝等按一定的孔径大小经编织而成的，具有制作容易，规格齐全，应用面广的优点，但编织筛的孔径在使用不当或使用较长时间后容易因筛线的移动而使其大小发生变化，影响过筛的效果。

（二）药筛的规格

《中国药典》2015 年版一部所用的药筛,选用国家标准的 R40/3 系列,共划分了 9 种筛号,一号筛的孔径最大,依次减小,九号筛的孔径最小。具体规定见表6-1。

知识链接

目

目前制药工业上,习惯以目数来表示筛号及粉末的粗细。目以每英寸(2.54cm)长度有多少孔来表示。如 100 目筛即指每英寸上有 100 个孔,能通过 100 目筛的粉末称为 100 目粉末。目数越大,粉末越细。

表6-1　《中国药典》筛号、筛孔内径、工业筛目对照表

筛号	筛孔内径(μm)	筛目(孔/2.54cm)
一号筛	2000±70	10 目
二号筛	850±29	24 目
三号筛	355±13	50 目
四号筛	250±9.9	65 目
五号筛	180±7.6	80 目
六号筛	150±6.6	100 目
七号筛	125±5.8	120 目
八号筛	90±4.6	150 目
九号筛	75±4.1	200 目

三、影响过筛的因素及提高过筛效率的方法

（一）影响过筛的因素

1. 粉体的性质　它是决定过筛效率的主要因素,只有微粒松散、流动性好才易过筛。粉体黏性大、易结块,会影响过筛效率。含水量较高时可通过干燥解决,含油脂的物料可冷却后过筛,油脂含量多时应脱脂后再过筛。粉粒表面粗糙,摩擦产生静电,易吸附在筛网上堵塞筛孔,应接导线入地解决。

2. 振动与筛网运动速度　粉体在存放过程中,由于表面能趋于降低,易形成粉块,因此过筛时需要不断地振动,才能提高效率。振动时微粒有滑动、滚动和跳动,其中跳动属于纵向运动最为有利。粉末在筛网上的运动速度不宜太快,也不宜太慢,否则也影响过筛效率。

3. 载荷　粉体在筛网上的量应适宜,量太多或层太厚不利于接触界面的更新,粉粒间距不能拉开,易结块;量太小或层太薄,不利于充分发挥过筛效率。故载荷应适宜。

4. 过筛的设备　设备的类型及构造、筛孔形状,也影响过筛效率,应合理选用并注意防止粉尘飞扬,工作场所通风良好。

（二）提高过筛效率的方法

1. 粉末应干燥。

2. 不断振动。

3. 适当控制进料量与物料经过筛面的速度。

4. 防止粉尘飞扬。

5. 大量生产时粉碎、过筛采用联动化。

四、常用过筛机械

(一) 手摇筛

又称套筛,筛网常用不锈钢丝、铜丝、尼龙丝等编织而成,边框为圆形或长方形的金属框。通常按筛号大小依次套叠,自上而下筛号依次增大,底层的最细筛套于接收器上。使用时将适宜号数的药筛套于接收器上,加入药粉,盖好上盖,用手摇过筛即可。手摇筛适用于小批量粉末的筛分,用于毒性、刺激性或质轻药粉的筛分,可避免粉尘飞扬。

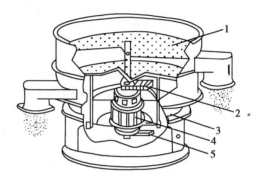

图 6-11　圆形振动筛粉机示意图
1. 筛面　2. 上部重锤　3. 弹簧　4. 电动机　5. 下部重锤

(二) 圆形振动筛粉机

主要由筛面、电动机、重锤、弹簧等组成,如图6-11。电动机通轴的上下分别设有不平衡重锤,轴上部穿过筛面并与其相连,筛框以弹簧支撑于底座上。工作时,上部重锤使筛面产生水平圆周运动,下部重锤使筛面产生垂直运动,由此形成筛面的三维振动。当物料加至筛网中心部位后,将以一定的曲线轨迹向器壁运动,其中的细颗粒通过筛网由下部出料口排出,而粗颗粒则由上部出料口排出。

圆形振动筛粉机具有占地面积小、重量轻、维修费用低、分离效率高、可连续操作、生产能力大等优点,适合于大批量物料的筛分。

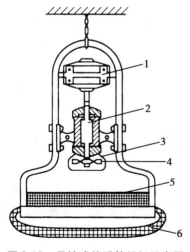

图 6-12　悬挂式偏重筛粉机示意图
1. 电动机　2. 主轴　3. 保护罩
4. 偏重轮　5. 筛网　6. 接收器

(三) 悬挂式偏重筛粉机

主要由电动机、偏重轮、筛网和接收器组成,如图6-12。筛粉机悬挂于弓形铁架上,工作时,电动机带动主轴和偏重轮高速旋转,由于偏重轮两侧重量的不平衡而产生振动,从而使物料中的细粉快速通过筛网而落于接收器内,粗粉则留在筛网上。

悬挂式偏重筛粉机可密闭操作,因而可有效防止粉尘飞扬。采用不同规格的筛网可适应不同的筛分要求。此外,悬挂式偏重筛粉机还具有结构简单、体积小、造价低、效率高等优点。

(四) 电磁簸动筛粉机

主要由接触器、电磁铁、衔铁、筛网和弹簧等部件或元件组成,如图6-13。

在筛框的一边装有弹簧,另一边装有衔铁,当

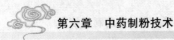
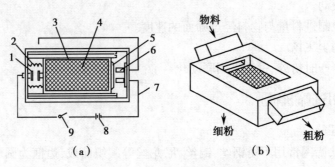

图 6-13 电磁簸动筛粉机示意图

1. 接触器 2. 弹簧 3. 筛框 4. 筛网 5. 衔铁 6. 电磁铁
7. 电路 8. 电源 9. 开关

弹簧将筛拉紧时,接触器相互接触使电路接通,此时电磁铁产生磁性并吸引衔铁,使筛向磁铁方向移动。当接触器被拉脱时,电路断开,此时电磁铁失去磁性,筛又重新被弹簧拉回。此后,接触器又重新接触而引起第二次的电磁吸引,如此往复,产生簸动作用。

电磁簸动筛粉机的振动频率较高,振幅较小,因此有较强的振荡作用。适用于黏性较强的药物如含油或树脂药粉的筛分,且筛分效率较高。

第四节 混 合

一、混合的含义及目的

混合是指将 2 种或 2 种以上固体粒子相互均匀分散的过程或操作。

混合的目的是使药物各组分在制剂中的含量均匀一致,以保证药物剂量准确,临床用药安全。混合以细微粉体为主要对象,混匀时需要外加机械作用才能进行。固体粒子形状、粒径、密度等各不相同,各成分间在混合的同时伴随着分离现象,这给混合操作带来一定难度。在丸剂、片剂、颗粒剂、散剂、胶囊等制剂的工艺中,固体粉粒之间的混合是重要而又基本的工序之一,混合结果直接关系到制剂外观及内在质量。合理混合操作是保证制剂产品质量的重要措施之一。

二、混合方法

1. 搅拌混合 少量药物制备时,可以反复搅拌使之混合。药物量大时用该法不易混匀,生产中常用搅拌混合机,经过一定时间混合,可使之均匀。

2. 研磨混合 系将各组分药粉置乳钵中共同研磨的混合操作,此法适用于小量尤其是结晶性药物的混合,不适宜于具吸湿性和爆炸性成分的混合。

3. 过筛混合 系将各组分药粉先初步混合在一起,再通过过筛的方法使之混匀,对于密度相差悬殊的组分来说,由于较细较重的粉末先通过筛网,故在过筛后仍须加以适当的搅拌混合方能混匀。

三、影响混合的因素

1. 组分药物比例量 组分药物比例量相差悬殊时,不易混合均匀,这种情况可采用"等量递加法"混合。其方法是:取量小的组分与等量的量大组分同置混合器械中混匀,再加入与此混合物等量的量大的组分稀释均匀,如此倍量增加至加完全部量大的组分为止,混匀、过筛。

2. 组分药物的密度　组分药物密度相差悬殊时,较难混匀。一般将密度小(质轻)者先放入混合容器中,再放入密度大(质重)者,选择适宜的混合时间,并且应注意混合操作中的检测。

3. 组分药物的色泽　组分药物的色泽相差悬殊时,易影响混合的均匀性,这种情况可采用"打底套色法"来解决。其操作方法是:将量少的、色深的组分先放入混合器械中作为基础,即"打底",然后将量多的、色浅的组分逐渐分次加入混合器械中进行混合,即"套色"。

4. 组分药物的粉体性质　组分药物粒子的形态、粒度分布、含水量、黏附性等均会影响混合的均匀性。

四、常用混合机械

(一)槽形混合机

主要由混合槽、搅拌桨、机架和驱动装置等组成,如图6-14。通过机械转动,使S形搅拌桨旋转,推动物料往复翻动,均匀混合。

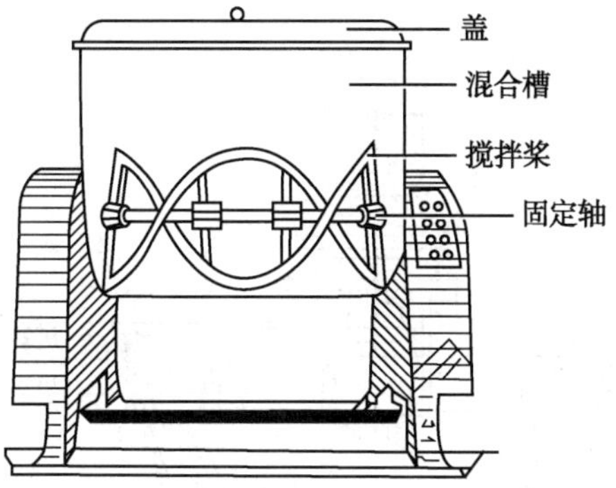

图6-14　槽形混合机示意图

槽形混合机搅拌效率较低,混合时间较长,但操作简便,易于维修,目前仍得到广泛应用。除适用于各种药粉的混合外,还可用于颗粒剂、片剂、丸剂等制软材工序。

(二)混合筒

混合筒是由一定几何形状(如V型、立方型、圆柱形、双锥形等)的筒构成,一般装在水平轴上并有支架,由传动装置带动绕轴旋转,如图6-15。其中以V型混合筒混合效率较高,因其在旋转时,装在筒内的物料随着混合筒转动,V型结构可使物料反复分离、合一,用较短时间可混合均匀,如图6-16。适用于密度相近的干燥粉末或颗粒的混合。

(三)双螺旋锥形混合机

主要由锥体、螺旋杆和传动装置等组成,如图6-17。混合时,双螺旋的快速自转将物料向上提升,形成两股对称的沿臂上升的螺旋柱状物料流,同时转臂带动螺旋慢速公转,使螺柱体外的物料不同程度地进入螺柱,以使锥体内的物料不断地混掺错位,被

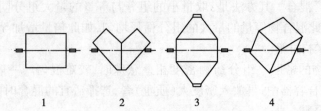

图 6-15　各种形式混合筒示意图
1. 圆柱型　2. V 型　3. 双锥型　4. 立方型

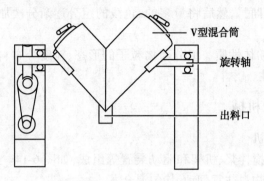

图 6-16　V 型混合筒示意图

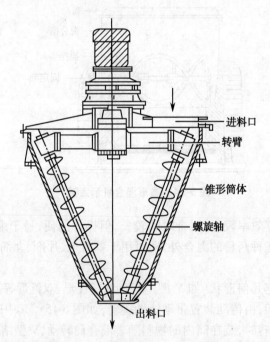

图 6-17　双螺旋锥形混合机示意图

提升到上部的两股物料流再向中凹穴汇合,形成一股向下的物料流,形成对流循环的三重混合效果,使物料能在短时间内达到混合均匀的目的。

双螺旋锥形混合机可密闭操作,并且具有混合效率高,维修、清洁方便等优点。适用于干燥、润湿、黏性物料的混合。

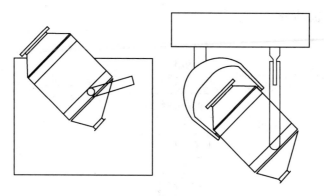

图 6-18　三维运动混合机示意图

（四）三维运动混合机

主要由混合筒、传动系统、控制系统、多向运行机构和基座等组成,如图 6-18。混合容器为两端呈锥形的圆筒,在混合时,混合筒在三维空间多方向运动,周而复始平移、转动和翻滚,使筒中物料交叉流动与扩散,混合无死角,混合均匀度高。

三维运动混合机具有装料系数大、混合均匀度高、混合速度快等优点。适用于干燥粉末或颗粒的混合。

第五节　中药制粉

一、制粉车间环境要求

1. 根据《药品生产质量管理规范》(2010 年修订)及其附录的规定,粉碎、过筛、混合等产尘操作间应保持相对负压或采取专门的措施,防止粉尘扩散、避免交叉污染并便于清洁。

2. 中药饮片经粉碎、过筛后需进行提取操作的,其粉碎、过筛可在一般操作区中进行;经粉碎、过筛、混合后直接入药,其操作环境应当与其制剂配制操作区的洁净度级别相适应。

3. 粉碎、过筛、混合操作间的温湿度要求:温度 18 ~ 26℃,相对湿度 45% ~ 65%。

二、工艺过程的关键步骤及控制参数

中药制粉的关键步骤及控制参数见表6-2。

表 6-2　中药制粉的关键步骤及控制参数

工序	关键步骤	控制参数
粉碎	药材的含水量;筛网的目数	水分、粒度
过筛	筛网的目数;粉体一次加入量;振动的频率	粒度
混合	粉体加方法;混合速度;混合时间	混合均匀度

三、工艺流程图

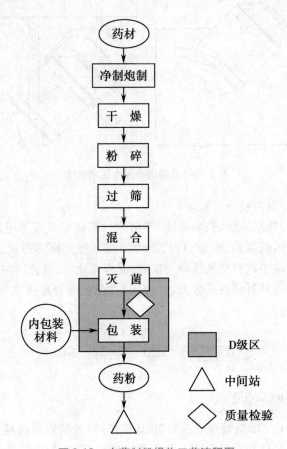

图 6-19 中药制粉操作工艺流程图

四、典型生产实例

项目名称 六味地黄丸处方饮片的粉碎、过筛与混合

【目的】

1. 建立中药制粉的生产情景。

2. 将六味地黄丸处方饮片粉碎成细粉。

3. 学会使用粉碎设备,掌握干法粉碎操作步骤及操作要点。

4. 学会使用筛析、混合设备,掌握筛析、混合操作步骤及操作要点。

【任务】 将六味地黄丸处方饮片粉碎成细粉。

六味地黄丸处方所含饮片:熟地黄、山茱萸(制)、牡丹皮、山药、茯苓、泽泻。

【操作步骤】

1. 生产前准备

(1)接受生产任务。

(2)领料:领取生产的物料,办理物料交接手续,并签字记录。

(3)注意严格执行各项目《岗位标准操作规程》《仪器使用、维护保养及检修标准操作规程》。

2. 粉碎

（1）核对品名、批号（编号）、数量及质量。

（2）将每件净药材分批倒在工作台上，混合均匀后，再进行粉碎。

（3）开动机器,运转正常后将药材均匀送入粉碎机中进行粉碎。

（4）粉碎细度要求：按工艺规程要求执行。

（5）粉碎后的药粉装入洁净容器、称量、密闭,贴上物料签,入净药材库。

（6）物料平衡率计算。

（7）及时填写生产记录,批生产记录整理交车间工艺员。

3. 过筛

（1）操作人员按批生产指令到中间站领取物料,认真核对品名、批号（编号）、数量及质量。

（2）开机空转试机应无异常响声,方可加料,加料前要套扎好装料绸布袋,加料要均匀,如有异常声响应立即停机检查。

（3）按工艺规程的要求进行过筛。

（4）筛好的药粉装入密闭塑料袋或其他可密封的容器内,贴上物料签,送入暂存间,待灭菌用。

（5）物料平衡率计算。

（6）及时填写生产记录,批生产记录整理交车间工艺员。

4. 混合

（1）操作人员按批生产指令到中间站领取物料,认真核对品名、批号（编号）、数量及质量。

（2）将物料倒入混合机中,混合均匀。

（3）将混合好的药粉装在衬有洁净塑料袋的周转桶内密封,口扎紧,桶盖盖严,贴上物料签,送入中间站。

（4）物料平衡率计算。

（5）及时填写生产记录,批生产记录整理交车间工艺员。

【实训报告】 认真书写实训报告,内容包括项目名称、起止时间、目的、设施、设备、器具、材料、操作步骤、结果、操作过程出现的问题及解决方案等。

（陈玲玲）

复习思考题

1. 粉碎的含义、基本原理和原则是什么？

2. 常用的粉碎方法有哪些？

3. 水飞法与加液研磨法有何不同？

4. 筛析的目的是什么？操作中的注意事项有哪些？

5. 标准药筛、粉末分等的含义是什么？

6. 影响混合的因素和常用的混合方法有哪些？

扫一扫
测一测

第七章

中药提取、分离与精制

 学习要点

1. 常用提取方法与设备;常用精制方法。
2. 浸提原理及影响因素;固体与液体分离的常用方法、基本原理与选用。
3. 药材成分与疗效之间的关系;常用浸提溶媒及浸提辅助剂的种类和特点。

第一节 中药提取

一、提取的含义及目的

提取又称浸提,系指用适宜的溶剂和方法从药材中提取有效成分的操作过程,又称浸出。用于浸提的溶剂称浸提溶剂或浸提溶媒,用浸提法制得的制剂称浸提制剂。

中药提取是中药制剂中最重要、最基本的操作之一。中药提取有着久远的历史,如至今还在应用的汤剂和酒剂。但大多数传统中药剂型如丸、散、膏、丹等是由中药饮片不经提取而制成,其服用剂量大、起效慢、生物利用度低、微生物限度易超标等弊端十分突出。为了提高中药疗效,拓宽给药途径,采用适宜手段与技术提取中药材中的有效成分制备成浸膏,以作为制备颗粒剂、片剂、注射剂、气雾剂、滴丸剂、膜剂等现代剂型的原料,既可减少服用剂量,又可满足现代中药的质量要求。通过浸提这一基础操作,以尽可能多地提取出药材内有效成分,除去其中的无效成分,从而达到提高疗效、促进吸收、减少用量、方便服用等目的,是中药工业与剂型现代化的重要内容之一。《中国药典》2005 版一部收载植物油脂与提取物共 31 种,《中国药典》2010 版一部收载植物油脂与提取物共 47 种,《中国药典》2015 版一部收载植物油脂与提取物共 48 种。

中药材的来源以天然的植物、动物和矿物为主,并包括部分人工合成品(如轻粉、丹药)和生物合成品(如神曲)。本章所述主要是植物性药材。它所含的化学成分十分复杂。为了制备制剂的需要,通常按照药理作用和组成性质将它们分为药效物质与杂质。其中药效物质包括有效成分和辅助成分,杂质包括无效成分和组织成分。

（一）有效成分

有效成分是指中药中起主要药效的物质,如生物碱、苷类、挥发油、有机酸等。在一种中药中有效成分可能是一个,也可能是数个,而一种有效成分又有多方面的药理作用,其作用机制十分复杂。有效成分通常是指化学上的单体化合物。如果经过纯度检查得到一个混合物,虽然在药理和临床上能够代表或部分代表原药材的疗效,则应称为"有效部位"。浸提药剂中的总生物碱、总黄酮、总苷、总挥发油等均属于"有效部位"。"有效部位"是指从单一植物、动物、矿物等物质中提取的一类或数类成分组成,一般应占总提取物的50%以上。"有效部位"不仅提取工艺简单,而且有利于发挥药材的综合疗效,符合中医用药特点。

（二）辅助成分

辅助成分是指本身没有特殊疗效,但能增强或缓和有效成分的作用,或有利于有效成分的浸出,或能增强制剂稳定性的物质。如洋地黄中的皂苷可帮助洋地黄毒苷溶解并促进其吸收。大黄中所含的鞣质能缓和大黄的泻下作用,大黄流浸膏比单独服用大黄蒽醌苷泻下作用缓和,副作用小。葛根淀粉可使麻黄碱游离,增加其溶解度。

（三）无效成分

无效成分系指无生物活性,不起药效的物质,有的甚至会影响浸出效能、制剂的稳定性、外观和药效等。例如蛋白质、鞣质、脂肪、树脂、糖类、淀粉、黏液质、果胶等。

（四）组织物质

组织物质系指一些构成药材细胞或其他不溶性物质,如纤维素、栓皮、石细胞等。

随着自然科学的发展,"有效成分"和"无效成分"的概念是相对的,应该根据医疗的需要和实际药效酌定。例如,鞣质在收敛固涩药五倍子和没食子中被认为是有效成分,在清热泻下药大黄中被认为是辅助成分,而在多数药材中则是无效成分。多糖通常为无效成分,而猪苓多糖对某些肿瘤有抑制作用,则为有效成分。

还需注意的是,根据中医药理论,采用复方治病是中医药一大特色。因此,绝大多数中药制剂是复方,处方中药的组成少则几味,多则十几味,有的甚至数十味,成分构成极其复杂。中药复方的临床疗效往往体现在复方配伍的综合作用和整体效应上。故在拟订提取工艺时,应根据临床治疗的需要、处方中各组成药物的性质、拟制备的剂型,并结合生产设备条件、经济技术的合理性等,选择和确定最佳提取工艺,尽可能浸提出有效成分或有效部位,最低限度地浸出无效甚至有害的组分。在提取操作时,要严格执行工艺规程,不得随意更改其规定的提取方法和条件,以免影响制剂质量。

二、常用提取溶媒

（一）水

水是常用提取溶剂之一。经济易得,极性大,溶解范围广,可与乙醇、甘油及其他极性强的溶剂混合。药材中的生物碱盐、苷类、苦味质、有机酸盐、鞣质、蛋白质、糖、树胶、色素、多糖类(果胶、黏液质、菊糖、淀粉等),以及酶和少量的挥发油都能被水浸出。其缺点是浸出范围广,选择性差,容易浸出大量无效成分,给制剂带来困难,如难以过滤、制剂色泽不佳、易于霉变、不易储存等。而且也能引起一些有效成分(如某些苷类)的水解或促进某些化学变化。按《中国药典》规定,用做提取溶剂的水系指制药用水,根据制剂工艺的要求可选用饮用水或纯化水。

（二）乙醇

乙醇属于半极性溶剂,溶解性能介于极性与非极性溶剂之间。可溶解水溶性的某些成分,如生物碱及其盐类、苷类、糖等,也能溶解树脂、挥发油、内酯、芳烃类化合物等非极性溶剂所能溶解的一些成分。乙醇能与水以任意比例混溶。90%以上的乙醇适于浸取挥发油、树脂、叶绿素等;50%~70%的乙醇适于浸取生物碱、苷类等;50%以下的乙醇适于浸取苦味质、蒽醌苷类化合物等。当乙醇含量达到40%时,能延缓许多药物成分如酯类、苷类等的水解,增加制剂稳定性;当乙醇含量达20%以上时具有防腐作用。

乙醇与水比较,乙醇的比热小、沸点低、气化潜热小,故在浸提液的蒸发浓缩等工艺过程中耗用的热量较水少。但乙醇具挥发性、易燃烧,在生产中应注意安全防护。此外,乙醇还具有一定的药理作用,价格较贵,故使用时乙醇的浓度以能浸出有效成分、满足制备要求为度,不宜过多使用,且须回收。

（三）酒

通常选用饮用酒中的黄酒和白酒。黄酒含16%~20%(ml/ml)乙醇及糖类、酸类、酯类、矿物质等成分。白酒则含有50%~70%(ml/ml)乙醇以及少量酸类、酯类、醛类等成分,为无色澄明液体,气味为特异醇香而有较强的刺激性。醛类、酯类、杂醇油等对某些药物和制剂的稳定性有影响,应用时应注意。酒能溶解和浸提药材的多种成分,是良好的浸提溶剂。酒的性味甘辛大热,有通血脉、行药势、散风寒、矫味矫臭的作用,还可增强某些药剂的治疗效果。故祛风活血、止痛散瘀、治疗风寒湿痹的药剂多用酒作浸提溶剂,但小儿、孕妇、心脏病及高血压患者不宜服用。

（四）乙醚

乙醚是一种非极性溶剂,微溶于水(1:12),可与乙醇及其他有机溶剂任意混溶。其溶解选择性很强,可溶解树脂、游离生物碱、脂肪、挥发油和某些苷类。大部分溶解于水的有效成分在乙醚中不溶解。乙醚有较强的药理作用,极易燃烧,价格较贵,一般仅用于有效成分的提纯精制。

（五）三氯甲烷

三氯甲烷是一种非极性溶剂,微溶于水,与乙醇、乙醚都能任意混溶。能溶解生物碱、苷类、挥发油、树脂等,不能溶解蛋白质、鞣质等。三氯甲烷有防腐作用,不易燃烧,但有较强的生理作用,故不宜作为溶剂保存于浸提液中,应尽量除去。一般多用于提纯精制有效成分。

（六）甘油与丙二醇

甘油能与乙醇或水相混溶,不能与三氯甲烷、乙醚及脂肪油相混溶。虽然溶解范围不及乙醇和水,但仍为一种良好的溶媒。甘油在高浓度时具有防腐作用,可溶解固体的碱、大多数的盐类、鞣质和植物中的一些有效成分,也能溶解树胶、可溶性碳水化合物、淀粉等。丙二醇的性质与甘油基本上相似,但黏性较小,能与水、乙醇混溶,并可溶解于乙醚或三氯甲烷中。刺激性与毒性很小。能溶解很多有机药物,如性激素、维生素 A 或维生素 D、局部麻醉药等。丙二醇与水等份的混合液能阻止药物的水解,因而可增加某些药物的化学稳定性。

此外,丙酮、石油醚是良好的脱脂溶剂,丙酮尚有脱水作用,常用于新鲜药材的脱水或脱脂。丙酮具有防腐作用,但易挥发、易燃,且有一定的毒性,故不宜作为溶剂保留在制剂中。

三、提取原理及影响因素

提取过程是指溶剂进入细胞组织溶解其有效成分后变成浸提液的全部过程。它包括一系列物理或化学过程，其基本特征可分为药材成分被溶解、被胶溶或被分散在溶媒中三种情况。中药材的有效成分大多存在于细胞原生质中的液泡内。新鲜药材干燥后，组织内水分蒸发，细胞皱缩，在液泡腔中溶解的活性成分等物质干涸沉积于细胞内，使细胞形成空腔，有利于溶剂向细胞内渗透以及活性成分的扩散。药材粉碎后，细胞受到一定程度的破坏，有利于有效成分被提取溶剂溶解和浸提，但提取液中杂质较多。完好细胞内的成分浸出，需经过由药材固相转移至溶剂液相中的传质过程，这个过程通过扩散才能实施。

（一）提取原理

在中药的制剂生产中需要经过提取进一步处理的中药材大多数情况下都是植物性药材，所以以下强调的是植物性中药材的浸提过程。

1. 浸润与渗透阶段　当药材粉粒与提取溶剂接触时，提取溶剂首先附着在粉粒的表面使之湿润，然后通过毛细管和细胞间隙进入细胞组织中，并渗透进入细胞内。影响提取溶剂附着于粉粒的表面并使其润湿的因素主要取决于溶液的表面张力和中药含有物的性质。溶液的表面张力越大，粉粒越不容易被润湿。溶剂中加入表面活性剂，表面张力降低，粉粒易被润湿，从而浸提效果得以提高。

药材粉碎后，粉粒的表面是不平滑的。当提取溶剂与粉粒接触时，粉粒表面附有的空气便形成气膜，阻止提取溶剂的浸润。一般提取溶剂的表面张力越大，形成的气膜越不易被破坏，则提取溶剂越不易附着在粉粒的表面。在生产实践中对此的解决办法是强力搅拌和放置，或在浸提溶液中加入适量表面活性剂。

提取溶剂与粉粒有亲和力才能附着和渗入粉粒内，一般药材组织中的组成物质大部分都带有极性基团，如蛋白质、淀粉、纤维素等。因此，极性溶剂如水、醇等易于附着并渗入药材粉粒内部，而非极性提取溶剂如石油醚、乙醚、三氯甲烷等，则较难将药材润湿。当用非极性提取溶剂时，药材应先干燥；当用极性溶剂提取溶剂时，药材应先脱脂。这是因为潮湿的中药不易被非极性溶剂湿润，而含油脂较多的药材不易被极性溶剂湿润。

药材浸润的速度与溶剂性质、药材表面状态、比表面积、药材内部毛细管的大小、浸润时的温度和压力等因素有关。在实践中应结合具体情况，分析上述因素，采取相应措施，加速浸润过程。

2. 解吸、溶解阶段　由于细胞中各种成分间有一定的亲和力，故于溶解前必须克服这种亲和力，才能使各种成分转入溶媒，这种作用称作解吸作用。浸出有效成分时，应选用具有解吸作用的溶媒，如乙醇就有很好的解吸作用。有时也在溶媒中加入适量的酸、碱、甘油或表面活性剂以助解吸，增加有效成分的溶解作用。

提取溶媒与经解吸后的各种成分接触，使成分转入溶媒中，这是溶解阶段。水能溶解晶质及胶质，故浸出液多含胶体物质。乙醇浸出液含较少的胶质，非极性浸出液则不含胶质。

组织中的溶液使细胞内渗透压升高，促使更多的溶媒渗入其中，并使细胞膨胀或破裂,从而造成浸出的有利条件。

3. 扩散阶段 溶媒在细胞中溶解大量可溶性物质后,细胞内溶液浓度显著增高,使细胞内外产生浓度差和渗透压差。由于浓度差和渗透压的作用,细胞外侧的纯溶剂或稀溶液向细胞内渗透,细胞内高浓度的液体不断地向周围低浓度方向扩散,至内外浓度相等、渗透压平衡时扩散终止。扩散是浸提过程中重要的阶段,浓度差是渗透或扩散的推动力。

4. 置换阶段 从扩散速率公式可知,浸提的关键在于保持最大的浓度差。因此,浸提方法的选择和浸提设备的设计都应以创造最大的浓度差为基础。如用浸渍法浸提时,应时常搅拌或将药材悬浸于溶剂中。使用渗漉法时,将提取溶媒从药材上面缓缓向下流动,自底部流出浸液。煎煮法浸提时加强搅拌,及时滤出浓煎液,加入新鲜溶剂。以上做法都是为了创造最大的浓度差,用提取溶媒或稀浸提液随时置换药材粉粒周围的浓浸出液,从而提供最佳条件,以获得最佳的浸提效果。

课堂互动

根据讲述的中药提取原理分析影响提取的因素有哪些?提取能进行的关键因素是什么?在提取过程中先收集得到的提取液是有效成分多些还是无效成分多些?

(二)影响提取的因素

1. 药材的粉碎度 从扩散速率公式的理论上说,药材粉碎得越细,其表面积就越大,与浸出溶媒的接触面积越大,扩散面积也越大,扩散速度就越快,浸提效果也就越好。但事实证明,粉碎过细并不能提高浸出效率。药材的粉碎程度应视所用的溶剂和药材的性质而有所区别。如以水为溶剂时,药材易膨胀,浸提时药材可粉碎得粗一些,或者切成薄片和段。以乙醇为溶剂时,因乙醇对药材的膨胀作用小,可粉碎成粗末。药材性质不同,要求的粉碎程度也不同。通常花、叶、全草类等疏松的药材,适宜切成段。坚硬的根、茎类药材宜用薄片。药材粉碎得过细不利于浸提,因为:①过细的粉碎使吸附作用增加,扩散速度减慢,造成有效成分的损失。②粉碎得过细,药材中大量细胞破裂,浸提过程变为溶解为主的过程,浸出的高分子杂质多。③过细的粉末给操作带来困难,使提取液与药材渣分离困难,如用渗漉法浸提时,由于粉粒之间的空隙太小,浸提溶剂流动阻力增大,造成堵塞,使渗漉不完全或停止。

2. 提取溶媒的用量及浸提次数 提取溶媒的用量应视药材性质、所用溶剂种类和浸提方法而定,一般应大于药材的吸液量并超过有效成分溶解所需要的溶剂量。在溶剂量一定的情况下,多次浸提可提高浸提效率。如水提取药材时,一般为两次,第一次用水量为药材量的 8 ~ 10 倍,第二次为药材量的 5 ~ 8 倍。

3. 药材浸润 中药材浸提前通常为干品,浸提时应加适量提取溶媒润湿,使药材充分吸收、膨胀后再进行浸提,这样有利于有效成分的浸出。由于有些药材含蛋白质,若未经浸润马上加热会使蛋白质凝固,妨碍溶剂渗入药材内部,影响有效成分的浸出。生产实践中一般先用冷溶剂浸泡 0.5 ~ 1 小时后,进行加热浸提,但苦杏仁等易酶解的药物除外。

4. 浸提温度 温度升高,溶剂黏度降低,植物组织易于软化,促进药材细胞膨胀,增加可溶性成分的溶解和扩散速度,促进有效成分的浸出。此外,温度升高可促进细胞内蛋白质凝固,破坏酶而有利于浸提制品的稳定。一般药材的浸提温度以提取溶媒的沸点或接近沸点为宜。但浸提时,若温度超过100℃则部分鞣质分解。另外,高温所得的浸提液中往往含较多无效成分,放冷后因溶解度降低和胶体变化而出现沉淀或浑浊,影响制剂的质量和稳定性。在浸提过程中应适当控制温度。

5. 浸提时间　浸提时间越长,浸提越完全。但扩散达到平衡后,时间即不起作用。此外,当扩散达到平衡后,过长时间的浸提会使高分子杂质浸出增加,并易导致已浸出有效分成分的水解。如果以水作浸提溶媒还可能发生霉变而失效,影响制品的质量。

6. 浓度差　浓度差是指药材组织内的浓溶液与其外部溶液浓度之差。从扩散速率公式可知,增大浓度差能增加扩散速度,使扩散物质的量增多,扩散达到平衡,浸提过程停止。浸提过程中的不断搅拌、经常更换新鲜溶剂、强制浸出液循环流动,或采用流动溶剂渗漉法等,均为扩大浓度差,提高浸提效果的方法。

7. 浸提压力　提高浸提压力有利于加速润湿渗透过程,使药材组织内更快地形成浓溶液,缩短浸提时间。同时加压可使部分细胞壁破裂,亦有利于浸出成分的扩散。加压对组织松软、容易浸润的药材的扩散过程影响不很显著。当药材组织内充满溶剂之后,加大压力对扩散速度则没有影响。

8. 药材成分　分子小的成分先溶解扩散。有效成分多属于小分子化合物(相对分子质量小于1000),在最初部分的浸出液中所占比例高,因此一般提取2～3次即可。但应指出,有效成分扩散的先决条件还在于其溶解度的大小,易溶物质即使分子较大也能先浸出。如用稀乙醇浸提马钱子时,分子较大的马钱子碱因溶解度较大比有效成分士的宁先进入溶剂中。

9. 新技术的应用　近年来新技术的不断推广,不仅加快浸提过程,提高浸提效果,而且有助于提高制剂质量。

四、常用的中药提取方法

中药浸提应根据处方药料的特性和所用溶剂的性质,以及所制剂型的要求和生产规模等,选用适宜的浸提方法和设备。常用的浸提方法主要有煎煮法、浸渍法、渗漉法、回流法、水蒸气蒸馏法、超临界流体萃取法等。

(一)煎煮法

煎煮法是用水作溶剂,将药材加热煮沸一定时间,以提取其所含成分的一种常用方法。此法适用于有效成分能溶于水且对湿热稳定的药材。此法除用于制备传统汤剂外,还可用于提取有效成分制备其他剂型。该法的特点为:①操作简单易行;②能浸提大部分所需成分;③煎出液的杂质多,尚有少量脂溶性成分,给精制带来不利;④煎出液容易霉变和腐败失效,应及时处理;⑤含有不耐热成分或挥发性成分的药材,在煎煮过程中有效成分易破坏或逸散。

1. 操作方法　将加工炮制合格的药材饮片或粉末置于适宜的煎煮容器中,加水浸没药材,浸泡适宜时间,加热至沸,保持微沸至一定时间,用筛或纱布过滤,滤液保存,药渣再依法煎煮,至煎液味淡为止(一般为2～3次)。合并煎出液,供进一步制作所需的制剂。根据煎煮时加压与否,可分为常压煎煮法和加压煎煮法。

2. 常用设备

（1）一般提取器：煎煮容器与煎煮液的质量和药效有密切关系。煎煮容器不能与药材和溶剂发生化学变化。目前在中药制剂小量生产中，通常采用敞口可倾式夹层锅、搪玻璃罐、不锈钢罐等。

（2）多能式中药提取罐：是目前中成药生产企业应用最广的提取设备。该设备可进行常温常压、高温高压或减压低温提取；应用范围广，水提、醇提、提油、蒸制、回收残渣中溶剂等均适用；提取时间短，生产效率高；采用气压自动排渣，生产效率高，操作方便，安全可靠；各项操作设有集中控制台，便于实现机械自动化生产（图 7-1）。

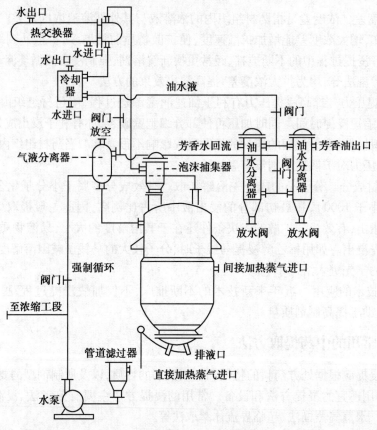

图 7-1　多能式中药提取罐示意图

（3）球型煎煮罐：阿胶生产厂多用于驴皮的煎煮。在煎煮过程中，球形煎煮罐不停地转动，起到翻动搅拌作用。

（二）回流法

回流法是用乙醇等易挥发的有机溶剂提取药材中有效成分的方法。加热蒸馏时溶剂虽然蒸发，但遇冷凝装置后冷凝又流回提取器中浸提药材，如此反复，直至有效成分提取完全为止。这样溶剂可循环使用，又能不断更新，故可减少溶剂的消耗，提高浸提效果。缺点是提取液受热时间长，一些受热易破坏有效成分的药材不适于用此法。

为充分提取药材的有效成分，尚可采用循环回流冷浸法。小量药粉可采用索氏提取装置。大量生产时采用的循环回流浸出装置，如图 7-2 所示。操作时，将药材粗粉

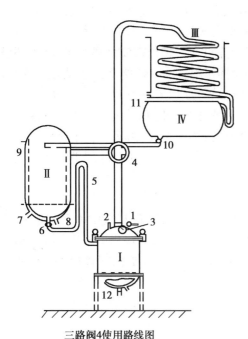

三路阀4使用路线图

⊢ 作冷浸连续抽出或作抽出液的浓缩

⊣ 作温浸连续抽出

⊔ 作溶剂回收

图7-2 循环回流冷浸装置示意图

Ⅰ.蒸发锅 Ⅱ.索氏浸出器 Ⅲ.冷凝器 Ⅳ.贮液筒

1.放气阀 2.温度计 3.压力表 4.三路阀 5.虹吸管 6.阀(浸出液出口) 7.蒸汽进口 8.冷凝水出口 9.铜丝篮 10.阀 11.与抽气机连接口 12.放浓缩液口

置于浸出器的铜丝篮中,有机溶剂经阀由贮液筒流入浸出器,待浸提液充满虹吸管时,则自动经阀流入蒸发锅中,在蒸发锅中加热蒸发,蒸汽沿导管进入冷凝器,冷凝后又流入贮液筒中,再流入浸出器反复浸提。当浸提完全时,将蒸汽加入浸出器的夹层中,使药渣中的有机溶剂蒸发,并沿导管经三通阀进入冷凝器而被冷凝。

(三)浸渍法

浸渍法是指用定量的溶剂,在一定温度下,将药材浸泡一定时间,使药材有效成分浸出的一种操作方法。该法操作特点:①简单易行,浸渍液的澄明度比煎煮液好;②浸渍法所需时间较长,不宜用水作溶剂,通常选用不同浓度的乙醇或白酒;③浸渍过程中应密闭,防止溶剂的挥发损失;④适用于黏性药材、无组织结构的药材、新鲜药材及易膨胀的药材、价格低廉的芳香性药材。不适用于贵重药材、毒剧药材、有效成分含量低的药材或制备高浓度的制剂。

1. **操作方法** 根据浸渍温度与浸渍次数的不同,浸渍法可分为冷浸渍法、热浸渍法和重浸渍法。

(1) 冷浸渍法:在常温下进行的操作,又称常温浸渍法。其操作方法是:取加工炮制合格的药材,置于有盖容器内,加入定量的浸提溶剂,加盖密闭,在室温下浸渍至规定时间,经常搅拌或振摇,使有效成分尽量多浸出。滤过,压榨药渣,将压榨液与滤液合并,静置24小时后,滤过即得。该法常用于酊剂、酒剂的制备。若将滤液进一步浓缩至规定程度,可制备流浸膏、浸膏、颗粒剂、片剂等。

(2) 热浸渍法:该法与冷浸渍法基本相同,不同之处在于浸渍温度较高,用水浴或蒸汽加热,一般在40～60℃进行浸提,以缩短浸提时间。因浸渍温度较高,浸出液冷却后,常有沉淀析出,应分离除去。该法常用于酒剂的制备。

(3) 重浸渍法:即多次浸渍法,将全部浸提溶剂分为几份,先用其中一份浸渍药材后,收集浸渍液,药渣再用第二份溶剂浸渍,如此浸渍2～3次,最后将浸渍液合并处理,即得。重浸渍法可将有效成分尽可能多的浸出,大大地降低浸出成分的损失量,提高浸提效果。

2. **常用设备** 浸渍法所用的主要设备为浸渍器和压榨器。浸渍器为药材浸渍的盛器,压榨器用于挤压药渣残留的浸出液。

(1) 浸渍器:生产中常用的浸渍器有搪瓷罐、不锈钢罐等。形状一般为圆筒状,

119

下部有出液口,为防止药材残渣堵塞出口,应设有多孔的假底,假底上铺有滤布,供放置药材并起滤过作用。为防止浸提溶剂挥发损失或污染,浸渍器应有盖。大型浸渍器上安装有搅拌器,以便于搅拌,加速浸提效果,亦可在下端出口安装离心泵,将下部浸出液通过离心泵反复抽至浸渍器上端,起到搅拌作用。采用热浸渍法时,为便于加热,在浸渍器内可安装加热蒸汽蛇管。

(2) 压榨器:小量生产时可用螺旋压榨器,大量生产时宜采用水压机。在浸渍过程中药渣所吸附的药液浓度和浸出液相同,浸出液浓度越高,由药渣吸附所引起的成分损失就越大。为防止因药材吸附,减少浸出成分的损失,应压取药渣中的残留液与滤液合并,静置,滤过后备用。

(四) 渗漉法

渗漉法是将药材粗末置于渗漉筒内,溶剂连续地从渗漉器上部添加,渗漉液不断地从下部流出,从而浸出药材中有效成分的一种方法。渗漉时浸提溶剂渗入药材细胞中溶解大量可溶性物质之后,浓度增高,浸提液相对密度增大而向下移动。上层的浸提溶剂或稀浸提液置换其位置,创造了比较大的浓度差,使扩散能自动连续进行,故浸出效果优于浸渍法。常用的渗漉方法有单渗漉法、重渗漉法、加压渗漉法、逆流渗漉法。

1. 单渗漉法的设备及操作方法

(1) 渗漉设备:主要设备为渗漉筒,一般用玻璃、搪瓷、陶瓷、金属等制成,大小视需要而定,也可用具有下口的陶瓷缸代替。渗漉筒的形状有圆锥形和圆柱形,易于膨胀的药粉选用圆锥形为好,不易膨胀的药粉宜选用圆柱形。选用时还应注意浸提溶剂的特性,如水易使药粉膨胀,应采用圆锥形渗漉筒,而用乙醇作溶剂则以圆柱形的为宜。渗漉筒较大时,由于上部药粉的挤压,底部的药粉易被压紧,致使渗漉难以进行。因此可在渗漉筒中分层装上假底,将药粉分为多层。为提高浸提效率,渗漉筒的直径一般应小于粉柱高度。

(2) 操作方法:其操作一般为药材粉碎→润湿→装筒→排气→浸渍→渗漉六个步骤。操作时取药材粗粉置有盖容器内,加入为药材粗粉量60% ~70%的浸提溶剂,均匀润湿后密闭,放置15分钟至数小时,使药材充分润湿膨胀后备用。另取脱脂棉一团,撕成薄层,然后在表面上包一层纱布,轻轻垫铺在渗漉筒的底部,再用少量浸提溶剂润湿,然后分次将润湿的药粉装入渗漉筒中,每次投入后均用木锥压平。若浸提溶剂中含乙醇较多时可压紧些,含水较多时可压松些。装完后,用滤纸或纱布将上面覆盖,并加少量玻璃珠或瓷块或干净的小鹅卵石压住,以防添加溶剂时药粉冲浮起来。添加溶剂时,应先打开渗漉筒的浸液出口以排出筒内空气,待浸提液自出口流出时关闭活塞,将流出的溶剂再倒入筒内,并继续添加溶剂至高出药粉4 ~8cm,加盖放置24 ~48小时后,适当放松螺旋夹使渗漉液缓缓流出。渗漉液流出速度除另有规定外,一般以1000g药材每分钟流出1 ~3ml或3 ~5ml为宜。渗漉过程中需随时补充浸提溶剂,使药材有效成分充分浸出。浸提溶剂的用量一般为药材粗粉的4 ~8倍。

(3) 渗漉操作注意事项

1) 药粉粗细要适度:药粉不能太细,以免堵塞孔隙,妨碍溶剂通过,但也不能太粗,否则影响浸提效果。一般要求大量渗漉时药材切成薄片或0.5cm左右的小段。小量渗漉时粉碎成粗粉(过5 ~20目筛)。

2）药粉湿润膨胀充分:药粉在装筒前一定要用规定的浸提溶剂充分湿润膨胀。否则药材装入渗漉筒后会因膨胀而造成堵塞,造成停止渗漉。或膨胀不均匀造成渗漉不完全。

3）药粉柱松紧适当:装筒时药粉的松紧要适度,使用压力要均匀,这对浸出效果影响很大。药粉装得过松,溶媒流得过快,溶媒与药粉接触时间短,消耗的溶媒量较多。松紧不均匀会使过松的部位流速太快,而过紧的部位浸出不完全,甚至堵塞。如出现上述现象,应将药粉取出重新装筒。

4）药粉装量适当:渗漉筒内药粉装量不宜太多,一般不超过容器的2/3,留有一定空间盛浸提溶剂。

5）添加溶剂时注意操作顺序和液面高度:药粉填装好后,先打开浸出液出口,再添加溶剂,否则会因加溶剂造成气泡,冲动粉柱而影响渗漉。加入的溶剂必须保持经常高出药面,否则渗漉筒易于干涸开裂,再添加溶剂易从裂隙间流过而影响浸提。

6）控制渗漉速度:渗漉速度太快,有效成分来不及浸出和扩散,渗漉液浓度低。太慢则影响设备利用率和产量。药材质地坚硬或要求制得较高浓度的制剂时,多采用慢漉(每分钟1～3ml),使有效成分充分渗出。若药材有效成分易于浸提和扩散时(如生物碱、苷类等),多采用快漉(每分钟3～5ml)。大量生产时的漉速一般以渗漉液每小时流出液相当于渗漉容器所用容积的1/48～1/24为宜。有效成分是否渗漉完全,通常可由渗漉液的色、味、嗅等辨别,一般当渗漉液颜色极浅或渗漉液的体积相当于原药材重的10倍时,便可认为基本上已提取完全。如有条件应作已知有效成分的鉴别或测定加以判定。

渗漉装置见图7-3。

2. 其他渗漉法

（1）重渗漉法:是将渗漉液重复用做新药粉的溶剂,进行多次渗漉以提高浸出液浓度的方法。操作时将1000g药粉分为500g、300g、200g三份,分别装入三个渗漉筒内。将三个渗漉筒串联排列,先用溶剂渗漉500g装的药粉,收集最初流出的浓渗漉液200ml,另器保存。然后继续渗漉,并依次收集渗漉液5份,每份300ml,分别保存。用此5份渗漉液按先后次序分别渗漉300g装的药粉,又收集最初渗漉液300ml,另器保存。继之又依次收集5份渗漉液,每份200ml,分别保存。再用此5份渗漉液,依次渗漉200g装的药粉,收集最初渗漉液500ml,另器保存。

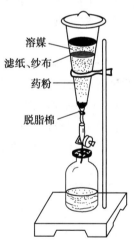

溶媒
滤纸、纱布
药粉
脱脂棉

图7-3　渗漉装置示意图

然后再将其余渗漉液依次渗漉,收集在一起供以后渗漉新药粉之用。并将收集的3份最初渗漉液合并,共得1000ml渗漉液。

由于重渗漉法中一份溶剂能多次利用,溶剂用量较单渗漉法减少。同时渗漉液中有效成分浓度高,可不必再加热浓缩,可避免有效成分受热分解或挥发损失,成品质量较好。但所占容器太多,操作麻烦,费时较多。

（2）加压渗漉法:为了提高渗漉效果,渗漉时可增加粉柱的长度,但随着粉柱长度的增加,溶剂通过的阻力也增加,要克服这种现象,可采用加压渗漉,加压可使溶剂及浸提液较快通过粉柱,使渗漉顺利进行。

（3）逆流渗漉法：这是一种利用液柱静压使溶剂自渗漉器底部向上流，从上口流出渗漉液的方法。溶剂借助于毛细管虹吸和液体静压由下向上移动，故对药粉浸润渗透比较彻底，浸提效果好。

3. 应用特点 渗漉法属动态浸渍，故浸提效果优于浸渍法，不仅提取较完全，而且省去了分离浸提液与药渣的操作。渗漉法对药材的粒度及工艺技术要求较高，操作不当会影响渗漉效果，甚至影响渗漉的正常进行。该法适用于制备高浓度的制剂以及提取贵重药材、毒性药材和有效成分含量低的药材，新鲜、易膨胀的药材及非组织药材（如乳香、没药、芦荟等）不宜采用此法。

（五）水蒸气蒸馏法

水蒸气蒸馏法是指将药材与水一起共沸、药物的挥发成分与水蒸气一起挥发、冷凝而分离有效成分的一种方法。此法是根据道尔顿定律，相互不溶也不起化学作用的液体混合物的蒸汽总压，等于该温度下各组分饱和蒸汽压（即分压）之和。因此尽管各组分本身的沸点高于混合液的沸点，但当分压总和等于大气压时，液体混合物即开始沸腾并被蒸馏出来。此法适用于具有挥发性、能随水蒸气一起蒸馏而不被破坏、与水不发生反应、又难溶或不溶于水的化学成分的提取和分离，如挥发油的提取，玫瑰油、原白头翁素等的制备多采用此法。

（六）超临界流体萃取法

超临界流体萃取是利用超临界流体替代传统的有机溶剂，对混合物中各化学成分进行提取的技术。该技术是20世纪80年代发展起来的一项提取分离技术，在中药有效成分萃取领域取得了可喜的成果，如中药生物碱、挥发油、黄酮、有机酸、萜类及天然色素等方面得到广泛的应用。

1. 超临界流体（SCF） 在一定温度和压力下，物质的气体密度与液体密度相近时也不液化，此时的温度称为该物质的临界温度，相应的压力称临界压力。处于临界温度（T_c）和临界压力（P_c）以上的流体即为超临界流体。超临界流体的性质介于气体与液体之间，与常温、常压下的气体和液体相比，其密度接近于液体而黏度又接近于气体，因而可以溶解药材内的许多成分，并且随着压力的增加而改变超临界流体的极性，其溶解特性亦随之而改变。利用程序升压即可将不同极性的成分进行分步萃取。

可以用作超临界流体的气体很多，如二氧化碳、乙烯、氧化亚氮等。其中二氧化碳性质稳定，不易燃易爆，无色无味无毒害，具有防止氧化及抑制细菌活性的作用，价廉易得，故最为常用。

2. 操作过程 在等温下超临界流体提取过程包括压缩→提取→减压→分离四个步骤。如二氧化碳以气态形式输入到压缩室升压和定温后，成为超临界流体，再将该流体通入提取器中，原料中的可溶性组分即溶解在流体中，然后随同该流体一起经过减压阀降压后进入分离器。在分离器内，溶质（通常为液体或固体）从气体中分离出来，相当于用溶剂提取的提取和蒸馏过程。超临界流体与提取物分离后，经压缩机压缩可循环使用。

3. 应用特点 ①利用气体溶剂处于超临界状态下具有高密度、低黏度的性质提取有效成分，然后应用降压的方法将溶解于流体中的溶质分离，起到提取与蒸馏的双重作用，提取速度快，生产周期短，效率高；②萃取温度低，尤其适用于对热不稳定物质的提取，可防止其氧化和降解；③萃取效率高，萃取介质可循环使用；④操作方便，无传统溶剂法提取的易燃易爆等危险,可减少环境污染;⑤属于高压技术(通常在7.15MPa以上),工艺技术要求高,设备投资费用较大,适用于含量低、产值高、高质量成分的提取。

知识链接

中药提取新技术

1. 半仿生提取法 是将整体药物研究法与分子药物研究法相结合,从生物药剂学角度,模拟口服给药后药物经胃肠道转运的环境,将提取液的酸碱度加以生理模仿,药物先用一定pH的酸水提取,继而以一定pH的碱水提取。此法提取得到的提取物更接近药物在体内达到平衡后的有效成分群。

2. 亚临界流体萃取与分离技术 是利用亚临界流体作为萃取剂,在密闭、无氧、低压的压力容器内,依据有机物相似相溶的原理,通过萃取物料与萃取剂在浸泡过程中的分子扩散过程,达到固体物料中的脂溶性成分转移到液态的萃取剂中,再通过减压蒸发的过程将萃取剂与目的产物分离,最终得到目的产物的一种新型萃取与分离技术。亚临界流体萃取相比其他分离方法有许多优点:无毒、无害、环保、无污染、非热加工、保留提取物的活性成分不破坏、不氧化,产能大、可工业化大规模生产,节能、运行成本低,易于和产物分离。

五、提高提取效率的常用方法

为提高浸提效果,增加浸提成分的溶解度以及除去浸提液中的杂质,可在浸提溶剂中加入一些物质,或是采用现代化的设备,从而提高提取效率。

(一)调节溶剂的 pH 值

调节浸提溶剂的 pH 值,利于某些有效成分的提取,通常加入一定量酸或碱。

1. 酸 加酸的目的主要是促进生物碱的提取,提高部分生物碱的稳定性,且能使部分杂质沉淀。常用的酸有盐酸、硫酸、乙酸、酒石酸及枸橼酸等。酸的用量不宜过多,以能维持一定的 pH 值即可。因过量的酸能引起某些成分的水解或其他反应。

2. 碱 应用不普遍。常用的碱为氨水,它是一种挥发性弱碱,对有效成分的破坏作用小,用量易控制。此外还可用碳酸钙、氢氧化钙、碳酸钠、碳酸氢钠、氢氧化钠等。加碱的目的是增加酸性成分的溶解度和稳定性。用碱水浸提可使有机酸、黄酮、蒽醌、内酯、香豆精以及酚类成分溶出,还有去除杂质的作用。例如浸提甘草时加入氨溶液可保证甘草酸浸出完全,又如浸提远志时在水中加入少量氨水能防止酸性皂苷水解而产生沉淀。碳酸钠有较强碱性,只限于某些稳定有效成分的浸出。氢氧化钠碱性过强,一般不使用。

(二)加入表面活性剂

利用表面活性剂提高浸出溶剂的浸出效果,在浸提制剂中加入适宜的表面活性剂能降低药材与溶剂间的界面张力、增加药材表面的湿润性,可增加某些成分的溶解性及浸出率。

不同表面活性剂表现的作用不同:阳离子型表面活性剂的盐酸盐等,有助于生物碱的浸提;而阴离子型表面活性剂与大多数生物碱可以发生沉淀作用,不适于生物碱的浸提。非离子型表面活性剂一般与药材的有效成分不起化学作用,且毒性较小或无毒,故多选用。如用水提醇沉淀法提取黄芩苷,酌加聚山梨酯-80 可以提高其收得率。

浸提方法不同或使用的表面活性剂不同其浸提效果也有差异。如在 70% 乙醇中加入 0.2% 的聚山梨酯-20 渗漉颠茄草时,其效果较相同浓度的聚山梨酯-80 为好;但如用振荡法浸提,则聚山梨酯-80 较聚山梨酯-20 的浸提效果好。应用时一般将表面活性剂加入最初湿润药粉的浸提溶剂中,用量常为最终产品量的 0.2%。

表面活性剂虽有提高浸提效能的作用,但浸提的杂质亦较多,对生产工艺、制剂的性质及疗效的影响,尚需进一步研究。

(三) 加入酶

酶是一类有催化活性的蛋白质。药材中常含有大量纤维、淀粉、胶质等物质影响浸提效果。通过酶对药材的预处理,可降解某些成分,促进有效成分的溶出过程。如用纤维素酶、淀粉酶等组成的多元酶系统对中草药进行加工,能使溶解性能和有效成分的溶出率极大地提高,十分有利于原药材有效成分的强化。其次,对原有传统工艺中的大分子物质,如纤维素、蛋白质、淀粉等的处理一改旧观,使其能转化为人体易吸收的低聚糖、低肽等,低肽常具有理想的调节人体免疫功能的作用,它不仅提高了原药材有效成分的吸收率,还使得中药显效时间缩短、显效率增加。

(四) 利用超声波

超声波适用于中药材有效成分的提取,是中药制药彻底改变传统的水提醇沉法的新方法、新工艺。

超声波是指频率为 20 千赫～50 兆赫的电磁波,提取原理:主要是通过快速机械振动波来减少药效物质与中药材之间的作用力,从而实现固-液浸提分离。主要通过三种方式使药效物质与中药材分离:①加速介质质点运动。高于 20kHz 声波频率的超声波在连续介质(例如水)中传播时,将引起介质质点(包括药材中药效成分的质点)的运动,使介质质点运动获得巨大的加速度和动能,介质质点将超声波能量作用于药材中药效成分质点上而使之获得巨大的加速度和动能,迅速逸出药材而游离于水中;②空化作用。超声波在液体介质中传播产生特殊的“空化效应”,不断产生压力使中药材内部产生具有上千个大气压的微气穴并不断“爆破”,产生微观上的强大冲击波作用在中药材上,使中药材成分被“轰击”逸出,并使中药材不断被剥蚀,使药效成分不断被分离出来,加速植物性有效成分的浸提;③超声波的振动匀化。超声波能使中药材各部位受到的作用一致,使整个中药材浸提更均匀、更完全。

第二节　分　离

中药材经过浸提处理后得到含有有效成分的提取液,该提取液常是混悬液,含有固体需分离,以除去或回收其中的液体或固体。将固体-液体非均相体系用适当方法分开的过程称为固-液的分离。如从中药提取液中分离除去药渣、沉淀物或其他固体杂质,中药提取液的精制,从药渣中回收溶剂等,均需进行分离操作。固体与液体分离的方法很多,常用的方法有沉降分离法、滤过分离法和离心分离法等,在实际生产中可根据被分离物的性质和数量来选用。

一、沉降分离法

沉降分离法系指利用固体微粒本身的重力使其在液体介质中自然下沉,用虹吸法吸取上层澄清液,使固体与液体分离的一种方法。中药浸提液经一定时间的静置冷藏后,固体与液体分层界限明显,利于上清液的虹吸。此种方法分离不够完全,往往还需要进一步滤过或离心分离,但它已去除了大量杂质,有利于进一步分离操作,实际生产中常采用。该法对料液中固体物含量少、粒子细而轻者不宜使用。

二、过滤

过滤是指混悬液通过多孔的介质(滤材)时,悬浮固体被截留在滤过介质上,液体经介质孔道流出,而实现固体与液体分离的一种固-液分离技术。在制剂生产中,广泛用来分离悬浮液以获得澄明液体或固体物料。通常将待澄明的混悬液称为滤浆,滤浆中的固体微粒称为滤渣,积聚在滤过介质上的滤渣层称为滤饼,透过滤饼与滤过介质的澄明液体称为滤液,洗涤滤饼所得的溶液称为洗涤液。完整的过滤操作应包括滤过、洗涤、机械去湿和卸料四个步骤。

(一)过滤原理

过滤操作基于筛过滤和深层过滤两种机制。筛过滤是指滤浆中大于滤器孔隙的微粒全部被截留在过滤介质的表面,如薄膜过滤。深层过滤是指滤浆中小于滤器孔隙的微粒被截留在过滤介质的深层,如垂熔玻璃漏斗、滤球、砂滤棒等。小于滤器介质孔隙的微粒能被过滤介质截留的原因有三:①过滤介质固体表面存在范德华力和静电吸引或吸附作用而使微粒被截留;②过滤介质的孔隙数量多、结构不规则,孔隙通道错综迂回而使微粒被截留其间;③滤渣在过滤介质的孔隙上聚集成具有间隙的致密滤层,即形成"架桥现象",滤液可以通过,小于过滤介质孔隙大于致密滤层间隙的微粒被截留,从而达到深层过滤的作用。由于深层滤器孔径不可能一致,较大的滤孔可能有部分细小固体通过,因此,初滤液常要倒回料液中再滤,这种操作叫"回滤"。

(二)影响过滤的因素

1. 过滤速度　过滤速度是指单位时间内过滤液体的量。过滤速度与滤器两侧的压力差、滤渣层毛细管的半径成正比,与滤浆的黏度、滤渣层的厚度成反比;料液经一段时间过滤后,由于"架桥"作用形成致密的滤渣层,液体由间隙过滤,因此随着过滤时间的延长,过滤的速度越慢。

2. 影响因素

(1)滤渣层两侧的压力差:滤渣层两侧的压力差越大,则滤速越快。故常用加压或减压过滤法。

(2)滤器的面积:在过滤的初期,过滤速度与滤器的面积成正比。故滤器的面积越大,滤速越快。

(3)滤材或滤饼毛细管半径:滤速与滤材或滤饼毛细管半径成正比,对可压缩性滤渣,常在料液中加入助滤剂以减少滤饼的阻力。

(4)毛细管长度:滤速与毛细管长度成反比,故沉积的滤渣层越厚则滤速越慢,常将料液预处理,减少滤渣层的厚度,采用随时除去滤渣层的效果较静态滤过好。

(5)滤浆黏度:滤速与滤浆黏度成反比,黏稠性越大,滤速越慢,因此常采用趁热过滤或保温过滤,同时,应先滤清液,后滤稠液,对黏性物料常在滤浆中加助滤剂,以降低黏度。常用的助滤剂有滤纸浆、硅藻土、活性炭、滑石粉等。

（三）过滤介质

过滤介质又称滤材,它是指支撑滤饼、阻留滤渣而让滤液通过的一类器材的总称。理想的过滤介质应具备的性质是:①是一种惰性物质,有很高的物理和化学稳定性;②能最大限度地通过滤液和阻留滤渣;③有一定的机械强度,能耐受滤过时的压力;④不吸附或很少吸附溶质。但目前尚没有一种滤材完全符合上述要求,只能根据实际需要选用不同的滤过介质。滤过介质的种类很多,现将常用滤材分类介绍如下:

1. 织物介质　主要是用棉、麻、丝、毛、合成纤维、金属丝织成的滤布和未经纺织的精制棉、玻璃纤维等。精制棉多用于少量滤浆的一般滤过;帆布等纺织物多用作抽滤、压滤等具有较大压力差的过滤滤材;玻璃纤维及其织物能耐强酸,但不耐强碱,过滤速度较快;石棉纤维适用于酸、碱及其他有腐蚀性的药液的过滤。石棉板滤材有较强的吸附力,可除去注射液中的微生物和热原,但亦可吸附药液中有效成分而造成药液浓度下降;绢绸等丝织物能耐稀酸,不耐碱;合成纤维滤材常用的有尼龙-66、锦纶、涤纶、腈纶类的织物,具有较强的耐酸、耐碱性和机械强度,是一类较好的滤材。

2. 粒状介质　如石砾、细沙、玻璃碴、骨炭、木炭、白陶土等材料的堆积层,常用于过滤含滤渣较少的悬浮液。如水和药酒的初滤。

3. 多孔介质　主要是指由各种材料组成的具有较多微孔的材料。

（1）滤纸:滤纸是最常用的滤材。在制剂生产中一般多采用定性滤纸。在一定程度上可耐酸、碱和有机溶剂。

（2）垂熔玻璃容器:系用优质玻璃粉碎成大小均匀的细微颗粒在高温下烧结而成的孔隙错综交叉的多孔性滤板,再固定在玻璃器皿上制成的漏斗状、球状、棒状的滤器。多用于注射液、口服液、眼用溶液的过滤。能耐酸,但不耐碱和氢氟酸。

（3）滤棒:常见的有砂滤棒、多孔素瓷滤棒、陶质砂滤棒和聚乙烯烧结滤棒等。其主要特点是深层滤过效果好,滤速快,适用于大量生产。但可能发生脱砂,且对药液中的药物有较强的吸附性,能改变药液 pH 值。

（4）微孔滤膜:是一种高分子薄膜过滤材料,由醋酸纤维、硝酸纤维、醋酸纤维与硝酸纤维混合物、聚酰胺、聚四氟乙烯等原料制成。化学性质稳定。适用范围较大,截留微粒能力强。孔径在 $0.65\mu m$ 以上的只能滤除微粒,孔径在 $0.45\mu m$ 以下的能截留一般常用滤器所不能截留的微粒,可滤除细菌和芽孢,多用于注射剂等对澄明度要求较高的药液的滤过。微孔滤膜上的微孔总面积大(可占薄膜总面积80%),滤过速度快,且吸附少,故为常用滤器材料之一。

（四）常用过滤方法及设备

过滤的推动力是指滤饼和过滤介质两侧的压力差。通常根据推动力的不同,可将过滤方法分为以下三种。

1. 常压过滤　系利用混悬液本身的液位差所形成的压力作为滤过的推动力进行滤过操作。常用玻璃漏斗、搪瓷漏斗、金属夹层保温漏斗,此类滤器常用滤纸或脱脂棉作滤过介质。一般适用于少量药液的滤过。

2. 减压过滤　又称真空过滤。系利用在过滤介质下方抽真空的办法来增加推动力进行过滤的操作。常用的减压过滤器有布氏漏斗、垂熔玻璃滤器和各种滤柱。布氏漏斗常用于非黏稠性和含不可压缩性滤渣的滤液的过滤,如生产注射剂时用于滤除活性炭。垂熔玻璃滤器常用于精滤,适用于注射剂、口服液剂、滴眼液的过滤。

3. 加压滤过 系利用压缩空气或往复泵、离心泵等输送混悬液所形成的压力作为过滤的推动力而进行的过滤操作。压力一般为 $294 \sim 490kPa(3 \sim 5 \ kg/cm^2)$。由于推动力大、滤速快,适用于黏度大、颗粒细、可压缩的各类物料的过滤。但滤饼的洗涤较慢,且滤布易被破坏。常用的加压过滤器有压滤器、板框式压滤机和加压叶滤机。

(1) 板框式压滤机(图7-4):由多个滤板与滤框相互交错排列,两端有封头、封尾。在滤板与滤框间安放根据滤过要求选用的滤过介质。在滤板与滤框的接管上套大小合适的密封圈,密封圈的厚度应根据所用的滤过介质的厚度决定,应使两者在工作状态下基本等厚,否则会造成大量渗漏。封圈材料的耐温程度根据工作温度选择,丁基橡胶密封圈的工作温度不得大于100℃。板框压滤机是一种在加压状态下间歇操作的滤过设备。适用于滤过黏性大、颗粒较小、可压缩的各类难滤过的物料,特别适用于含有少量固体的混悬液,亦可用于滤过温度较高(100℃或更高)的液体或接近饱和的溶液。

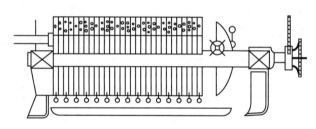

图7-4 板框式压滤机装合示意图

滤板和滤框外形多为正方形(图7-5),在板和框的两个上角开有小孔,叠合后构成供滤浆或洗涤水的通道。板与框之间隔有滤布,框架与滤布围成容纳滤浆和滤饼的空间。滤板为支撑滤布而设,为形成流出滤液的通道而在滤板上刻有凹槽。滤板又有洗涤板和一般滤板之分,洗涤板的上角有暗孔与洗涤水道相通,而过滤板的另一下角

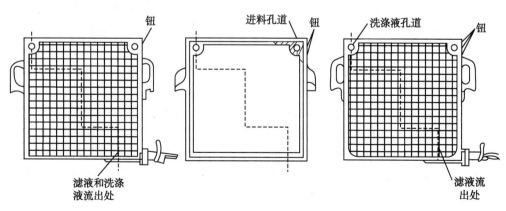

图7-5 滤板和滤框的构造

装有洗涤液出口阀。为了便于识别,在板、框外侧制有小钮或其他标志。滤板为一钮,滤框为二钮,洗涤板为三钮。组合时即按钮数以 1-2-3-2-1 的顺序排列,所需板框数目由生产能力和滤浆浓度等因素确定。

过滤时混悬液在一定压力下,经滤浆孔道由滤框的暗孔进入框内,滤液分别穿过框两侧滤布,自相邻滤板沟槽流出液出口排出。固体被截留在框内空间形成滤饼,框内充满滤饼时,结束过滤操作。洗涤时,需先关闭悬浮液进口阀和洗涤板下方滤液出口阀门,再将洗涤水压入洗涤水通道,经洗涤板角上的暗孔进入板面与滤布之间。洗涤水穿过第一层滤布及滤框内的滤饼层,再过第二层滤布,最后由过滤下方的洗液出口排出(图7-6)。洗涤后,旋松压紧装置,将各板、框拉开,卸下滤饼,清洗滤布,整理板框,重新装好,以进行下一个操作循环。

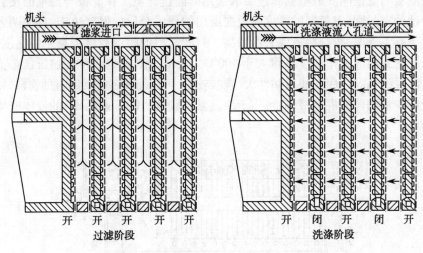

图 7-6　板框式压滤机工作原理示意图

板框压滤机可用帆布、羊毛毡、合成纤维布等作滤材,其优点是滤过面积大,压力可调节,操作容易控制,在制剂生产中使用较多。其缺点是不能连续工作,费工时(尤其是取滤饼),因滤饼压得紧,洗涤液不易通过,易造成短路。

(2)加压叶滤机:由多个滤叶组成的滤过设备,滤叶的结构是在坚固的金属网上放上滤材(滤布),上有出液口,每个滤叶类似一个大的滤棒。操作时,将滤叶装入密闭的机壳中,待滤液自进口进入叶滤机中,各滤叶分别进行各自的滤过,即将滤液压入滤布内部,微粒被滤布挡在进液侧,清液被压至滤布另一侧,汇集从出口流出。该机滤过面积大,效率高,优于板框压滤机。

4. 薄膜过滤　薄膜过滤是利用对组分有选择透过性的薄膜,实现混合物组分分离的一种操作。膜分离过程的推动力有压力差、浓度差,还有分压差和电位差。膜分离过程通常是一个高效的分离过程,被分离的物质大多数不发生相的变化;膜分离通常在接近室温的条件下进行,能耗低;且操作简便,不产生二次污染。该操作与蒸发、萃取、离子交换等分离操作比较,不仅可避免组分受热变质或混入杂质,而且还具有显著的经济效益。常用的有微孔滤膜过滤、超滤等技术。主要用于中药提取液中的鞣质、蛋白质、淀粉、树脂等大分子物质以及微生物等的分离。

根据需要需将某一复方制剂制成液体制剂,请问将其中药材提取之后过滤可能用到哪些滤材和过滤方法?

三、离心分离法

离心分离法系指通过离心使料液中固体与液体或两种不相混溶的液体,产生大小不同的离心力而达到分离的方法。离心分离效率高,在制剂生产中遇到含水率较高、含不溶性微粒粒径很小或黏度很大的滤浆,或需将两种密度不同且不相混溶的液体混合物分开,用沉降分离法和一般的滤过分离法难以进行或不易分开时,可考虑选用适宜的离心机进行离心分离。

离心机的种类很多,按转速的不同可分为常速离心机、高速离心机和超速离心机三种。此外,还可按照离心操作性质分为滤过式、沉降式和分离式离心机三种。按加料、分离、洗涤、卸渣的操作方法不同,分为连续式和间歇式离心机、半自动和全自动离心机。按离心机转鼓轴线在空间的位置不同,分为立式和卧式离心机。目前,常用的离心机有三足式离心机、卧式离心机、沉降式离心机、管式超速离心机、上悬式离心机和蝶式离心机等。

四、超滤

超滤(ultrafiltration,UF)是薄膜分离技术的一种,以多孔薄膜作为分离介质,依靠薄膜两侧的压力差作推动力来分离溶液中不同分子量的物质,从而达到脱盐、浓缩、分级和提纯等要求。具有不存在相转换、不需加热、能量消耗少、操作条件温和、不必添加化学试剂、不损坏热敏药物等优点,多用于滤除 5~100nm 的颗粒。因此超滤是纳米数量级的滤过技术。超滤可用于分子的分离。

(一)超滤原理

含两种或多种溶质的溶液通过超滤膜时,溶剂和分子较小的溶质可以通过滤膜,而分子较大的溶质则被滤膜截留,从而分离。

(二)超滤膜

超滤膜是超滤技术的关键。制膜的材料有醋酸纤维素、聚丙烯、聚砜、聚酰胺等。超滤膜按形态分平膜、管膜、中空纤维膜等数种。超滤膜的孔径规格一般以分子量截留值为指标,而不以孔径尺寸来表示。例如分子量截留值为 1 万的膜,系指能将溶液中 1 万分子量以上的溶质绝大多数(>90%)截留在膜前。

(三)影响超滤的因素

1. 浓度　浓度低的溶液较浓度高的溶液不易形成凝胶层,因而低浓度溶液超滤速度快。

2. 分子的形状和大小　分子量小的溶质滤速较快,分子量相同时珠状分子比链状分子容易通过滤膜。

3. 温度　温度低时溶液黏度增高,因而滤速较慢,反之较快。

4. 黏度　液体黏度高时滤速慢,故在可能的范围内可升高温度来降低黏度,以提高滤速。

5. 搅拌程度　加强膜面液体的搅动,能使液体与膜交界层中溶质的反扩散加快,有利于提高滤速。

6. 压力　增加压力不一定都能增加滤速,只有低浓度的溶液,增加压力才能提高滤速。

7. 溶液 pH 值　一些蛋白质溶液在其等电点时滤速低,应尽可能调节 pH 值使其偏离等电点。

8. 溶质的溶解度　溶解度低的溶质易生成凝胶层,因而滤速慢。

9. 溶质间的相互影响　溶液中的大分子物质可能形成次级膜而影响小分子物质通过。当溶液中含有表面活性物质时,可能使聚集的分子囊束分散,滤速提高。

(四) 超滤的应用

超滤广泛应用于医药、化工、食品和轻工等工业。例如,在医药工业和生物化工中用于药物、注射剂的精制;蛋白质、酶、核酸、多糖类药物的超滤浓缩;蛋白质和酶类制剂的超滤脱盐。不同分子量的生化药物用串联式超滤装置进行分级分离和纯化。对于不能用高压消毒灭菌的制剂用超滤除菌更适合。

知识链接

纳 米 滤 过

纳米滤过是介于反渗透与超滤之间的一种以压力为驱动的新型膜分离技术。纳米滤过膜是多孔性的,平均孔径为 2nm,截留分子量范围一般小于 1000 而大于 100。其截留分子量范围比反渗透膜大而比超滤膜小,即纳米滤膜可以截留能通过超滤膜的溶质而让不能通过反渗透膜的溶质。

纳米滤过技术是一种相当有用的、很有前途的分离技术。无论在工业上还是实验室中都可用于分离提取回收各种料液中的有效成分并能减少污染,节约能源。目前纳米滤过已用于维生素的分离纯化、缩氨酸的脱盐与浓缩、水的脱盐及废水处理等。

第三节　精　制

中药提取液一般来说体积都较大、含量低、杂质多。为提高疗效,增加制剂的稳定性,常需进一步精制,将提取液中的杂质及无效成分除去,以减少服用剂量,便于制剂。

一、精制的含义和目的

将中药提取液中所含有的无效成分及杂质除去的操作,称为中药提取液的精制。中药材经过浸提处理后得到的浸提液,往往是含有大量杂质及无效成分的混合物,必须经过分离纯化技术的处理,去除非药用成分,制得较纯的药物成分。其目的是为了提高疗效,便于制剂,减少服用剂量,增加制剂稳定性,达到纯化等。

二、常用的精制方法及设备

(一)醇沉法

1. **工艺依据**　本法是先以水为溶剂提取药材有效成分,再用不同浓度的乙醇沉淀去除提取液中杂质的方法。其工艺设计的主要依据是:①根据药材中各种成分在水和乙醇中的溶解性不同:通过水和不同浓度的乙醇交替处理,可保留生物碱盐类、苷类、氨基酸、有机酸等有效成分,去除蛋白质、糊化淀粉、黏液质、油脂、脂溶性色素、树脂、树胶、部分酶类等杂质。一般认为,料液中含乙醇量达到50%～60%时,可去除淀粉等杂质,无机盐在60%的乙醇中开始沉淀,当含醇量达75%以上,除鞣质、水溶性色素、树脂等少数无效成分外,其余大部分杂质均可沉淀而去除。②根据工业生产的实际情况:因为中药材体积大,若用乙醇以外的有机溶剂提取,用量多,损耗大,成本高,且有些有机溶剂不利于安全生产。

2. **一般操作过程**　该精制方法是将中药材饮片先用水提取,再将提取液浓缩至比重为1.1左右,将药液放冷,边搅拌边缓慢加入乙醇达规定含醇量,密闭冷藏24～48小时,滤过得醇沉精制液。

3. **操作中应注意的问题**

(1) 药液浓度适宜:药液过稀,需用大量乙醇,造成浪费。过浓,醇沉时会迅速出现大量沉淀,易包裹有效成分,造成损失。浓缩时最好采用减压低温,特别是经水醇反复数次沉淀处理后的药液,不宜用直火加热浓缩。浓缩前后应视情况调节 pH 值,以保留更多的有效成分,尽可能去除无效物质。例如,黄酮苷类在弱碱性水溶液中溶解度增大,生物碱在酸性溶液中溶解度增大,而蛋白质在 pH 值接近等电点时易沉淀去除。

(2) 加乙醇的时间:待药液冷却后加乙醇,否则乙醇受热挥发而损失。

(3) 醇沉浓度:随着醇沉浓度的升高,在去除更多杂质的同时,有效成分也易被沉淀更多地包裹而损失。颗粒剂、合剂一般使含醇量达50%～60%,而口服液为提高澄明度含醇量可达60%～70%。

(4) 加乙醇方式:用分次加醇沉淀或以梯度递增方式逐步提高乙醇浓度的方式进行醇沉,有利于除去杂质,加乙醇时应"慢加快搅",以避免局部醇浓度过大造成有效成分被包裹损失。

(5) 密闭冷藏:降温促进沉淀沉降析出,并可防止乙醇挥发。加乙醇时药液的温度不能太高,加至所需含醇量后,将容器口盖严,以防乙醇挥发。等含醇药液慢慢降至室温后,再移至冷库中,于5～10℃下静置24～48小时,若含醇药液降温太快,微粒碰撞机会减少,沉淀颗粒较细,难以滤过。待充分静置冷藏后,先虹吸上清液,可顺利滤过,下层稠液再慢慢抽滤。

(6) 洗涤沉淀:采用醇沉相同浓度的乙醇洗涤沉淀可减少有效成分的损失。

水提醇沉淀的方法从20世纪50年代后期起至今被普遍采用,有的甚至把此种工艺视为中药提取精制的"通则"。然而,中药材采用本法精制处理存在不少值得商榷的问题。例如,乙醇沉淀所去除的成分是否都是无效杂质。经醇沉处理的液体制剂在保存期间容易产生沉淀或黏壁现象。经醇沉回收乙醇后的药液往往黏性较大,较难浓缩,且其浸膏黏性也大,制粒困难。经醇沉处理的制剂疗效不如未经醇沉处理的制剂疗效好。醇沉处理生产周期长,成本高。因此,在没有充分的理论和实践依据之前,不宜盲目地套用本法。

（二）大孔树脂吸附法

大孔吸附树脂是20世纪60年代末在离子交换树脂和其他吸附剂应用的基础上发展起来的一类新型树脂,于20世纪70年代末开始应用于分离、纯化中药提取液。大孔树脂一般为白色球形颗粒状,具有多孔立体结构,能吸附液体中的物质,故又称其为大孔吸附树脂。大孔吸附树脂理化性质稳定,不溶于水和有机溶剂,但可吸收溶剂而膨胀,在室温下耐稀酸、稀碱,因此在工业脱色、环境保护、制药工业等方面得到了广泛运用。对有机化合物选择性好,且不受无机盐类及强离子、低分子化合物存在的影响。

中药提取液经大孔吸附树脂处理后得到的精制物药效成分的浓度大大提高,而杂质大幅度降低,水提液中的大量糖类、无机盐、黏液质等成分可有效地被除去,降低产品的吸潮性,减少了制剂的服用量,有利于提高产品的稳定性和质量控制,满足现代剂型生产的需要。由于独特的作用优势,大孔树脂吸附现已广泛应用于中药的分离和富集。

1. 大孔树脂吸附原理　大孔吸附树脂通过物理吸附和树脂网状孔穴的分子筛作用达到分离提纯的目的。大孔树脂的吸附性是由于范德华力或氢键形成的结果。分子筛性是由于大孔树脂多孔性网状孔穴的存在所决定的。因此,不同的有机化合物根据其与大孔树脂吸附效果的不同以及分子量大小的差异,在树脂的吸附机制和筛分原理作用下实现分离。

2. 影响大孔树脂吸附的因素

（1）树脂本身的性质:大孔树脂是一种表面吸附剂,其吸附性与其比表面积、表面电性、能否与化合物形成氢键等有关。极性基团的引入使其表面电性发生改变或形成氢键的能力发生变化,影响吸附效果。其吸附性依据为"相似相溶"原理。

（2）溶剂的性质:被吸附的化合物在溶剂中的溶解度对吸附性能也有很大的影响。通常一种物质在某种溶剂中溶解度大,树脂对其吸附力就弱,反之则大。而酸性物质的吸附在酸性溶液中进行,碱性物质在碱性溶液中进行较为适宜。

（3）被吸附的化合物的性质:根据被吸附化合物的分子量大小选择合适孔径的树脂以达到有效分离的目的。在同一种树脂中,树脂对分子量大、极性大的化合物吸附作用较大。另外,能与树脂形成氢键的化合物易被吸附。

（4）上样溶液浓度:大孔树脂吸附量一般与上样溶液浓度成反比,通常以较低浓度进行吸附较为有利,如果上样溶液浓度偏高,则吸附量会显著减小。例如,用NKA-9树脂吸附绿茶浸提液中的茶多酚时,随上样溶液中茶多酚浓度的增加吸附量反而降低。

（5）吸附流速:对于同一浓度的上样溶液,吸附流速过大,树脂的吸附量就会下降。但吸附流速过小,吸附时间就会延长,在实际应用时,为提高生产效率,应综合考虑来确定最佳吸附流速,既保证吸附效果,又保证较高的工作效率。

（三）其他方法

目前在实际生产中虽然仍以醇沉法应用最为广泛,是目前中药制剂精制最常用的方法。但是,由于醇沉法精制能力局限,超滤、澄清剂吸附法和水沉法等越来越受到重视,在中药提取液的精制方面起到不可忽视的作用。

1. 醇提水沉法　本法是先以适宜浓度的乙醇提取药材成分,再用水除去提取液中杂质的方法。其基本原理及操作大致与水提醇沉淀法相同。适用于蛋白质、黏液质、多糖等杂质较多的药材的提取和精制,使它们不易被醇提出。由于先用乙醇提取,树脂、油脂、色素等杂质可溶于乙醇而被提取出来,故将醇提取液回收乙醇后,再加水搅拌,静置冷藏一定时间,待这些杂质完全沉淀后滤过去除。

2. 澄清剂吸附法　澄清剂吸附法是指借助于澄清剂的作用,使固体微粒与介质分离的方法。这种方法主要应用于某些虽经滤过但仍不能得到澄清液体的中药水提取液的精制。

(1) 作用原理:澄清剂选择性地与溶液中的胶质、蛋白质、鞣质络合而共沉,经滤过除去水提液中颗粒较大者以及具有沉淀趋势的悬浮微粒,保留有效高分子物质;澄清剂吸附性比较强,能将固体微粒吸附在其表面;澄清剂能在滤器表面形成一层滤渣层将细小微粒截留在滤器的上方。

(2) 澄清剂:理想的澄清剂应该是惰性的,无毒,不溶于需澄清的药液中,不吸附药液中的有效成分。常用的澄清剂有 101 果汁澄清剂、甲壳素、蛋清、纸浆、活性炭、滑石粉、明胶-丹宁、白陶土、ZTC 1+1 澄清剂、聚酰胺等。

知识链接

酶　法

酶是一种蛋白质,现在常用于吸附澄清的有果胶酶、蛋白酶。澄清的条件是 50~55℃,pH 为 5~5.5。用酶法代替醇沉工艺,不仅节约时间,而且周期短,大幅降低生产成本,有报道用酶法澄清生脉饮口服液,得到澄清、稳定的溶液。

3. 透析法　透析法是利用小分子物质在溶液中可通过半透膜,而大分子物质不能通过半透膜的性质,达到分离大小分子的方法。中药提取液中的多糖、蛋白质、鞣质、树脂等高分子物质,不能通过半透膜,而提取液中的低分子化合物,能通过半透膜,可用透析法将它们分开。视透析目的,确定收集透析液,还是收集膜内残留物。一般认为,中药提取液中多糖、蛋白质、鞣质、树脂等高分子物质为无效物质。例如分离和纯化皂苷、蛋白质、多肽、多糖等物质时,可用透析法以除去无机盐、单糖、双糖等杂质。反之也可将大分子的杂质留在半透膜内,而将小分子的物质通过半透膜进入膜外溶液中,而加以分离精制。

透析是否成功与透析膜的规格关系极大。透析膜的膜孔有大有小,要根据欲分离成分的具体情况而选择。透析膜有动物性膜、火棉胶膜、羊皮纸膜(硫酸纸膜)、蛋白质胶膜、玻璃纸膜等。为了加速透析,必要时可适当加热或应用电透析法。透析是否完全,可用定性反应检查膜内药液有效成分或指标成分。

4. 盐析法　盐析法是在含蛋白质等高分子物质的溶液中加入大量的无机盐,使其溶解度降低沉淀析出,而与其他成分分离的一种方法。此法适用于有效成分为蛋白质的药物,既能使蛋白质分离纯化,又不致使其变性。

(1) 基本原理:高浓度的盐才能降低蛋白质的溶解度,并使之沉淀。高浓度的盐之所以能使蛋白质沉淀,其原因有两个:一是使蛋白质分子表面的电荷被中和;二是使蛋白质胶体的水化层脱水,使之易于凝聚沉淀。

(2) 常用盐与浓度表示法:盐析常用中性盐有:硫酸铵、硫酸钠、氯化钠等。硫酸铵为盐析时最常用的盐,因为它除盐析能力较大外,其饱和溶液的浓度大,而且溶解度受温度影响很小,同时不会引起蛋白质明显变性,但它缓冲能力差。

盐析时盐溶液的浓度除用摩尔浓度、百分比浓度外,常用"饱和度"来表示。盐的饱和度是指该盐的饱和溶液的体积占混合后溶液总体积的百分数。例如,3 体积的含蛋白质溶液,加 1 体积饱和盐溶液,该盐的饱和度为 25%。

(3) 影响盐析的因素:影响盐析作用的因素很多,除盐的浓度外,还有以下几方面:

1) 离子强度:盐对蛋白质溶解度的影响,不但和盐离子在溶液中的摩尔浓度(C_i)有关,而且和离子所带电荷或价数(Z_i)有关。理论和实践皆证明,这两个因素以离子强度 $I = 1/2 \sum C_i Z_i^2$ 的关系影响蛋白质的溶解度。离子强度越大,蛋白质的溶解度越小。

2) 氢离子浓度:溶液的 pH 值距蛋白质的等电点越近,蛋白质沉淀所需的中性盐浓度越小。所以实际工作中将盐析与调节蛋白质的等电点相结合应用。

3) 蛋白质浓度:盐析蛋白质时,溶液中蛋白质的浓度对沉淀有双重影响。既影响蛋白质的沉淀极限,又影响其他蛋白质的共沉作用。实践说明蛋白质的浓度越高,所需盐的饱和度极限越低。但是,蛋白质浓度越高,其他蛋白质的共沉作用也越强。所以,当溶液中蛋白质浓度太大时,应进行适当稀释(如可稀释至 2.5% ~ 3.0%)。也就是说,宁可多消耗一些中性盐,也不希望发生严重的共沉作用。

4) 蛋白质性质:各种蛋白质的结构与性质不同,盐析沉淀所需的离子强度也不同。例如,血浆中各种蛋白质用硫酸铵盐析时,纤维蛋白原、优球蛋白、拟球蛋白、白蛋白所需硫酸铵的饱和度分别为 20%、28% ~ 33%、33% ~ 50%、50% 以上。所以通过调节硫酸铵溶液浓度,可达到分离蛋白质的目的。

5) 温度:盐析蛋白质时,对温度的要求并不严格。一般可在室温下进行。

盐析后,滤液或沉淀物中均混入无机离子,可用透析法、离子交换法进行脱盐处理。

中药精制的方法还有很多,如结晶法、沉淀法、热处理冷藏法、反渗透法、色谱法等,因受条件的限制或新方法的原因,在生产中运用不是很普遍,但在某些特殊的中药处理中还是会使用。

第四节　典型岗位实例

一、提取岗位实训

【目的】

1. 建立提取岗位工作情景。

2. 掌握多能式中药提取罐、渗漉器的标准操作规程。

3. 熟练掌握提取岗位操作方法。

4. 掌握提取质量控制要点和生产管理要点。

5. 学会正确进行清场,对提取设备进行正常的维护和保养。

【设施、设备、器具及材料】

1. 设施 提取车间。

2. 设备 多能式中药提取罐、渗漉器。

3. 器具 磅秤、不锈钢桶等。

4. 材料 柴胡、黄芩、金银花、连翘、丹参、薄荷、鱼腥草、半夏(姜制)、乙醇、纱布等。

【操作步骤】

1. 生产前准备

1.1 所有人员上岗前,必须按规定穿戴工作服、帽、鞋,正确使用劳保用品。

1.2 检查工作场所、设备、工具、容器是否具有"清场合格"标识,是否有与生产无关物品,操作空间是否无妨碍,是否已取得"生产许可证"。

1.3 检查药材粗粉的外观、粒度及重量是否符合渗漉要求。

1.4 将渗漉器底部滤板用纱布包裹铺平,关闭出渣门,检查有无渗漏。

1.5 将药粉置于有盖不锈钢桶内,加乙醇(约为粗粉的 0.8 倍)搅拌均匀,湿润密闭放置 1 小时以上,使充分膨胀。

上述准备工作完成后,进入实际作业。

2. 生产操作 根据药材提取的需要,水煎煮提取、乙醇回流提取、提取挥发油,按《多能式提取罐标准操作规程》进行操作。

2.1 水煎煮提取和挥发油提取

2.1.1 投料 关闭并锁紧出渣门。按次序投料,收取投料后的物料袋并收集黏附的余料,并将物料袋按规定叠好回收。待所有物料投完之后,向罐内加纯化水至投料量 7 倍,关闭投料口,开始提取。

2.1.2 加热提取 开通冷凝水,打开蒸汽阀门。首次提取时间为微沸 1 小时,收集油水混合物至基本装满油水分离器,打料时真空度应为 -0.06 ～ -0.04MPa,料液视情况抽入提取液储罐或直接进入双效节能蒸发器。

2.1.3 第 2 次提取加水量同样为投料量 7 倍,提取时间同样为微沸 1 小时,收集挥发油,抽出料液。

2.1.4 第 3 次提取加水 7 倍,微沸 1 小时,不再收集挥发油,抽出料液。

2.1.5 第 3 次提取完成后,关闭蒸汽阀门,开启放料阀,将料渣弃去,料液转入减压浓缩,挥发油用密封桶储存,检验合格后凭合格检验报告单、合格证及质量保证人员签署的半成品(中间产品)交接单交配料灌装工序。

2.1.6 在整个提取过程中,设备容器上的各种标示牌应当与其状态和内存物料相对应,不得错用混用。整个过程同样必须有严密、规范、及时、真实的记录。操作人必须对填报内容负责,由班长对记录进行复核。

2.1.7 按清洁规程对多能式中药提取罐进行清洁。

2.2 乙醇回流提取 药材加入提取罐中,加入乙醇,向夹层中通入蒸汽加热,开启冷凝水循环系统,溶剂气化经冷凝又回流至提取罐内。其他内容同水煎煮浸提操作。

2.3 渗漉提取

2.3.1 装筒 将润湿膨胀后的药物拌松散,然后用不锈钢勺盛粉,均匀的装入渗漉筒,约装10cm厚,用T型棒压匀,力度均匀,重复上述操作,一层一层的装,适当加压,药粉填装不得超过渗漉筒的2/3。

2.3.2 浸渍 药粉上盖不锈钢孔板压牢,打开渗漉筒下方的放料阀,并放一容器,然后从渗漉筒上方慢慢添加乙醇液,待排出药粉粉粒之间的空气,并有乙醇流出,关闭放料阀,继续添加乙醇至高出筒内药材面,盖上漉筒、浸渍24小时。

2.3.3 渗漉 浸渍达到工艺规定时间后,打开放料阀进行渗漉,控制渗漉速度一般为1000g药材每分钟流出2~3ml,渗漉液放入贮液缸内,在渗漉过程中,必须不断添加溶剂,使乙醇液始终高于药材面,防止药材干涸开裂,定时检查渗漉速度,及时真实填写记录。

2.3.4 渗漉结束后,统计渗漉液总量,及时真实填写生产记录,交减压蒸馏岗位。

2.3.5 提取液放尽后,开启出渣门,排出药渣,将药渣洗涤,洗涤液交蒸馏岗位回收乙醇。

3. 生产结束后,按清洁规程对生产设备、器具、场所进行清洁。清场完毕,由质量保证人员确认(发清场合格证),并做好记录。

4. 填写设备运行记录。

【实训报告】 认真书写实训报告,内容包括实训项目名称、起止时间、设施、设备、器具、材料、操作步骤、结果、问题及解决方案等。

二、精制分离岗位实训

【目的】

1. 建立精制分离的生产情景。

2. 掌握醇沉过滤岗位操作法、常用醇沉设备标准操作规程,掌握生产操作要点及影响成品质量的关键点;能及时发现醇沉过程中出现的问题并能迅速加以解决。

3. 熟练掌握过滤岗位操作法、常用过滤设备标准操作规程,掌握生产操作要点及影响成品质量的关键点;能及时发现过滤过程中出现的问题并能迅速加以解决。

4. 学会正确进行清场,能熟练对过滤、醇沉设备进行清洁和日常维护,正确填写生产记录。

【设施、设备、器具及材料】

1. 设施 提取车间。

2. 设备

(1) 不锈钢多层板框式过滤器。

(2) 醇沉罐。

3. 器具 天平、电子台秤、不锈钢罐、酒精计、不锈钢桶等。

4. 材料 浓乙醇、75%乙醇、提取岗位实训得到的药液等。

【操作步骤】

1. 生产前准备

1.1 所有人员上岗前,必须按规定穿好工作服、帽、鞋,正确使用劳保用品。

1.2 根据生产指令填写领料单,领取所需的浓乙醇。

1.3 检查提取浓缩液的情况,应看到合格检验报告单、合格证及质量保证人员签署的半成品(中间产品)交接单后方可与浓缩工序办理交接手续。

上述准备工作完成后,进入实际作业。

2. 生产操作

2.1 醇沉

2.1.1 选择合适的酒精计测定浓乙醇的浓度,记录其数值;根据生产所需要的乙醇量和浓度,计算所需浓乙醇量,并加入纯化水调整乙醇至规定的浓度。

2.1.2 按工艺要求,将料液与计算量的浓乙醇按先料液、后乙醇的次序通过计量罐抽入罐内。

2.1.3 与浓缩工序协调交接,用真空将提取浓缩液抽入计量罐,计量后放入待用醇沉罐,再用乙醇泵将适量的乙醇打入计量罐,在搅拌状态下放入醇沉罐,与提取浓缩液混匀,搅拌时间一般不少于30分钟。

2.1.4 乙醇加完、搅拌30分钟之后,用专用不锈钢桶从罐侧最底部和能取到料液的最上部料阀以及居中的料阀分别抽样,用酒精计测定含醇量,如3个样品含醇量均在规定范围之内,且彼此相差小于0.5%时,停止搅拌,夹套冷却水微开,开始醇沉计时。

2.1.5 醇沉规定时间后,在罐侧出料接口上连接软管,自上而下(先滤上清液)过滤醇沉液。

2.2 过滤

2.2.1 醇沉规定时间后,进行过滤作业,进水接口、出水接口分别连接上硅胶软管,并将硅胶软管安装于漏水接口上;将专用导料软管自上而下依次连接于罐侧放料阀上,将罐内醇沉液自上而下导出即可过滤,滤液(中间体)用不锈钢中转桶盛装。

2.2.2 上清液滤完之后,处于上清液与沉淀层结合面的料液,可放出后单独沉淀、过滤处理。

2.2.3 过滤一半时应通知质量部及时抽检中间体。

2.2.4 整个过滤过程中绝对禁止开搅拌,也不得将沉淀搅起。

2.2.5 过滤完成之后,将罐内沉淀从排渣口放出,用不锈钢桶接装称重。过滤完后按要求清场。

3. 生产结束工作

3.1 生产作业完成后,将已取得合格检验报告单、合格证及质量保证人员签署半成品(中间产品)交接单的中间体及时传往乙醇回收工序,并办理交接手续。

3.2 醇沉过滤作业结束后必须及时清场,按有关SOP要求清洁设备。

【实训报告】 认真书写实训报告,内容包括实训项目名称、起止时间、设施、设备、器具、材料、操作步骤、结果、问题及解决方案等。

（罗红梅）

复习思考题

1. 简述中药中各组分的含义并说明其关系。

2. 简述提取的含义、提取过程及影响浸提的因素，并以扩散公式说明如何提高扩散速度。

3. 常用的浸提方法有哪些？各具何特点？操作中应注意的事项是什么？

4. 常用提高提取效率的各种方法在浸提过程中起什么作用？

5. 提取液精制、分离的目的何在？常用的方法有哪些？如何选择？

6. 简述各种过滤方法的适用范围及影响过滤的因素。

第八章

浓缩与干燥

 学习要点

1. 浓缩、干燥的含义、原理、方法及影响因素。
2. 浓缩的类型、设备、干燥与浓缩的区别、干燥设备及适用的对象。
3. 浓缩与干燥设备的结构。

第一节 浓　缩

一、浓缩的含义及目的

浓缩(蒸发)是中药制剂原料成型前处理的重要单元操作。浓缩是在沸腾状态下,经传热过程,将挥发性大小不同的物质进行分离,是利用热能除去部分溶剂,获得高浓度药液的工艺操作。中药提取液经浓缩制成一定规格的半成品,或进一步制成成品,如中药合剂、流浸膏等的制备。

浓缩是制剂生产中重要的基本操作。蒸馏的目的通常在于分离,并获得易挥发的液体,常用于如以乙醇等有机溶剂浸提药材浸提液的溶媒回收及溶媒与有效成分(有时需进一步的浓缩)的分离。浓缩的目的在于除去易挥发的液体,从而获得浓缩的产物,如药材浸提液的浓缩等,均需要通过蒸馏与蒸发等操作来完成。

二、影响蒸发的因素

影响蒸发的因素,可用下式来表示:

$$m \propto \frac{S(F-f)}{P} \qquad \text{(式 8-1)}$$

式中 m 为单位时间内的液体的蒸发量。S 为液体暴露面积。P 为大气压。F 为在一定温度时液体的饱和蒸汽压,f 为在一定温度时液体的实际蒸汽压。从公式可知,m 与 S、$(F-f)$ 成正比,与 P 成反比。即蒸发的表面积越大,$(F-f)$ 的差保持最大,液体表面的压力越小,蒸发的效果就越好。故为了提高蒸发的效率,必须注意下列因素:

139

1. **足够的加热温度**　依据热传导及分子动力学观点,汽化是由于分子受热后分子动能克服分子内聚力而产生的逸出。要维持液体处于沸点温度,必须要有足够的加热温度。故有效成分耐热的被蒸发液体可适当提高温度,加快蒸发的速度。

2. **药液蒸发面的面积**　从蒸发公式 8-1 可知,在一定温度下,单位时间内的蒸发量与蒸发面积大小 S 成正比,S 越大蒸发越快。故常采用直径大、锅底浅的广口蒸发锅。

3. **搅拌**　液体的汽化程度在液面最大,由于热能的损失,液面的温度下降最快,加之液面液体的不断蒸发,液面的浓度逐渐增大,液面的黏度也增加,因而液面易产生结膜现象,不利于传热及蒸发,故常用搅拌以维持良好的表面状态,克服结膜现象,使蒸汽发散加快,提高蒸发速度。

4. **蒸汽浓度**　在其他因素不变的情况下,蒸发速度与蒸发时液面上的蒸汽压(蒸汽浓度)有关。蒸汽浓度大,分子不易逸出,蒸发速度慢,反之则快。故在浓缩蒸发的车间里使用电扇、排风扇等通风设备,及时排除液面蒸汽,以加速蒸发的进行。

5. **液面外蒸汽的温度**　蒸发速度可随着蒸发温度的增加而加快。即温度越高,单位体积的空气内可能含有的蒸汽越多。反之,如将较高的温度下降及已饱和的蒸汽重新冷却,则一部分蒸汽又重新凝结为液体。因此,在蒸发液面上部通入热风可促进蒸发,如片剂包糖衣时鼓入热风,可加速水分的蒸发。

6. **液体表面的压力**　从公式 8-1 可知,P 与 m 成反比,即液体表面压力越大,蒸发速度越慢。因此为了减小压力,可采用减压蒸发。既可加速蒸发,又可避免药物有效成分受热而破坏。

课堂互动

根据影响蒸发的因素分析在实际生产中采取哪些措施可以提高蒸发的效率?

三、常用的浓缩方法

(一) 常压蒸发

液体在一个大气压下进行的蒸发,叫做常压蒸发。被蒸发浓缩液体中的有效成分是耐热的,而溶剂又无燃烧性、无毒、无害、无经济价值者可用此法进行浓缩。常压蒸发的设备及操作较简单,但浓缩速度慢,加热时间长,开放操作易使药液受污染,操作场所湿度大。小量浓缩时可采用瓷质蒸发皿等容器,大量可采用蒸发锅。蒸发锅多用铜、不锈钢、搪瓷和搪玻璃制成。铜质镀锡的蒸发锅可用于浓缩浸提液,但不适用于酸性和碱性较强的药液。搪瓷或搪玻璃的蒸发锅有较好的稳定性。药厂多采用夹层锅,夹层内通入蒸汽加热,有的夹层锅固定在空心轴上,轴上的涡轮可使锅任意转动,以便于出料。

(二) 减压蒸馏

即在密闭的容器内,抽出液面上的空气使溶液沸点降低进行浓缩的方法。具有温度低、速度快、可防止受热易分解成分被破坏等优点,适用于不耐热的中药浸提液的浓

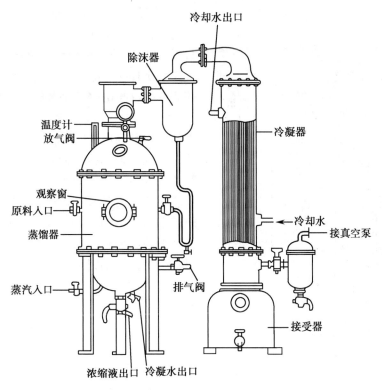

图 8-1 减压浓缩装置示意图

缩。多数含生物碱、苷及维生素等有效成分的浸提液均以减压浓缩为宜。一般减压浓缩温度要求在 40～60℃。药厂生产多采用大型减压蒸馏装置用于浓缩（图 8-1）。操作时先开启真空泵将器内部分空气抽出，然后将待浓缩的液体自进口吸入，并继续抽气至压力降到最低时，徐徐开启蒸汽进口，保持锅内液体适度沸腾为度。被浓缩液体的蒸汽经隔膜装置与气沫分开，进入冷凝器冷凝，然后流入收集器中。浓缩完毕后先关闭真空泵，开启放气阀放入空气，浓缩液即可经阀门放出。

（三）薄膜浓缩

薄膜浓缩是使液体在蒸发时形成薄膜，增加汽化表面积进行蒸发的方法。增加液体的汽化表面积是加速蒸发的重要因素。液体形成薄膜时，具有极大的汽化表面积，热的传播较快而均匀。它具有使药液受热温度低、时间短、速度快、有效成分不易破坏、可连续操作和缩短生产周期等优点。可在常压和减压下进行。特别适用于有效成分不耐热的浸提液的浓缩。

薄膜浓缩的方式有两种：一是使液膜快速流过加热面进行浓缩。另一种是使药液剧烈地沸腾而产生大量泡沫，以泡沫的内外表面为蒸发面进行蒸发。前者在短暂的时间内能达到最大蒸发量，但浓缩速度与热量供应间的平衡较难掌握，药液变稠后易黏附在加热面上，加大热阻，影响浓缩，故较少使用。后者目前使用较多，一般采用流量计控制液体流速，以维持液面恒定，否则也易发生前者的弊端。目前药厂生产中应用的薄膜蒸发器种类很多，按其结构主要分为升膜式薄膜蒸发器、刮板式薄膜蒸发器与离心式薄膜蒸发器。

1. 升膜式薄膜蒸发器（图 8-2） 为生产中常用的一种升膜式蒸发器。主要由蒸发

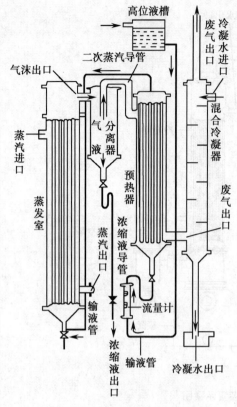

图8-2　升膜式薄膜蒸发器示意图

室、预热器、气液分离器及冷凝器组成。其蒸发室的管束很长,而在蒸发室中的液面维持较低,适用于浓缩量较大、有热敏性、黏度不大于0.05Pa·s及易产生泡沫的药液,不适于高黏度、有结晶析出或易结垢的料液。

2. 刮板式薄膜蒸发器　刮板式薄膜蒸发器是一种利用高速旋转的刮板转子,将料液分布成均匀的薄膜而进行浓缩的一种高效浓缩设备。其结构主要是在一个直立的夹套圆筒加热器内安装有快速(每分钟300转以上)旋转的叶片(刮板)。刮板有固定式及滑动式两种。固定式刮板薄膜蒸发器(图8-3)系将刮板固定于旋转轴上,刮板外缘与筒体内壁的间隙一般为0.8~2.5mm。滑动式刮板靠轴旋转时产生的离心力使刮板与加热面内壁接触,液膜厚度与料液黏度及转速有关,可达0.03mm。

固定式刮板薄膜蒸发器适用于高黏度的热敏性物料蒸发浓缩。有的固定式刮板薄膜蒸发器采用了离心式滑动沟槽转子,除了可强化传热外,操作过程不易起泡和结垢,故适用于易起泡沫、易结垢的流体的浓缩。刮板式薄膜蒸发器的浓缩程度比较大,一般为6:1至10:1,最大可达51:1。可将其串联在升膜式或降膜式蒸发器后,使较稀的中药提取液浓缩至100Pa·s以上。其缺点是结构复杂,动力消耗较大,单位体积的传热面小。

(四) 多效浓缩

多效浓缩是根据能量守恒定律确认的低温低压(真空)蒸汽含有的热能与高温高压含有的热能相差很小,而汽化热反而高的原理设计的。将前效所产生的二次蒸汽引入后一效作为加热蒸汽,组成双效浓缩器。将二效的二次蒸汽引入三效供加热用,组成三效浓缩器,同理,组成多效蒸发器。最后一效引出的二次蒸汽入冷凝器。为了维持一定的温度差,多效蒸发一般在真空下操作,尤其适用于水浸液的浓缩,浓缩液的相对密度可达1.2~1.3。

三效浓缩器(图8-4),主要由三个加热器和三个外循环浓缩器相连而成。来自锅炉房的一次蒸汽进入一效加热器时药液加热浓缩,一效蒸发出的二次蒸汽引入到二效加热器中,作为二效加热器的热源。将二效蒸发器的二次蒸汽引入三效浓缩罐供加热用,这样组成了三效浓缩器。

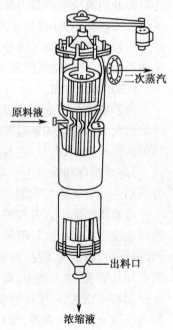

图8-3　固定式刮板薄膜蒸发器示意图

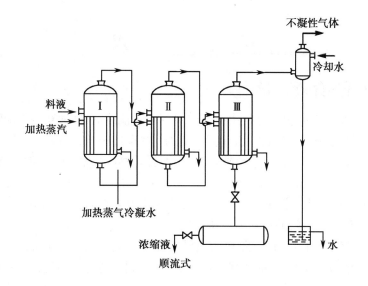

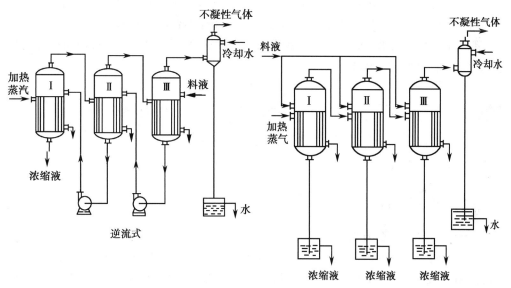

图 8-4 三效浓缩器示意图

知识链接

浓缩易起泡的药液应如何浓缩

在中药生产过程中经常会遇到浓缩易起泡的药液,而在中药生产中又比较忌讳使用消泡剂,因此正确选用浓缩方法和设备成为处理易起泡药液的关键。

对于易起泡药液一般采用单效自然循环式或强制循环式蒸发器比较适合。

在浓缩易起泡药液时,应根据药液的具体情况制定合适的浓缩操作条件。可将常压操作改为真空操作、连续操作为间歇操作。对于非常容易起泡的药液,开始操作时可先不加热,逐步增加真空度,在达到真空度要求时,缓缓分阶段进行加热、浓缩。

经验表明对易起泡药液的浓缩,采用外加热式自然循环蒸发器效果更为理想。

第二节 干　燥

一、干燥的含义与目的

干燥是利用热能除去湿物料中所含的水分或其他溶剂,从而获得干燥物品的操作过程。干燥与中药生产密切相关,干燥的好坏,将直接影响产品的使用、质量和外观等。在药剂生产中,干燥常用于原辅料除湿,新鲜药材的除水,水丸、颗粒剂、浸膏剂等除去溶剂。干燥的目的:

1. 便于药材的进一步加工处理　原料药物干燥后脆性增强有利于粉碎;粉末或颗粒干燥后流动性增强,便于充填或压制成片。

2. 可增加药物的稳定性　原料药或是成品干燥之后含水量降低,可减缓有效成分的分解,防止药品变质,药品的保质期可增长;不利于微生物的生长和繁殖。

3. 保证产品的内在和外观质量　不少制剂对水分的含量有严格的规定,尤其对有机溶剂的残留量有严格的限制,只有通过干燥才能达到质量要求。

4. 方便于贮藏和运输　原料药和成品经干燥后,体积减小、重量减轻,便于包装、贮藏和运输,降低运输成本。

课堂互动

试比较浓缩与干燥? 怎样理解干燥过程?

二、影响干燥的因素

(一) 水分的存在方式

水分在物料中的存在状态有三种,即表面的水、毛细管中的水和细胞内的水。物料表面的水通过一般的加热汽化即可除去。毛细管中的水与同温同压下的表面水相比需要消耗较多的能量才能汽化。细胞内的水由于被细胞膜包围和封闭,需经缓慢的扩散作用,扩散至膜外才能汽化除去,所以细胞内的水较难干燥。

结合水是指存在于细小毛细管中的水分和渗透到物料细胞中的水分。此种水分与物料的结合力为物理化学结合力,结合力较强,水分难以从物料中去除。

非结合水是指存在于物料表面的润湿水分、粗大毛细管中的水分和物料孔隙中的水分。此种水分与物料结合力弱,易于去除。因为它所产生的蒸汽压等于同温度水的蒸汽压。

平衡水分是指某物料与一定温度、湿度的空气相接触时,将会发生排出水分或吸收水分的过程,直到物料表面所产生的蒸汽压与空气中的水蒸气分压相等为止,物料中的水分与空气处于动态平衡状态,此时物料中所含的水分称为该空气状态下物料的平衡水分。干燥不能去除平衡水分。

(二) 物料的性质

物料的性质包括物料的形状大小,料层的厚度及水分的结合方式。如颗粒状物料比粉末状、块状、膏状物料干燥速率快,因为粉末之间空隙小,内部水分扩散慢。物料堆积越厚,暴露的面积越小,干燥也越慢。故应将物料摊平、摊薄。

(三) 干燥介质的温度、湿度与流速

在适当的范围内提高空气的温度,会加快蒸发速度,加大蒸发量,有利于干燥。但应根据物料的性质选择适宜的干燥温度,以防止某些成分被破坏。干燥时若用静态干燥法则温度宜由低到高缓缓升温,而流化操作则需较高温度方可达到干燥目的。

干燥介质的温度及流速的影响包括两个方面:①被干燥物料的相对湿度;②干燥面上空间的相对湿度。物料本身湿度大,水汽量大,则干燥空间的相对湿度也大,物料干燥时间长,干燥效率低。因此密闭的烘房、烘箱因为避免相对湿度饱和而停止蒸发,常采用吸湿剂如石灰、硅胶等将空间水分吸除,或采用排风、鼓风装置使空间气体流动更新。流化操作由于采用热气流干燥,因此常先将气流本身进行干燥或预热,以达降低相对湿度的目的。

(四) 干燥速度及干燥方法

在干燥的过程中,首先使物料表面水分蒸发,然后内部水分扩散至表面继续蒸发。若干燥速度过快,温度过高,则物料表面水分蒸发过快,内部的水分来不及扩散到物料表面,致使粉粒黏结,甚至熔化结壳,阻碍内部的水分扩散和蒸发,使干燥不完全,形成外干内湿的假干燥现象,不利于物料贮存或易造成霉变。

干燥的方法与干燥速率也有较大关系。静态干燥如烘房、烘箱等因物料处于静态、物料暴露面小,水蒸气散失慢,干燥效率差。沸腾干燥、喷雾干燥属流化操作,被干燥物料在动态情况下,粉粒彼此分开,不停地跳动,与干燥介质接触面大,干燥效率高。

(五) 干燥的压力

压力与蒸发量成反比,因而减压是促进蒸发、加快干燥的有效手段。减压干燥能降低干燥温度、加快蒸发速度、提高干燥效率,使产品疏松易碎、制剂质量稳定。

三、常用的干燥方法

在制药工业中,被干燥物料的形状是多种多样的,有颗粒状、粉末状、丸状固体,也有浆状(如中药浓缩液)、膏状(如流浸膏)流体。物料的性质各不相同,如热敏性、酸碱性、黏性、易燃性等。对干燥产品的要求也各有差异,如含水量、形状、粒度、溶解性及卫生要求等。生产规模及生产能力各不相同。因此,采用的干燥方法与设备也是多种多样的。

(一) 烘干

1. 鼓式干燥法　鼓式干燥是将湿物料蘸取涂在光滑的金属转鼓上形成薄层,利用热传导进行干燥的方法,又称鼓式薄膜干燥或滚筒式干燥。鼓式干燥设备分单鼓式和双鼓式。其工作原理是利用表面光滑的金属鼓,鼓内用热空气、电阻丝或蒸汽加热,当鼓转动时,从贮液槽中蘸取药液在鼓面涂成一薄层,鼓转动一圈时,此薄层药液已经干燥且被刮刀刮下。转动第二圈时再次蘸取药液,如此连续转动,达到干燥药料的目的。

鼓式薄膜干燥器的热能利用比较经济,其干燥速率与鼓面大小、鼓面的温度、药料的浓度及药膜的厚度有关。干燥时鼓的转速调节很重要,要求以物料转到刮刀处已充分干燥为度。鼓的转速一般每分钟 4～10 转,必要时还可调节药液浓度或药膜厚度达

到干燥目的。鼓内凝集的水分必须随时由吸液管排除,否则会降低干燥效率。

该法可连续生产,干燥物料呈薄片状,易于粉碎。常用于中药浸膏的干燥和膜剂的制备。若将鼓式薄膜干燥器装上密封外壳,连接真空泵,便可在减压条件下操作。适用于对热敏感的药料的干燥。

2. 气流干燥 是利用热干燥气流或单纯的干燥空气进行干燥的方法。气流干燥的原理是通过控制气流的温度、湿度、速度来达到干燥的目的。其干燥效率与气流的温度、湿度和流速有关,温度越高、流速越快、相对湿度越低,越有利于干燥。由于物料处于静止状态,所以干燥速度较慢。

有烘干、晒干、阴干等多种方式,其中烘干最为常用。设备有干燥箱、烘房和烘柜。烘箱是一种常用的干燥设备。主要由干燥室和加热装置组成。干燥室内有多层架子,供放置装物料的盛器。加热器通常应用电热或蒸气加热。空气经过加热器升温,并在流动中将热能传递给被干燥的物料,同时也将湿物料蒸发的湿气带走。为了获得更好的干燥效果,可将烘箱内的自然气流改为强制气流,如可在烘箱内装鼓风装置,以利于将湿空气迅速排出。为了克服湿蒸气到达箱体上部时发生冷凝,常使用气流由上至下的模式。

3. 减压干燥 又称真空干燥。系指在密闭的容器中抽去空气后进行干燥的方法。减压干燥器由干燥柜、冷凝器与冷凝液收集器、真空泵三部分组成。其特点是干燥温度低,速度快。物料呈疏松海绵状,易于粉碎。适用于不耐高温的药物干燥。

（二）喷雾干燥

由干燥塔、喷雾器、热空气和输送热空气进入干燥塔的设备以及细粉与废气分离装置等四部分组成。喷雾器是喷雾干燥设备的关键组成部分,它影响到产品的质量和能量消耗。工作时先打开鼓风机,空气经滤过器、预热器加热至280℃左右后,自干燥器上部沿切线方向进入干燥塔,塔内温度一般在120℃以下,待达到该温度数分钟后,再将药液自导管经流量计输送到喷头,在进入喷头的压缩空气(392～490kPa)作用下,药液由喷头形成雾滴喷入干燥塔,再与热气流混合后很快被干燥。已干燥的细粉落入收集桶内,部分干燥的粉末随含水分的热气流进入气粉分离器后收集于布袋内,热废气从排气口排出(图8-5)。

喷雾干燥是流化技术用于液态物料干燥的一种较好方法。系将被干燥的液体物料浓缩至一定浓度,利用雾化器将一定浓度的液态物料,喷成雾状液滴,使总表面积增

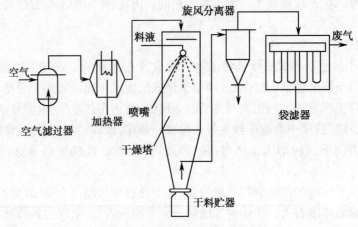

图8-5 喷雾干燥装置示意图

大(当雾滴直径为 $10\mu m$ 时,每升液体所形成的雾滴总表面积可达 $400\sim600m^2$),当与干燥介质热空气相遇时,在数秒钟内即可完成水分蒸发,被干燥成松脆的极细粉末或颗粒。其优点是瞬间干燥,尤适用于含热敏性有效成分的物料。产品质量好,保持原来的色香味,成品溶解性能好。因成品干燥后粉末极细,无须再进行粉碎加工,从而缩短了生产工序。物料生产过程密闭不受污染,控制系统一体化,操作方便。可根据需要控制和调节产品的粗细度和含水量等质量指标。喷雾干燥不足之处是进风温度较低时,热效率只有 $30\%\sim40\%$。设备清洗较麻烦,有人用蒸气熏洗设备,收到较好的效果。

（三）沸腾干燥

又称流化床干燥,是流化技术的新发展,它是利用热空气流使湿颗粒悬浮,呈流态化,似"沸腾状",热空气在湿颗粒间通过,在动态下进行热交换,带走水汽而达到干燥目的的一种方法。主要用于湿粒性物料如片剂及颗粒剂的湿颗粒干燥和水丸的干燥。该法物料磨损较轻,干燥速度快,效率高,干燥均匀,产量大。热空气经过高效过滤器,没有杂质和异物的带入。干燥时不需翻料,且能自动出料,节省劳动力,操作方便。占地面积小,适于大规模生产。但热能消耗大,清扫设备较麻烦,尤其是有色颗粒干燥时给清洁工作带来困难。

常用设备有卧式多室沸腾干燥装置(图 8-6),由空气预热器、沸腾干燥室、旋风分离器、细粉捕集室和排风机等组成。这种沸腾干燥床流体阻力较低,操作稳定可靠,产品的干燥程度均匀,且物料的破碎率低,应用较广。

（四）其他干燥方法

在生产中为了满足各种制剂的需要,根据药物的特殊性和生产条件的允许,还可采取以下的干燥方法:

1. 红外线干燥 红外线干燥是利用红外线辐射器产生的电磁波被含水物料吸收后,直接转变为热能,使物料

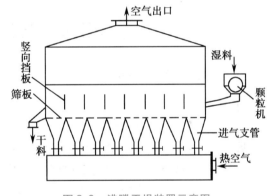

图 8-6 沸腾干燥装置示意图

中水分受热气化而干燥的一种方法,属于辐射加热干燥。红外线干燥的原理是红外线辐射器所产生的电磁波以光的速度辐射到被干燥的物料上,增加物料分子热运动的动能,使物料中的分子强烈振动,温度迅速升高,将水等液体分子从物料中驱出而达到干燥的目的。红外线有近红外线和远红外线之分,远红外线的干燥速率是近红外线干燥的 2 倍,是热风干燥的 10 倍,因此目前远红外线干燥在制药中被广泛应用,如隧道式远红外干燥灭菌烘箱(图 8-7)。

2. 冷冻干燥 系先将被干燥液态物料冷冻成固体,再在低温减压条件下,使固态的冰直接升华为水蒸气排出而达干燥目的的方法。其特点是:物料在高真空和低温条件下干燥,尤适用于热敏性物品的干燥。干品多孔疏松,易于溶解,且含水低,有利于药品长期贮存。如抗生素、血浆、疫苗等生物制品以及中药粉针剂和止血海绵剂等。

3. 吸湿干燥 系将干燥剂置于干燥柜或干燥室的架盘下层,将湿物料置于架盘上层进行干燥的方法。该法适用于含湿量较少的药品及某些含有芳香性成分的药材干燥,如糖衣片剂、中药浸膏散剂等。干燥器可分为常压干燥器和减压干燥器,小型的

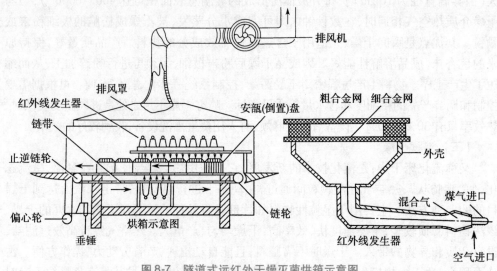

图 8-7 隧道式远红外干燥灭菌烘箱示意图

多为玻璃制成。常用的干燥剂有无水氧化钙（生石灰）、无水氯化钙、硅胶等,大多数可经高温解吸再生而回收利用。

第三节 典型岗位实例

一、浓缩岗位实训

【目的】

1. 建立浓缩的生产情景。

2. 熟练掌握浓缩岗位操作法、常用浓缩设备标准操作规程,掌握生产操作要点,正确判断浓缩液质量;能及时发现浓缩过程中出现的问题并能迅速加以解决。

3. 学会正确进行清场,能熟练对浓缩设备进行清洁和日常维护,正确填写生产记录。

【设施、设备、器具及材料】

1. 设施 浓缩车间。

2. 设备

（1）水力喷射真空系统。

（2）双效节能蒸发器。

3. 器具 电子台秤、贮液罐、不锈钢盘等。

4. 材料 75%乙醇、消毒液、精制分离岗位实训所得药液等。

【操作步骤】

1. 生产前准备

1.1 接受生产任务。

1.2 领料 领取前期已经提取的中药提取液,办理交接手续,并签字记录。

1.3 注意严格执行各项目《岗位标准操作规程》《仪器使用、维护保养及检修标准操作规程》及《浓缩生产工艺规程》。

2. 生产操作

2.1　启动水力喷射系统　检查水泵电源、储水槽水位及各阀门是否正常。启动多级水泵。开启并观察真空表指示变化,待真空度达到−0.05MPa时可以开始进料。

2.2　进料　打开相应进料阀,进料时必须先进一效,后进二效。

2.3　蒸发　调节真空阀、放空阀和进气阀,使整个系统保持动态平衡。操作过程必须保持平稳,以防止跑料,并在此基础上尽量避免使用放空阀,以努力避免能源消耗。

2.4　补料

2.4.1　随着蒸发的进行,器内料液在不断减少,为了保持较高的蒸发速率,必须及时补料。

2.4.2　补料时应将进料阀打开约1/3～1/2,不可全开,以保持蒸发的平稳。

2.4.3　补料时以补至达到首次进料量为度,需指出的是,最后阶段的补料应当考虑到一、二效蒸发速度的差异,应当以料液进完之后能保证两效同时有效工作尽可能长的时间为标准。

2.4.4　必须注意:由于补入的料液温度与各效内原有料液是不同的,可能会破坏系统原有的平衡。因此,在补料过程中及完成之后,必须对系统作适当的微调,以恢复运行的平衡。补料过程中应当严防跑料。

2.5　排水　生产过程中的蒸汽冷凝水装满贮水槽之后必须及时排水,以保证系统能长时间平稳运行。在排水前后,由于会影响系统的真空度,因而必然破坏系统的平衡,因此必须对系统作适当调整,并应严防跑料。

2.6　并料　在蒸发的最后阶段,因料液量太少,可能已无法用两效蒸发,此时应将二效内的料液并入一效。

2.6.1　关闭进气阀,观察真空度,待一效真空表达到−0.05MPa以上并略有上升时,关掉一、二效之间的真空阀,停掉多级水泵(真空源),排空二效,同时打开一、二效的进料阀,此时二效内的料液即可抽入一效。

2.6.2　待移(并)料完成后应当将整个系统恢复原状,并向二效内吸入纯化水。

2.7　出料　浓缩即将完成时,在检查料液各项指标合格且数量符合工艺要求之后,停掉多级水泵(真空源),将系统排空,料液转往下一工序。

3.　生产结束后,按清洁规程对生产设备、器具、场所进行清洁。清场完毕,由质量保证人员确认(发清场合格证),并做好记录。

4.　填写设备运行记录。

【实训报告】　认真书写实训报告,内容包括实训项目名称、起止时间、设施、设备、器具、材料、操作步骤、结果、问题及解决方案等。

二、干燥岗位实训

【目的】

1.　建立干燥的生产情景。

2.　熟练掌握干燥岗位操作方法、常用干燥设备标准操作规程,掌握生产操作要点及影响成品质量的关键点;能及时发现干燥过程中出现的问题并能迅速加以解决。

3.　学会正确进行清场,能熟练对干燥设备进行清洁和日常维护,正确填写生产记录。

【设施、设备、器具及材料】

1.　设施　干燥车间。

2.　设备

（1）热风循环烘箱:是箱式干燥器的一种形式,是一个方形箱体,箱内有框架、带孔(或网)的料盘、蒸气加热翘片管或无缝换热钢管或裸露的电热元件加热器,箱体周围包有绝热保护层,还有吸气口、排气口、循环风机等组件。工作时借助于风机产生的循环流动热风,吹到潮湿物料的表面达到干燥的效果。

（2）真空干燥机:为箱体结构,内设热源。是由干燥柜、真空泵、冷凝器、冷凝液收集器等组成。工作时在密闭的容器中抽去空气使其达到一定的真空度从而在低温条件下得到较高的干燥效率。

3. 器具 天平、电子台秤、盛器等。

4. 材料 浓缩后所得清膏或高浓度浓缩液或湿颗粒、75%乙醇等。

【操作步骤】

1. 生产前准备

1.1 接受生产任务。

1.2 领料 领取前期已经浓缩的中药浓缩液(清膏或湿颗粒),办理交接手续,并签字记录。

1.3 注意严格执行各项目《岗位标准操作规程》《仪器使用、维护保养及检修标准操作规程》及《干燥生产工艺规程》。

2. 生产操作

2.1 真空干燥机干燥

2.1.1 投料 开启烘箱门,将清膏加入物料盘中,放入烘箱内,关闭烘箱门并压紧。

2.1.2 干燥 开通冷凝水,打开蒸气阀门和出气阀门,关闭放空阀,开启真空阀并调节阀门使之真空度不超过额定位置,干燥一段时间使物料达到干燥要求。

2.1.3 出料 干燥达到需要的程度后,关闭进气阀,关闭真空阀,打开放气阀,待真空表读数为零时缓缓打开烘箱门,取出物料,称重(操作时必须双人复核,操作人、复核人均须签字),装入洁净的容器中,贴物料卡,转入下一道工序。

2.1.4 设备出现运行异常时,应及时停止,查找原因,自行处理,自我不能处理的,再向车间有关人员报告。

2.2 喷雾干燥机干燥

2.2.1 将氮气分压关闭,开总阀,然后将分压调至 0.4MPa。

2.2.2 系统内导入氮气。至氧气浓度低于规定的浓度(3%)时,然后启动循环风机 5~10 分钟,使氧气浓度维持在 3%(系统不漏气)。

2.2.3 开启雾化器(频率为 0Hz),开启电加热,开供料泵,开蠕动泵,当温度达到 100℃后(设定温度在 100℃以上),调节雾化器频率至 30~40Hz。

2.2.4 当热风入口温度达到已设定温度并稳定时,将雾化器的频率慢慢调至 50Hz。开启蠕动泵,喷溶剂,使出口温度达到设定值并稳定(此时可观察溶剂是否喷出,出口温度的变化情况)。当入口温度与出口温度达到设定值时,迅速将溶剂切换至原料液。并调节雾化器旋钮至规定转速。

2.2.5 喷料完毕后,将原料液切换至溶剂,并且雾化器频率调至 50Hz,并喷雾 10

分钟左右,此后供料泵关闭,电加热关闭(此时关闭氮气),慢慢减速雾化器转速至20Hz左右。当进口温度降到90℃关闭可燃气体开关,关闭冷冻机开关,并用空气置换系统内的氮气,雾化器在温度为90℃以下时可关闭,循环风机在温度为60℃以下时可关闭。

2.2.6 当控氧仪氧气浓度达到21%后,可开检查门,并清理物料。关闭电源及氮气各个分流阀。

2.3 沸腾干燥机干燥

2.3.1 接通控制箱电源,打开压缩空气阀,调节气体压力(0.5~0.6MPa)。

2.3.2 根据需要设定进风温度(先按3秒设定键,然后按加、减数字键到所需温度,最后再按3秒设定键即可)。

2.3.3 投料 将制好的湿颗粒加入料斗,将料斗推入箱体,待料斗就位正确后,方可推入充气开关,上下气囊进入0.1~0.15MPa压缩空气,使料斗上下处于密封状态。

2.3.4 干燥 开启加热气进出手动截止阀。按风机启动键,待风机启动结束后,按启动搅拌键,则搅拌运转,干燥开始。进风温度通过自动控制系统慢慢上升到设定温度左右,待出风温度上升到60℃左右时,物料即将干燥。

2.3.5 烘干过程颗粒有不均匀的现象,必须停止烘干,将料斗拉出来翻粒,再推进去继续干燥。

2.3.6 检查物料的干湿度 干燥到预定的时间停止搅拌,取样判断,物料是否达到需要的含湿度。

2.3.7 出料 当干燥达到需要的程度,关闭热源,拉出冷风门开关,待物料冷却后同时停止风机、搅拌机,推拉捕集袋升降气缸数次,使袋上的积料抖落,拉出充气开关,待气囊密封圈放气后方可将料斗拉出,关闭控制箱电源和蒸气源、压缩空气源。

3. 生产结束后,按清洁规程对生产设备、器具、场所进行清洁。清场完毕,由质量保证人员确认(发清场合格证),并做好记录。

4. 填写设备运行记录。

【实训报告】 认真书写实训报告,内容包括实训项目名称、起止时间、设施、设备、器具、材料、操作步骤、结果、问题及解决方案等。

(罗红梅)

 复习思考题

1. 简述浓缩的含义、目的。如何提高蒸发效率?
2. 常用的浓缩方法有哪些?各具何特点?操作中有何注意事项?
3. 简述干燥的含义、原理。如何提高干燥效率?
4. 常用的干燥方法有哪些?如何选择使用?

第九章

液 体 药 剂

学习要点

1. 液体药剂的含义、特点、分类方法。
2. 常用溶剂和附加剂。
3. 各类液体药剂的生产技术。
4. 增加药物溶解度及液体药剂稳定性的方法。
5. 液体药剂生产与质量控制。

第一节 概 述

一、液体药剂的含义与特点

液体药剂有广义和狭义之分。广义的液体药剂是指所有以液态形式存在并使用的药物制剂;狭义的液体药剂是指除了无菌制剂和中药浸出制剂以外的其他液体形态的制剂。本章中所阐述的液体药剂为狭义的液体药剂。

(一) 液体药剂的含义

液体药剂系指药物在一定条件下,以不同的分散方式和状态分散于分散介质中所制成的液体形态的药剂。液体药剂可供内服或外用。

(二) 液体药剂的特点

液体药剂与固体药剂相比,具有以下特点:

1. 优点

(1) 药物分散度大,可直接通过胃肠生物膜吸收,吸收快,显效迅速。

(2) 浓度易控制,以减少对胃肠道的刺激性。有些固体药物,如溴化物口服后由于局部浓度过高对胃肠道有刺激性,制成液体药剂易调整浓度,减少局部刺激性。

(3) 易于分剂量,特别是溶液剂与乳剂易准确分剂量,易于服用,尤其适宜于老年患者和婴幼儿。

(4) 液体药剂还可掩盖药物的不良气味,如混悬剂和 *O/W* 型乳剂。

(5) 某些难溶性药物制成混悬剂可增加药物的稳定性或有缓释作用。

(6) 有利于提高某些固体药物的生物利用度。

（7）流动性大，能深入腔道。如灌肠剂。

2. 缺点

（1）化学稳定性差，某些药物易水解降低药效，甚至失效。

（2）非均相液体药剂中药物的分散度大，分散粒子的比表面积大，物理稳定性较差。

（3）口服液体药剂大多以水为溶剂，容易霉变，常需加入对羟基苯甲酸酯类、苯甲酸及其盐、山梨酸及其盐、苯扎溴铵、醋酸氯己定等防腐剂。非水性溶剂常有药理作用。

（4）液体药剂体积较大，贮藏、运输、携带不方便。

（5）对包装材料要求高，易产生配伍禁忌。

二、液体药剂的分类

（一）按分散体系分类

1. 均相分散体系　药物以分子或离子状态分散，属热力学稳定体系，包括低分子溶液剂和高分子溶液剂。

2. 非均相分散体系　药物以微粒或液滴分散，属热力学不稳定体系，包括溶胶剂、乳浊液和混悬液。

分散体系中各类液体药剂微粒的大小与特征见表9-1。

表9-1　分散体系中微粒的大小及特征

分散体系类型		微粒大小（nm）	特征
	真溶液	<1	以分子或离子形式分散，体系稳定性高
胶体溶液	高分子溶液	1~100	以分子形式分散，体系稳定性高
	溶胶		以胶粒形式分散，表面积大，易聚结，不稳定
	乳浊液	>100	以液滴形式分散，易聚结并分层，不稳定
	混悬液	>500	以微粒形式分散，易聚结沉降，不稳定

（二）按给药途径分类

1. 内服液体药剂　如合剂、糖浆剂、口服乳剂、口服混悬剂等。

2. 外用液体药剂　主要有以下3种：①皮肤用液体药剂：如洗剂、搽剂等；②五官科用液体药剂：滴鼻剂、洗耳剂与滴耳剂、含漱剂等；③腔道用液体药剂：灌肠剂、灌洗剂等。

三、液体药剂常用溶剂与附加剂

液体药剂的溶剂，对于均相分散体系的液体药剂来说药物是溶解，可以称溶剂，对于非均相分散体系的液体药剂来说药物不是溶解而是分散，应称分散介质。液体药剂除溶剂外，为增加其有效性、稳定性、安全性、适用性，可根据需要添加适宜的附加剂。

（一）液体药剂常用溶剂的要求

溶剂对药物的溶解和分散有重要作用，同一种药物用不同的溶剂溶解或分散，其作用和用途也不尽相同。如碘,其水溶液口服治疗甲亢,而其乙醇溶液(碘酒)外用、甘油溶液用于黏膜以消毒。因此在生产中应根据药物性质和临床用途来选择溶剂。

液体药剂的溶剂应符合以下要求:①对药物具有良好的溶解性或分散性;②化学性质稳定,不与主药或附加剂发生化学反应;③不影响主药的疗效和含量检测;④毒性小,无不适气味,无刺激性;⑤来源广,成本低。但完全符合以上条件的溶剂很少,生产中应根据药物性质、制剂要求和临床用途合理选择溶剂。

（二）液体药剂的常用溶剂

药物的溶解或分散与溶剂的种类和极性有密切关系。按溶剂的介电常数大小可分为极性溶剂、半极性溶剂和非极性溶剂。

1. 极性溶剂

（1）水:水是最常用的溶剂,能与其他极性和半极性溶剂混溶。能溶解绝大多数的无机盐类和极性大的有机药物,能溶解生物碱盐、苷类、糖类、树胶、鞣质、黏液质、蛋白质、酸类及色素等化学成分。但许多药物在水中不稳定,尤其是易水解的药物;水性药剂有容易霉变的问题。配制药物制剂时应使用药典规定的纯化水。

（2）甘油:甘油为无色黏稠性澄明液体,有甜味,毒性小,能与水、乙醇,丙二醇等任意比例混溶。可用于内服药剂,更多地应用于外用药剂。可单独作溶剂,也可与水、乙醇等溶剂以一定的比例混合应用。甘油对苯酚、鞣酸、硼酸的溶解比水大,常作为这些药物的溶剂。在水溶剂中加入一定比例的甘油,可起到保湿、增稠和润滑的作用。

（3）二甲基亚砜:二甲基亚砜为无色澄明液体,具有大蒜臭味,能与水,乙醇、丙二醇、甘油等溶剂任意比例混溶,且溶解范围广。本品能促进药物在皮肤和黏膜上的渗透,但有轻度刺激性。产品对孕妇禁用。

2. 半极性溶剂

（1）乙醇:乙醇为常用溶剂,可与水、甘油、丙二醇等溶剂任意比例混溶,能溶解多种有机药物和药材中的有效成分,如生物碱及其盐类、苷类、挥发油、树脂、鞣质、有机酸和色素等。含乙醇20%以上具有防腐作用。但有易挥发、易燃烧等缺点。

（2）丙二醇:药用丙二醇一般为1,2-丙二醇,毒性小,无刺激性。性质与甘油相似,但黏度较甘油小,可作为内服及肌内注射用药的溶剂。可与水、乙醇,甘油等溶剂任意比例混溶,能溶解多种药物,如磺胺类药物、局部麻醉药、维生素A、维生素D及性激素等。丙二醇的水溶液能促进药物在皮肤和黏膜上的渗透。但丙二醇有辛辣味,口服应用受到限制。

（3）聚乙二醇:液体药剂中常用的聚乙二醇相对分子质量为300~600,为无色澄明黏性液体。有轻微的特殊臭味。能与水、乙醇、丙二醇、甘油等溶剂混溶。聚乙二醇的不同浓度水溶液是一种良好的溶剂,能溶解许多水溶性无机盐和水不溶性的有机药物。对易水解的药物有一定的稳定作用。在外用液体药剂中对皮肤无刺激性而具柔润性。

3. 非极性溶剂

（1）脂肪油:为多种精制植物油,常用的有芝麻油、豆油、花生油、棉籽油等。脂肪油能溶解油溶性药物如激素、挥发油、游离生物碱和许多芳香族药物。脂肪油可用做内服药剂的溶剂,如维生素 A 和维生素 D 溶液剂,也作外用药剂的溶剂,如洗剂、搽剂、滴鼻剂等。脂肪油易酸败,也易受碱性药物的影响而发生皂化反应。

(2) 液状石蜡:为饱和烃类化合物的混合物,是无色透明的油状液体。有轻质和重质两种,轻质密度为 0.828 ~ 0.860g/ml,重质密度为 0.860 ~ 0.890g/ml。液状石蜡能与非极性溶剂混合,能溶解生物碱、挥发油及一些非极性药物等。液状石蜡在肠道中不分解也不吸收,有润肠通便作用,但多作外用药剂,如搽剂的溶剂。

(3) 油酸乙酯:无色液体,有气味。可溶解甾体药物、挥发油及其他油溶性药物。可作外用液体药剂的溶剂。具有挥发性和可燃性,在空气中易被氧化,需加入抗氧剂。

(4) 肉豆蔻酸异丙酯:本品为无色澄明,几乎无气味的流动性油状液体,不易氧化和水解,不易酸败,不溶于水、甘油、丙二醇,但溶于乙醇、丙酮、乙酸乙酯和矿物油中。能溶解甾体药物和挥发油。本品无刺激性和过敏性。可透过皮肤吸收,并能促进药物经皮吸收。常用做外用药剂的溶剂。

（三）液体药剂的附加剂

为了克服液体药剂的霉败现象,改善其色、香、味,使患者乐于服用和防止差错等,液体药剂中常常加入防腐剂、矫味剂和着色剂等。其中防腐剂在本书第三章已叙述,本节仅介绍矫味剂和着色剂等附加剂。

1. 矫味剂　矫味剂是一种能改变味觉的物质,药剂中用来掩盖药物的不良气味,改进药剂的味道,有些矫味剂也同时具有矫臭作用。

(1) 甜味剂:分天然与人工合成两大类。

1) 天然甜味剂:如蔗糖、甜菊苷等。蔗糖及单糖浆应用最广泛,具有芳香味的果汁糖浆如橙皮糖浆及桂皮糖浆等不但能矫味而且也能矫臭。甜菊苷其甜度比蔗糖大300 倍,甜度持久且不被吸收,但甜中有苦,常与蔗糖和糖精钠合用。

2) 合成甜味剂:如糖精钠、阿司帕坦等。糖精钠甜度为蔗糖的 200 ~ 700 倍,常用量为 0.03%,水溶液长时间放置,甜味会降低,在体内不被吸收,无营养价值,常与单糖浆、蔗糖或甜菊苷合用,为咸味药常用的甜味矫味剂。阿司帕坦,也称蛋白糖,为二肽类甜味剂,甜度比蔗糖高 150 ~ 200 倍,不致龋齿,可有效降低热量,适用于糖尿病、肥胖症患者。

(2) 芳香剂:可改善药剂的气味和香味,包括天然香料和人工香料两大类。天然香料常用天然芳香性挥发油,如薄荷油、桂皮油、橙皮油、茴香油或桂皮水、橙皮酊等。天然芳香性挥发油多为芳香族有机化合物,根据其组成由人工合成制得的芳香性物质一般称香精,如苹果香精、香蕉香精,通常有多种成分组成。在液体药剂中,以水果味的香精最为常用,其香气浓郁而稳定。

(3) 胶浆剂:通过其黏稠性干扰味蕾的味觉而矫味,多用于矫正涩酸味。常用的有羧甲基纤维素钠、甲基纤维素、海藻酸钠、阿拉伯胶、西黄蓍胶等的胶浆。为增加其矫味效果,常在胶浆剂中加入适量糖精钠或甜菊苷等。

(4) 泡腾剂:药剂中常以碳酸氢钠、有机酸(如枸橼酸、酒石酸)及适量香精、甜味剂等组成泡腾剂,遇水后产生 CO_2,CO_2 溶于水呈酸性,能麻痹味蕾而矫味,从而改善盐类的苦味、涩味和咸味。

2. 着色剂　又称色素,分天然色素和人工合成色素两类,可改变药剂的外观颜色,用以识别药剂的浓度或区分应用方法,同时改善药剂的外观。只有食用色素才可作为内服液体药剂的着色剂。

(1) 天然色素:由动、植物组织以及矿物中提取的微生物色素、植物性色素及矿物性色素等称为天然色素,其中可供食用者称为天然食用色素,如虫胶色素、红花黄色素、甜菜红、辣椒红素、红曲米、姜黄、β-胡萝卜素、叶绿酸铜钠盐等。

(2) 合成色素:色泽鲜艳,价格低廉,但大多毒性较大,应注意用量不宜过多。

1) 食用色素:我国目前批准的合成食用色素主要有胭脂红、苋菜红、柠檬黄、胭脂蓝、日落黄等,常配成1%贮备液使用,一般用量不宜超过万分之一。

2) 外用色素:常用的有伊红(又称曙红,适用于中性或弱碱性溶液)、品红(适用于中性、弱酸性溶液)以及美蓝(又称亚甲蓝,适用于中性溶液)等合成色素。

3. 其他　为了增加液体药剂的稳定性,有时尚需加入 pH 调节剂、抗氧剂、金属络合剂等。

四、液体药剂的质量要求

(一) 液体药剂的质量要求

口服溶液剂、口服混悬剂、口服乳剂在生产与贮藏期间均应符合下列有关规定。

1. 除另有规定外,口服溶液剂的溶剂、口服混悬剂的分散介质常用纯化水。

2. 根据需要可加入适宜的附加剂,如抑菌剂、分散剂、助悬剂、增稠剂、助溶剂、润湿剂、缓冲剂、乳化剂、稳定剂、矫味剂以及色素等,其品种与用量应符合国家标准的有关规定。除另有规定外,在制剂确定处方时,该处方的抑菌效力应按照《中国药典》2015 年版四部抑菌效力检查法(通则 1121)检查,应符合规定。

3. 制剂应稳定、无刺激性,不得有发霉、酸败、变色、异物、产生气体或其他变质现象。

4. 口服滴剂包装内一般应附有滴管和吸球或其他量具。

5. 除另有规定外,应避光、密封贮存。

6. 口服乳剂的外观应呈均匀的乳白色,以半径 10cm 的离心机每分钟 4000 转的转速(约 1800×g)离心 15 分钟,不应有分层现象。乳剂可能会出现相分离的现象,但经振摇应易再分散。

7. 口服混悬剂应分散均匀,放置后若有沉淀物,经振摇应易再分散。口服混悬剂在标签上应注明"用前摇匀";以滴计量的滴剂在标签上要标明每毫升或每克液体药剂相当的滴数。

(二) 液体药剂的质量检查

除另有规定外,口服溶液剂、口服混悬剂、口服乳剂应进行以下相应检查。

【装量】　除另有规定外,单剂量包装的口服溶液剂、口服混悬液和口服乳剂的装量,照下述方法检查,应符合规定。

检查法:取供试品 10 袋(支),将内容物分别倒入经标化的量入式量筒内,检视,每支装量与标示装量相比较,均不得少于其标示量。

凡规定检查含量均匀度者,一般不再进行装量检查。

多剂量包装的口服溶液剂、口服混悬剂、口服乳剂和干混悬剂,按照《中国药典》2015 年版四部最低装量检查法(通则 0942)检查,应符合规定。

【重量差异】 除另有规定外,单剂量包装的干混悬剂照下述方法检查,应符合规定。

检查法:取供试品 20 袋(支),分别精密称定内容物,计算平均装量,每袋(支)装量与平均装量相比较,装量差异限度应在平均装量的±10% 以内,超出装量差异限度的不得多于 2 袋(支),并不得有 1 袋(支)超出限度 1 倍。

凡规定检查含量均匀度者,一般不再进行装量差异检查。

【干燥失重】 除另有规定外,按照《中国药典》2015 年版四部干燥失重测定法(通则 0831)检查,干混悬剂减失重量不得过 2.0%。

【沉降体积比】 口服混悬剂照下述方法检查,沉降体积比应不低于 0.90。

检查法:除另有规定外,用具塞量筒量取供试品 50ml,密塞,用力振摇 1 分钟,记下混悬物的开始高度 H。静置 3 小时,记下混悬物的最终高度 H,按下式计算:

$$沉降体积比 = H/H_0$$

干混悬剂按各品种项下规定的比例加水振摇,应均匀分散,并照上法检查沉降体积比,应符合规定。

【微生物限度】 除另有规定外,按照《中国药典》2015 年版四部微生物计数法(通则 1105)和控制菌检查法(通则 1106)及非无菌药品微生物限度标准(通则 1107)检查,应符合规定。

第二节　表面活性剂

一、表面活性剂的含义与组成

1. 表面活性剂的含义　凡是能够显著降低两相间表面张力(或界面张力)的物质,称表面活性剂。

2. 表面活性剂的组成与特点　表面活性剂降低表面(界面)张力的能力主要取决于其分子结构特点,即表面活性剂的分子结构都同时含有亲水基团和亲油基团,具有"两亲性"。其次,表面活性剂降低表面(界面)张力的能力还与其应用浓度有关。低浓度时,表面活性剂产生表面吸附,即表面活性剂分子被吸附在溶液的表面呈定向排列,从而改变了液体的表面性质,降低了表面张力。表面活性剂的浓度增大至表面吸附达到饱和后,表面活性剂则进入溶液内部,亲水基团或亲油基团相互聚集而形成胶束(胶团)。

二、表面活性剂的分类

表面活性剂按其解离情况分为离子型和非离子型两大类,其中离子型表面活性剂根据其起表面活性作用的离子,又分为阴离子型、阳离子型和两性离子型表面活性剂等3类。

(一)阴离子表面活性剂

本类表面活性剂起表面活性作用的是阴离子。主要包括肥皂类、硫酸化物以及磺酸化物。

1. 肥皂类 为高级脂肪酸的盐类,其分子结构通式为$(RCOO^-)_n M_n^+$。常用脂肪酸的烃链 R 通常在 $C_{11} \sim C_{18}$ 之间,以硬脂酸、油酸、月桂酸等较常用。根据其金属离子(M_n^+)的不同,又分为碱金属皂、碱土金属皂和有机胺皂等。它们具有良好的乳化能力,但容易被酸破坏,碱金属皂还可被钙、镁盐等破坏,电解质可使之盐析,具有一定的刺激性,一般只用于外用药剂。

2. 硫酸化物 为硫酸化油和高级脂肪醇的硫酸酯类,其分子结构通式为 $ROSO_3^- M^+$,其中 R 在 $C_{12} \sim C_{18}$ 之间。常用的有:

(1)硫酸化蓖麻油(土耳其红油):为黄色或橘黄色黏稠液体,有微臭,可与水混合,为无刺激性的去污剂和润湿剂,可代替肥皂洗涤皮肤,亦可作载体使挥发油或水不溶性杀菌剂溶于水中。

(2)高级脂肪醇硫酸酯类:如十二烷基硫酸钠(又称月桂醇硫酸钠)等,其乳化能力很强,并较肥皂类稳定,主要用做外用软膏的乳化剂。

3. 磺酸化物 主要有脂肪族磺酸化物、烷基芳基磺酸化物、烷基萘磺酸化物等,分子结构通式为 $RSO_3^- M^+$。其水溶性和耐钙、镁盐的能力虽比硫酸化物稍差,但不易水解,特别是在酸性水溶液中较稳定。常用的有:①脂肪族磺酸化物:如二辛基琥珀酸磺酸钠(商品名"阿洛索-OT");②烷基芳基磺酸化物:如十二烷基苯磺酸钠,广泛用做洗涤剂。

(二)阳离子表面活性剂

此类表面活性剂起表面活性作用的是阳离子。分子结构中含有一个五价的氮原子,又称季铵化物。其特点是水溶性大,在酸性或碱性溶液中均较稳定,具有良好的表面活性和杀菌作用。常用的有:

1. 苯扎氯铵(商品名为洁尔灭)和苯扎溴铵(商品名为新洁尔灭) 均为白色或淡黄色粉末或胶状体,具有杀菌、渗透、清洁、乳化作用。新洁尔灭杀菌力很大,穿透力强,毒性低,主要用做杀菌与防腐。

2. 氯(溴)化十六烷基吡啶(商品名为西北林) 本品为白色粉末,易溶于水及醇,pH 5~10 时具杀菌力。一般消毒用其 0.1% 的水溶液,0.5% 或 0.1% 的乙醇溶液用于凝胶、栓剂等作防腐剂。

(三)两性离子表面活性剂

此类表面活性剂分子结构中同时含有阴阳离子基团,在不同 pH 不同的介质中可表现出阴离子或阳离子表面活性剂的性质,即在碱性水溶液中呈现阴离子表面活性剂的性质,具有较好的起泡性、去污力;在酸性水溶液中则呈现阳离子表面活性剂的性质,具有很强的杀菌能力。有天然制品,也有合成制品。

1. 天然的两性离子表面活性剂 主要有豆磷脂和卵磷脂,常用的是卵磷脂,其分子结构由磷酸酯型的阴离子部分和季铵盐型的阳离子部分组成,不溶于水,但对油脂的乳化能力很强,可制得乳滴细小而不易被破坏的乳剂,常用于注射用乳剂及脂质体的制备。

2. 合成的两性离子表面活性剂　阴离子部分主要是羧酸盐,阳离子部分主要是胺盐或季铵盐。由胺盐构成者为氨基酸型,由季铵盐构成者为甜菜碱型。氨基酸型在等电点(一般为微酸性)时,亲水性减弱,可能产生沉淀;甜菜碱型不论在酸性、碱性或中性溶液中均易溶解,在等电点时也无沉淀,适用于任何 pH 的溶液。

(四) 非离子表面活性剂

非离子表面活性剂在水中不解离,其分子结构中构成亲水基团多为甘油、聚乙二醇和山梨醇等多元醇,构成亲油基团多为长链脂肪酸或长链脂肪醇以及烷基或芳基等,它们以酯键或醚键相结合。本类表面活性剂由于化学上的不解离性,具有不受电解质和溶液 pH 的影响,毒性和溶血性小,以及能与大多数药物配伍等优点,广泛用于外用药剂、内服药剂和注射剂,作为增溶剂、分散剂、乳化剂或混悬剂。

1. 脱水山梨醇脂肪酸酯类(脂肪酸山梨坦类)　由脱水山梨醇与不同的脂肪酸组成的酯类化合物,商品名为司盘类(Spans)。

根据所结合的脂肪酸种类和数量的不同,常用以下品种:司盘-20(脱水山梨醇单月桂酸酯)、司盘-40(脱水山梨醇单棕榈酸酯)、司盘-60(脱水山梨醇单硬脂酸酯)、司盘-65(脱水山梨醇三硬脂酸酯)、司盘-80(脱水山梨醇单油酸酯)、司盘-85(脱水山梨醇三油酸酯)等。

本类表面活性剂的 HLB 值为 1.8~8.6,亲油性较强,常用做 W/O 型乳剂的乳化剂或 O/W 型乳剂的辅助乳化剂。多用于搽剂和软膏中,亦可用于注射用乳剂的辅助乳化剂。

2. 聚氧乙烯脱水山梨醇脂肪酸酯类(聚山梨酯类)　是在司盘类表面活性剂分子结构的剩余羟基上,结合聚氧乙烯基而成的醚类化合物,商品名为吐温类(Tween)。由于分子中含有大量亲水性的聚氧乙烯基—$(C_2H_4O)_nO^-$,故其亲水性显著增强,成为水溶性表面活性剂,主要作增溶剂、O/W 型乳化剂、润湿剂和助分散剂。

根据所结合的脂肪酸种类和数量的不同,常用的有:吐温-20(聚山梨酯-20、聚氧乙烯脱水山梨醇单月桂酸酯)、吐温-40(聚山梨酯-40、聚氧乙烯脱水山梨醇单棕榈酸酯)、吐温-60(聚山梨酯-60、聚氧乙烯脱水山梨醇单硬脂酸酯)、吐温-65(聚山梨酯-65、聚氧乙烯脱水山梨醇三硬脂酸酯)、吐温-80(聚山梨酯-80、聚氧乙烯脱水山梨醇单油酸酯)、吐温-85(聚山梨酯-85、聚氧乙烯脱水山梨醇三油酸酯)等。

3. 聚氧乙烯脂肪酸酯类　系由聚乙二醇与长链脂肪酸缩合而成,商品有卖泽类(myrij)。其水溶性和乳化性很强,常用做 O/W 型乳剂的乳化剂。常用的有聚乙二醇400 单硬脂酸酯,为蜡状或液状,用于 O/W 型乳膏基质。

4. 聚氧乙烯脂肪醇醚类　是由聚乙二醇与脂肪醇缩合而成的醚类,商品有苄泽类(brij)。因聚氧乙烯聚合度和脂肪醇的不同而有不同的品种,在药剂上用做乳化剂和增溶剂。常用的有西土马哥(由聚乙二醇与十六醇缩合而成)、平平加 O(由 15 个单位的氧乙烯与油醇形成的缩合物)及埃莫尔弗(由 20 个单位以上的氧乙烯与油醇形成的缩合物)等。

5. 聚氧乙烯-聚氧丙烯共聚物　是由聚氧乙烯和聚氧丙烯聚合而成。聚氧乙烯基具有亲水性,而聚氧丙烯基则随着相对分子质量增大亲油性逐渐增强,具有亲油性。常用的有普流罗尼克类,如普流罗尼克 F-68 等。

这类表面活性剂对皮肤无刺激性和过敏性,对黏膜刺激性极小,毒性也比其他非表面活性剂小,可用做静脉注射剂的乳化剂。

三、表面活性剂的基本性质

(一) 胶束的形成和临界胶束浓度

表面活性剂溶于水中,在低浓度时,呈单分子分散或被吸附在溶液的表面上,即"溶液表面吸附"现象。当其浓度增加至溶液表面已饱和不能再吸附时,表面活性剂分子即开始转入溶液内部。由于表面活性剂分子的疏水部分与水的亲和力较小,而疏水部分之间的吸引力又较大,则许多表面活性剂分子的疏水部分相互吸引、缔合在一起,形成了多分子或离子(通常是 50 ~ 150 个)组成的聚合体,这种聚合体称胶团(又称胶束)。若以水为溶剂时,其亲油基团向内,亲水基向外定向排列成球形、圆柱形甚至板层状等。如图 9-1。

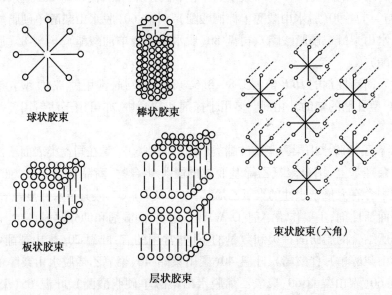

球状胶束　　棒状胶束

板状胶束　　层状胶束　　束状胶束(六角)

图 9-1　胶团的形态

开始形成胶团的浓度,即表面活性剂在溶剂中形成胶团的最低浓度称临界胶团浓度(CMC)。每一种表面活性剂都有它自己的临界胶团浓度,并会随外部条件而改变,达到临界胶团浓度,溶液的一些理化性质发生突变,如表面张力降低、增溶作用增强、起泡性能及去污力增大,出现了丁达尔效应,还有渗透压、黏度等都以此浓度为转折点而发生突变。此时分散系由真溶液转变成胶体溶液。

(二) 亲水亲油平衡值

表面活性剂分子中亲水基团和亲油基团对油或水的综合亲和力称亲水亲油平衡值(HLB)。以不含亲油基的聚乙二醇为 20,不含亲水基的石蜡为 0,HLB = 亲水基重量/(亲水基重量+亲油基重量)。表面活性剂的 *HLB* 值愈高,其亲水性愈强;*HLB* 值愈低,其亲油性愈强。如司盘类表面活性剂是亲油性的,其 HLB 为 1.8~8.6,聚山梨酯类是亲水性的,其 *HLB* 值为 9.6~16.7。常用的表面活性剂 *HLB* 值见表9-2。

表9-2　常用表面活性剂的 *HLB* 值

品名	*HLB* 值	品名	*HLB* 值
司盘-85	1.8	西黄蓍胶	13.2
司盘-65	2.1	聚山梨酯-21	13.3
单甘油酯	3.8	聚山梨酯-60	14.9
司盘-80	4.3	聚山梨酯-80	15.0
司盘-60	4.7	乳化剂 OP	15.0
司盘-40	6.7	卖泽-49	15.0
阿拉伯胶	8.0	聚山梨酯-40	15.6
司盘-20	8.6	平平加 O	15.9
苄泽-30	9.5	卖泽-51	16.0
聚山梨酯-61	9.6	泊洛沙姆 F68	16.0
明胶	9.8	西土马哥	16.4
聚山梨酯-81	10.0	聚山梨酯-20	16.7
聚山梨酯-65	10.5	卖泽-52	16.9
聚山梨酯-85	11.0	苄泽-35	16.9
卖泽-45	11.1	油酸钠	18.0
烷基芳基磺酸盐	11.7	油酸钾(软皂)	20.0
油酸三乙醇胺	12.0	十二烷基硫酸钠	40.0

HLB 值不同,用途也不同,见表9-3。

表9-3　表面活性剂 *HLB* 值范围和适应性

HLB 值范围	适用性	*HLB* 值范围	适用性
0.8~3	大部分消泡剂	8~16	*O/W* 型乳化剂
3~8	*W/O* 型乳化剂	13~15	洗涤剂
7~9	润湿剂、铺展剂、渗透剂	15~18	增溶剂

非离子型表面活性剂的 *HLB* 值具有加和性,可用下列方法计算:

$$HLB_{ab} = \frac{HLB_a W_a + HLB_b W_b}{W_a + W_b}$$

式中,HLB_{ab} 为混合表面活性剂的 HLB 值;HLB_a 为表面活性剂 a 的 *HLB* 值;HLB_b 为表面活性剂 b 的 *HLB* 值;W_a 为表面活性剂 a 的重量;W_b 为表面活性剂 b 的重量。

例1 某处方中含有单甘油酯 15g（*HLB* 值为 3.8），聚山梨酯-21（6g，*HLB* 值为 13.3），两者混合后 *HLB* 值为多少？

已知：$W_a = 15g$ $HLB_a = 3.8$ $W_b = 6g$ $HLB_b = 13.3$

求：$HLB_{ab} = ?$

解：根据公式

$$HLB_{ab} = \frac{HLB_a W_a + HLB_b W_b}{W_a + W_b}$$

$$HLB_{ab} = (3.8 \times 15 + 13.3 \times 6)/(15+6) = 6.5$$

答：两者混合后 HLB 值为 6.5。

例2 欲配制 100g *HLB* 值为 6.8 的乳化剂，需聚山梨酯-80（*HLB* 值为 15.0）和司盘-65（*HLB* 值为 2.1）各多少 g？

已知：$HLB_{ab} = 6.8$ $HLB_a = 15.0$ $HLB_b = 2.1$

求：$W_a = ?$ $W_b = ?$

解：设 $W_a = Xg$，那么 $W_b = (100 - X)g$

根据公式

$$HLB_{ab} = \frac{HLB_a W_a + HLB_b W_b}{W_a + W_b}$$

得：$6.8 = [15.0 \times X + 2.1 \times (100 - X)]/100$

$X = 36.4(g)$ $W_b = (100 - 36.4) = 63.6(g)$

答：需聚山梨酯-80（*HLB* 值为 15.0）和司盘-65（*HLB* 值为 2.1）分别为 36.4g 和 63.6g。

（三）起昙和昙点

某些含聚氧乙烯基的非离子型表面活性剂的溶解度开始随温度升高而加大，当达到某一温度时，其溶解度急剧下降，溶液出现混浊或分层，但冷却后又恢复澄明。这种由澄清变成混浊或分层的现象称起昙，该转变温度称昙点。产生起昙现象的主要原因是此类表面活性剂分子结构中所含的聚氧乙烯基与水分子形成的氢键在温度升高到昙点后断裂，从而引起表面活性剂溶解度急剧下降，出现混浊或分层现象，当温度下降至昙点以下时，氢键又可重新形成。

表面活性剂的昙点可因盐类或碱性物质的加入而降低。另外，有些含聚氧乙烯基的表面活性剂，如普流罗尼克 F-68，极易溶于水，甚至达到其沸点时也没有起昙现象。含有能产生起昙现象表面活性剂的药剂，由于加热灭菌等影响而导致表面活性剂的增溶或乳化能力下降，使被增溶物质析出或相应的乳剂破裂，有些可能在温度下降后恢复原状，但有些则难以恢复。因此含此类表面活性剂的药剂应注意加热灭菌温度的影响。

（四）表面活性剂的毒性

阳离子表面活性剂的毒性一般较大，其次是阴离子表面活性剂，非离子表面活性剂的毒性相对较小。阳离子和阴离子的表面活性剂还有较强的溶血作用，非离子表面活性剂的溶血作用比较轻微，其中聚山梨酯类表面活性剂的溶血作用通常较其他含聚氧乙烯基的表面活性剂更小。溶血作用的强弱顺序为：聚氧乙烯烷基醚＞聚氧乙烯烷基芳基醚>聚氧乙烯脂肪酸酯>聚山梨酯类。聚山梨酯类溶血作用的强弱顺序为：聚山梨酯-20>聚山梨酯-60>聚山梨酯-40>聚山梨酯-80。

静脉给药制剂中的表面活性剂的毒性比口服给药大，外用表面活性剂的毒性相对较小，但仍以非离子型表面活性剂对皮肤和黏膜的刺激性为最小。

四、表面活性剂在药剂中的应用

表面活性剂在工业、农业、日用品生产中的应用非常广泛，在中药药剂中是极为重要的一类附加剂，各类表面活性剂由于它们表现的性质不同，因此有不同的用途。

1. 用做增溶剂　增溶系指物质由于表面活性剂胶团的作用，而增大溶解度的过程。具有增溶能力的表面活性剂称增溶剂。主要应用：①用于难溶药物的增溶；②改善中药注射剂的澄明度；③增加药物制剂的稳定性。

2. 用做乳化剂　2 种或 2 种以上不相混溶或部分混溶液体组成的体系，由于第二种物质的存在，使其中一种液体以细小液滴分散在另一液体中，这一过程称乳化。具有乳化作用的第三种物质，称乳化剂。

表面活性剂在乳浊液中能降低油-水界面张力，从而使乳浊液易于形成，同时表面活性剂的分子能在分散相液滴周围形成一层保护膜，防止了液滴相互碰撞时的聚结合并，从而提高乳浊液的稳定性。

3. 用做润湿剂、分散稳定剂　润湿是指液体在固体表面上的黏附现象。促进液体在固体表面铺展或渗透的表面活性剂称润湿剂。表面活性剂可降低疏水性固体药物和润湿液体之间的界面张力，使液体能黏附在固体表面，在固-液界面上定向吸附，排除固体表面上：所吸附的气体，降低了润湿液体与固体表面间的接触角，使固体被润湿。

在混悬液的制备中，常发生用做分散媒的液体不易在药物粉末或颗粒表面铺展，结果后者在液体表面漂浮或下沉。例如硫粉末，若不加入润湿剂，就难以得到合乎要求的硫磺洗剂。润湿剂还用于片剂制备中，在片剂颗粒成分中加入适当润湿剂，由于表面活性剂的两亲性，增加了制剂或颗粒表面与胃肠液的亲和性，加速了片剂的润湿、崩解和溶解过程。

4. 起泡与消泡　由于亲水性较强的表面活性剂吸附在液-气表面，降低了液体的表面张力以及增加液体黏度，使泡沫形成并稳定，有发生泡沫作用和有稳定泡沫作用的表面活性剂分别称起泡剂和稳泡剂。表面活性剂作为起泡剂和稳泡剂主要应用在皮肤、腔道黏膜给药剂型中。

在药剂生产中，常遇到中药水浸出液，含有一些天然两亲物质如皂苷、蛋白质、树胶和高分子化合物，在蒸发浓缩或剧烈搅拌时，产生大量而稳定的泡沫，给操作带来许多困难，加入 *HLB* 值在 1.5~3 的表面活性剂，可消除泡沫。加入的用来消泡的物质称消泡剂或防泡剂。

5. 去污　去污系指除去污垢，用于除去污垢的表面活性剂称为去污剂或洗涤剂。常用的去污剂有油酸钠或其他脂肪酸的钠皂、钾皂、十二烷基磺酸钠或其他烷基磷酸钠等。去污剂的 *HLB* 值一般为 13~15。

课堂互动

在中药提取时加入表面活性剂的作用是什么？

第三节　液体药剂生产技术

液体药剂生产过程中的质量控制：①液体药剂生产车间要求室内压力大于室外压力，温度 18～26℃，相对湿度 45%～65%；②口服液体非无菌制剂生产的暴露工序区域及其直接接触药品的包装材料最终处理的暴露工序区域，应参照《药品生产质量管理规范》(2010 年修订)及其附录 1 无菌药品 D 级洁净区的要求设置。

一、真溶液型液体药剂

(一)真溶液型液体药剂含义与分类

1. 含义　真溶液型液体药剂系指药物以分子或离子形式分散于分散介质中形成的供内服或外用的均相液体药剂。

2. 分类　属于溶液型液体药剂的有溶液剂、芳香水剂、甘油剂、醑剂、甘油剂等。

(二)增加药物溶解度的方法

知识链接

《中国药典》中药物溶解度的表示方法

溶解度是指在一定温度[(25±2)℃]下，溶质在溶剂中溶解的最大量。一般以 1 份溶质(1g 或 1ml)溶于若干 ml 溶剂中表示。

极易溶解　系指溶质 1g 或 1ml 能在溶剂不到 1ml 中溶解。

易　溶　系指溶质 1g 或 1ml 能在溶剂 1～不到 10ml 中溶解。

溶　解　系指溶质 1g 或 1ml 能在溶剂 10～不到 30ml 中溶解。

略　溶　系指溶质 1g 或 1ml 能在溶剂 30～不到 100ml 中溶解。

微　溶　系指溶质 1g 或 1ml 能在溶剂 100～不到 1000ml 中溶解。

极微溶　系指溶质 1g 或 1ml 能在溶剂 1000～不到 10 000ml 中溶解。

几乎不溶或不溶　系指溶质 1g 或 1ml 能在溶剂 10 000ml 中不能完全溶解。

多数药物制成治疗所需浓度的溶液是不困难的，但有一些药物由于溶解度较小，即使制成饱和溶液也达不到治疗所需浓度。如氯霉素在水中溶解度为 0.25%，而临床上使用的是含氯霉素 12.5% 的注射剂，因此要求设法增加其溶解度。增加溶解度的常用方法主要有以下几种：

1. 增溶　增溶是指某些难溶性药物在表面活性剂的作用下，在溶剂中(主要指水)溶解度增大并形成澄清溶液的过程。具有增溶能力的表面活性剂称增溶剂，被增溶的物质称为增溶质。

对于以水为溶剂的药物，增溶剂的最适 *HLB* 值为 15～18。常用的增溶剂多为非离子型表面活性剂如聚山梨酯类和聚氧乙烯脂肪酸酯类等,例如氢化可的松,在水中的溶解度为 1∶3571,可用吐温-80 制成 1∶500 适用于五官科的澄明抗炎水溶液。

一般情况下,正确的增溶操作是:增溶剂与增溶质(被增溶的物质)直接混合,必要时加少量水,再加其他附加剂与余下的溶剂,这样可增大增溶量。若将增溶剂先溶于水再加增溶质,常不能达到预期的目的。如用吐温-80 增溶维生素 A,若先将吐温-80 溶于水,再加维生素 A,则几乎不能增溶。

2. 助溶　助溶系指难溶性药物由于第三种物质的加入而使其溶解度增加的现象,称助溶。加入的第三种物质称为助溶剂。

助溶机制主要是药物与加入的助溶剂在溶剂中形成溶解度较大的络合物、复盐或缔合物等,以增加药物在溶剂中溶解度的过程。例如,碘在水中的溶解度为 1∶2950,而在 10% 碘化钾溶液中可制成含碘 5% 的水溶液,碘化钾为助溶剂。常用的助溶剂:一是一些有机酸及其钠盐,如苯甲酸钠,水杨酸钠,对氨基苯甲酸等;二是酰胺类化合物,如乌拉坦、尿素、烟酰胺、乙酰胺等;三是一些水溶性高分子,如聚乙二醇、羧甲基纤维素钠等。

3. 制成盐类　一些难溶性弱酸、弱碱,可制成盐而增加其溶解度。

含羧基、磺酰胺基、亚胺基等酸性基团的药物可用碱(氢氧化钠、碳酸氢钠、氢氧化钾、氨水、乙二胺、二乙胺、二乙醇胺等)与其作用生成溶解度较大的盐。

天然的及合成的有机碱一般都用盐酸、硫酸、硝酸、氢溴酸、枸橼酸、水杨酸、马来酸、酒石酸或醋酸等制成盐类来提高溶解度。

选用制成的盐类除考虑到溶解度满足临床要求外,还需考虑到溶液的 pH、稳定性、吸湿性、毒性及刺激性等因素。

4. 应用混合溶剂　为了增加难溶性药物的溶解度,常常应用混合溶剂,混合溶剂是指能与水以任意比例混合,与水分子能形成氢键结合并改变它们的介电常数,能增加难溶性药物溶解度的溶剂。如乙醇、甘油、丙二醇、聚乙二醇等与水组成的混合溶剂。甲硝唑在水中溶解度为 10%(W/V),如果采用水-乙醇混合溶剂,则溶解度提高 5 倍。

当混合溶剂中各溶剂在某一比例时,药物的溶解度与在各单纯溶剂中的溶解度相比,出现极大值,这种现象称潜溶。两种溶剂以一定比例混合使用,形成比单一溶剂更易溶解药物的混合溶剂,称潜溶剂。常用于组成潜溶剂的有乙醇、山梨醇、甘油、聚乙二醇与水等。

5. 改变部分化学结构　某些难溶性药物常在其分子结构中引入亲水性基团,增加它在水中的溶解度。但要注意,有些药物引入亲水性基团后,水溶性增大,其药理作用也有可能改变,例如穿心莲内酯难溶于水,通过与亚硫酸氢钠加成反应,生成溶解度较大的亚硫酸氢钠穿心莲内酯。

通常情况下,加热升温可增加溶解度,因此增溶操作过程中,也可因升温而增大溶量,但升温必须在增溶剂的浊点以下。

(三)真溶液型药剂的制备

1. 溶液剂　是指药物经溶解后制成的供内服或外用的均相澄清溶液。其溶质一般为不挥发性药物,溶剂多为纯化水,但也有用乙醇、油或其他溶剂,如硝酸甘油乙醇溶液、维生素 D 油溶液。溶液剂具有服用方便、剂量准确、作用迅速、储存安全等优点,以量取代替称取,特别适用于小剂量药物。有些药物目前最好的供应方式只能是溶液形式,如过氧化氢溶液、浓氨溶液等。

溶液剂常用溶解法、稀释法、化学反应法制备。

溶液剂制备时应注意以下几点:①处方中若含有增溶剂、助溶剂、pH调节剂、防腐剂、抗氧剂等附加剂,应先加入溶剂后再加入药物;②某些溶解缓慢的药物,在溶解过程中应采用粉碎、搅拌、加热等措施,易氧化的药物溶解时,宜将溶剂加热放冷后再溶解药物,同时应加适量抗氧剂;③易挥发性药物或不耐热药物应在最后加入,以免因制备过程而损失;④如处方中含有糖浆、甘油等黏稠液体时,用量器量取后应将黏附在容器器壁上的液体用溶剂洗下;⑤溶剂为油、乙醇、液状石蜡等非水溶剂时所用容器均应干燥。

2. 芳香水剂与露剂　芳香水剂系指挥发油或其他挥发性芳香药物的饱和或近饱和的澄明水溶液。常用做矫味剂和祛风剂。

含芳香挥发性成分的药材用水蒸气蒸馏法制成的芳香水剂,称露剂或药露。一般在夏季作为清凉消暑饮料使用,也可用于治疗疾病。

芳香水剂和露剂均应具有原药材或原药物的气味,但芳香挥发性成分易散失、分解、变质。若制备或贮存不当,则可失去原药材或原药物的气味,而且易生成树脂性黏稠物沉淀或黏附于瓶口。多数芳香水剂和露剂易于霉变,不宜大量配制和久贮。此外当芳香水剂当溶剂配制其他制剂时,常因挥发性成分被盐析而呈现混浊,若气味未变,则可添加适量的纯化水、乙醇或非离子型表面活性剂来改善,亦可滤过至澄明后再使用。

芳香水剂的制法因原料的不同而不同,纯净的挥发油或化学药物多用溶解法或稀释法制备;露剂原料因为含挥发性成分的植物药材多用蒸馏法制备。

(1) 溶解法:因挥发油和挥发性药物在水中溶解的量均很少,为了加快其溶解速度,必须尽可能地增加溶质与水接触的面积,因此一般多采用振摇法和加分散剂法来制备芳香水剂。固体分散剂常用滑石粉、滤纸浆,液体分散剂常用乙醇、吐温等,固体分散剂不仅可以增加溶质与水的接触面积,而且可以在过滤介质上形成滤渣层,起助滤作用。

(2) 稀释法:取浓芳香水剂1份,加纯化水若干份,稀释而成。

(3) 水蒸气蒸馏法:一般约收集药材重量的6~10倍馏液,除去过量的挥发性物质或重蒸馏1次,必要时用润湿的滤纸过滤滤过,使成澄明溶液,即成。为防止直火蒸馏时因局部温度过高导致部分药材炭化而产生异臭,故在蒸馏器下端安装假底。

水蒸气蒸馏法分为3种:通水蒸气蒸馏、共水蒸馏、水上蒸馏。

3. 甘油剂　甘油剂系指药物以甘油为溶剂制成的一种液体药剂。因甘油具有黏稠性、防腐性和吸湿性,对皮肤黏膜有柔润和保护作用,附着于皮肤黏膜能使药物滞留于患处而起延效作用,且具有一定的防腐作用。甘油对一些药物如碘、酚、硼酸、鞣酸有较好的溶解能力,制成的溶液也较稳定。甘油剂吸湿性较大,应密闭保存。甘油剂主要供外用,常用于耳、鼻、咽喉和牙齿等疾病的治疗。

甘油剂一般用溶解法、化学反应法制备,甘油因相对密度较大,其百分比浓度一般用重量表示。

4. 醑剂　醑剂系指挥发性药物的浓乙醇溶液。凡用于制备芳香水剂的药物一般都可以制成醑剂,供外用或内服。挥发性药物在乙醇中的溶解度要比水中大,所以醑剂中挥发性药物的浓度要比芳香水剂大很多。醑剂成品应规定含醇量,一般含醇量为60% ~90%,当与以水为溶剂的制剂混合时往往会出现混浊。制备过程中,滤器与滤纸宜先用乙醇润湿,以防挥发性成分析出而使滤液混浊。

醑剂有的用于临床治疗,如樟脑醑、亚硝酸乙酯醑等,有的仅作为芳香矫味剂使用,如复方橙皮醑、薄荷醑等。

醑剂常用溶解法及蒸馏法制备。由于醑剂是高浓度醇溶液,所用容器应干燥,密闭于容器中,置冷暗处保存。由于醑剂的挥发油易氧化、酯化或聚合,久贮易变色,甚至出现黏性树脂物沉淀,故不宜长期贮藏。

二、胶体溶液型液体药剂

(一)胶体溶液型液体药剂的含义、分类与特点

胶体溶液型液体药剂系指大小在 1 ~100nm 范围的分散相质点分散于分散介质中形成的溶液。分散介质大多为水,少数为非水溶剂。胶体溶液可分为高分子溶液和溶胶。

高分子化合物(如胃蛋白酶、聚维酮、羧甲基纤维素钠等)以单分子形式分散于分散介质中形成的均相体系称为高分子溶液。因其与水的亲和力强,故又称为亲水胶体。既属热力学稳定体系,又属于动力学稳定体系,整个高分子溶液分散体系稳定。

分散相质点以多分子聚集体(胶体微粒)分散于分散介质中形成的胶体分散体系称溶胶,又称疏液胶体。溶胶外观澄明,但具有乳光,属于高度分散的热力学不稳定体系。由于其质点小,分散度大,并有着强力的布朗运动,能克服重力作用而不下沉,因而具有动力学稳定性。整个溶胶分散体系稳定性低,胶粒易聚结在一起沉淀出来,以缩小表面积,降低表面能。

知识链接

其他类型胶体简介

1. 保护胶体 疏水胶体不能形成水化层,当向疏水胶体溶液中加入一定量亲水胶体溶液时,胶粒表面吸附了亲水胶体,产生了亲水性,能阻碍胶粒间相互接触,从而增加了原疏水胶体的稳定性。所加的亲水胶体(高分子化合物)称保护胶体。

2. 凝胶 有些亲水胶体溶液如明胶水溶液、琼脂水溶液等,在温热条件下为黏稠性液体(溶胶),当温度降低时,因是链状分散的高分子化合物形成网状结构,作为溶剂的水被包含在网状结构之中,形成了不流动的半固体状物,称为凝胶。形成凝胶的过程称胶凝过程。

3. 触变胶体 有些胶体溶液如硬脂酸铝分散于植物油中形成的胶体溶液,在一定温度下静置时,逐渐从液体变为半固体状的凝胶,当搅拌或振摇时,又复变为溶胶(即可流动的胶体溶液),胶体溶液的这种可逆的变化性质称触变性,具有触变性的胶体称触变胶体。

(二)胶体溶液的性质

1. 高分子溶液的性质

(1)带电性:高分子溶液常因其某些基团(如—OH、—COOH、—NH$_2$、—SH)的解离而带有电荷。带正电荷的高分子水溶液有:琼脂、血红蛋白、血浆蛋白、碱性染料

（亚甲蓝、甲基紫）、明胶等；带负电的高分子溶液有：淀粉、阿拉伯胶、西黄蓍胶、鞣酸、树脂、磷脂、酸性染料（伊红、靛蓝）、海藻酸钠等。蛋白质分子中含有氨基和羧基，所带电荷受溶液 pH 影响，可以带正电荷也可以带负电荷。

在酸性溶液中：$NH_2\text{-}R\text{-}COOH+H^+ \rightleftharpoons NH_3^+\text{-}R\text{-}COOH$

在碱性溶液中：$NH_2\text{-}R\text{-}COOH+OH^- \rightleftharpoons NH_2\text{-}R\text{-}COO^- +H_2O$

当溶液的 pH<等电点时，蛋白质分子带正电荷，当溶液的 pH>等电点时，蛋白质分子带负电荷，而在溶液 pH＝等电点时，蛋白质分子不带电荷。此时高分子溶液的许多性质都发生变化，如黏度、渗透压、溶解度、电导率等都变为最小。高分子溶液的这种性质在药剂学中有很重要的用途。由于高分子溶液带有电荷，因而具有电泳现象，可以用电泳法测得高分子化合物所带的电荷种类。同时，胶体溶液的带电性有利于维持其稳定性。

高分子化合物含有大量亲水基团，能与水形成牢固的水化膜，可阻止高分子化合物分子之间的相互凝聚，这种性质对高分子化合物的稳定性起重要作用。但两种带电荷相反的高分子溶液混合时，可因电中和而发生絮凝。

（2）渗透压：亲水性高分子溶液与溶胶不同，有较高的渗透压，渗透压的大小与高分子溶液的浓度有关，浓度越高渗透压越大。

（3）黏性：高分子溶液是黏稠性流体，其黏度与相对分子质量有关，相对分子质量越大，黏性越高。黏性用黏度来表示，测定其黏度可以确定其相对分子质量。

（4）可滤过性：高分子溶液中的分散相质点大小介于真溶液和混悬液之间，胶体溶液的分散相可以通过滤纸，而不能透过半透膜。这一特性与真溶液不同，与粗分散体系也不相同。因此，提纯胶体即除去胶体溶液中夹杂的盐类杂质，可用透析与电渗析法。

2. 疏水胶体（溶胶）的性质

（1）光学性质：当一束强光线通过溶胶剂时从侧面可见到圆锥形光束称丁达尔效应。这是由于胶粒粒度小于自然光波长引起的光散射所产生的。

（2）动力学性质：溶胶剂中的胶粒在分散介质中有不规则的运动，这种运动称布朗运动。这种运动是由于胶粒受溶剂水分子不规则地撞击产生的。溶胶粒子的扩散速度、沉降速度及分散介质的黏度等都与溶胶的动力学性质有关。

（3）电学性质：溶胶剂中固体微粒由于本身的解离或吸附溶液中某种离子而带有电荷，带电的微粒表面必然吸引带相反电荷的离子，称反离子，吸附的带电离子和反离子构成了吸附层。少部分反离子扩散到溶液中，形成扩散层。吸附层和扩散层分别是带相反电荷的带电层称双电层，也称扩散双电层。

溶胶剂由于双电层结构而荷电，可以荷正电，也可以荷负电。在电场的作用下胶粒或分散介质产生移动，在移动过程中产生电位差，这种现象称界面动电现象。溶胶的电泳现象就是界面动电现象所引起的。

（三）胶体溶液的稳定性

1. 高分子溶液　高分子溶液中分子周围的水化膜可阻碍质点的相互聚集，水化膜的形成是决定其稳定性的主要因素，任何能破坏高分子溶液中分子周围水化膜的形成均会影响其稳定性。①脱水剂，如乙醇、丙酮等可破坏水化膜；②大量的电解质可因其强烈的水化作用，夺去了高分子质点水化膜的水分而使其沉淀，这一过程称为盐析。

2. 溶胶 溶胶胶粒上形成的厚度为 1~2 个离子的带电层,称吸附层。在荷电胶粒的周围形成了与吸附层电荷相反的扩散层。这种由吸附层和扩散层构成的电性相反的电层称双电层,又称扩散双电层。由于双电层的存在而产生电位差,称 ξ 电位。溶胶 ξ 电位的高低决定了胶粒之间斥力的大小,是决定溶胶稳定性的主要因素。另外,溶胶质点由于表面所形成的双电层中离子的水化作用,使胶粒外形成水化膜,在一定程度上增加了溶胶的稳定性。高分子化合物对溶胶的保护作用,而电解质、带有相反电荷的溶胶互相混合均会影响溶胶的稳定性。

（四）胶体溶液型液体药剂的制备

1. 高分子溶液的制备 亲水胶体一般多为高分子化合物,与水亲和力较大,不需特殊处理在水中即能自动溶解,或搅拌、加热溶解。与低分子化合物不同,制备高分子化合物胶体溶液,要经过溶胀过程。即水分子渗入到亲水胶体分子间的空隙中去,与其亲水基团发生水化作用而使体积胀大,这个过程称有限溶胀。由于胶体空隙里充满了水分子,降低了胶体分子间的作用力,使之不断溶胀,最后胶体分子完全分散在水中,形成亲水胶体溶液(此过程称无限溶胀)。无限溶胀过程,往往需借助搅拌或加热方能完成。

2. 溶胶的制备

（1）分散法:根据分散方法的不同,分为研磨分散法、胶溶分散法、超声波分散法。

（2）凝聚法:通过适当改变药物在溶液中的物理条件或通过化学反应使形成的质点符合溶胶分散相质点大小的要求。凝聚法分为物理凝聚法、化学凝聚法。

三、乳浊液型液体药剂

（一）乳浊液的含义、特点与分类

1. 乳浊液的含义 乳浊液型液体药剂又称乳剂,系指 2 种(或 2 种以上)互不相溶的液体,其中一种液体以液滴状态分散于另一液体中形成非均匀分散体系的液体药剂。形成液滴的液体称分散相、内相或非连续相,容纳分散相的另一液体则称分散介质、外相或连续相。

2. 乳浊液的特点

（1）乳剂中液滴的分散度很大,药物吸收和药效的发挥快,生物利用度高。

（2）油类与水不能混合,因此分剂量不准确。制成乳浊液后可克服此缺点,且应用也较方便。

（3）水包油型乳可掩盖药物的不良臭味,并可加入矫味剂。

（4）外用乳剂能改善对皮肤、黏膜的渗透性,减少刺激性。

（5）静脉注射乳剂注射后分布较快、药效高、有靶向性。

（6）静脉营养乳剂,是高能营养输液的重要组成部分。

3. 乳浊液的分类 药用乳浊液中 2 种互不相溶的液体:通常一相是水或水溶液,称水相;另一相是油或与水不相溶的其他有机液体,称油相。根据其分散相不同可分为 2 种类型:

（1）水包油型乳浊液:常简写为油/水型或 O/W 型,其中油为分散相,水为分散媒。

（2）油包水型乳浊液：常简写为水/油型或 W/O 型，其中水为分散相，油为分散媒。

（二）乳浊液的组成

1. 水相 通常为水及水溶性药液。

2. 油相 通常为植物油、液状石蜡、挥发油等。

3. 乳化剂

（1）乳化剂的类型：常用乳化剂，根据其性质不同可分为 3 类：

1）表面活性剂：其主要特点是乳化能力强，性质稳定，混合使用或与油溶性极性化合物（如高分子固态醇、甘油-酸酯）联合使用，可形成复合凝聚膜，增加乳剂的稳定性。常用的有：①阴离子型表面活性剂，如肥皂、十二烷基硫酸钠等，多用做外用乳浊液的乳化剂；②阳离子型表面活性剂，许多含有高分子烃链或稠合环的有机胺和季铵化合物均是有效的表面活性剂，与鲸蜡醇合用可作为有效乳化剂，同时还有防腐作用；③非离子型表面活性剂，如聚氧乙烯脱水山梨醇脂肪酸酯类、脱水山梨醇脂肪酸酯类，这类物质在水溶液中不解离，不易受电解质和溶液 pH 的影响，能与大多数药物配伍。其品种不同，HLB 值亦不同，而 HLB 值可决定乳剂的类型：HLB 值为 8~16 者，可形成 O/W 型乳剂，HLB 值 3~8 者，可形成 W/O 型乳剂。

2）天然或合成乳化剂（亲水性高分子物质）：这类乳化剂种类较多，来自植物、动物及纤维素的衍生物等。其主要特点是亲水性强，能形成 O/W 型乳剂，多数有较大的黏度，能增加乳剂的稳定性。常用的有：①阿拉伯胶，主要为含阿拉伯酸的钾、钙、镁盐。在 O/W 界面形成多分子膜，具有黏弹性质。因阿拉伯胶的氨基解离，使膜带负电，可形成物理障碍和静电斥力而阻止聚集。阿拉伯胶所含阿拉伯酸本身极易溶于水，可作为有效乳化剂，在 pH 2~10 均稳定；②明胶，属蛋白质类，形成的界面膜可随 pH 不同而带正电荷或负电荷，在等电点时所得的乳剂最不稳定。用量为油的 1%~2% 时，可形成 O/W 型乳剂。若与阿拉伯胶合用，当 pH 在明胶的等电点以下时可产生聚集而影响乳化作用；③磷脂，大豆卵磷脂或蛋黄卵磷脂能显著降低液相间的界面张力，乳化作用较强，可形成 O/W 型乳剂，一般用量为 1%~3%，可供内服或外用，纯品可用做注射剂用；④胆固醇，系由羊毛脂皂化分离而得，主要含有羊毛醇，具吸水性，能形成 W/O 型乳剂；⑤西黄蓍胶，其水溶液的黏度较高，乳化力较差，通常与阿拉伯胶合用以增加乳剂的黏度；⑥其他，如白及胶、果胶、琼脂、海藻酸盐及甲基纤维素等。

3）固体粉末：不溶性的固体粉末可用做乳化剂。由于这类固体粉末能被油水两相润湿到一定程度，因而聚集在两相间形成膜，防止分散相液滴彼此接触合并，且不受电解质的影响。氢氧化镁、氢氧化铝、二氧化硅、硅藻土、白陶土等亲水性固体粉末，乳化时可形成 O/W 型乳剂；而氢氧化钙、氢氧化锌、硬脂酸镁、炭黑等为亲油性固体粉末，乳化时可形成 W/O 型乳剂。

（2）乳化剂的选用

1）根据乳剂的类型选择：一般 O/W 型乳剂应选择 O/W 型乳化剂，W/O 型乳剂应选择 W/O 型乳化剂。

2）根据乳剂给药途径选择：口服乳剂所用乳化剂必须无毒、无刺激性。外用乳剂所用乳化剂应无刺激性。注射用乳剂应选择磷脂、泊洛沙姆等为乳化剂。

3）根据乳化剂性能选择：应选择乳化性能强、性质稳定、受外界因素如酸、碱、盐等影响小、无毒无刺激性的乳化剂。

4）选用混合乳化剂：为更好地发挥乳化效果，增加界面膜的强度，提高乳剂的稳定性，满足乳剂制备不同 *HLB* 值的需要，可选用混合乳化剂。但应注意阴、阳离子表面活性剂不得混合使用。

（三）乳浊液的稳定性

1. 乳浊液的不稳定现象

（1）转相（又称转型）：系指乳浊液由一种类型（如油/水型）转变为另一种类型（水/油型）的现象。转相主要是由于乳化剂的性质改变而引起的。如油酸钠是 *O/W* 型乳化剂，遇氯化钙后生成油酸钙，变为 *W/O* 型乳化剂，乳剂则由 *O/W* 型变为 *W/O* 型。向乳剂中加入相反型类的乳化剂也可使乳剂转相，特别是两种乳化剂的量接近相等时，更容易转相。转相时两种乳化剂的量比称转相临界点。在转相临界点上乳剂不属于任何类型，处于不稳定状态，可随时向某种类型乳剂转变。

（2）乳析：又称分层现象。系指乳剂长时间静置后出现乳滴上浮或下沉的现象。分层主要原因是由于分散相和分散介质之间的密度差造成的。*O/W* 型乳剂中水相含电解质较多而密度很大时，一般出现油滴上浮而分层的现象。两相的密度差愈小，乳滴的粒子愈小，外相的黏度愈大，乳剂分层的速度越慢。乳剂分层也与分散相的相体积有关，一般相体积低于25%乳剂很快分层，达50%时就能明显减小分层速度。分层的乳剂乳滴仍保持完整，经振摇后仍能恢复均匀的乳剂，乳滴大小也不变。

（3）絮凝：絮凝系指乳剂中的乳滴发生聚集成团但仍保持各乳滴的完整分散体而形成疏松团块的现象。它是乳滴合并的前奏。但由于乳滴乳化膜尚未破坏，阻止了絮凝时乳滴的合并。絮凝是可逆的，经充分振摇，乳剂仍能恢复使用，但大的乳滴可能增多。发生絮凝的原因是：乳滴的电荷减少时，使 ξ 电位降低，乳滴产生聚集而絮凝。乳剂中的电解质和离子型乳化剂的存在是产生絮凝的主要原因，同时絮凝与乳剂的黏度、相体积比以及流变性有密切关系。絮凝状态进一步变化就会引起乳滴的合并。

（4）破裂：亦称分裂作用。即分散相经乳析后又逐渐合并与分散媒分离成为明显的两层，而破坏了原来油与水的乳化状态。乳浊液一经破裂，则虽经振摇亦不能恢复。

通常乳浊液破裂的原因有：①温度过高可引起乳化剂水解、凝聚、黏度下降以促进分层；过低可引起乳化剂失去水化作用，使乳浊液破坏；②加入相反类型的乳化剂；③添加油水两相均能溶解的溶剂（如丙酮）；④添加电解质；⑤离心力的作用；⑥微生物的增殖、油的酸败等均可引起乳浊液破裂。

（5）酸败：系指乳浊液受外界因素（如光、热、空气等）及微生物作用的影响，使乳浊液组成成分油或乳化剂发生水解、氧化，引起乳浊液酸败、发霉、变质的现象称酸败，可通过添加适当的稳定剂（如抗氧剂等）、防腐剂等，以及采用适宜的包装及贮存方法，即能防止乳浊液的酸败。

2. 影响乳浊液稳定性的主要因素　乳浊液属于热力学不稳定的非均相体系，其分散相有趋于合并而使体系不稳定的性质。由于分散体系及外界条件的影响，常常导致乳剂分层、絮凝、转相、破裂或酸败。影响乳浊液稳定性的因素有：

（1）乳化剂性质与用量：乳化剂主要是对两相间界面张力降低的程度及在界面上形成吸附膜的坚韧程度，适宜 *HLB* 值的乳化剂是乳剂形成的关键，任何改变原乳剂

中乳化剂 *HLB* 值的因素均影响乳剂的稳定性。一般用量越多越稳定,但用量过多,易致黏稠。通常用量为 0.2% ~ 10%。

（2）内外相的相对密度差距:乳浊液内外相存在密度差时,易出现分层现象。乳剂分层的速度符合 Stoke 定律,可采取减少乳滴的直径、增加连续相的黏度、降低分散相与连续相之间的密度差等措施来降低分层速度。其中最常用的方法是适当增加连续相的黏度。

（3）分散相的浓度及其液滴大小:当分散相浓度达到74%以上时,容易转相或破裂。一般最稳定的乳浊液分散相浓度为50%左右,而浓度在25%以下或74%以上时均不稳定。同时,乳滴越小,越稳定。

（4）分散媒的黏度:适当增加分散介质的黏度可提高乳剂的稳定性。

（5）乳化及贮藏时的温度:一般认为适宜的乳化温度为 50 ~ 70℃,乳剂贮藏期间过冷或过热均不利于乳剂的稳定。

（6）制备方法及乳化器械:油相、水相及乳化剂的混合次序及药物的加入方法影响乳剂的形成及稳定性,乳化器械所产生的机械能在制备过程中转化成乳剂形成所必需的乳化功,且决定了乳滴的大小。

（7）外加物质的影响:如电解质、反转乳化剂、pH 调节剂、脱水剂等。

（8）其他因素:此外,离心力、微生物污染等,也能影响乳浊液的稳定性。

（四）乳浊液型液体药剂制备方法

1. 乳浊液型液体药剂的制法　乳浊液的形成应有足够的能量(乳化功)使分散相以细小的乳滴分散在分散介质中,并加入适宜的乳化剂降低乳滴的界面张力,使在乳滴周围形成牢固的乳化膜等。制备前需考虑:①乳剂中分散相的体积比应在25% ~ 50%;②根据乳剂的类型选择合适 *HLB* 值的(混合)乳化剂;③注意调节乳剂的黏度和流变性;④必要时加入适量抗氧剂、防腐剂;⑤确定适宜的药物添加方法。若药物能溶于内相或外相,可先溶于内相或外相中,然后制成乳剂;若药物不溶于内相也不溶于外相时,可用亲和性大的液相研磨,再制成乳剂,也可以在制成的乳剂中研磨药物,使药物分散均匀。

乳浊液的制备方法主要有以下几种:

（1）干胶法:又称油中乳化剂法,其流程为:油+乳化剂→研匀→加水→成初乳→加水至全量。

具体制备工艺是先将乳化剂和油置于干燥的乳钵中,研匀,按比例一次性加入纯化水,迅速向同一方向用力研磨,直到出现噼啪声,即成稠厚的初乳,然后边研磨边加水至全量,混匀即得。

本法的特点是先制备初乳,在初乳中油、水、胶的比例是:植物油比例为4:2:1,挥发油比例为2:2:1,液状石蜡比例为3:2:1。本法适用于阿拉伯胶,或阿拉伯胶与西黄蓍胶的混合胶为乳化剂的乳剂。若用其他胶作乳化剂则其比例应有所改变。

在制初乳时若添加的水量不足或加水过慢,极易形成 *W/O* 型初乳,使在其后的加水研磨稀释中,不但难以转变为 *O/W* 型,而且极易破裂。倘在初乳中添加水量过多,则因外相水液的黏度降低过甚,以致不能把油很好地分散成球粒。一般胶油混合液加水后研磨不到 1 分钟就能形成良好的初乳。此时在研磨过程中能听到在黏稠液中油相被撕裂成油球而乳化的噼啪声。初乳至少需研磨 1 分钟以上,以完成乳化剂的乳化与稳定的作用。

（2）湿胶法：又称水中乳化剂法，其流程为：水+乳化剂→研匀→加油→成初乳→加水至全量。

具体制备工艺是先将乳化剂分散于水中，再将油加入，用力搅拌使成初乳，然后加水将初乳稀释至全量，混匀即得。本法也需制备初乳，初乳油、水、胶的比例与干胶法相同。

在进行干胶法或湿胶法操作时须注意：①量取油的容器不得沾有水分，量取水的容器也不得带油腻，以保证乳化顺利进行；②两相的混合次序应严格遵守。

（3）新生皂法：所谓新生皂法是将植物油与含有碱（如氢氧化钠或氢氧化钙等）的水相分别加热至一定温度后，混合搅拌使发生皂化反应，生成的新生皂乳化剂随即进行乳化而得到稳定的乳剂。如油相中硬脂酸与水相中三乙醇胺在一定温度（70℃以上）下混合时生成硬脂酸三乙醇胺皂，可作为 *O/W* 型乳化剂。本法适合于乳膏的制备。

新生皂法所制得的乳剂要比用肥皂直接乳化的制品品质优良。此法按新生皂性质可制得 *O/W* 型或 *W/O* 型的乳剂。一般说，氢氧化钾、氢氧化钠或三乙醇胺等生成的一价皂而得 *O/W* 型乳剂，氢氧化钙等生成二价皂或三价皂得 *W/O* 型的乳剂。在配制时，一般原则是以内相加入外相中，但在生产中即使是 *O/W* 乳剂也往往将水相加入油相，以免因油相黏度较大，不易倒净而造成较大损失，再则 *O/W* 型乳剂由于具电屏障的作用而比 *W/O* 型乳剂稳定。因此即使将水相加入油相中也不致影响 *O/W* 型乳剂的形成与稳定。

（4）两相交替加入法：本法是向乳化剂中每次少量交替地加入水或油，边加边搅拌，即可形成乳剂。天然高分子类乳化剂、固体粉末乳化剂等可用于本法制备乳剂。当乳化剂用量较多时，本法是一个很好的方法。本法应注意每次需少量加入油相和水相。

（5）机械法：将油相、水相、乳化剂混合后用乳化机械制成乳剂。机械法制备乳剂可以不考虑混合顺序，可借助于机械提供的强大能量，很容易制成乳剂。乳化机械主要有以下几种：搅拌乳化装置、高压乳匀机、胶体磨、超声波乳化装置。

2. 乳浊液型液体药剂中加入药物的方法

（1）水溶性药物，先制成水溶液，在初乳剂制成后加入。

（2）油溶性药物，先溶于油，乳化时尚需适当补充乳化剂用量。

（3）在油、水中均不溶解的药物，研成细粉后加入乳浊液中。

（4）大量生产时，药物能溶于油的先溶于油，可溶于水的先溶于水，然后将油、水两相混合进行乳化。

（五）乳浊液型液体药剂质量要求

乳浊液型液体药剂给药途径不同，其质量要求也不同，很难制定统一的质量标准。但对所制备的乳浊液型液体药剂的质量必须有最基本的评定。如口服乳浊液型液体药剂的质量要求：①口服乳浊液型液体药剂应是均匀的乳白色，以 4000r/min 的转速离心 15 分钟，不应观察到分层现象；②不得有发霉、酸败、变色、异臭、异物、产生气体或其他变质现象；③加入的乳化剂等附加剂不影响产品的稳定性和含量测定，不影响胃肠对药物的吸收；④须易于从容器中倾出，但应有适宜的黏度；⑤乳浊液型液体药剂应密封,置阴凉处储藏。

四、混悬液型液体药剂

(一) 混悬液型液体药剂的含义与特点

1. 含义 混悬是指难溶性固体药物分散于液体分散媒中的过程。混悬型液体药剂系指难溶性固体药物以微粒状态分散于液体介质中而形成的非均匀液体药剂,也包括干混悬剂。干混悬剂系指难溶性固体药物与适宜辅料制成粉末状物或粒状物,临用时加水振摇即可分散成混悬液的药剂。混悬液属于粗分散体系,且分散相有时可达总重量的50%。

2. 特点 混悬液在医疗上有许多特点:①对局部有保护和覆盖创面作用;②能延长药物作用时间;③混悬液中的分散相由于颗粒较大,受重力作用易沉降,影响了剂量的准确性;④由于不能完全防止沉降,所以毒药不得制成混悬液,以确保用药安全;⑤为了维持其分散体系的均匀性,保证在分取剂量时准确,投药时必须加贴"用前摇匀"或"服前摇匀"标签。

适宜于制成混悬液型液体药剂的药物有:①需制成液体药剂供临床应用的难溶性药物;②为了发挥长效作用或为了提高在水溶液中稳定性的药物。但是,毒性药或剂量小的药物不宜制成混悬液。

(二) 影响混悬液型液体药剂稳定性的因素

1. 混悬剂的稳定性 混悬液型液体药剂的分散相微粒粒径大于胶粒,微粒的布朗运动不显著,易受重力作用而沉降,故属于动力学不稳定体系。另外,其微粒仍有较大的界面能,容易聚集,又属于热力学不稳定体系。影响混悬液型液体药剂稳定性的主要因素有:

(1) 微粒间的排斥力与吸引力:混悬液体系中以微粒间吸引力略大于排斥力,且吸引力不太大时混悬液的稳定性最好。

(2) 混悬粒子的沉降:为了增加混悬液的稳定性,常采取的措施有:①减小粒径;②增加分散介质黏度;③减小微粒与介质之间的密度差。

(3) 微粒的增长与晶型的转变:当混悬液中药物微粒大小差异较大时,粒径较小的微粒易溶解,在贮藏过程中逐渐在大微粒表面析出,使得大微粒逐渐增大,沉降速度加快。因此,在制备时,应尽可能减小微粒粒径,同时,还要注意缩小微粒之间的粒径差,尽量使微粒粒径均匀一致。

同质多晶型药物,其中一种晶型最稳定,其他晶型均为亚稳定型。亚稳定型的溶出速度与溶解度比稳定型大,且体内吸收好。亚稳定型在贮藏过程中有逐步转化为稳定型的趋势。通过添加亲水性高分子材料、表面活性剂可延长晶型的转化时间和微粒的增大。

(4) 絮凝与反絮凝:混悬剂的粒子分散度愈大,其总表面积愈大,系统的表面自由能也愈大,因而这种处于高能状态的粒子就有降低表面自由能的趋势。因此加入适当的电解质,使ξ电位降低,微粒间产生一定的聚集性,形成疏松的絮凝状聚集体,混悬剂就可以处于稳定状态,混悬微粒形成絮凝状聚集体的过程称絮凝,加入的电解质称絮凝剂。

混悬剂中的粒子发生絮凝时,加入适宜的电解质,使絮凝状态变为非絮凝状态,这一过程称反絮凝。加入的电解质称反絮凝剂。絮凝剂与反絮凝剂所用的电解质可以相同,只是由于用量不同而产生不同的作用。

(5) 分散相的浓度和温度:在同一分散介质中分散相的浓度增加,混悬剂的稳定性降低。温度对混悬剂的影响更大,温度变化不仅改变药物的溶解度和溶解速度,还能改变微粒的沉降速度、絮凝速度、沉降容积,从而改变混悬剂的稳定性。因此,混悬剂一般应贮藏于阴凉处。

2. 混悬液常用的稳定剂　混悬剂的分散体系为不稳定体系,为增加其稳定性,可加入适当的稳定剂。常用的稳定剂有润湿剂、助悬剂、絮凝剂与反絮凝剂。

(1) 润湿剂:润湿剂的作用主要是降低药物微粒与液体分散介质之间的界面张力,增加疏水性药物的亲水性,使其易被润湿与分散。常用的润湿剂多为表面活性剂,口服混悬剂常用聚山梨酯类、磷脂类、泊洛沙姆等作为润湿剂。

(2) 助悬剂:助悬剂的作用是增加混悬剂中分散介质的黏度,从而降低药物微粒的沉降速度,它又能被药物微粒表面吸附形成机械性或电性的保护膜,从而防止微粒间互相聚集或产生结晶的转型,或者使混悬剂具有触变性,这些均能使混悬剂稳定性增加。通常可根据混悬剂中药物微粒的性质与含量,选择不同的助悬剂。目前常用的助悬剂有:①低分子助悬剂:如甘油、糖浆、山梨醇等;②高分子助悬剂:可分为天然的与合成的两类,天然高分子助悬剂常用的有阿拉伯胶粉末(或胶浆)、西黄蓍胶、琼脂及海藻酸钠、白及胶、果胶等,常用合成类高分子助悬剂有甲基纤维素、羧甲基纤维素钠、羟乙基纤维素、羟丙基甲基纤维素、聚乙烯吡咯烷酮、聚乙烯醇等;③硅酸类:如硅藻土、硅酸铝、胶体二氧化硅等;④触变胶:触变胶具有触变性,如2%硬脂酸铝在植物油中可形成触变胶。

(3) 絮凝剂与反絮凝剂:常用的絮凝剂和反絮凝剂有枸橼酸盐、酒石酸盐、酸性酒石酸盐、磷酸盐、氯化铝等,絮凝剂与反絮凝剂可以是同一物质,也可以是不同的物质。

(三) 混悬液型液体药剂的制备

(1) 分散法:系指将粗颗粒的药物粉碎成符合混悬微粒分散度要求,再混悬于分散介质中的方法。凡不溶性药物或虽能溶解但其用量超过溶解度的药物,制备混悬液时应采用分散法。其流程为:固体药物→粉碎→润湿→分散→助悬、絮凝→质量检查→分装。

具体工艺过程可根据固体药物和液体分散介质的特性而不同。口服混悬剂的分散介质一般用水,因而制备工艺和药物的亲水性关系密切。

(2) 凝聚法:是指利用化学反应或改变药物溶解度条件,使分子或离子状态的药物凝集成不溶性药物微粒以制备混悬剂的方法。常用方法有化学凝聚法、物理凝聚法。

(四) 混悬型液体药剂的质量要求

1. 粒细微均匀,沉降缓慢,剂量准确。

2. 微粒沉降后不结块,稍加振摇又能均匀分散。

3. 黏稠度适宜,便于倾倒且不沾瓶壁。

4. 外用者应易于涂展,不易流散,干后能形成保护膜。

5. 色、香、味适宜,贮存时不霉败、不分解、药效稳定。

第四节 典型生产实例

【目的】

1. 熟练掌握溶液型液体药剂的制备方法及操作要点;正确使用常用的称量器具。

2. 学会对常见的液体药剂药品进行分类判断;对生产车间和用具进行清洁消毒处理。

项目名称一 薄荷水的制备

【处方】

薄荷油	2ml
滑石粉	15g
纯化水	适量
制成	1000ml

【制法】 称取精制滑石粉15g,置干燥乳钵中,将薄荷油2ml加到滑石粉上,充分研匀。量取纯化水950ml,分次加到乳钵中,先加少量,研匀后再逐渐加入其余部分的纯化水,每次都要研匀,最后留下少量纯化水。将上述混合液移至有塞玻璃瓶中,余下的纯化水将研钵中的滑石粉冲洗入玻璃瓶,加塞用力振摇10分钟,用湿润过的滤纸反复滤过,直至滤液澄明。再从滤器上添加纯化水至1000ml,摇匀,即得。

【质量要求】 外观为无色澄明液体,具薄荷香气。

【制备注解】

1. 因挥发油和挥发性物质在水中的溶解度均很少(约0.05%),为了增加其溶解度,必须尽可能增加溶质与水的接触面积,因此一般多采用振摇法和加分散剂法制备芳香水剂。

2. 常用的固体分散剂有滑石粉、滤纸浆等;液体分散剂有乙醇和聚山梨酯-80等。制备时加固体分散剂不仅可增加溶质与水的接触面积,且可在滤器上形成滤床,起助滤作用,吸附多余的挥发油及杂质,使溶液澄明。

3. 本品亦可用增溶法制备。即薄荷油2.0ml,聚山梨酯-80 12g,纯化水加至1000ml。还可用增溶-复溶剂法制备。即取薄荷油2.0ml,加聚山梨酯-80 20g,90%乙醇溶液600ml,纯化水加至1000ml。

4. 加精制滑石粉作分散剂时,研磨时间不宜过长,以免滑石粉过细,而使溶液混浊,需反复滤过才能澄明。

项目名称二 复方碘溶液的制备

【处方】

碘	50g
碘化钾	100g
纯化水	适量
制成	1000ml

【制法】 取碘化钾置容器中,加纯化水约100ml,搅拌使溶解,加入碘,随加随搅拌,使溶解后,再加纯化水至全量,混匀,即得。

【质量要求】 外观为深棕色澄明溶液,有碘特臭。

【制备注解】

1. 碘具有强氧化性、腐蚀性和挥发性,称取时可用玻璃器皿或蜡纸,不宜用纸衬垫,不应直接置于天平托盘上称量,以防腐蚀天平;称取后不宜长时间露置空气中;切勿接触皮肤与黏膜。

2. 碘难溶于水(1:2950),故加碘化钾作助溶剂,以增大其溶解度。制备时,为使碘能迅速溶解,宜先将碘化钾加适量纯化水溶解成浓溶液,然后加入碘溶解。碘化钾与碘生成易溶于水及醇的络合物。其结合形式为$I_2+KI \rightarrow KI_3$。

3. 碘溶液具氧化性,应贮存于密闭玻璃塞瓶内,不得直接与木塞、橡胶塞及金属塞接触。为避免被腐蚀,可加一层玻璃纸衬垫。

项目名称三 甲紫溶液的制备

【处方】

甲紫	1g
乙醇	10ml
纯化水	适量
制成	100ml

【制法】 取甲紫1g置于小量杯中,加入乙醇10ml搅拌溶解,取纯化水约60ml,缓缓加入甲紫的乙醇溶液,边加边搅拌,用余下的纯化水分次冲洗小量杯,洗液并入甲紫溶液中,添加纯化水至100ml,即得。

【功能与主治】 外用消毒防腐。用于防治皮肤、黏膜化脓性感染及治疗口腔、阴道真菌感染。

【用法与用量】 适量涂于患处。

【工艺分析】 甲紫的相对分子质量并不大,但在水中能形成缔合分子,大小达到胶粒范围,属于胶体溶液;甲紫在水中为1:30~1:40,不但溶解缓慢,且易结块,而在乙醇中为1:10,故制备时,可先用乙醇润湿或溶解。

【制备注解】 配制时不宜剧烈搅拌,否则会结块而长时间不易溶解。

项目名称四 炉甘石洗剂的制备

【处方】

炉甘石	150g
氧化锌	50g
甘油	50ml
羧甲基纤维素钠	2.5g
纯化水	适量
制成	1000ml

【制法】 取炉甘石、氧化锌研细过100目筛,加甘油研磨成糊状后,另取羧甲基纤

维素钠加纯化水溶解后,分次加入上述糊状液中,随加随搅拌,再加纯化水至全量,搅匀,即得。

【质量要求】

1. 外观为白色混悬液,久置易分层。

2. 沉降体积比的测定。

3. 重新分散试验。

【制备注解】

1. 处方中氧化锌以选用轻质者为好。

2. 炉甘石和氧化锌均为(不溶于水)亲水性药物,可被水湿润,故先加入甘油研磨成糊状,再与羧甲基纤维素钠水溶液混合,使吸附在微粒周围形成保护膜以阻碍微粒的聚合,并使本品趋于稳定,振摇时易再分散。

3. 若本品配制方法不当或选用的助悬剂不适宜,则不易保持混悬状态,且涂用时有沙砾感。久贮沉淀的颗粒易聚结,虽振摇亦难再分散。为此,应注意选择适宜的稳定剂以提高混悬剂的稳定性。

项目名称五　鱼肝油乳的制备

【处方】

鱼肝油	50.0ml
阿拉伯胶(细粉)	12.5g
西黄蓍胶(细粉)	0.4g
挥发杏仁油	0.1ml
糖精钠	0.01g
三氯甲烷	0.2ml
纯化水	适量
制成	100ml

【制法】

1. 干胶法　取鱼肝油和阿拉伯胶粉于干燥乳钵中,研匀后,一次加入纯化水25ml,迅速向同一方向研磨,直至形成稠厚的初乳,再加糖精钠水溶液、挥发杏仁油、三氯甲烷、西黄蓍胶浆与适量纯化水使成100ml,搅匀即得。

2. 湿胶法　先将阿拉伯胶粉与水混合制成胶浆,再将油相分次小量加入,在乳钵中研磨乳化使成初乳(所用的油、水、胶比例亦为4∶2∶1),再添加其余成分至足量。

【功能主治】　维生素类药,主要用于维生素 A、维生素 D 缺乏症。用于治疗夜盲症、骨软化症、佝偻病。

【用法与用量】　口服,一日 3 次,一次 10～30ml。

【工艺分析】　阿拉伯胶为乳化剂,西黄蓍胶为辅助乳化剂,可增加分散媒的黏度,提高乳剂的稳定性。挥发杏仁油、糖精钠作矫味剂。三氯甲烷作防腐剂。

【制备注解】　制备时容器应洁净、干燥,油、水、胶的比例应准确,研磨时向同一方向;干胶法应将比例量的水一次性加入并迅速研磨至形成初乳;湿胶法应将油相分次小量加入,边加边研磨至形成初乳。

【实训报告】　认真书写实训报告,内容包括项目名称、起止时间、目的、设施、设备、器具、材料、操作步骤、结果、问题及答案(或解决方案)等。

(洪巧瑜)

　复习思考题

1. 试述液体药剂的含义、特点及不同分散体系的基本特征。

2. 试述表面活性剂的含义、特点、基本性质,常用表面活性剂的类型、品种、特点及其在中药制剂中的应用。

3. 增加溶解度的方法有几种? 影响增溶的因素是什么?

4. 试述溶液型、胶体溶液型、混悬液型、乳浊液型液体药剂的含义、特点及制备方法。

5. 乳浊液型液体药剂常用的乳化剂,混悬液型液体药剂常用的稳定剂各有哪些?

6. 影响胶体溶液、乳浊液、混悬液稳定性的因素有哪些?

7. 解释表面活性剂的 CMC、HLB、起浊与浊点等名词。

8. 简述 HLB 值的适用范围。

PPT
10章PPT

扫一扫
知重点

第十章

口服液（合剂）

学习要点

1. 口服液（合剂）的含义、特点、种类及质量要求。

2. 口服液（合剂）常用辅料的类型、作用及其适用范围，主要品种的性质和应用。

3. 口服液（合剂）常见制备方法，口服液（合剂）灌装的过程单元操作要点、工艺过程的关键步骤及控制参数。

4. 口服液（合剂）灌装时可能发生的问题及解决办法。

第一节 概　述

一、口服液与合剂的含义

中药合剂是指饮片用水或其他溶剂，采用适宜方法提取经浓缩制成的口服液体制剂，单剂量灌装者又称"口服液"。中药合剂是在汤剂基础上改进而来。

二、口服液与合剂的特点

（一）优点

1. 能综合浸出饮片中的多种有效成分，保证制剂的综合疗效。

2. 与汤剂一样，吸收快，奏效迅速。

3. 将各次煎出液合并后经浓缩至规定浓度，患者减少服用量，同时服用的药液有效成分较传统汤剂准确可靠。

4. 加入矫味剂后，气味得到改善，患者易于接受。

5. 克服汤剂临用前煎药的麻烦，若单剂量包装则携带、保存和服用更方便。

6. 制剂中加入了适宜的防腐剂，并经灭菌处理，密封包装，质量稳定。

（二）缺点

1. 中药合剂不能随证加减。

2. 放置时间长易出现沉淀物。中药合剂的质量标准虽然允许成品在贮存期间可有微量轻摇易散的沉淀，但中药合剂与口服液放置时间过长，则沉淀较多。

三、口服液与合剂常用的附加剂

口服液与合剂常用的附加剂有矫味剂、防腐剂，其品种和用量应符合《中国药典》

2015 年版四部合剂项下规定。

（一）矫味剂

常用的矫味剂有甜味剂与芳香剂。甜味剂可分为天然甜味剂和合成甜味剂，前者有蜂蜜、葡萄糖、果糖、蔗糖、木糖醇、单糖浆等，后者有糖精、甜蜜素、天冬甜素、阿司巴坦等。芳香剂可分为天然香料和人工香料，前者有薄荷油、桂皮油、茴香油等，后者有香蕉香精、菠萝香精、橘子香精等。

（二）防腐剂

多用羟苯酯类、苯甲酸与苯甲酸钠、山梨酸及其盐等，其用量根据药液的化学性质及 pH 确定。

四、合剂的质量要求

合剂在生产与贮藏期间应符合下列规定。

1. 饮片应按各品种项下规定的方法提取、纯化、浓缩制成口服液体制剂。

2. 根据需要可加入适宜的附加剂。除另有规定外，在制剂确定处方时，该处方的抑菌效力应符合抑菌效力检查法（通则 1121）的规定。

山梨酸和苯甲酸的用量不得超过 0.3%（其钾盐、钠盐的用量分别按酸计），羟苯酯类的用量不得超过 0.05%，如加入其他附加剂，其品种与用量应符合国家标准的有关规定，不影响成品的稳定性，并应避免对检验产生干扰。必要时可加入适量的乙醇。

3. 合剂若加蔗糖，除另有规定外，含蔗糖量一般不高于 20%（g/ml）。

4. 除另有规定外，合剂应澄清。在贮存期间不得有发霉、酸败、异物、变色、产生气体或其他变质现象，允许有少量摇之易散的沉淀。

5. 一般应检查相对密度、pH 值等。

6. 除另有规定外，合剂应密封，置阴凉处贮存。

【装量】 单剂量灌装的合剂，照《中国药典》2015 年版四部合剂（通则 0181）项下方法检查，应符合规定。

检查法：取供试品 5 支，将内容物分别倒入经标化的量入式量筒内，在室温下检视，每支装量与标示装量相比较，少于标示装量的不得多于 1 支，并不得少于标示装量的 95%。

多剂量灌装的合剂，按照《中国药典》2015 年版四部最低装量检查法（通则 0942）检查，应符合规定。

【微生物限度】 除另有规定外，按照《中国药典》2015 年版四部非无菌产品微生物限度检查：微生物计数法（通则 1105）和控制菌检查法（通则 1106）及非无菌药品微生物限度标准（通则 1107）检查，应符合规定。

第二节 口服液生产技术

一、口服液生产车间环境要求

口服液（合剂）系非无菌药品的液体制剂。根据《药品生产质量管理规范》（2010 年修订）及其附录的规定，生产车间应根据药品品种、生产操作要求及外部环境状况等配置空调净化系统，使生产区有效通风，并有温度、湿度控制和空气净化过滤，保证药品的生产环境符合要求。温度和相对湿度应与生产工艺要求相适应，室内温度一般控制在 18 ~ 26℃，相对湿度一般控制在 45% ~ 65%。洁净区与非洁净区之间的压差应当不低于 10 帕斯卡。生产的暴露工序区域及其直接接触药品的包装材料最终处理的暴露工序区域的洁净级别，应达到《药品生产质量管理规范》（2010 年修订）及其附录 1"无菌药品"D 级洁净区的要求。而中药材净制、炮制、提取、精制、灭菌检漏、灯检、外包装的环境卫生执行一般生产区环境卫生规程。企业可根据产品的标准和特性对该区域采取适当的微生物监控措施。

二、工艺流程图

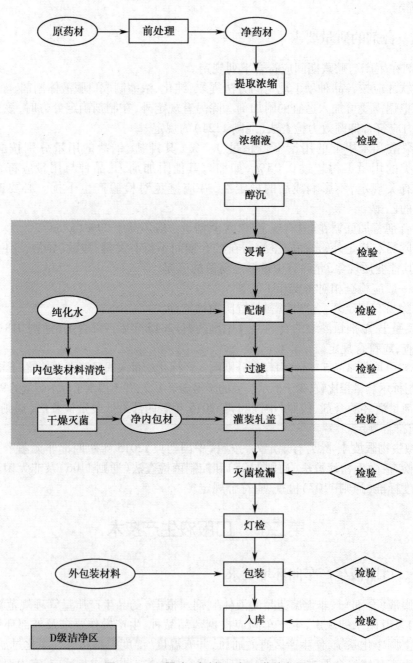

图 10-1 口服液（合剂）一般工艺流程图

三、制备方法

在中药口服液（合剂）生产过程中，单元操作可能涉及制药用水、提取精制、配制、滤过、浓缩、灌装、灭菌、检漏、贴签、装盒等，本节仅介绍与中药口服液（合剂）成型工艺相关的主要过程单元。

（一）物料准备

由于中药品种来源复杂，生产前要对饮片进行品种鉴定。对有效成分已明确的饮片要进行化学成分含量测定，有效成分尚未明确的可进行总浸出物量测定。对批次生产的饮片要进行含水量测定，控制投料量的准确性，同时要对饮片进行预处理，按《中国药典》或处方要求进行炮制。

（二）提取

按汤剂的制备方法进行提取。将饮片置适宜的煎煮器中，加水浸没饮片，浸泡适当时间后，加热至沸，保持微沸一定时间，分离煎出液，药渣依法煎煮数次（通常 2～3次），合并各次煎出液备用。如果处方中有芳香挥发性成分，先用蒸馏法收集挥发性成分，单独放置，药渣再与方中其他饮片一同煎煮，收集煎煮液备用。也可以根据其有效成分的特性，采用渗漉法、回流法等方法，选用不同浓度的乙醇或其他溶媒对饮片进行浸提。

（三）精制

由于水浸液能将生物碱盐、苷、水溶性有机酸、氨基酸、黏液质及部分糖、蛋白质、鞣质、树胶、色素、酶等多种成分浸出，浸出液含有大量的无效成分，影响制剂质量。因此，必须根据饮片中有效成分与浸提溶剂的性质采取精制措施。目前，大多数中药合剂与口服液的制备采用水提醇沉精制处理。为克服中药合剂与口服液放置后沉淀较多的质量问题，近年来中药合剂与口服液澄清与滤过工艺有了新的发展，如用酶作为澄清剂精制，用甲壳素作絮凝剂精制处理。

课堂互动

口服液剂精制过程中水提醇沉法与醇提水沉法的区别？

（四）浓缩

精制后的提取液适当浓缩。其浓缩的程度，一般以每日服用量在 30～60ml 为度。经乙醇精制处理的中药合剂与口服液，应回收乙醇再浓缩，每日服用量控制在20～40ml。

（五）滤过

在上述浓缩液中加入一定量的矫味剂与防腐剂后，搅拌均匀，经半成品测定合格后需进行滤过。为保证口服液的质量通常采用多级滤过，即先粗滤、后精滤。

（六）灌装

口服液的灌装系将滤过经检查合格的药液，定量灌装到易拉盖玻璃瓶或安瓿等容器，并加以锁口或熔封的过程。目前，口服液容器多采用玻璃瓶和塑料瓶包装。其瓶子具体有 4 种:安瓿瓶、管制口服液玻璃瓶、塑料瓶、易折塑料瓶。

灌封时常用灌封机。该类设备是用于易拉盖口服液瓶的自动定量灌装和封口设备。由于药液的准确性和轧盖的严密性、平整性在很大程度上决定了产品的包装质量,所以口服液灌封机是口服液生产设备中的重要设备。根据口服液瓶在灌封过程中完成送瓶、灌药液、加盖、封口的运动形式,灌封机可分为直线式和回转式两种,两种灌封机均为连续式灌封性机型。

（1）直线式灌封机:其工作过程为灭菌后的口服液瓶由手工放入料斗内,传动部分将药瓶送至灌注部分,由直线式排列的喷嘴灌入瓶内,瓶盖由送盖器送出并由机械手完成压紧和轧盖。直线式口服液灌封机除采用直线型送瓶机构外,还可采用绞龙送进机构和齿板送进机构完成液体的灌装和轧封。如图 10-2 所示。

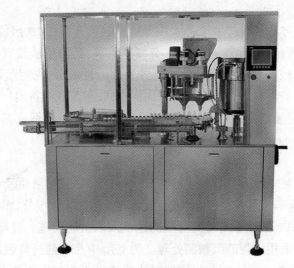

图 10-2　直线式灌封机

（2）回转式灌封机:与直线式灌封机不同,回转式灌封机的灌注和封口是在一个绕轴转动的圆盘上完成,其灌注机构由灌装转盘、灌装头、储液槽、计量泵和控制无瓶机构组成,如图 10-3 所示。回转式灌封机采用旋转灌装结构,可自动完成理瓶、定量灌装、理盖、送盖、轧盖等工序,可实现 8 头或 12 头的灌装与轧封。

知识链接

口服液生产联动线

口服液生产联动线是用于口液剂生产包装的各台设备有机连接起来而形成的生产线。生产线上的设备主要包括洗瓶机、灭菌干燥设备、灌装轧盖机、贴标签机等。联动线是一种国际上先进的设备,能够保证口服液的生产质量,保证产品质量达到 GMP 要求。目前,口服液剂联动线的联动方式有两种:一种是串联方式,每台单机在联动线上只有 1 台,因而各单机的生产能力要互相匹配;另一种是分步式联动方式,它是将同一工序的单机布置在一起,完成工序后产品集中起来,送到下道工序,能够根据各台单机的生产能力和需要进行分布,避免因一台单机故障而全线停产,主要用于产量很大的品种。

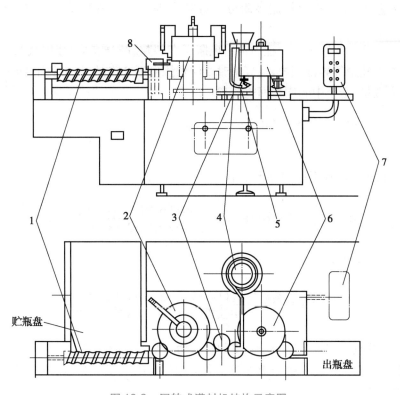

图 10-3 回转式灌封机结构示意图

1. 绞龙送瓶机构　2. 贮液槽　3. 拨瓶轮组　4. 输盖机构　5. 下盖口
6. 轧盖封口机构　7. 操作面板　8. 控制无瓶机构

（七）灭菌

中药合剂与口服液分装后必须进行灭菌，以保证药品质量的稳定性。一般采用煮沸灭菌法、流通蒸气灭菌、热压灭菌法进行灭菌。若生产过程严格遵守无菌操作，灌装后可不经灭菌直接包装。最终灭菌工艺有时可使沉淀增加，故灭菌也有于过滤前进行的。

（八）灯检

取灭菌合格的药品置于灯检机上按灯检机标准操作规程进行操作，挑出杂质、玻璃屑、混浊等不合格品，放于周转铝盘中，摆放指定地点，标明品名、批号、药量、件数、操作人。不合格品由专人收集处理。经灯检合格后方可供包装用。

四、生产过程中可能出现的问题与解决办法

中药口服液生产过程中若口感差，会降低患者的依从性，对此可选用适宜的掩味技术。常用的掩味技术有添加矫味剂、胶浆剂、味觉细胞麻痹剂、苦味阻滞剂等。也可复合应用不同作用机制的掩味技术，掩味效果将显著增强。

中药口服液生产过程中常出现沉淀太多，澄清度不够的现象。因此，中药口服液的澄清与滤过工艺研究特别重要，常用静置滤过或高速离心法除去沉淀，或进一步采用水醇法、吸附澄清法、高分子絮状沉淀法。同时生产过程中可根据需

要采用膜滤过、大孔吸附树脂吸附分离等技术进一步分离纯化,以减少服用剂量、提高澄清度。

此外,中药口服液生产过程中常出现瓶子有裂隙、瓶身有疤;液体状态、装量不符合标准;瓶盖轧歪等异常现象,在灯检时要注意拣出不合格品,将可利用的不良品集中收集、清点数量、送至中间库做回收处理。

五、口服液生产技术的成本核算

（一）收率

1. 口服液生产各工序的分步收率

$$口服液某工序收率（\%）=\frac{实际得到中间产品量（kg）}{实际投入原辅料（kg）}\times100\%$$

2. 口服液总收率

$$口服液总收率（\%）=\frac{包装后实得口服液量（万支）\times主药含量（克/支）}{主药投料量（kg）\times含量\times1000}\times100\%$$

口服液总收率与各工序分步收率的关系为:

口服液总收率（%）=第一工序分步收率（%）×第二工序分步收率（%）×最后工序分步收率（%）

3. 成品率

$$口服液成品率（\%）=\frac{实际入库量（万支）}{理论入库量（万支）}\times100\%$$

（二）单耗

如:

$$原辅料单耗（kg/万支）=\frac{总投入原辅料量（kg）}{成品入库量（万支）}$$

（三）物料平衡

如:

$$灌装工序物料平衡（\%）=\frac{灌装后药液重+废液量}{灌装前药液重}\times100\%$$

$$灯检工序物料平衡（\%）=$$
$$\frac{合格口服液量（支）+不合格口服液量（支）+破损口服液量（支）}{灯检前口服液量（支）}\times100\%$$

六、工艺过程的关键步骤及控制参数

口服液（合剂）生产的关键步骤及控制参数见表10-1。

表 10-1　口服液（合剂）生产的关键步骤及控制参数

工序	关键工艺参数	控制指标
制水	进水流量、进水压力、pH、电导率、氯离子	电导率、氯离子
配料	备料	品种、数量与配核料单相符
提取	投料量、加水量、浸泡时间,沸腾前后汽压,给汽时间,沸腾时间,汽压,煮提时间	水量、温度、时间 浸膏比重、温度、真空度
浓缩	真空度、进液速度、蒸汽量、放料速度	药液相对密度
精制	搅拌器转速,温度,静置时间	加入乙醇量、醇沉温度 澄清度、温度、真空度、浸膏比重
洗瓶	进盘速度,洗瓶段压力,加热时间	清洁度、干燥程度、存放时间
配液	真空度,进液速度,蒸汽量,放料速度	检验报告、外观、总体积、相对密度、澄清度、pH、滤纸是否有孔
灌装封口	瓶子的干燥度、清洁度,灌装与封口同步进行,装量检查	清洁度、干燥程度 药液装量 严密性
灭菌检漏	温度、时间	升温时间、灭菌温度、灭菌时间 真空度、检漏、清洗
灯检	瓶身、液体状态、装量、封口	有无漏检
包装	标签	外观、批号

第三节　典型生产实例

项目名称一　清热解毒口服液的制备

【目的】

1. 建立口服液的生产情景。

2. 将清热解毒口服液的诸药材提取制成中药口服液。

3. 学会口服液制备主要用具和设备的使用,提取、精制方法、操作步骤,并掌握操作要点。

【处方】

石膏 670g	金银花 134g	玄参 107g	地黄 80g	连翘 67g	栀子 67g
甜地丁 67g	板蓝根 67g	龙胆 67g	黄芩 67g	知母 54g	麦冬 54g

制成　　　　　　　　　　　　　　　　　　　1000ml（100 支）

【功能与主治】 清热解毒。用于热毒壅盛所致的发热面赤、烦躁口渴、咽喉肿痛；流感、上呼吸道感染见上述证候者。

【操作步骤】

1. 生产前准备

（1）接受生产任务

（2）领料称量：领取生产的原辅料，办理物料交接手续，并签字记录。

（3）注意严格执行各项目《岗位标准操作规程》《仪器使用、维护保养及检修标准操作规程》及《清热解毒口服液工艺规程》。

2. 炮制 取处方量药材，核对数量、品名、检验单后，按工艺规程中"原料药材的整理炮制"项下规定，进行净选、切制。

3. 提取

（1）领取炮制后的净药材，仔细核对品名、批号、数量。

（2）复核投料量、溶剂用量、煎煮时间。

（3）将除金银花、黄芩外的其余生石膏等 10 味药材，由加料口加入提取罐。

（4）加入 10 倍量水，注意总体积不宜超过设备容积的 4/5，先温浸 1 小时。

（5）药液沸腾后，关小蒸气阀，稍冷加金银花和黄芩，继续加热保持药液微沸，提取 1 小时，滤过，药液贮藏至贮液罐中；在药渣中加入 8 倍量水，进行第二次煎煮，提取 40 分钟，滤过，将两次药液合并，贮藏至贮液罐中。用料泵将药液贮藏中的药液抽入浓缩器中。

（6）煎煮完成后，标明煎煮液的相对密度、体积、数量、名称、批号、日期、操作人，交下一道工序。

（7）提取液放尽后排出药渣，药渣排尽后，喷淋饮用水将提取罐清洗干净。

4. 浓缩

（1）开启真空泵及其蒸发器装置部件。

（2）依次吸进药液，当料液上升到加热器的喷管口视镜的 2/3 为宜，缓慢升高温度，调节蒸气压力约为 0.09MPa 为宜。

（3）在运行中要保持正常液面、维持一定的真空度，同时注意罐内温度、池水的水温。当药液体积不断变小，打开进料阀，不断补加药液。

（4）将药液浓缩至相对密度为 1.17（80℃），关闭真空及蒸气阀门，破坏真空，将清膏打入醇沉罐。

5. 醇沉

（1）根据待醇沉药液的量及醇沉液含醇量（65%～70%），计算需加入的乙醇量，用磁力酒精泵打入罐内，开启搅拌，再将中药浓缩液加入罐内，加完后再搅拌 15 分钟，停止搅拌。

（2）调节冷却介质进口阀以控制沉淀温度，静置冷却沉淀 48 小时，关闭冷却介质进出口阀。

（3）出液：逐渐开启上清液出液阀及醇沉液储罐真空阀，打开顶部灯孔的照明灯，通过视镜观察罐内液面及沉渣的位置，随液面的下降，逐渐微调顶部手轮，使出液管不要露出液面,待上清液抽完,停止手轮的转动,则完成出液。

（4）出渣:向罐内加适量的水,开启搅拌,将沉淀搅拌成悬浮液后,开启底部球阀将悬浮液排出。

6. 乙醇回收

（1）将醇沉液输入回收塔。

（2）回收

1）控制蒸气进量,回收塔内温度,压力在规定范围内。

2）回收结束,操作工由流量计读出回收乙醇数量,放出浓缩液,并做好记录。

3）清场。

7. 配液

（1）配液:根据配液罐内液体的量,加入适当的纯化水使总量至全量。启动搅拌装置,使其充分搅拌均匀。

（2）过滤:用孔径 $0.8\mu m$ 滤材进行过滤,滤后药液标明品名、批号、操作者,并由化验室按取样标准取样,对口服液半成品进行检测,合格后,用输液泵将药液输至高位贮罐。标明品名、数量、批号、生产日期、操作人。

8. 灌装

（1）理瓶:领取并核对包装瓶的数量、规格、检验报告单,核对无误后,将瓶整齐摆放于铝盘中,并挑出坏瓶,由传递窗送至洗瓶岗位。

（2）洗瓶灭菌:将理好的包装瓶,置于直线式洗瓶机上,经滤水、纯化水喷淋洗涤、净压缩空气吹淋后,取出,送入隧道式灭菌烘箱,设置灭菌温度为350℃,有效灭菌时间12分钟,经排湿、烘干、杀菌,冷却后,经链条传动至灌封室。

（3）铝盖清洗:取需要量的瓶铝盖,用洁净容器由加料斗加入铝盖清洗机中,经粗洗、漂洗、精洗、烘干,经取水样合格后,出塞灌封。

（4）灌封:取检验合格的药液,核对品名、批号、数量。将设备清洁后,手动吸入药液,开机试运转,调整装量为10.1~10.2ml,合格后,启动电磁振荡加盖,启动封盖,调整至压盖圆整,严密,合格后,可以正常连续工作。在灌封过程中应经常检查装量,封口和设备运转情况,发现异常情况应及时停机处理。灌封合格的药品应装入周转盘中,标明品名、规格、批号、日期、操作者,传至灭菌岗位。

9. 灭菌　将灌封好的药液装入灭菌柜中,均匀放置,115℃灭菌30分钟,喷淋水冷却至≤80℃。

10. 灯检　取灭菌合格的药品置于灯检机上,挑出杂质、玻璃屑、混浊等不合格品,放于周转铝盘中,摆放在指定地点,标明品名、药量、件数、操作人。不合格品由专人收集处理。

11. 包装。

12. 物料平衡率计算。

13. 入库。

【实训报告】　认真书写实训报告,内容包括项目名称、起止时间、目的、设施、设备、器具、材料、操作步骤、结果、问题及答案(或解决方案)等。

项目名称二 银黄口服液的制备

【处方】

金银花提取物（以绿原酸计）2.4g，黄芩提取物（以黄芩苷计）24g。

金银花提取物（以绿原酸计）	2.4g
黄芩提取物（以黄芩苷计）	24g
制成	100 支

【制法】 黄芩提取物加水适量使溶解，用8%氢氧化钠溶液调节 pH 至8，滤过，滤液与金银花提取物合并，用8%氢氧化钠溶液调节 pH 至7.2，煮沸1小时，滤过，加入单糖浆适量，加水至近全量，搅匀，用8%氢氧化钠溶液调节 pH 至7.2，加水至1000ml，滤过，灌封，灭菌，即得。

【功能与主治】 清热疏风，利咽解毒。用于外感风热、肺胃热盛所致的咽干、咽痛、喉核肿大、口渴、发热；急慢性扁桃体炎、急慢性咽炎、上呼吸道感染见上述证候者。

【用法与用量】 口服。一次 10～20ml，一日 3 次；小儿酌减。

（洪巧瑜）

扫一扫
测一测

复习思考题

1. 简述口服液（合剂）的含义、特点。
2. 简述口服液（合剂）常用附加剂的类型。
3. 制备中药口服液（合剂）主要包括哪些过程操作单元？
4. 简述口服液（合剂）灌装过程中可能发生的问题及解决办法。

第十一章

糖 浆 剂

学习要点

1. 糖浆剂的含义、特点、种类及质量要求。
2. 糖浆剂常用辅料的类型、作用及其适用范围,主要品种的性质和应用。
3. 糖浆剂的常见制备方法,糖浆剂灌装的过程单元操作要点、工艺过程的关键步骤及控制参数。
4. 糖浆剂灌装时可能发生的问题及解决办法。

扫一扫
知重点

第一节 概 述

一、糖浆剂的含义与分类

糖浆剂是含有提取物的浓蔗糖水溶液。中药糖浆剂中含糖量不能低于45%(g/ml)。单纯蔗糖的近饱和溶液称"单糖浆",也简称"糖浆",其浓度为85%(g/ml)或64.7%(g/g)。

糖浆剂根据其用途不同分为两类。

（一）矫味糖浆

1. 单糖浆　为蔗糖的近饱和水溶液,浓度为85%(g/ml)或64.7%(g/g),可用做口服液体制剂的矫味剂、混悬微粒的助悬剂,还可作为丸剂、片剂的黏合剂等。高浓度糖浆还是包糖衣的主要材料。

2. 芳香糖浆　如橙皮糖浆,常用于矫味。

（二）药用糖浆

糖浆中含药物或药材提取物,能发挥相应的治疗作用,如川贝枇杷糖浆。

二、糖浆剂的特点

（一）优点

1. 改善口感　糖浆剂中的糖及芳香剂作为矫味剂,在一定程度上能掩盖药物的不适气味,易被儿童所接受。

2. 剂量小　糖浆剂经过提取精制,体积缩小。

（二）缺点

1. 易被微生物污染　由于糖是良好的营养物,在制备和贮藏过程中容易被微生物污染,发生霉败变质,所以其操作过程应无菌,保存要密封。

2. 易沉淀 糖浆剂产生沉淀的主要原因是糖的质量低、含浸出物或配伍不当等。由于纯度低的蔗糖中混有可溶性杂质、浸出物中有不同程度的高分子杂质呈不稳定的胶态存在,使得糖浆剂在贮藏过程中高分子胶态杂质容易聚集而沉淀。为使糖浆剂澄清,常在配制过程中加入澄清剂,如精制滑石粉、硅藻土、蛋白粉、骨炭等,使高分子及多价离子杂质被吸附而不能通过滤过器。

3. 变色 糖浆加热时间过长,尤其是在酸性条件(中药中含有大量的有机酸)下加热,转化糖增加,糖浆颜色变深;若糖浆剂为美观而加入食用色素着色,色素在光线或遇还原性药物的作用下会逐渐褪色。

三、糖浆剂的质量要求

1. 含蔗糖量应不低于 45%(g/ml)。

2. 将原料药物用新煮沸过的水溶解(饮片应按各品种项下规定的方法提取、纯化、浓缩至一定体积),加入单糖浆;如直接加入蔗糖配制,则需煮沸,必要时滤过,并自滤器上添加适量新煮沸过的水至处方规定量。

3. 根据需要可加入适宜的附加剂。如需加入抑菌剂,除另有规定外,在制剂确定处方时,该处方的抑菌效力应符合《中国药典》2015 年版四部抑菌效力检查法(通则1121)的规定。山梨酸和苯甲酸的用量不得过 0.3%(其钾盐、钠盐的用量分别按酸计),羟苯酯类的用量不得过 0.05%。如需加入其他附加剂,其品种与用量应符合国家标准的有关规定,且不应影响成品的稳定性,并应避免对检验产生干扰。必要时可加入适量的乙醇、甘油或其他多元醇。

4. 除另有规定外,糖浆剂应澄清。在贮存期间不得有发霉、酸败、产生气体或其他变质现象,允许有少量摇之易散的沉淀。

5. 一般应检查相对密度、pH 值等。

6. 除另有规定外,糖浆剂应密封,避光置干燥处贮存。

7. 装量差异 单剂量灌装的糖浆剂,按照《中国药典》2015 年版四部制剂通则糖浆剂(通则 0116)项下方法检查,应符合规定。

检查法:取供试品 5 支,将内容物分别倒入经标化的量入式量筒内,尽量倾净。在室温下检视,每支装量与标示装量相比较,少于标示装量的不得多于 1 支,并不得少于标示装量的 95%。

8. 装量 多剂量灌装的糖浆剂,按照《中国药典》2015 年版四部最低装量检查法(通则 0942)检查,应符合规定。

9. 微生物限度 除另有规定外,按照《中国药典》2015 年版四部非无菌产品微生物限度检查:微生物计数法(通则 1105)和控制菌检查法(通则 1106)及非无菌药品微生物限度标准(通则 1107)检查,应符合规定。

第二节 糖浆剂生产技术

一、糖浆剂生产车间环境要求

糖浆剂系非无菌药品的液体制剂。根据《药品生产质量管理规范》(2010 年修订)及其附录的规定,生产车间应根据药品品种、生产操作要求及外部环境状况等配置空调净化系统,使生产区有效通风,并有温度、湿度控制和空气净化过滤,保证药品的生产环境符合要求。温度和相对湿度应与生产工艺要求相适应,室内温度一般控制在 18 ~ 26℃,相对湿度一般控制在 45% ~ 65%。洁净区与非洁净区之间的压差应当不低于 10 帕斯卡。生产的暴露工序区域及其直接接触药品的包装材料最终处理的暴露工序区域的洁净级别,应达到《药品生产质量管理规范》(2010 年修订)及其附录 1 "无菌药品"D 级洁净区的要求。中药材净制、炮制、提取、精制、外包装的环境卫生执行一般生产区环境卫生规程。企业可根据产品的标准和特性对该区域采取适当的微生物监控措施。

二、工艺流程图

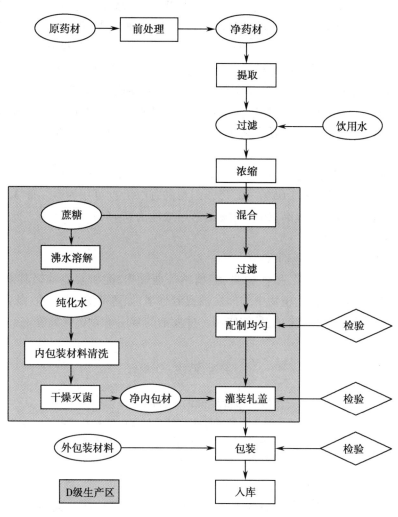

图 11-1 糖浆剂生产工艺流程图

三、制备方法

在中药糖浆剂生产过程中,单元操作可能涉及制药用水、灭菌、粉碎、提取精制、滤过、浓缩、化糖、配制、滤过、灌装等,其中配制之前各操作单元已在前面相关章节叙述,本节主要介绍与中药糖浆剂成型工艺相关的主要过程单元,包括物料准备、配制、滤过、灌装和包装等工序。

（一）物料准备

1. 饮片准备　由于中药品种来源复杂,生产前要对饮片进行品种鉴定;对有效成分已明确的饮片要进行化学成分含量测定,有效成分尚未明确的可进行总浸出物量测定;对批次生产的饮片要进行含水量测定,控制投料量的准确性;同时要对饮片进行预处理,将饮片洗净除去杂质,切碎或粉碎成粗粉,按《中国药典》或处方要求进行炮制。

2. 辅料　糖浆剂易被微生物污染,低浓度的糖浆剂中应添加防腐剂。糖浆剂常用的附加剂有防腐剂、矫味、矫臭与着色剂等,均应符合药用要求。

（1）蔗糖:除中药材按中药合剂的要求处理外,制备糖浆所用的蔗糖必须符合《中国药典》规定,应是经精制的无色或白色干燥的结晶品,极易溶于水,水溶液较稳定。主要作为矫味剂,能掩盖某些药物的不良气味,改善口感、利于服用。蔗糖本身是一种营养物质,微生物易于入侵与繁殖,并且一些食用蔗糖不仅有色,而且含有蛋白质、黏液质等高分子杂质。因此糖质量的优劣,对糖浆剂的质量影响很大。

蔗糖属于双糖类。其水溶液较稳定,但在有酸的存在下,加热后易转化水解生成转化糖—葡萄糖与果糖。此两种单糖在糖浆剂中都随加热时间的长短而或多或少的存在。转化糖具有还原性,可延缓某些易氧化药物的氧化变质。但转化糖过多对糖浆的稳定性也有一定的影响。

（2）防腐剂:糖浆剂中常用防腐剂有羧酸类及对羟基苯甲酸酯类。羧酸类中常用0.1%～0.25%苯甲酸,0.05%～0.15%山梨酸;此外,也可用丙酸。此3种羧酸的钠盐也可应用,但浓度应提高,如苯甲酸钠常用浓度为0.15%～0.35%。此类防腐剂在酸性条件下效果为佳。

（3）矫味、矫臭与着色剂

1）矫味、矫臭剂:糖浆、果汁糖浆、糖精钠等能矫味;淀粉浆能减轻其刺激性;泡腾剂等也有矫味作用;天然植物中的挥发油或芳香水,如薄荷油、桂皮油、卤香油、薄荷水等天然芳香剂亦具有矫味、矫臭的作用。挥发油的常用量为0.06%左右。

知识链接

天然植物中挥发油的辅助防腐作用

　　天然植物中挥发油具有不同程度的辅助防腐作用。如0.01%桂皮醛能抑制生霉,浓度为0.1%时可抑制发酵。挥发油混合使用时效果可增强,如含蔗糖40%的稀糖浆,加0.04%橙皮油、0.01%八角茴香油和5%乙醇的混合防腐剂,可达到抑霉和发酵效果。

2）着色剂:常用的着色剂分为天然染料和合成染料两大类。天然染料:焦糖、叶绿素等无毒天然植物色素和氧化铁、氧化锌等矿物色素;合成染料:用于制剂的合成染料,必须是可食用、无毒、对人体无害,有较好的耐热性和适应性。目前允许食用的合成食用色素有苋菜红、胭脂红、柠檬黄、靛蓝等4种。

（4）其他附加剂:有时可添加适量的乙醇、甘油或其他多元醇。乙醇存在于醇浸出制剂的糖浆剂中时,兼有辅助防腐作用,其成品中常保留一定浓度的乙醇量,一般认为较适宜的防腐浓度为15%~25%。

（二）浸提、净化、浓缩

药物成分的浸提、净化、浓缩与合剂制备工艺相同。

（三）配制

根据药物性状的不同,糖浆剂的配制方法有3种:

1. 热溶法　将蔗糖加入沸腾纯化水或中药浸提浓缩液中,加热使其溶解,再加入可溶性药物,混合溶解后,滤过,从滤器上加适量纯化水至规定容量即得。加热法适用于单糖浆、不含挥发性成分的糖浆剂、受热较稳定的药物糖浆和有色糖浆的制备。

此法的优点是蔗糖易于溶解,糖浆易滤过澄清,蔗糖中所含少量蛋白质及微生物可被加热凝固而滤除,使糖浆易于保存。但加热时间不宜太长(一般沸后5分钟),温度不宜超过100℃,否则转化糖含量过高可致制剂的颜色变深。最好在水浴或蒸气浴上溶解,趁热滤过。

2. 冷溶法　在室温下将蔗糖溶解于纯化水或含药物的溶液中,完全溶解后,滤过即得。冷溶法适用于含挥发油或挥发性药物的糖浆剂、受热不稳定的糖浆剂的制备,也可用于单糖浆的制备。

此法的优点是因转化糖少,制得的糖浆色泽较浅或呈无色。但蔗糖溶解时间较长,生产过程中容易受微生物污染,故需用密闭容器来溶解。

课堂互动

不同糖浆剂配制方法的适用范围有何区别。

3. 混合法　是指药物与单糖浆直接混合而制成的糖浆剂。若药物为水溶性固体,可先用少量蒸馏水制成浓溶液,药物溶解度较小者,可适当添加辅助溶剂使其溶解后,再与计算量单糖浆混匀;若药物为可溶性液体,可直接与单糖浆混匀。如有挥发油可先溶于少量乙醇等辅助溶剂或增溶剂,再与单糖浆混匀;若药物为含乙醇的制剂(如酊剂、流浸膏等),当其与单糖浆混合时会发生混浊不易澄清,可加适量甘油助溶或加滑石粉作为助滤器滤净;若药物为水浸出制剂,加热至沸腾5分钟后滤过,滤液与单糖浆混匀即可。必要时浸出液浓缩物用浓乙醇处理,回收乙醇后的母液再与单糖浆混匀;若药物为干浸膏,先粉碎成细粉后加少量适宜的稀释剂,如甘油等,在无菌研钵中研匀,再与单糖浆混匀。

（四）滤过

将配制好的糖浆剂加入适量的防腐剂、矫味剂等搅匀,滤过,从滤器上添加适量的新沸过的蒸馏水至处方规定量,即得。

（五）灌装

在清洁避菌的环境中及时灌装于灭菌的洁净干燥的容器中。灌装过程中主要使用灌装机。

1. 四泵直线式灌装机　灌装机有真空式、加压式及柱塞式等。灌装工位有直线式和转盘式。四泵直线式灌装机是目前中药制药企业常用的糖浆灌装设备,适用于圆

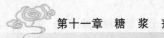

形、方形或异形瓶(除倒锥瓶外)等玻璃瓶、塑料瓶及各种听、杯等容器,全机可自动完成输送、灌装等工序。其灌装机主要有理瓶机构、输瓶机构、灌装机构、挡瓶机构、动力部分等组成。如图 11-2 所示。

2. **自动灌装生产线** 该生产线主要由洗瓶机、直线式灌装机、单头旋盖机、转鼓贴标机组成,可以自动完成冲洗瓶、理瓶、输瓶、计量灌装、旋盖(或轧防盗盖)、贴标签、印批号等工序。如图 11-3 所示。

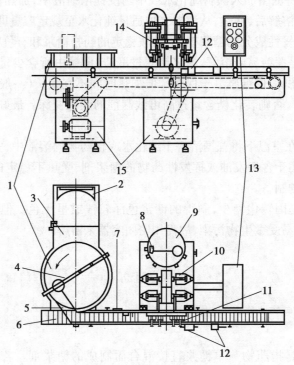

图 11-2 四泵直线式灌装机结构示意图
1. 理瓶圆盘 2. 推瓶板 3. 贮瓶盘 4. 拨瓶杆 5. 输瓶轨道 6. 传送带 7. 限位器 8. 液位阀 9. 贮液槽 10. 计量泵 11. 喷嘴调节器 12. 挡瓶器 13. 控制面板 14. 定向器 15. 电器箱

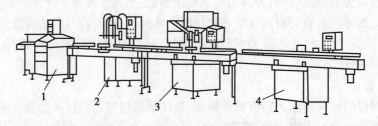

图 11-3 液体灌装自动线示意图
1. 洗瓶机 2. 灌装机 3. 旋盖机 4. 贴标机

3. **塑料瓶糖浆灌装联动机组** 该机组适用于药厂塑料瓶或圆瓶的理瓶、气洗瓶、灌装、上盖、旋盖等糖浆的包装生产。其规格件少且更换简单、操作人员少、通用性强、设计先进、机构合理、自动化程度高、运行平稳可靠、生产效率高、实现了机电一体化。

（六）包装

糖浆剂通常采用玻璃包装，封口主要有螺纹盖封口、滚扎防盗盖封口、内塞加螺纹盖封口，糖浆剂玻璃规格为 25～1000ml，常用规格为 25～500ml。包装包括上盖、贴签、装单盒、中盒、大箱，完成全部包装后送成品库。

四、生产过程中可能出现的问题与解决办法

中药糖浆剂生产过程中要及时进行含糖量的测定；配料操作时，要随时检查糖浆的相对密度和含糖量，防止糖含量不合格。

中药糖浆剂在贮存过程中最容易出现长霉发酵和产生沉淀两大质量问题。长霉发酵的原因主要是因为中药糖浆剂含糖等营养成分，在制备和贮藏过程中极易被微生物污染，导致糖浆剂霉败变质。故在糖浆剂生产中应注意原辅料、用具、环境及容器的清洁卫生，以免被微生物污染。必要时加入适宜的防腐剂以阻止或延缓微生物的增殖，使糖浆质量符合卫生学要求，加防腐剂时一定要注意到糖浆 pH 对防腐剂防腐效能的影响。

糖浆剂产生沉淀的原因主要有以下几种：①药材中的细小颗粒或杂质，净化处理不够；②提取液总所含高分子物质，在贮存过程中胶态粒子"陈化"聚集沉出；③提取液中有些成分在加热时溶于水，但冷却后则逐渐沉淀析出；④糖浆剂的 pH 发生改变，某些物质沉淀析出。对于提取液中的高分子物质和热溶冷沉类物质，不能一概视为"杂质"，《中国药典》2015 年版规定"在贮藏期间允许有少量轻摇易散的沉淀"。但是，糖浆剂中仍应尽可能减少沉淀，可采取加入乙醇沉淀、热处理冷藏滤过、加表面活性剂增溶、离心分离、超滤等方法研究改进。

此外，糖浆剂还会出现变色问题，糖浆剂制备时加热温度高，时间长，特别是在酸性条件下加热，可促使生成转化糖而使颜色变深；含着色剂的糖浆剂，在还原性物质和光线的作用下可逐渐退色。因此糖浆剂生产过程中应注意加热温度、时间等，贮存过程中注意温湿度、光线等环境要求。

五、糖浆剂生产技术的成本核算

参见第十章口服液（合剂）生产技术的成本核算。

六、工艺过程的关键步骤及控制参数

糖浆剂生产工艺过程关键步骤及控制参数见表11-1。

表 11-1　糖浆剂生产工艺过程关键步骤及控制参数

工序	关键工艺参数	控制指标
物料准备	备料	物料品名、重量
浸提、净化	投料量、加水量、浸泡时间，沸腾前后汽压，给汽时间，沸腾时间，汽压，煮提时间	出液量，药液相对密度
浓缩	真空度，进液速度，蒸汽量，放料速度	药液相对密度
化糖	蒸汽进汽阀的大小 搅拌桨转速	混合均匀度，含糖量
配制	搅拌器转速，温度	糖浆的相对密度和含糖量
滤过	温度，静置时间	澄明度，药液含量
灌装	灌装与封口同步进行，装量检查	装量均匀度

第三节　典型生产实例

项目名称一　复方百部止咳糖浆的制备

【目的】

1. 建立糖浆剂的生产情景。

2. 将复方百部止咳糖浆的诸饮片提取制成糖浆剂。

3. 学会糖浆剂制备主要用具和设备的使用,提取、精制方法、操作步骤,并掌握操作要点。

【处方】

百部(蜜炙)	100g	黄芩	100g	苦杏仁	50g
桔梗	50g	桑白皮	50g	麦冬	25g
天南星(制)	50g	知母	25g	陈皮	100g
枳壳(炒)	50g	甘草	25g		

制成　　　　　　　　　　　　　　　　1000ml(100支)

【功能与主治】　清肺止咳。用于肺热咳嗽,痰黄黏稠,百日咳。

【操作步骤】

1. 生产前准备

(1) 接受生产任务。

(2) 领料称量:领取生产的原辅料,办理物料交接手续,并签字记录。

(3) 注意严格执行各项目《岗位标准操作规程》《仪器使用、维护检修标准操作规程》及《复方百部止咳糖浆工艺规程》。

2. 提取　取处方量药材,核对数量、品名、检验单后,按工艺规程中"原料药材的整理炮制"项下规定,进行净选。

(1) 领取炮制后的净药材,仔细核对品名、批号、数量。

(2) 复核投料量、溶剂用量、煎煮时间。

(3) 将百部(蜜炙)等11味药材,由加料口加入提取罐,加料完毕后将药材包装送容器具清洗间,统一处理。

(4) 加入10倍量水,注意总体积不宜超过设备容积的4/5,先浸泡0.5小时,提取3小时,滤过,药液贮藏至贮液罐中;在药渣中加入8倍量水,进行第二次煎煮,提取2小时。滤过,将两次药液合并,贮藏至贮液罐中。用料泵将药液贮藏中的药液抽入浓缩器中。

(5) 煎煮完成后,标明煎煮液的相对密度、体积、数量、名称、批号、日期、操作人,交下一道工序。

3. 浓缩

(1) 开启真空泵及其蒸发器装置部件。

(2) 依次吸进药液,当料液上升到加热器的喷管口视镜的2/3为宜,缓慢升高温度,调节蒸气压力约0.09MPa为宜。

（3）设备在运行中要保持正常液面、维持一定的真空度,同时注意罐内温度、池水的水温。当药液体积不断变小,打开进料阀,不断补加药液。

（4）将药液浓缩至1∶1时,关闭真空及蒸气阀门,破坏真空,将清膏打入配液罐,记录清膏的数量。

（5）出膏完毕,开启真空分离器阀门,向各效蒸发器抽入清水,按设备清洁规程对三效浓缩蒸发器进行清洁。

4. 配液

（1）配液前准备。

（2）溶糖:称取处方量的蔗糖,加入纯化水,加热煮沸,搅拌均匀,制成单糖浆。

（3）配液:将蔗糖糖浆和上述清膏混合,加入苯甲酸钠,打开蒸气阀门及回水阀门,加热煮沸,搅拌均匀,趁热用脱脂棉滤至已灭菌的储液槽中,通冷凝水,冷至室温后加入橘子香精,加水调至全量,搅匀。

5. 灌装

（1）理瓶:按生产指令,领取并核对包装瓶的数量、规格、检验报告单,核对无误后,将瓶整齐摆放于铝盘中,并挑出坏瓶,由传递窗送至洗瓶岗位。

（2）洗瓶灭菌:将理好的包装瓶,置于洗瓶机上,按洗烘罐联动机组标准操作程序操作。

开启洗瓶机,经过滤水、纯化水喷淋洗涤、净压缩空气吹淋后,取出,送入隧道式灭菌烘箱,设置灭菌温度为350℃,有效灭菌时间12分钟,经排湿、烘干、杀菌,冷却后,经链条传动至灌封室。

（3）铝盖清洗:取需要量的包装瓶铝盖,用洁净容器由加料斗加入铝盖清洗机中,按铝盖清洗机标准操作程序操作,设置洗涤时间20分钟/次,烘干时间40～50分钟/次,水温控制在40～50℃,烘干温度为80～85℃,每次清洗量2万～4万只,经粗洗、漂洗、精洗、烘干,经取水样合格后,出塞灌封。

（4）灌封:取检验合格的药液,核对品名、批号、数量。按灌封机标准操作程序操作,将设备清洁后,手动吸入药液,开机试运转,调整装量为10.1～10.2ml,合格后,启动电磁振荡加盖,启动封盖,调整至压盖圆整、严密,合格后,可以正常连续工作。在灌封过程中应经常检查装量,封口和设备运转情况,发现异常情况应及时停机处理。灌封合格的药品应装入周转盘中,标明品名、规格、批号、日期、操作者,传至灭菌岗位。

6. 包装 领取所需包装物,并核对品名与数量、批号,核对无误后进行打印产品批号、生产日期、有效期,打印应清晰准确。

7. 计算物料平衡率

【实训报告】 认真书写实训报告,内容包括项目名称、起止时间、目的、设施、设备、器具、材料、操作步骤、结果、问题及答案(或解决方案)等。

项目名称二　人参五味子糖浆的制备

【处方】

人参	20g	五味子	30g
乙醇	34ml	单糖浆	适量
制成		1000ml(10支)	

【制法】 将人参、五味子酌予碎断,加乙醇 34ml 与沸水 180ml,浸泡 3 日,滤过,残渣再加水 180ml,同法浸渍 2 日,滤过,合并两次滤液,静置。取上清液 300ml,加防腐剂及单糖浆适量,使总量至 1000ml,搅匀,滤过,即得。

【功能与主治】 益气敛阴,安神。用于病后体虚,失眠。

【用法与用量】 口服,一次 10ml,一日 2 次。

（洪巧瑜）

复习思考题

1. 简述糖浆剂的含义、特点。
2. 糖浆剂的常用附加剂有哪些类型?
3. 制备中药糖浆剂主要包括哪些过程操作单元?
4. 试述糖浆剂生产过程中可能发生的问题及解决办法。
5. 糖浆剂的配制方法有哪几种?

扫一扫
测一测

第十二章

煎膏剂（膏滋）

 学习要点

1. 煎膏剂的含义、特点及质量要求。
2. 煎膏剂常用辅料的种类、作用及其应用范围。
3. 煎膏剂的制备方法，单元操作要点、工艺过程的关键步骤及控制参数。
4. 制备煎膏剂可能发生的问题及解决办法。

第一节 概　述

一、煎膏剂的含义

煎膏剂系指饮片用水煎煮，取煎煮液浓缩，加炼蜜或糖（或转化糖）制成的半流体制剂。

二、煎膏剂的特点

由于煎膏剂经浓缩并含较多的糖或蜜等辅料，故具有药物浓度高、体积小、稳定性好、便于服用等优点。煎膏剂的效用以滋补为主，兼有缓和的治疗作用，药性滋润，故又称膏滋。也有的将加糖煎膏剂称糖膏，加蜂蜜煎膏剂称蜜膏。煎膏剂多用于慢性疾病，如益母草膏药多用于妇女活血调经；养阴清肺膏多用于阴虚肺燥，干咳少痰等症。但由于煎膏剂需经过较长时间的加热浓缩，故受热易变质及以挥发性成分为主的中药不宜制成煎膏剂。

三、煎膏剂的质量要求

1. 饮片按各品种项下规定的方法煎煮，滤过，滤液浓缩至规定的相对密度，即得清膏。

2. 如需加入药粉，除另有规定外，一般应加入细粉。

3. 清膏按规定量加入炼蜜或糖（或转化糖）收膏；若需加药材细粉，待冷却后加入，搅拌混匀。除另有规定外，加炼蜜或糖（或转化糖）的量，一般不超过清膏量的3倍。

4. 煎膏剂应无焦臭、异味，无糖的结晶析出。

5. 除另有规定外，煎膏剂应密封，置阴凉处贮存。

6. 检查。

【相对密度】　除另有规定外，取供试品适量，精密称定，加水约2倍，精密称定，混匀，作为供试品溶液。照《中国药典》（2015年版，四部）相对密度测定法（通则0601）测定，应符合各品种项下的有关规定。凡加饮片细粉的煎膏剂，不检查相对密度。

【不溶物】　取供试品5g，加热水200ml，搅拌使溶化，放置3分钟后观察，不得有焦屑等异物。加饮片细粉的煎膏剂，应在未加入细粉前检查，符合规定后方可加入细粉。加入药粉后不再检查不溶物。

【装量】　照《中国药典》（2015年版，四部）最低装量检查法（通则0942）检查，应符合规定。

【微生物限度】　照《中国药典》（2015年版，四部）非无菌产品微生物限度检查法：微生物计数法（通则1105）和控制菌检查（通则1106）及非无菌药品微生物限度标准（通则1107）检查，应符合规定。

第二节　煎膏剂生产技术

一、煎膏剂生产车间环境要求

煎膏剂一般系非无菌药品，根据《药品生产质量管理规范》（2010年修订）及其附录的规定，煎膏剂生产的暴露工序区域及其直接接触药品的包装材料最终处理的暴露工序区域的洁净级别，应达到"无菌药品"附录中D级洁净区要求。

在生产过程中，中药材和中药饮片的取样、筛选、称重、粉碎、混合等易产生粉尘的操作，应当采取有效措施，以控制粉尘扩散；提取、浓缩、收膏工序宜采用密闭系统进行操作，并在线进行清洁，以防止污染和交叉污染。采用密闭系统生产，其操作环境可在非洁净区；采用敞口方式生产，浸膏的配料、粉碎、过筛、混合等操作以及中药饮片经粉碎、过筛、混合后直接入药，其操作环境应当与其制剂配制操作区的洁净度级别相适应。

二、工艺流程图

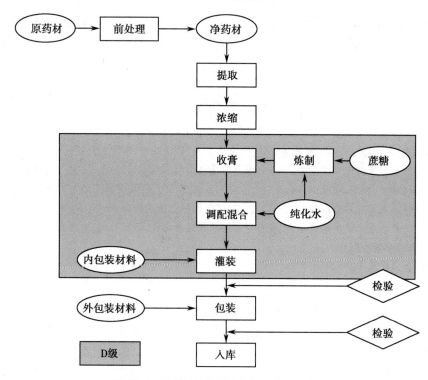

图 12-1　煎膏剂（膏滋）生产工艺流程图

三、制备方法

（一）备料

1. 饮片的处理　按处方要求将加工炮制合格的饮片准确称量配齐；若为新鲜果品类如桑椹、雪梨等应先去果核，洗净后压榨取汁，果渣与其他药一并煎煮，滤汁合并后浓缩；胶类饮片如阿胶、鹿角胶等应采用烊化的方法制成胶液，在收膏时加入到清膏中；细料药粉碎成细粉，收膏后放冷加入到煎膏中搅匀。

2. 辅料的选择与处理　煎膏剂中常用蜂蜜、蔗糖、冰糖、红糖、饴糖作辅料。无论选用何种辅料，在加入清膏前均应炼制，其目的在于除去杂质及部分水分，杀死微生物及酶，防止返砂。

（1）蜂蜜的炼制：详见丸剂生产。

（2）糖的炼制：糖的炼制方法一般可按糖的种类及质量加适量水进行炼制。如蔗糖可加 30% ~60% 的水，通过高压蒸汽夹层加热煮沸 30 分钟，加入糖量 0.1% ~0.3% 的枸橼酸或酒石酸，保持 110 ~115℃ 微沸，并不断搅拌，约 2 小时。至糖液呈金黄色、透明、清亮，糖的转化率达 40% ~50%，含水量约 22%。取出，冷至 70℃ 时，加入糖量 0.3% 的碳酸氢钠中和后备用。

由于各种糖的水分含量不相同，故炼糖时应随实际情况掌握时间和温度。一般冰

203

糖的含水量较少,炼制时间宜短,且应在开始炼制时加适量水,以免引起焦煳;饴糖含水量较多,炼制时可不加水,炼制时间较长;红糖含杂质较多,转化后一般加糖量2倍水稀释,静置适当时间,除去沉淀备用。

炼糖的目的是使糖的晶体熔化,去除水分,净化杂质,杀死微生物,使糖部分转化,防止煎膏剂产生"返砂"。

知识链接

各种糖的作用与应用

蜂蜜:具有滋补、祛痰镇咳或缓泻作用,常做滋补、祛痰镇咳、缓泻剂的辅料。

蔗糖:具有清解或寒凉作用,常做清解剂的辅料。

白糖:味甘,性寒,具有润肺生津、和中益肺、舒缓肝气的作用,常做润肺剂的辅料。

冰糖:冰糖是结晶型蔗糖,具有滋补作用,常做润肺止咳剂的辅料。

红糖:是一种未经提纯的糖,含有多种维生素及微量元素,具有补血、破瘀、疏肝、祛寒作用,常做补血活血剂的辅料。

饴糖:具有缓中、补虚、生津、润燥的作用,常做生津、润燥剂的辅料。

(二)煎煮浓缩

根据原料性质进行煎煮,一般加水煎煮2~3次,每次1~3小时。处方中有含糖或者淀粉多的药材,煎煮时间应长些,煎煮次数要多些。如参芪膏、十全大补膏的制备。煎液用适宜的滤器过滤。滤液置蒸发锅中,武火加热至沸腾,当药液变稠时改用文火,不断搅拌,继续浓缩至规定的相对密度,或取少许浓缩液滴于桑皮纸上以液滴周围不渗水为度,即得"清膏"。

(三)收膏

清膏中加规定量的炼糖或炼蜜。继续加热,不断搅拌并捞除液面上的泡沫至规定标准。除另有规定外,炼蜜或糖的用量,一般不超过清膏量的3倍。收膏时随着稠度增加,加热温度可相应降低。收膏稠度视各品种而定,一般是夏天宜老、冬天宜嫩。收膏的标准经验判定:夏天挂旗、冬天挂丝;食指与拇指共捻,能拉出约2cm的白丝(俗称"打白丝");滴于冷水中不散但不成珠状;滴于桑皮纸上周围不现水迹即可。《中国药典》规定用相对密度控制煎膏剂的稠度,相对密度一般在1.40左右。若需加饮片细粉,在煎膏冷却后加入,搅拌混匀。

课堂互动

如何理解夏天挂旗、冬天挂丝?

(四)灌装与贮存

为便于煎膏剂的取用,应用大口容器盛装。容器应洗净,干燥灭菌后使用。灌装时应待煎膏充分冷却后再装入容器,然后加盖,置阴凉处贮存。切勿热时灌装,热时加盖,以免水蒸气冷凝回流入膏滋中而使煎膏产生霉败现象。

四、生产过程中可能出现的问题与解决办法

1. 煎膏剂过嫩似糖浆剂或过老似浸膏剂　收膏的稠度与季节和气候有关,夏天湿度大,空气含水量高;冬天湿度小,空气含水量低。在收膏时要掌握好标准,一般是夏天宜老、冬天宜嫩,用搅拌棒趁热蘸取膏液夏天挂旗、冬天挂丝。

2. 返砂　返砂的原因与煎膏剂所含的总糖和转化糖的量有关。总糖量超过单糖浆浓度,晶核生长与成长都有加快,因此煎膏剂中总糖量应控制在85%以下为宜。为控制糖的转化率,可加入糖量0.1% ~ 0.3%的枸橼酸或酒石酸,使糖的转化率达40% ~ 50%时,煎膏剂返砂问题可以解决。

五、煎膏剂生产技术的成本核算

（一）单耗

如:

$$原辅料单耗(kg/瓶) = \frac{总投入原辅料量(kg)}{成品入库量(瓶)}$$

（二）物料平衡

如:

$$灌封物料平衡 = \frac{内包装净重 + 可再利用物料(余料) + 不可再利用物料}{投入稠膏重量} \times 100\%$$

$$包装物料平衡 = \frac{实际用量 + 可利用物料(余料) + 不可再利用物料量}{领用数量} \times 100\%$$

六、工艺过程的关键步骤及控制参数

煎膏剂生产的关键步骤及控制参数见表12-1。

表 12-1　煎膏剂生产的关键步骤及控制参数

工序	关键工艺参数	控制指标
细料粉碎	粉碎/过筛的箩底目数	细粉
炼糖	加水量 加热方式及加热时间 糖的转化率 炼糖标准	蔗糖加30% ~ 60%的水 间接加热 40% ~ 50% 黄色、透明、清亮
煎煮浓缩	清膏标准	相对密度 或取少许浓缩液滴于桑皮纸上以不渗水为度
收膏	加炼糖或炼蜜量 煎膏稠度标准	不超过清膏量的3倍 夏天挂旗、冬天挂丝
灌装	煎膏温度	煎膏冷却后灌装

第三节　典型生产实例

项目名称一　益母草膏的制备

【目的】

1. 建立煎膏剂的生产情景。

2. 将益母草和辅料制成煎膏剂。

3. 学会煎膏剂制备主要用具和设备的使用，提取、精制方法、操作步骤，并掌握操作要点。

【处方】　益母草 1000g　红糖 252g

【功能与主治】　活血调经。用于经闭痛经及产后瘀血腹痛。

【操作步骤】

1. 生产前准备

（1）接受生产任务。

（2）领料：领取生产的原辅料，办理物料交接手续，并签字记录。

（3）注意严格执行各项目《岗位标准操作规程》《仪器使用、维护保养及检修标准操作规程》及《益母草膏工艺规程》。

2. 提取

（1）领取益母草净药材，认真核对品名、批号、数量，将原料投入提取罐内。

（2）打开加水阀，加入 10 倍量水。注意总体积不宜超过设备容积的 4/5，关闭加料口盖。

（3）开蒸气阀，夹套蒸气压力不能超过 0.2MPa，先温浸 1 小时。

（4）药液沸腾后，关小蒸气阀，继续加热保持药液微沸，提取 2 小时，记录沸腾起止时间，操作工随时注意提取罐内温度、压力，控制其在工艺要求范围内并及时做好煎煮记录。

（5）煎煮至规定时间，关蒸气阀，打开贮罐进液阀、排气阀、提取罐放液阀，药液经管道过滤器由提取液输送泵打入提取液贮罐，操作人员及时记录出药液的量。

（6）提取液收集完毕，关闭放液阀，打开加水阀，加入 8 倍量水，同上法进行第二次煎煮，提取 2 小时。

（7）煎煮完成后，标明煎煮液的体积、数量、名称、批号、日期、操作人，交下一道工序。

（8）提取液放尽后排出药渣，药渣排尽后，喷淋饮用水将提取罐清洗干净。

3. 浓缩

（1）接通电源，开启真空泵，待一效、二效、三效蒸发器的真空表压在 0.06MPa 以上时，开启进料阀门，先进一效，当料液上升到加热器的喷管口视镜的 2/3 时，关闭一效进料阀，开启蒸气阀门，升温加热，蒸气压力不高于 0.09MPa。

（2）按（1）的操作向二效、三效进料，料液加至加热器与蒸发器管口视镜的 2/3 处为宜。

（3）在料液蒸发过程中,由于料液的沸腾会产生大量的气泡,若气泡量太大,可打开仪表上各效的消泡阀门进行消泡,以减少料液的流失。

（4）当料液因蒸发而下降,可及时补充料液至喷管口视镜的 2/3 处。

（5）定时排放冷凝水。

（6）一批料液经长时间的浓缩蒸发,体积减小到不宜在各蒸发器内浓缩时,可关闭二效、三效真空分离器阀门,破坏二效、三效真空,开启一效真空阀门,关闭总进料阀,使二效、三效的料液抽入一效,进行浓缩。

（7）将药液浓缩至相对密度为 1.21～1.25（80℃测）,关闭真空及蒸气阀门,破坏真空,将清膏打入配液罐,称重,标明品名、批号、生产日期、重量、桶数、操作者,转移交下一道工序。

（8）物料平衡率计算。浓缩结束时,按照《物料平衡管理规程》进行物料平衡率的计算,如出现偏差,按《偏差处理程序》进行处理,并及时汇报。

（9）请验:填好请验通知单交质量保证部检验。

4. 收膏

（1）操作人员按《人员出入 D 级标准操作规程》要求进入生产区。

（2）称取红糖,加糖量 1/2 的水及 0.1% 酒石酸,加热熬炼,不断搅拌,至呈金黄色。

（3）将上述炼糖与清膏混合,继续浓缩至规定的相对密度。称重,标明品名、批号、生产日期、重量、桶数、操作者,转移交下一道工序。

（4）请验:填好请验通知单,交质量保证部请验。

5. 分装　益母草的内包装通常采用宽口的玻璃或塑料瓶,配有药匙和定量杯。

6. 物料平衡率计算　分装结束时,按照《物料平衡管理规程》进行物料平衡率的计算,如出现偏差,按《偏差处理程序》进行处理,并及时汇报。

7. 包装

8. 物料平衡率计算　包装结束时,按照《物料平衡管理规程》进行物料平衡率的计算,如出现偏差,按《偏差处理程序》进行处理,并及时汇报。

9. 请验　填好请验通知单,交质量保证部请验。

【实训报告】　认真书写实训报告,内容包括项目名称、起止时间、目的、设施、设备、器具、材料、操作步骤、结果、问题及答案（或解决方案）等。

项目名称二　枇杷叶膏的制备

【处方】　枇杷叶 1000g　炼蜜适量

【制法】　取枇杷叶,加水煎煮 3 次,合并煎液,滤过,滤液浓缩成相对密度为 1.21～1.25（80℃测）的清膏。每 100g 清膏加炼蜜 200g,加热融化,混匀,浓缩至规定的相对密度,即得。

【功能与主治】　清肺化痰,止咳平喘,清胃止呕。用于肺热咳喘,胃热呕吐。

【用法与用量】　口服,一次 9～15g,一日 2 次。

（喻　超）

复习思考题

1. 煎膏剂的含义是什么？有何特点？
2. 炼糖是怎样进行的？常用附加剂的常用量是多少？
3. 煎膏剂在生产和贮存期间有哪些质量要求？
4. 绘制煎膏剂工艺流程图。

第十三章

流浸膏剂与浸膏剂

 学习要点

1. 流浸膏剂与浸膏剂的含义、特点及质量要求。
2. 流浸膏剂与浸膏剂的制备方法,单元操作要点、工艺过程的关键步骤及控制参数。
3. 流浸膏剂与浸膏剂工艺流程图。
4. 制备流浸膏剂与浸膏剂可能发生的问题及解决办法。

第一节 概 述

一、流浸膏剂与浸膏剂的含义

流浸膏剂是指饮片用适宜的溶剂提取,蒸去部分溶剂,调整至规定浓度而成的制剂。除另有规定外,流浸膏剂每1ml与原药材1g相当。

浸膏剂是指药材用适宜的溶剂提取,蒸去全部溶剂,调整至规定浓度而成的制剂。多为膏状或粉状。除另有规定外,浸膏剂每1g浸膏剂与原药材2~5g相当。浸膏剂又分干浸膏剂和稠浸膏剂,干浸膏含水量约为5%,呈干燥块或粉末固体状;稠浸膏一般含水量约为15%~20%,呈半固体状。

 知识链接

浸膏剂常用的稀释剂

浸膏剂药物成分含量高,剂量少,使用时容易耗损,易造成剂量的不准确。为此,常在浸膏剂中添加一定比例的稀释剂以利临床使用。稠浸膏可用甘油、液状葡萄糖调整含量,而干浸膏可用淀粉、乳糖、蔗糖、氧化镁、磷酸钙、饮片细粉等调整含量。

二、流浸膏剂与浸膏剂特点

(一)优点

1. 贮存时间延长 乙醇可作为防腐剂,流浸膏剂至少含20%以上的乙醇,若水为溶剂,其成品中亦需加入20%～25%的乙醇作防腐剂,以利贮存;浸膏剂不含或含极少量溶剂,有效成分稳定,能久贮。

2. 患者服药量减少 流浸膏剂、浸膏剂是经提取精制而成,服用量明显减少,患者易于接受。

3. 有效成分含量准确 有效成分明确的浸膏剂、流浸膏剂制备时均要做含量测定,调整制剂的浓度,因而服用剂量准确。

4. 除供临床外尚能配制其他剂型 流浸膏剂一般多用于配制酊剂、合剂、糖浆剂等液体制剂;浸膏剂一般多用于配制片剂、散剂、胶囊剂、颗粒剂、丸剂等固体制剂。

(二) 缺点

贮存条件要求高,需要遮光密闭贮存。流浸膏剂在贮存中如发生乙醇含量降低,可影响其制剂沉淀、分层;浸膏剂由于含水量低,易吸潮,可使制剂变质。

三、流浸膏剂与浸膏剂质量要求

1. 除另有规定外,流浸膏剂每1ml相当于原药材1g;浸膏剂每1g相当于原药材2～5g。

2. 除另有规定外,流浸膏剂多采用渗漉法制备,也可用浸膏剂加规定溶剂稀释制成;浸膏剂用煎煮法或渗漉法制备,全部煎煮液或渗漉液应低温浓缩至稠膏状,加稀释剂或继续浓缩至规定的量。

渗漉法制备的要点:

(1) 根据饮片的性质可选用圆柱形或圆锥形的渗漉器。

(2) 饮片须适当粉碎后,加规定的溶剂均匀湿润,密闭放置一定时间,再装入渗漉器内。

(3) 饮片装入渗漉器时应均匀,松紧一致,加入溶剂时应尽量排出饮片间隙中的空气,溶剂应高出饮片面,浸渍适当时间后进行渗漉。

(4) 渗漉速度应符合各品种项下的规定。

(5) 收集85%饮片量的初漉液另器保存,续漉液经低温浓缩后与初漉液合并,调整至规定量,静置,取上清液分装。

3. 流浸膏剂一般应检查乙醇量。久置若产生沉淀时,在乙醇和有效成分含量符合各品种项下规定的情况下,可滤过除去沉淀。

4. 除另有规定外,应置遮光容器内密封,流浸膏剂应置阴凉处贮存。

5. 检查

【装量】 按照《中国药典》2015年版四部最低装量检查法(通则0942)检查,应符合规定。

【微生物限度】 按照《中国药典》2015年版四部非无菌产品微生物限度检查:微生物计数法(通则1105)和控制菌检查法(通则1106)及非无菌药品微生物限度标准(通则1107)检查,应符合规定。

第二节 流浸膏剂与浸膏剂生产技术

一、工艺流程图

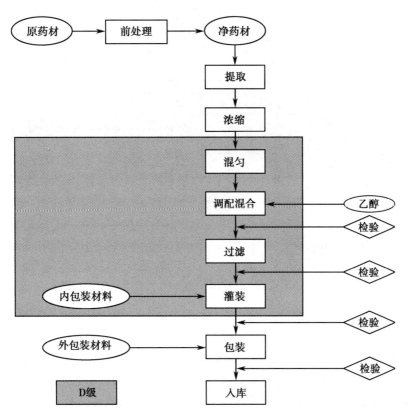

图 13-1 流浸膏剂生产工艺流程图

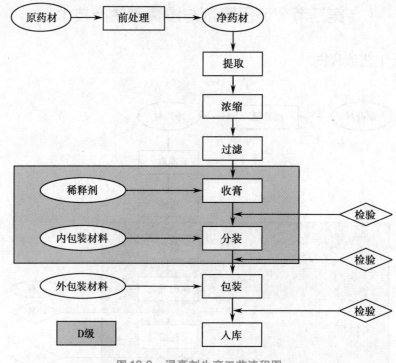

图 13-2 浸膏剂生产工艺流程图

二、制备方法

除另有规定外,流浸膏剂多用渗漉法制备。浸膏剂一般多采用渗漉法、煎煮法,有的也采用回流或浸渍法。干浸膏制备过程中,干燥操作往往比较费时麻烦、可将浸膏摊铺在涂油或撒布一层药粉的烘盘内,在 80℃ 以下干燥,制成薄片状物,也可在浸膏中掺入适量原药细粉或药渣粉、淀粉稀释后干燥,如直接制得干浸膏粉,既能缩短时间,又能防止药物的分解或失效,最好采用喷雾干燥法。下面介绍流浸膏剂的制备方法。

（一）备料

按处方要求将加工炮制合格的饮片粗颗粒准确称量。

（二）渗漉

1. 将药材粗颗粒用适当的溶媒浸润 1 小时,使其润湿溶胀。

2. 将浸润好的药材装入渗漉器内,层层压实(注意用力均匀一致),把溶媒储存器与渗漉器连好,将溶媒连续加入到渗漉器内(注意排气),至液面高出药材数厘米,不再有气体排出时关紧排气开关,浸渍 48 小时,缓慢渗漉,收集药材量 85% 初滤液,另器储存,继续渗漉,至渗漉液近无色为止,收集续滤液。

（三）浓缩

将续滤液低温浓缩至稠膏状。

（四）配液

将稠膏打入配液罐中,搅拌下加入初滤液,混匀,用乙醇稀释至规定体积,静置 48

小时,用孔径0.8μm滤材过滤。

（五）灌装与贮存

灌装于玻璃瓶或塑料瓶中,加盖密封,置阴凉遮光处贮存。

三、生产过程中可能出现的问题与解决办法

1. 药材粒度 药材粒度要适宜,一般以中粉或粗粉为宜。过细易堵塞,过粗不宜压紧,药材与溶剂接触面小,不利于浸出。

2. 渗漉器堵塞 药材在装于渗漉器前要充分润湿,使药材完全膨胀,避免在渗漉器中膨胀造成堵塞。

3. 渗漉沿一侧流下 在药材装入渗漉器过程中,由于压力不均匀,溶剂沿着较松的一侧流下,而较紧的一侧不能得到充分的浸提。

课堂互动

哪几类药材的提取不适宜采用渗漉法?

四、流浸膏剂与浸膏剂生产技术的成本核算

参见第十二章煎膏剂(膏滋)生产技术的成本核算。

五、工艺过程的关键步骤及控制参数

流浸膏剂与浸膏剂生产的关键步骤及控制参数见表13-1。

表13-1 流浸膏剂与浸膏剂生产的关键步骤及控制参数

工序	关键工艺参数	控制指标
粉碎	粉碎/过筛的箩底目数	中粉或粗粉
渗漉	药材润湿	药材完全膨胀
	装渗漉器	均匀,松紧一致
	初漉液	药材量的85%
	漉液流速	1000g药材每分钟流出1~3ml
浓缩	浸膏量	流浸膏剂每1ml与原药材1g相当,浸膏剂每1g浸膏剂与原药材2~5g相当

第三节 典型生产实例

项目名称一 远志流浸膏的制备

【处方】 远志(中粉)1000g 浓氨溶液适量 乙醇(65%)加至1000ml

【制法】 取远志中粉,照渗漉法,用60%乙醇作溶媒,浸渍24小时后,以每分钟1~3ml的速度缓缓渗漉,收集初漉液850ml,另器保存,继续渗漉,待有效成分完全漉出,收集续漉液,在60℃以下浓缩至稠膏状,加入初滤液,混合后滴加浓氨试液适量使

微显碱性,并有氨臭,用60%乙醇稀释使成1000ml,静置,待澄清,滤过,即得。

【功能与主治】　祛痰药。用于咳嗽不爽。

【用法与用量】　口服,一次0.5~2ml,一日3次。

项目名称二　甘草浸膏的制备

【处方】　甘草1000g

【制法】　取甘草净药材加水润透,切片,加水煎煮3次,合并煎液,静置24小时,取上清液,浓缩至稠膏状,取约3g,测定甘草酸含量,甘草酸不得少于20.0%,调节使之符合规定,加稀释剂,低温干燥,粉碎,过四号筛,即得。

【功能与主治】　缓和药,常与化痰止咳药配伍应用。用于支气管炎,咽喉炎,用于支气管哮喘,慢性肾上腺皮质功能减退症。

(李　卿)

扫一扫
测一测

复习思考题

1. 流浸膏剂与浸膏剂的含义是什么? 有何特点?

2. 流浸膏剂与浸膏剂在生产和贮存期间有哪些质量要求?

3. 流浸膏剂与浸膏剂是怎样制备的?

4. 流浸膏剂与浸膏剂生产过程中有哪些质量控制要点?

5. 解释流浸膏剂与浸膏剂工艺流程图。

第十四章

酒剂（药酒）

PPT

14章PPT

扫一扫
知重点

 学习要点

1. 酒剂的含义、特点及质量要求。
2. 酒剂的制备方法，操作过程与质量控制要点、工艺过程的关键步骤及控制参数。
3. 酒剂在生产过程及贮存中容易出现的问题及解决方法。

第一节　概　　述

一、酒剂的含义

酒剂（药酒）系指饮片用蒸馏酒浸提制成的澄清液体制剂。酒剂多供内服，少数外用，也有供内服兼能外用者。可加入适量的糖或蜂蜜以矫味和着色。

我国最早的医药典籍《黄帝内经》中有《汤液醪醴论》，专论了汤液醪醴的制法和作用等内容。汤液和醪醴，是用稻米五谷制成，用以治疗疾病的两种剂型，其清稀液薄的叫汤液，稠浊甘甜的叫醪醴。由此可见，药酒历史悠久，是一种传统的中药制剂。

二、酒剂的特点

酒主要含有乙醇，是一种良好的浸提溶剂，药材中的多种药用成分皆易溶于酒中。酒性甘辛大热，能通血脉，御寒气，行酒势，行血活络，易于吸收和发散，因此，酒剂通常用于风寒湿痹，具有祛风活血、止痛散瘀的功能。但小儿、孕妇、心脏病及高血压患者不宜服用。因乙醇具有防腐作用，故不易发霉变质。酒剂有时为了矫味或着色，可酌情加入适量糖或蜂蜜。

优点：适应范围广、便于服用、吸收迅速、人们乐于接受药酒、较其他剂型的药物容易保存见效快、疗效高。

三、酒剂的质量要求

1. **外观性状**　澄清，在贮藏期间允许有少量轻摇易散的沉淀。

2. **总固体含量**　按照《中国药典》2015 年版第四部酒剂（通则 0185）项下要求检

查,应符合规定。

(1) 含糖、蜂蜜的酒剂:精密量取澄清的药酒 50ml 置蒸发皿中,水浴上蒸干,除另有规定外,加无水乙醇搅拌 4 次,每次 10ml,滤过,合并滤液,置已称定重量的蒸发皿中,蒸干,在 105℃干燥 3 小时,置干燥器中冷却 30 分钟,迅速精密称定重量,遗留残渣应符合该品种项下的规定。

(2) 测定不含糖、蜂蜜的酒剂;精密量取上清液 50ml,置已称定重量的蒸发皿中;水浴上蒸干,在 105℃干燥 3 小时,置干燥器中冷却 30 分钟,迅速精密称定重量,遗留残渣应符合该品种项下的规定。

3. 装量　按照《中国药典》2015 年版最低装量检查法(通则 0942)检查,应符合规定(表 14-1)。

表 14-1　《中国药典》2015 年版规定的装量差异限度

标示装量	平均装量	每个容器装量
20g(ml)以下	不少于标示装量	不少于标示装量的 93%
20 ~ 50g(ml)	不少于标示装量	不少于标示装量的 95%
50g(ml)以上	不少于标示装量	不少于标示装量的 97%

4. 乙醇量测定　按照《中国药典》2015 年版乙醇量测定法(通则 0711)测定,应符合各品种项下的规定。

5. 甲醇量测定　按照《中国药典》2015 年版照甲醇量检查法(通则 0871)检查,应符合规定。

6. 微生物限度　按照《中国药典》2015 年版非无菌产品微生物限度检查:微生物计数法(通则 1105)和控制菌检查(通则 1106)及非无菌药品微生物限度标准(通则 1107)检查,除需氧菌总数每 1ml 不得过 500cfu,霉菌和酵母菌总数每 1ml 不得过 100cfu 外,其他应符合规定。

知识链接

汤液和醪醴

　　汤液和醪醴,都是以五谷作为原料,经过加工制作而成。古代用五谷熬煮成的清液,作为五脏的滋养剂,即为汤液;用五谷熬煮,再经发酵酿造,作为五脏病的治疗剂,即为醪醴。虽然五谷均为汤液、醪醴的原料,但经文又指出,“必以稻米”。因其生长在高下得宜的平地,上受天阳,下受水阴,而能得“天地之和”,故效用纯正完备;春种深秋收割,尽得秋金刚劲之气,故其薪“至坚”,所以必以稻米作为最佳的原料,稻薪作为最好的燃料。古代的这种汤液醪醴,对后世方剂学的发展,有很深的影响。如现代所用的汤剂、酒剂,以及方药中使用的粳米、秫米、薏米、赤小豆等,都是直接从《黄帝内经》的汤液醪醴发展而来的。

第二节　酒剂生产技术

一、酒剂生产车间环境要求

酒剂为非无菌药品,根据《药品生产质量管理规范》(2010 年修订)及其附录的规定,口服液体、表皮外用药品等非无菌制剂生产的暴露工序区域及其直接接触药品的包装材料最终处理的暴露工序区域,应当参照"无菌药品"附录中 D 级洁净区的要求设置,企业可根据产品的标准和特性对该区域采取适当的微生物监控措施。

在生产过程中,中药材和中药饮片的取样、筛选、称重、粉碎、混合等易产生粉尘的操作,应当采取有效措施,以控制粉尘扩散;提取、浸渍工序宜采用密闭系统进行操作,并在线进行清洁,以防止污染和交叉污染。采用密闭系统生产,其操作环境可在非洁净区;采用敞口方式生产,如过滤、灌装、包装瓶精洗等操作环境应当与其制剂配制操作区的洁净度级别相适应。白酒为易燃易爆品,操作环境应有相应的防火防爆设施。

 课堂互动

选用不同浓度的白酒(黄酒),是否对酒剂的质量有影响?

二、工艺流程图

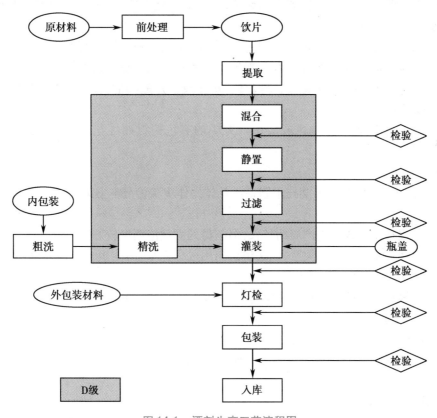

图 14-1 酒剂生产工艺流程图

三、制备方法

(一)备料

1. **药材的处理** 按处方要求将药材加工炮制合格,一般适当加工成片,段,块、丝或粗粉。如配制前要将加工后药材洗净（防止污染）冻干后方能使用。凡坚硬皮根茎等植物药材可切成3mm厚薄片；草质、茎根可切成3cm长碎段；种子类药材可以用棒击碎。药材处理把握三适度原则：

（1）适度地粉碎药物，有利于增加扩散，但过细又会使细胞破坏，酒体混浊。可以将粉碎成末的药用用纱布裹好，这样既便于药效发挥，又不至于酒体混浊。

（2）适度地延长浸出时间，但过长会使杂质溶出，有效成分破坏。

（3）适度提高浸出温度，但过热会使某些成分挥发，可采用温煮法。

2. 酒的选用

（1）生产内服酒剂应以谷类酒（白酒或黄酒）为原料。

（2）一般来说，配制滋补类药酒时，应用的原料酒的浓度可以低一些；配制祛风湿、活气血、疏经络的药酒，则原料酒的浓度可高些。

（3）现代药酒的制作多选用50～60度（％）的白酒。其依据是：因为乙醇浓度太低不利于中药材中有效成分的溶出，而乙醇浓度过高，有时反而使药材中的少量水分被吸收，使得药材质地坚硬，有效成分难以溶出。

（4）对于不善于饮酒的人来说或因病情需要，也可以采用低度白酒、黄酒、米酒或果酒等基质酒，但浸出时间要适当延长，或浸出次数适当增加，以保证药物中有效成分的浸出。

3. 矫味剂与着色剂的选择　目的是增加酒剂的色香味，掩盖其不良气味。

（1）矫味剂：常用矫味剂有糖或蜂蜜。①糖：冰糖，蔗糖，红糖等；优点有成本低，澄明度好。②蜂蜜：一般为炼蜜，蜂蜜具有矫味及治疗的功能，多用于滋补类酒剂，但是澄明度较差。

（2）着色剂：选焦糖调色或应用处方中的有色药材如红花、紫草、红曲、姜黄等增色。

（二）浸出

酒剂可用浸渍技术、渗漉技术制备。具体操作步骤参照本书第七章中药提取的有关内容。

1. 冷浸技术　该法生产周期较长，但制得的酒剂澄明度较好。

2. 热浸技术　因温度关系，该法浸出药用成分完全，时间短，但澄明度较差，且酒与挥发性成分易挥发损失。

3. 渗漉技术　该法适用于大量药酒的制作，需要一定的设备。

（三）静置、过滤

必要时加入适量糖或蜂蜜矫味，搅拌均匀，将浸提液静置，待杂质充分沉淀后去上清液，滤过。需加矫味剂或着色剂的酒剂应在浸出完毕后加入，搅匀，密闭静置，澄清，滤过。

（四）包装和贮存

将检验合格的酒剂灌装于洁净的细口中性玻璃内，密封，置阴凉处贮存。

四、生产贮存过程中可能出现的问题与解决办法

1. 酒剂的生产过程中，药材在浸提时，由于本身细小碎屑及药材细胞内黏液质树胶、淀粉、蛋白质等一些大分子物质也同时进入浸液中，不容易被澄清过滤掉，当灌装

成成品后外界条件稍有变化就会逐渐沉淀下来；为防止混浊或沉淀发生，在制备过程中，应尽可能地除去提取液中的杂质，采用热处理冷藏方法除去沉淀，如含黄酮、蒽醌类成分的水提液可用改良的明胶法去除鞣质，也可用两次灭菌法沉淀除去浸出液中鞣质；乙醇提取液中若要去除树脂、叶绿素，可将提取液浓缩后加水稀释，低温静置，沉淀滤除。

2. 采用了劣质酒，劣质酒因含脂肪酸甘油酯及杂醇油等杂质，在气温降低时，易产生白色絮状沉淀，因此应避免使用劣质酒，要选用符合有关质量标准的酒进行生产；还有温度与溶解变化也会影响酒剂质量，若环境温度高可增加一些成分和杂质的溶解度，一旦环境温度下降，成品中便会析出沉淀。因此，最好在冬季生产酒剂，或采用冷冻沉淀的办法除去杂质。

3. 酒剂在贮存过程中，由于乙醇的挥发损失而析出沉淀，酒剂与其他液体配合时，由于乙醇浓度的改变也易析出沉淀；在贮存过程中，应防止乙醇浓度的改变和药液 pH 的改变。如果在贮存过程中如有沉淀析出，可滤除或用 3% 热木炭吸附去除，调整浓度使符合规定标准后仍可应用。

4. 劣质容器做包装材料，贮存期间易析出游离碱，使成品 pH 升高，产生沉淀或降低有效成分的含量。因此选用优质包装容器、玻璃容器洗涤时多应用 0.1% HCl 处理，可中和部分游离碱。

五、酒剂生产技术的成本核算

（一）物料平衡

如：

1. 捡选工序

$$拣选工序物料平衡（\%）= \frac{实出量+废料量}{物料领用总量} \times 100\%$$

2. 烘干工序

$$烘干工序物料平衡（\%）= \frac{实出量}{烘干前重量} \times 100\%$$

3. 浸渍工序

$$浸渍工序物料平衡（\%）= \frac{实得药液总量}{理论产量} \times 100\%$$

4. 混合工序

$$混合工序物料平衡（\%）= \frac{实得药液总量+取样量}{理论产量} \times 100\%$$

5. 过滤工序

$$过滤工序物料平衡（\%）= \frac{滤后药液总量+取样量}{理论产量} \times 100\%$$

6. 灌装工序

$$灌装工序物料平衡(\%)=\frac{合格品数量+退回药液数}{理论产量}\times100\%$$

7. 包装工序

$$包装工序物料平衡(\%)=\frac{包装合格数}{理论产量}\times100\%$$

（二）收率

1. 酒剂生产各工序的分步收率

$$酒剂某工序收率(\%)=\frac{实际得到中间产品量(支)}{实际投入理论产量(支)}\times100\%$$

2. 酒剂总收率

$$酒剂总收率(\%)=\frac{合格品数量+取样量(支)}{理论产量数(支)}\times100\%$$

（三）单耗

$$原辅料单耗(kg/万支)=\frac{总投入原辅料量(kg)}{成品入库量(万支)}$$

六、工艺过程的关键步骤及控制参数

酒剂生产的关键步骤及控制参数见表14-2。

表14-2　酒剂生产的关键步骤及控制参数

工序	关键工艺参数	控制指标
备料	原辅料的真伪,按处方药要求加工炮制合格;白酒的酒精度,蜂蜜为炼蜜	白酒的酒精度、物料水分
浸渍	批量,白酒的浓度,浸渍时间;浸渍出液量	时间
过滤	过滤方法,滤材孔径,过滤压力,过滤温度,滤后药液的澄清度	压力、温度、澄清
静置	静置起止时间,密封	时间、密封
洗瓶	洗瓶用水的水温、水压、清洁度;烘干温度、时间、干燥度;瓶盖浸泡时间、烘干温度	水温、水压、清洁度、烘干温度、时间、浸泡时间
灌装	批量、管道针头的清洁度;扎口的松紧度、外观;灌装半成品的装量、澄明度	澄明度、装量
灯检	半成品的澄明度、封口质量、漏检率	澄明度、漏检率
包装	包材数量、品名、批号正确无误;贴签位置、数量准确	外观、数量、品名、批号

第三节　典型生产实例

项目名称一　风湿止痛酒剂的制备

【目的】

1. 建立酒剂的生产情景。

2. 将风湿止痛药酒的诸药材提取制成中药酒剂。

3. 学会酒剂制备主要用具和设备的使用,提取、精制方法、操作步骤,并掌握操作要点。

【设施、设备、器具及材料】

1. 设施　酒剂前处理车间和制剂车间。

2. 设备　浸渍罐、板框式过滤器、液体灌装机。

3. 器具　天平、电子台秤、滤材、盛器等。

4. 材料　风湿止痛药酒诸饮片、乙醇、水。

【处方】

威灵仙	500g	马钱子(制)	100g	防己	500g
穿山龙	500g	羌活	500g	茜草	500g
槲寄生	500g	麻黄	100g	独活	500g
蔗糖	1000g	白酒(40%)	25 000g		

制成　　　　　　　　　　　　　　　　　　　　20 000ml(2000 瓶)

【功能与主治】　祛风除湿。用于腰腿疼痛,肢体麻木,手足拘挛,关节疼痛。

【操作步骤】

1. 生产前准备

（1）接受生产任务。

（2）领料:领取生产的原辅料,办理物料交接手续,并及时填写领料记录。本处方中马钱子应按毒性药材称量。

（3）注意严格执行各项目《岗位标准操作规程》《仪器使用、维护保养及检修标准操作规程》及《风湿止痛酒剂工艺规程》。

2. 炮制　取处方量药材马钱子,核对数量、品名、检验单后,按工艺规程中"原料药材的整理炮制"项下规定,进行炮制,炮制时严格控制火候和炮制程度,炮制后放入洁净的不锈钢桶内,并标明品名、数量、炮制人,其他药材按各自规定进行净选和切制。

3. 浸渍　取炮制后药材马钱子和净制后药材威灵仙、防己、穿山龙、羌活、茜草、槲寄生、麻黄、独活,并仔细核对数量、批号、品名、件数与生产处方、生产指令单是否相符。核对无误后将药材装入布袋内,投入洁净的不锈钢浸渍罐内,加入处方量的白酒(40%),密封罐体,浸渍 35 天,并做好记录,浸渍时应填写好配料记录,由复核人和操作人签字。浸渍罐外应标明品名、批号、数量、浸渍起止日期。

4. 过滤　取浸渍液,与布袋压榨液合并,按真空抽滤标准操作程序进行过滤,滤后药液应澄明,将滤液打入配液罐中。

5. 混合　将滤后的药液抽入配液罐搅拌加入处方量的白砂糖,使其全部溶解,如温度较低白砂糖不易溶解时,可控制加温40℃以下使其溶解。

6. 静置　将配制后的药酒,密封,静置 15 天,并注明品名、规格、批号、静置起止时间。

7. 过滤 取静置后的药酒核对品名、数量、批号、静置起止时间无误后,按《板框过滤岗位标准操作程序》进行过滤,滤后药酒标明品名、批号、操作者,并由化验室按取样标准取样,对药酒进行乙醇含量、甲醇含量、性状等项检测合格后,用输液泵将药液输至高位贮罐。标明品名、数量、批号、生产日期、操作人。药液须在 24 小时内灌封完毕。

8. 理瓶 按生产指令,领取并核对包装瓶的数量、规格、检验报告单,核对无误后,将瓶整齐摆放于铝盘中,并挑出坏瓶,由传递窗送至洗瓶岗位。

9. 洗瓶灭菌 将理好的包装瓶,置于洗瓶机上,按《洗烘罐联动机组标准操作程序》操作。

（1）开启洗瓶机,包装瓶经过滤水、纯化水喷淋洗涤、净压缩空气吹淋后,取出。

（2）将包装瓶送入隧道式灭菌烘箱,设置灭菌温度为 350℃,有效灭菌时间 12 分钟,经排湿、烘干、杀菌,冷却后,经链条传动至灌封室。

10. 铝盖清洗 取需要量的铝盖,用洁净容器由加料斗加入铝盖清洗机中,按铝盖清洗机标准操作程序操作,设置洗涤时间为 20 分钟/次,烘干时间为 40 ~ 50 分钟/次,水温控制在 40 ~ 50℃,烘干温度为 80 ~ 85℃,每次清洗量 2 万 ~ 4 万只,经粗洗、漂洗、精洗、烘干,经取水样合格后,出塞灌封。

11. 灌封

（1）取检验合格的药液,核对品名、批号、数量。按灌封机标准操作程序操作,将设备清洁后,手动吸入药液,开机试运转,调整装量为 10.1 ~ 10.2ml。

（2）启动电磁振荡加盖,启动封盖,调整至压盖圆整,严密。

（3）灌封合格的药品应装入周转盘中,并标明品名、规格、批号、日期、操作者、并由传递窗送至灯检岗位。在灌封过程中应经常检查装量,封口和设备运转情况,发现异常情况应及时停机处理。

12. 灯检 取合格的药品置于灯检机上按灯检机标准操作规程进行操作,挑出杂质、玻璃屑、混浊等不合格品,放于周转铝盘中,摆放在指定地点,标明品名、批号、药量、件数、操作人。不合格品由专人收集处理。

13. 包装 领料人员按包装指令、领发料标准操作程序领取所需包装物,并核对品名与数量、批号,核对无误后进行打印产品批号、生产日期、有效期,打印应清晰准确。

14. 物料平衡率计算

【实训报告】 认真书写实训报告,内容包括项目名称、起止时间、目的、设施、设备、器具、材料、操作步骤、结果、问题及答案（或解决方案）等。

项目名称二 人参天麻酒的制备

【处方】

天麻	210g	川牛膝	210g	黄芪	175g
穿山龙	700g	红花	28g	人参	140g
制成				100 000ml	

【制法】 以上 6 味,酌予碎断,置容器内,加 50 度白酒 100 000ml,密闭浸泡,每日

搅拌 1 次,浸渍 30～40 日,取出浸液,压榨药渣,榨出液澄清后与浸液合并,加蔗糖 850g,搅拌溶解,密闭,静置 15 日以上,滤过,即得。

【功能与主治】　益气活血,舒筋止痛。用于各种关节痛、腰腿痛、四肢麻木。

【用法与用量】　口服,一次 10ml,一日 3 次。

【注意】　孕妇忌服。

（陈玲玲）

 复习思考题

1. 简述酒剂的含义、特点。

2. 酒剂是怎样制备的?

3. 酒剂在生产过程和贮存期间有哪些质量问题? 如何解决?

4. 酒剂在生产过程中有哪些质量控制要点?

5. 解释酒剂工艺流程图。

第十五章

酊　剂

学习要点

1. 酊剂的含义、特点及质量要求。
2. 酊剂的制备方法,操作过程与质量控制要点、工艺过程的关键步骤及控制参数。
3. 酊剂在生产过程中可能出现的问题与解决办法。

第一节　概　述

一、酊剂的含义

酊剂系指饮片用规定浓度的乙醇提取或溶解而制成的澄清液体制剂,也可用流浸膏稀释制成。供口服或外用。酊剂是一种传统的中药剂型,属于含醇浸出制剂,多数供内服,少数供外用。

二、酊剂的特点

酊剂的溶媒为乙醇,由于乙醇对药材中各成分的溶解能力因醇的浓度不同而不同,因此用不同浓度的醇有选择的浸出,药液内杂质较少,有效成分含量较高,故剂量缩小,服用方便,且不易生霉。乙醇有一定的生理作用,在应用上受到了一定的限制,酊剂用水稀释时常有沉淀产生。

三、酊剂的质量要求

1. 外观　酊剂应为澄明液体。

2. 酊剂应有含量标准,除另有规定外,含有毒性药的酊剂,每100ml 应相当于原饮片10g;其有效成分明确者,应根据其半成品的含量加以调整,使符合各酊剂项下的规定。其他酊剂,每100ml 相当于原饮片20g。

3. 贮存　除另有规定外,酊剂应置遮光容器内密封,置阴凉处贮存。

4. 酊剂久置产生沉淀时,在乙醇量和有效成分含量符合各品种项下规定的情况下,可滤过除去沉淀。

5. 装量 按照《中国药典》2015 年版最低装量检查法(通则 0942)检查,应符合规定(表 15-1)。

表 15-1 《中国药典》2015 年版规定的装量差异限度

标示装量	平均装量	每个容器装量
20g(ml)以下	不少于标示装量	不少于标示装量的 93%
20~50g(ml)	不少于标示装量	不少于标示装量的 95%
50g(ml)以上	不少于标示装量	不少于标示装量的 97%

6. 乙醇量测定 按照《中国药典》2015 年版乙醇量测定法(通则 0711)测定,应符合各品种项下的规定。

7. 甲醇量 口服酊剂照《中国药典》2015 年版照甲醇量检查法(通则 0871)检查,应符合规定。

8. 微生物限度 按照《中国药典》2015 年版除另有规定外,照非无菌产品微生物限度检查:微生物计数法(通则 1105)和控制菌检查法(通则 1106)及非无菌药品微生物限度标准(通则 1107)检查,应符合规定。

 知识链接

CFU

菌落形成单位(colony-forming units,CFU)指单位体积中的活菌个数。在活菌培养计数时,由单个菌体或聚集成团的多个菌体在固体培养基上生长繁殖所形成的集落,称为菌落形成单位,以其表达活菌的数量。菌落形成单位的计量方式与一般的计数方式不同,一般直接在显微镜下计算细菌数量会将活与死的细菌全部算入,但是 CFU 只计算活的细菌。

CFU/ml 指的是每毫升样品中含有的细菌菌落总数;CFU/g 指的是每克样品中含有的细菌菌落总数。

第二节 酊剂生产技术

一、酊剂生产车间环境要求

酊剂为非无菌药品,根据《药品生产质量管理规范》(2010 年修订)及其附录的规定,口服液体、表皮外用药品等非无菌制剂生产的暴露工序区域及其直接接触药品的包装材料最终处理的暴露工序区域,应当参照"无菌药品"附录中 D 级洁净区的要求设置,企业可根据产品的标准和特性对该区域采取适当的微生物监控措施。

在生产过程中,中药材和中药饮片的取样、筛选、称重、粉碎、混合等易产生粉尘的操作,应当采取有效措施,以控制粉尘扩散;提取、浸渍工序宜采用密闭系统进行操作,并在线进行清洁,以防止污染和交叉污染。采用密闭系统生产,其操作环境可在非洁净区;采用敞口方式生产,如过滤、灌装、包装瓶精洗等操作环境应当与其制剂配制操作区的洁净度级别相适应。白酒为易燃易爆品,操作环境应有相应的防火防爆设施。

二、工艺流程图

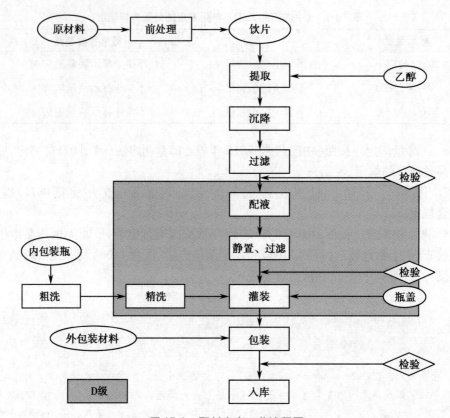

图 15-1　酊剂生产工艺流程图

三、制备方法

(一) 制备方法

酊剂的制备方法因原料性质不同而异,多用渗漉法,亦可用浸渍法、溶解法或稀释法。

1. 渗漉法　以规定浓度的乙醇为溶剂,按"渗漉法"操作。

2. 浸渍法　以规定浓度的乙醇为溶剂,按"冷浸渍法"操作,收集浸渍液,静置24小时,滤过,自滤器上添加浸渍时所用乙醇至规定量,即得。如十滴水等。

3. 溶解法　将处方中药物直接加入规定浓度的乙醇溶解至需要量,即得。此法适用于化学药物及中药有效部位或提纯品酊剂的制备,如复方樟脑酊等。

4. 稀释法　以药物的流浸膏或浸膏为原料,加入规定浓度的乙醇稀释至需要量,混合后,静置至澄清,虹吸上清液,残渣滤过,合并上清液及滤液,即得。如远志酊等。

(二) 材料

制备酊剂用的中药材应适当粉碎,提取溶媒为规定浓度的乙醇。酊剂不加糖或蜂蜜矫味和着色。

酒剂和酊剂有何异同点?

（三）常用的机械设备

浸渍罐、渗漉器、配液罐及板框过滤器见第七章。

（四）酊剂过程单元操作过程

1. 备料　参见第十四章酒剂的备料。注意药材、乙醇等辅料的质量符合规定。

2. 提取

（1）浸渍法:浸渍法可分为冷浸法和热浸法2种方式(参见酒剂)。

（2）渗漉法:以适当浓度的乙醇为溶剂,照渗漉法操作。在多数情况下,收集渗漉液达到酊剂全量的3/4时,应停止渗漉,压榨药渣,压榨液和渗漉液合并,添加适当溶剂至所需量,静置。若原料为毒性药物时,收集渗漉液后应测定其有效成分的含量,再添加适量溶剂使符合规定的含量标准。

（3）回流法:以不同浓度乙醇为溶剂,按回流法操作,合并回流液,密闭静置适当时间。回流时药材和溶剂总体积不得超过提取罐总体积的4/5;夹套蒸气压力不能超过0.2MPa;药液回流后开始计时。

（4）溶解法或稀释法:取药物粉末或流浸膏,加规定浓度的乙醇适量,溶解或稀释,静置,必要时滤过,即得。

3. 过滤　用板框压滤机进行过滤,滤后药液应澄明。

4. 配液　将滤后的药液抽入配液罐,调整乙醇含量和药液总量,搅拌均匀。

5. 静置　将配制后的酊剂,密封,静置数日。

6. 过滤　取上述静置后的酊剂,用板框过滤机进行过滤,滤后酊剂化验室按取样标准取样,检测合格后,用输液泵将药液输至高位贮罐。药液须在24小时内灌封完毕。滤材内径0.8μm。

7. 包装和贮存　将检验合格的酊剂灌装于洁净的细口中性玻璃内,密封,置阴凉处贮存。酊剂一般使用棕色玻璃瓶包装。

四、生产过程中可能出现的问题与解决办法

酊剂(酒剂也同样)在贮存中易发生沉淀,原因是含有许多高分子杂质,因此,它具有胶体溶液的性质,贮存日久或受外界温度、光线、pH因素影响时,胶粒可逐渐"陈化",凝聚成大颗粒沉淀析出;酊剂是含醇制剂,常因乙醇的挥发损失而析出沉淀;酊剂与其他溶液配时,由于乙醇浓度的改变,亦易析出沉淀,含生物碱成分的酊剂,若加入碱类使pH升高,则生物碱也可析出沉淀;劣质玻璃容器做包装容器时,贮存期间易析出游离碱,改变pH,产生沉淀或降低有效成分的含量。

处理方法是,先测定乙醇含量,调整至规定浓度或调整pH,如仍有沉淀,可滤除或用3%热木炭吸附去除,再测定有效成分含量,并调至规定的标准即可。

五、酊剂生产技术的成本核算

参见酒剂生产技术的成本核算。

六、工艺过程的关键步骤及控制参数

酊剂生产的关键步骤及控制参数见表15-2。

表15-2　酊剂生产的关键步骤及控制参数

工序	关键工艺参数	控制指标
备料	原辅料的真伪,按处方药要求加工炮制合格;乙醇的浓度	乙醇浓度、物料水分
渗漉	批量、渗漉时间、压力、速度;渗漉出液量	渗漉时间、压力、速度
过滤	过滤方法,滤材孔径,过滤压力,过滤温度,滤后药液的澄清度	压力、温度、澄清
静置	静置起止时间,密封	时间、密封
洗瓶	洗瓶用水的水温、水压、清洁度;烘干温度、时间、干燥度;瓶盖浸泡时间、烘干温度	水温、水压、清洁度、烘干温度、时间、浸泡时间
灌装	批量、管道针头的清洁度;扎口的松紧度、外观;灌装半成品的装量、澄明度	澄明度、装量
灯检	半成品的澄明度、封口质量、漏检率	澄明度、漏检率
包装	包材数量、品名、批号正确无误;贴签位置、数量准确	外观、数量、品名、批号

第三节　典型生产实例

项目名称一　十滴水的制备

【目的】

1. 建立酊剂的生产情景。

2. 将十滴水的诸药材提取制成中药酊剂。

3. 学会酊剂制备主要用具和设备的使用,提取、精制方法、操作步骤,并掌握操作要点。

【处方】

樟脑	250g	干姜	250g	大黄	200g
小茴香	100g	肉桂	100g	辣椒	50g
桉油	125ml				

制成　　　　　　　　　　　　　　　　　　　10 000ml(1000 支)

【功能与主治】　健胃,祛暑。用于因中暑而引起的头晕、恶心、腹痛、肠胃不适。

【操作步骤】

1. 生产前准备

(1) 接受生产任务。

(2) 领料称量:领取生产的原辅料,办理物料交接手续,并签字记录。

(3) 炮制:取处方量药材,按工艺规程进行净选和切制。

2. 渗漉

(1) 粉碎:用粉碎机将干姜、大黄、小茴香、肉桂、辣椒粉碎成粗粉,根据渗漉器的容积,按主配方进行配料,送入加料间。

（2）渗漉用乙醇的配制

1）首先须领用上一次该品种渗漉后回收的乙醇,如其浓度达不到工艺要求,则与90%以上的浓乙醇进行配制,最后配制成70%乙醇。

2）根据工艺规程所要求的渗漉用乙醇的浓度,确定浓乙醇的用量及加水(或稀乙醇)的用量。

3）配制液经充分搅拌后,用泵打至乙醇高位槽,待用。

（3）渗漉

1）将上述粗粉用适当的溶媒浸润1小时,使其润湿溶胀。

2）将浸润好的药材装入渗漉器内,层层压实(注意用力均匀一致),把溶媒储存器与渗漉器连好,将溶媒连续加入到渗漉器内(注意排气),至液面高出药材数厘米,不再有气体排出时关紧排气开关,浸渍24小时。打开旋塞,缓慢渗漉。

3）渗漉结束后,标明渗漉液的比重(相对密度)、体积、数量、名称、批号、日期、操作人,交下一道工序。药渣倾入垃圾车。

3. 配液

（1）收集渗漉液7500ml至配液罐中,加入樟脑及桉油,搅拌使完全溶解。

（2）继续收集渗漉液使成10 000ml,搅匀,静置。

4. 过滤

（1）取上述静置后的十滴水核对品名、数量、批号、静置起止时间无误后,用板框过滤机进行过滤。

（2）将滤后的十滴水药液标明品名、批号、操作者,并由化验室按取样标准规程取样。

（3）检测合格后,用输液泵将药液输至高位贮罐。标明品名、数量、批号、生产日期、操作人。

5. 理瓶 领取并核对包装瓶的数量、规格、检验报告单,核对无误后,将瓶整齐摆放于铝盘中,并挑出坏瓶,由传递窗送至洗瓶岗位。

6. 洗瓶灭菌

（1）开启洗瓶机,将包装瓶放置洗瓶机上,经过滤水、纯化水喷淋洗涤、净压缩空气吹淋后,取出。

（2）将清洗后的包装瓶送入隧道式灭菌烘箱,经排湿、烘干、杀菌、冷却后,经链条传动至灌封室。

7. 铝盖清洗

（1）将需要量的铝盖,用洁净容器由加料斗加入铝盖清洗机中,经粗洗、漂洗、精洗、烘干。

（2）取洗瓶水水样合格后,出塞灌封。

8. 灌封

（1）取检验合格的药液,核对品名、批号、数量。放置在灌封机上。

（2）手动吸入药液,开机试运转,调整装量合格后,启动电磁振荡加盖。

（3）在灌封过程中应经常检查装量,封口和设备运转情况,发现异常情况应及时停机处理。

(4) 将灌封合格的药品装入周转盘中,并标明品名、规格、批号、日期、操作者,并由传递窗送至灯检岗位。

9. 灯检

(1) 取灌封合格的药品置于灯检机上,挑出杂质、玻璃屑、混浊等不合格品。

(2) 将灯检合格后的药品放于周转铝盘中,摆放在指定地点,标明品名、批号、药量、件数、操作人。不合格品由专人收集处理。

10. 包装 领料人员按包装指令、领发料标准操作程序领取所需包装物,并核对品名与数量、批号,核对无误后进行打印产品批号、生产日期、有效期,打印应清晰准确。同时化验室按取样标准进行取样,对成品进行检验。

11. 物料平衡率计算

【实训报告】 认真书写实训报告,内容包括项目名称、起止时间、目的、设施、设备、器具、材料、操作步骤、结果、问题及答案(或解决方案)等。

项目名称二 颠茄酊的制备

【处方】

颠茄草(粗粉)	1000g
85%乙醇	适量
制成	1000ml

【制法】 取颠茄草粗粉,照渗漉法,用85%乙醇作为溶剂,浸渍48小时后,以每分钟1~3的速度缓缓渗漉,收集初漏液约3000ml,另器保存,继续渗漉,待生物碱完全漉出,续漉液作下次渗漉的溶剂用。将初漉液在60℃减压回收乙醇,放冷至室温,分离除去叶绿素,滤过,滤液在60~70℃蒸发至稠膏状,经测定生物碱的含量后,再加85%乙醇适量,并用水稀释,使含生物碱和乙醇量均符合规定,静置,待澄清,滤过,即得。

【功能与主治】 抗胆碱药,能缓解平滑肌痉挛,抑制腺体分泌。用于胃及十二指肠溃疡病,胃肠道、肾、胆绞痛等。

【用法与用量】 口服,一次0.3~1ml,一日1~3次。极量,口服,一次1.5ml,一日4.5ml。

(陈玲玲)

扫一扫
测一测

复习思考题

1. 简述酊剂的含义和特点。
2. 浸出制剂的含义是什么?
3. 酊剂在生产和贮存期间有哪些质量问题,如何解决?
4. 如何制备酊剂?
5. 酊剂在生产过程中有哪些质量控制要点?

第十六章

注 射 剂

 学习要点

1. 注射剂的含义、特点、种类及质量要求。
2. 注射剂常用附加剂的类型与作用。
3. 热原的含义和除去的方法。
4. 注射剂(含输液剂)制备过程单元操作要点、工艺过程的关键步骤及控制参数。
5. 注射剂(含输液剂)制备过程中可能发生的问题及解决办法。

第一节 概 述

一、注射剂的含义及特点

注射剂系指原料药物或与适宜的辅料制成的供注入体内的无菌制剂。

中药注射剂问世已 70 余年,1939 年研制成功了我国也是世界上第一个中药注射剂——柴胡注射液。20 世纪 50 年代中期到 60 年代初期,上海等地研制出茵栀黄注射液、板蓝根注射液等 20 余个品种,为中药注射剂的进一步发展开辟了道路。20 世纪 80 年代,开始出现大剂量、静脉注射中药注射剂,刺五加注射液是第一个大剂量静脉注射的中药注射剂,双黄连粉针是第一个大剂量静脉注射的中药粉针剂。目前,国内已通过国家质量标准的中药注射剂已达 100 余种,《中国药典》2015 年版收载中药注射剂 5 种,分别为止喘灵注射液、灯盏细辛注射液、注射用双黄连、注射用灯盏花素和清开灵注射液,并对所有中药注射剂品种增加了重金属和有害元素限度标准,对于解决中药注射剂的安全性问题必将起到积极的作用。

注射剂具有以下特点:

1. **药效迅速、作用可靠** 在临床应用时以液体状态直接注射入人体组织、血管或器官内,所以吸收快,作用迅速。尤其是静脉注射,药液可直接进入血液循环,更适合于抢救危重病症之用。不受消化系统及食物的影响,剂量准确,作用可靠。

2. **适用于不能口服药物的患者** 如伴有昏迷、抽搐、惊厥等症状或有消化系统障碍的患者均不能口服给药,采用注射给药是有效的给药途径。

3. **适用于不宜口服的药物** 某些药物由于本身的性质不易被胃肠道吸收,或具有刺激性,或易被消化液破坏,可制成注射剂以避免其不足。

4. 可发挥局部定位作用　如局部麻醉、关节腔注射、穴位注射等。

5. 使用不便、注射时疼痛、质量要求高　由于注射剂是直接注射入人体组织,所以质量要求比其他剂型更严格,使用不当更易发生危险。

6. 制备工艺复杂,对生产条件与环境要求高,且生产成本高。

二、注射剂的分类

注射剂可分为注射液、注射用无菌粉末和注射用浓缩液等三类。

1. 注射液　系指原料药物或与适宜的辅料制成的供注入体内的无菌液体制剂,包括溶液型、乳状液型或混悬液型等注射液。可用于肌内注射、静脉注射、静脉滴注等。其中,供静脉滴注用的大容量注射液(除另有规定外,一般不小于100ml,生物制品一般不小于50ml)也可称为输液。中药注射剂一般不宜制成混悬液注射液。

2. 注射用无菌粉末　系指原料药物或与适宜的辅料制成的供临用前用无菌溶液配制成注射液的无菌粉末或无菌块状物。可用适宜的注射用溶剂配制后注射,也可用于静脉输液配制后静脉滴注。以冷冻干燥法制备的生物制品注射用无菌粉末,也可称为注射用冻干制剂。

3. 注射用浓溶液　系指原料药物或与适宜的辅料制成的供临用前稀释后供静脉滴注用的无菌浓溶液。

知识链接

注射剂的给药途径

在临床医疗上,注射剂的给药途径可分为皮内注射、皮下注射、肌内注射、静脉注射、脊椎腔注射等。给药途径不同,作用也不相同。

1. 皮内注射　药液注射于表皮与真皮之间。因该部位对药物的吸收少而缓慢,故用量少,一次注射量在0.2ml以下。主要用于过敏性试验或疾病诊断,如青霉素皮试和结核菌阳性试验。

2. 皮下注射　药液注射于真皮与肌肉之间。药物吸收速度较肌内注射慢,注射剂量通常为1~2ml。皮下注射剂主要是无刺激性的水溶液,具有刺激性的药物或混悬液型注射剂不宜作皮下注射。常用于接种疫苗或疾病治疗。

3. 肌内注射　注射于肌肉组织中,注射部位大都在臀肌或上臂三角肌。肌内注射剂量一般为1~5ml。肌内注射除水溶液外,尚可注射油溶液、混悬液及乳浊液。油溶性注射剂在肌肉中吸收缓慢而均匀,可起延效作用。

4. 静脉注射　静脉注射分静脉推注与静脉滴注,前者用量小,一般5~50ml;后者用量大,可多达数千毫升。静脉注射药效最快,常作急救、补充体液和供营养之用。

5. 脊椎腔注射　系将药物注入脊椎四周蛛蛛膜下腔内。由于脑脊液本身量少,循环又较慢,神经组织比较敏感,易出现渗透压的紊乱,能很快引起头痛和呕吐,所以脊椎腔注射产品质量应严格控制,其渗透压应与脊椎液相等,容积在10ml以下。

另外还有局部病灶注射及穴位注射等。

三、注射剂的质量要求

1. 无菌 按照《中国药典》2015 年版四部无菌检查法(通则 1101)检查,应符合规定。

2. 细菌内毒素或热原 除另有规定外,静脉用注射剂按各品种项下的规定,按照《中国药典》2015 年版四部细菌内毒素检查法(通则 1143)或热原检查法(通则 1142)检查,应符合规定。

3. 可见异物 除另有规定外,按照《中国药典》2015 年版四部可见异物检查法(通则 0904)检查,应符合规定。

4. 不溶性微粒 除另有规定外,用于静脉注射剂、静脉滴注、鞘内注射、椎管内注射的溶液型的注射液、注射用无菌粉末及注射用浓溶液按照《中国药典》2015 年版四部不溶性微粒检查法(通则 0903)检查,均应符合规定。

5. 重金属及有害元素残留量 除另有规定外,中药注射剂按照《中国药典》2015 年版四部铅、镉、砷、汞、测定法(通则 2321)测定,按各品种项下每日最大使用量计算,铅不得超过 12μg,镉不得超过 3μg,砷不得超过 6μg,汞不得超过 2μg,铜不得超过 150μg。

6. 中药注射剂的有关物质 按各品种项下规定,按照《中国药典》2015 年版四部注射剂有关物质检查法(通则 2400)检查,应符合有关规定。

7. 渗透压摩尔浓度 除另有规定外,静脉输液及椎管注射用注射液按各品种项下的规定,按照《中国药典》2015 年版四部渗透压摩尔浓度测定法(通则 0632)测定,应符合规定。

8. pH 中药注射剂的 pH 要求与血液的 pH 相等或接近(血液的 pH 为 7.4),一般控制在 4~9 的范围内,但同一品种的 pH 允许差异范围不超过 1.0。

9. 装量 注射液及注射用浓溶液照下述方法检查,应符合规定。

检查法:供试品标示装量不大于 2ml 者,取供试品 5 支(瓶);2ml 以上至 50ml 者,取供试品 3 支(瓶)。开启时注意避免损失,将内容物分别用相应体积的干燥注射器及注射针头抽尽,然后缓慢连续地注入经标化的量入式量筒内(量筒的大小应使待测体积至少占其额定体积的 40%,不排尽针头中的液体),在室温下检视。测定油溶液、乳状液型或混悬液时,应先加温摇匀,再用干燥注射器及注射针头抽尽,同前法操作,放冷,检视。每支(瓶)的装量均不得少于其标示量。

生物制品多剂量供试品:取供试品 1 支(瓶),按标示的剂量数和每剂的装量,分别用注射器抽出,按上述步骤测定单次剂量,应不低于标示量。

标示装量为 50ml 以上的注射液及浓溶液照《中国药典》2015 年版四部最低装量检查法(通则 0942)检查,应符合规定。

10. 装量差异 除另有规定外,注射用无菌粉末照下述方法检查,应符合规定。

检查法:取供试品 5 瓶(支),除去标签、铝盖,容器外壁用乙醇擦净,干燥,分别迅速精密称定;容器为玻璃瓶的注射用无菌粉末,首先开启内塞,使容器内外气压平衡,盖紧后精密称定。然后倒出内容物,容器用水或乙醇洗净,干燥,分别精密称定每一容器的重量,求出每瓶(支)的装量与平均装量。每瓶(支)装量与平均装量相比较(如有标示装量,则与标示装量相比较),应符合表 16-1 的规定。

表 16-1 《中国药典》2015 年版规定的注射用无菌粉末装量差异

平均装量或标示装量	装量差异限度
0.05g 及 0.05g 以下	±15%
0.05g 以上至 0.15g	±10%
0.15g 以上至 0.50g	±7%
0.50g 以上	±5%

第二节 注射剂生产技术

一、注射剂生产车间环境要求

注射剂为无菌制剂,无菌制剂按生产工艺可分为两类:采用最终灭菌工艺的为最终灭菌产品;部分或全部工序采用无菌生产工艺的为非最终灭菌产品。

根据《药品生产质量管理规范》(2010 年修订)及其附录 1 的规定,注射剂物料准备、产品配制和灌装或分装等操作必须在洁净区内分区域(室)进行,应根据产品特性、工艺和设备等因素,确定无菌制剂生产用洁净区的级别,生产操作环境可参照表16-2、表 16-3 中的示例进行选择。

每一步生产操作的环境都应当达到适当的动态洁净度标准,尽可能降低产品或所处理的物料被微粒或微生物污染的风险。生产的人员、设备和物料应通过气锁间进入洁净区,采用机械连续传输物料的,应当用正压气流保护并监测压差。

表 16-2 最终灭菌产品生产车间环境要求示例

洁净度级别	最终灭菌产品
C 级背景下的局部 A 级	高污染风险[①]的产品灌装(或灌封)
C 级	1. 产品灌装(或灌封) 2. 高污染风险[②]产品的配制和过滤 3. 眼用制剂、无菌软膏剂、无菌混悬剂等的配制、灌装(或灌封) 4. 直接接触药品的包装材料和器具最终清洗后的处理
D 级	1. 轧盖 2. 灌装前物料的准备 3. 产品配制(指浓配或采用密闭系统的配制)和过滤直接接触药品的包装材料和器具的终清洗

备注:①此处的高污染风险是指产品容易长菌、灌装速度慢、灌装用容器为广口瓶、容器需暴露数秒后方可密封等状况;②此处的高污染风险是指产品容易长菌、配制后需等待较长时间方可灭菌或不在密闭系统中配制等状况。

表16-3 非最终灭菌产品的无菌生产操作示例

洁净度级别	非最终灭菌产品
B级背景下的A级	1. 处于未完全密封①状态下产品的操作和转运,如产品灌装(或灌封)、分装、压塞、轧盖②等 2. 灌装前无法除菌过滤的药液或产品的配制 3. 直接接触药品的包装材料、器具灭菌后的装配以及处于未完全密封状态下的转运和存放 4. 无菌原料药的粉碎、过筛、混合、分装
B级	1. 处于未完全密封①状态下的产品置于完全密封容器内的转运 2. 直接接触药品的包装材料、器具灭菌后处于密闭容器内的转运和存放
C级	1. 灌装前可除菌过滤的药液或产品的配制 2. 产品的过滤
D级	直接接触药品的包装材料、器具的最终清洗、装配或包装、灭菌

备注:①轧盖前产品视为处于未完全密封状态;②根据已压塞产品的密封性、轧盖设备的设计、铝盖的特性等因素,轧盖操作可选择在C级或D级背景下的A级送风环境中进行。A级送风环境应当至少符合A级区的静态要求。

二、工艺流程图

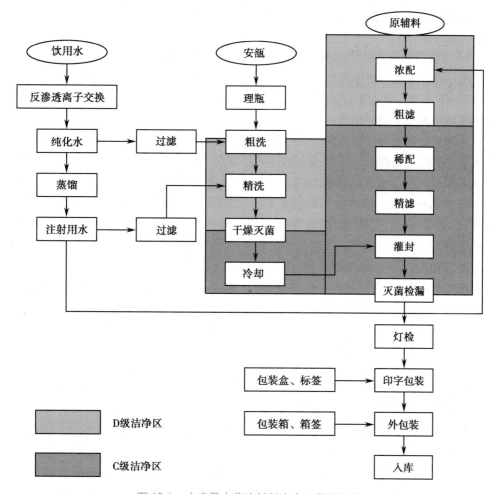

图16-1 小容量中药注射剂生产工艺流程图

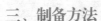

三、制备方法

（一）中药注射剂的原料

中药注射剂处方中的原料原则上应为具有法定标准的有效成分、有效部位、提取物、饮片等，应根据质量控制的要求完善其质量标准，必要时增加相关质量控制项目。注射剂用饮片一般应固定品种、药用部位、产地、产地加工、采收期等。以炮制品入药的应明确详细的炮制方法。

中药经提取、分离纯化，制得合格的半成品（中间体），方可投料配制成品。所谓合格半成品（或称中间体），应符合规定的内控质量标准，一是指杂质检查（蛋白质、鞣质、树脂、草酸盐、钾离子等）符合注射用标准；二是检查指标成分总量占总固体的百分率应符合注射用标准：有效成分制成的注射剂，其单一成分的含量应不少于90%；多成分制成的注射剂，总固体中结构明确成分的含量应不少于60%。

（二）注射剂的溶剂

《中国药典》2015年版规定注射剂所用溶剂应无毒无热原，按规定量注入体内不产生毒副作用，不影响吸收，并能为组织所吸收。一般分为水性溶剂和非水性溶剂。水性溶剂最常用的为注射用水，也可用0.9%氯化钠溶液或其他适宜的水溶液。非水性溶剂常用植物油，主要为供注射用大豆油，或选用其他非水性溶剂，如乙醇、丙二醇、聚乙二醇等溶液。

1. 注射用水　为纯化水经蒸馏所得的水，应符合细菌内毒素试验要求。注射用水必须在防止细菌内毒素产生的设计条件下生产、贮藏及分装。其质量应符合《中国药典》2015年版二部注射用水项下的规定。注射用水可作为配制注射剂、滴眼剂等的溶剂或稀释剂及容器的精洗。

灭菌注射用水为注射用水按照注射剂生产工艺制备所得。不含任何添加剂。主要用于注射用无菌粉末的溶剂或注射剂的稀释剂。其质量应符合《中国药典》2015版二部灭菌注射用水项下的规定。

2. 注射用油　一般注射用油应无异臭、无酸败味；色泽不得深于黄色6号标准比色液；在10℃时应保持澄明；碘值为79～128，皂化值为185～200，酸值不大于0.56。常用注射用油为大豆油等。注射用油的酸值表示油中游离脂肪酸的多少，酸值越高质量越差，酸值高表明油脂酸败严重，不仅影响药物稳定性，且有刺激作用；碘值表示油中不饱和键的多少，碘值越高不饱和键越多，油越易氧化；皂化值表示油中游离脂肪酸和结合成酯的脂肪酸总量，可看出油的种类和纯度，如过低表明油脂中脂肪酸相对分子质量较大或含不皂化物（如胆固醇等）杂质较多，如过高则脂肪酸相对分子质量较小，亲水性较强，失去油脂的性质。

一般的植物油含有少量游离脂肪酸、各种色素和植物蛋白等杂质，易受空气、光线和微生物的影响而发生氧化、水解反应，引起酸败变质。因此，植物油必须经精制后才能供注射用。

3. 其他注射用非水溶剂　乙醇、丙二醇、聚乙二醇等，由于能与水混溶，一般可与水混合使用，以增加药物的溶解度或稳定性。

（1）乙醇：本品与水、甘油、挥发油等可任意混溶，可供静脉或肌内注射。采用乙醇为注射溶剂浓度可达50%。但乙醇浓度超过10%时可能会有溶血作用或疼痛感。

（2）丙二醇:本品与水、乙醇、甘油可混溶,能溶解多种挥发油,注射用溶剂或复合溶剂常用量为 10% ~60%,用做皮下或肌内注射时有局部刺激性。其溶解范围较广,已广泛用做注射溶剂,供静脉注射或肌内注射。因不同浓度的丙二醇水溶液有冰点下降的特点,可用以制备防冻注射剂。

（3）聚乙二醇:本品与水、乙醇相混溶,化学性质稳定,PEG300、PEG400 均可用做注射用溶剂,以 PEG400 更常用。

（三）注射剂的附加剂

配制注射剂时,可根据药物的性质加入适宜的附加剂。除主药以外,一般能增加注射剂的稳定性与有效性的物质统称注射剂附加剂,如抗氧剂、pH 调节剂、抑菌剂、增溶剂、乳化剂、渗透压调节剂等。所用附加剂应不影响药物疗效,避免对检验产生干扰,使用浓度不得引起毒性或过度的刺激。附加剂在注射剂中的主要作用是增强药物的理化稳定性,增加主药的溶解度,抑制微生物生长,减轻对组织的刺激性等。

1. 抗氧剂　为了防止注射剂中药物的氧化变质,提高注射剂的稳定性,常向注射剂中加入抗氧剂。常用的抗氧剂有焦亚硫酸钠(0.1% ~0.2%,适用于偏酸性药液)、亚硫酸氢钠(0.1% ~0.2%,适用于偏酸性药液)、硫代硫酸钠(0.1% ~0.3%,适用于偏碱性药液)、亚硫酸钠(0.1% ~0.2%,适用于偏碱性药液)、维生素 C(0.05% ~0.2%)等。为增强抗氧化效果,常在配液或灌注时通入供注射用的高纯度惰性气体(如 N_2、CO_2),以置换药液和容器中的空气;或加入适量金属络合剂,如乙二胺四乙酸(EDTA)、乙二胺四乙酸二钠盐(EDTA-2Na),以控制药液中微量金属离子,避免其对药物成分氧化的催化作用。

2. pH 调节剂　血液 pH 的恒定(7.35 ~7.45)是细胞生理活动的必要条件,所以原则上应尽可能使注射剂接近中性。由于人体的血液具有一定的缓冲作用,一般注射剂 pH 在 4 ~9 机体可以承受,超过此范围,就会产生局部刺激性,影响组织对药物的吸收,甚至影响机体正常的生理功能。同时通过调整注射剂的 pH,可增加药物的溶解度及稳定性。常用的 pH 调节剂有盐酸、氢氧化钠、碳酸氢钠、磷酸氢二钠与磷酸二氢钠等。

3. 抑菌剂　采用低温灭菌、滤过除菌或无菌操作法制备的注射剂以及多剂量包装的注射剂可加适宜的抑菌剂,抑菌剂用量应能抑制注射剂内微生物的生长。常用抑菌剂有 0.5% 苯酚、0.3% 甲酚、0.5% 三氯叔丁醇等。

4. 增溶剂　加入助溶剂、增溶剂及制成可溶性盐等可增加主药的溶解度,使药物迅速吸收,减少刺激性或毒性。常用增溶剂有吐温-80(肌内注射中常用,静脉注射中慎用或少量使用)、胆汁、甘油等。

5. 乳化剂　常用乳化剂有吐温-80、豆磷脂、卵磷脂、普流罗尼克(pluronic) F-68等,以增加注射用乳浊液的物理稳定性,保证临床用药安全有效。

6. 渗透压调节剂　注射剂的渗透压应与血浆渗透压相等或接近。0.9% 的氯化钠溶液、5% 的葡萄糖溶液和血浆的渗透压相等,故为等渗溶液。如果注射剂的渗透压过高或过低,注入机体时会产生影响。肌内注射人体可耐受 0.45% ~2.7% 的氯化钠溶液产生的渗透压。当静脉注射大量低渗溶液时,水分子可进入红细胞内,使之膨胀破裂,造成溶血现象,会产生头胀、胸闷、寒战、高热等症状,甚至尿中出现血红蛋白。当注射高渗溶液时,红细胞内水分渗出,细胞萎缩。但只要注射量少,注射速度缓慢,由于血液可自行调节,渗透压可很快恢复正常。脊髓腔内注射易受渗透压的影响,必须调至等渗。

常用的渗透压调节剂有氯化钠、葡萄糖等。渗透压调节方法有:冰点降低数据法和氯化钠等渗当量法。表 16-4 为常用药物的 1% 水溶液的冰点降低值和 1g 药物氯化钠等渗当量,根据这些数据,可以计算并配制成等渗溶液。

表 16-4　常用药物水溶液的冰点降低值与氯化钠等渗当量

名称	1%(g/ml)水溶液冰点降低值(℃)	1g 药物氯化钠等渗当量(E)	等渗浓度溶液的溶血情况		
			浓度(%)	溶血(%)	pH
硼酸	0.28	0.47	1.9	100	4.6
盐酸乙基吗啡	0.19	0.15	6.18	38	4.7
硫酸阿托品	0.08	0.13	8.85	0	5.0
盐酸可卡因	0.09	0.14	6.33	47	4.4
氯霉素	0.06				
依地酸钙钠	0.12	0.21	4.50	0	6.1
盐酸麻黄碱	0.16	0.28	3.2	96	5.9
无水葡萄糖	0.10	0.18	5.05	0	6.0
葡萄糖(含 H_2O)	0.091	0.16	5.51	0	5.9
氢溴酸后马托品	0.097	0.17	5.67	97	5.0
盐酸吗啡	0.086	0.15			
碳酸氢钠	0.381	0.65	1.39	0	8.3
氯化钠	0.58		0.9	0	6.7
青霉素 G 钾		0.16	5.48	0	6.2
硝酸毛果芸香碱	0.133	0.22			
聚山梨酯-80	0.01	0.02			
盐酸普鲁卡因	0.12	0.18	5.05	91	5.6
盐酸丁卡因	0.109	0.18			

(1)冰点降低数据法:一般情况下,血浆冰点值为 -0.52℃,因此任何溶液的冰点降低到 -0.52℃,即与血浆等渗。应加入渗透压调节剂的用量可用式 16-1 计算。

$$W = \frac{0.52 - a}{b}$$

（式 16-1）

上式中,W 为每 100ml 溶液中需加入的渗透压调节剂的量,单位为 g;a 为药物溶液测得的冰点降低值,单位为 ℃;b 为 1% 渗透压调节剂的冰点降低值,单位为 ℃。

例 1　配制等渗氯化钠溶液 100ml,需氯化钠多少克?

查表 16-4,可知 1% 氯化钠的冰点下降度为 0.58℃,血浆的冰点下降度为 0.52℃。

已知 $b=0.58$,纯化水 $a=0$,按式计算得:

$$W = \frac{0.52 - 0}{0.58} = 0.9\%$$

即配制100ml等渗氯化钠溶液需用氯化钠0.9g。

例2 配制2%盐酸普鲁卡因溶液200ml,需加多少克氯化钠可调节成等渗溶液?

查表16-4,可知1%盐酸普鲁卡因溶液的冰点下降度$a=0.12℃$,1%氯化钠溶液的冰点下降度$b=0.58℃$,依上式计算得:

$$W=\frac{0.52-0.12×2}{0.58}=0.48\%$$

即配制2%盐酸普鲁卡因溶液100ml需加入氯化钠0.48g,配制2%盐酸普鲁卡因溶液200ml需加入氯化钠的量为200×0.48%=0.96g。

对于成分不明或查不到冰点降低数据的注射剂,可通过实验测定该药物溶液的冰点降低值,再依上式计算。

(2)氯化钠等渗当量法:氯化钠等渗当量法是指与1g药物呈等渗效应的氯化钠的质量(g),用E表示。可先查出1g药物氯化钠等渗当量(E),再按下式计算氯化钠加入量:

$$X=0.9\%×V-EW \tag{式16-2}$$

上式中,X为配成体积为V ml的某药物等渗溶液需加入氯化钠的量(g);0.9%为氯化钠等渗溶液浓度(g/ml);V为欲配制某药物等渗溶液的体积(ml);E为1g药物氯化钠等渗当量(可由表16-4查得或经实验测定);W为欲配制某药物的量(g)。

例1 配制葡萄糖等渗溶液100ml,需加无水葡萄糖多少克?

查表16-4,可知1g无水葡萄糖的氯化钠等渗当量为0.18,即表示1g无水葡萄糖与0.18g氯化钠在同一体积溶液中可产生相同的渗透压效应。根据氯化钠等渗溶液浓度为0.9%,可得0.9%×100/0.18=5g。即配制葡萄糖等渗溶液100ml需无水葡萄糖5g,换言之,5%葡萄糖溶液为等渗溶液。

例2 配制2%氢溴酸后马托品等渗溶液500ml,需加入多少克氯化钠?

由表16-4可知1g氢溴酸后马托品的氯化钠等渗当量$E=0.17$,依上式计算:

$$X=0.9\%×500-0.17×2\%×500=2.8g$$

即配制2%氢溴酸后马托品等渗溶液500ml,需加入氯化钠2.8g。

(3)等张溶液与等渗溶液:等张溶液系指渗透压与红细胞膜张力相等的溶液,属于生物学概念,而等渗溶液系指与血浆渗透压相等的溶液,属于物理化学概念。如果红细胞膜对某些药物水溶液而言可看做是一理想的半透膜,那么它们的等渗和等张浓度相等,如0.9%的氯化钠溶液。但红细胞膜是一生物膜,只是具有一定的半透膜性质,并不是一理想的半透膜,所以对于一些药物如盐酸普鲁卡因、甘油、丙二醇等,虽然将根据等渗浓度计算并配制的等渗溶液注入体内,仍会发生不同程度的溶血现象,即它们的等渗和等张浓度不相等。

由此可知,等渗和等张溶液并非同一概念,等渗溶液不一定等张,等张溶液也不一定等渗,如无水葡萄糖的等渗浓度为5%,而等张浓度为9.4%。因此,为临床安全用药,应对这类药物进行溶血试验,必要时加入葡萄糖、氯化钠等调节成等张溶液。

(四)注射剂的容器

注射剂常用容器有玻璃安瓿、玻璃瓶、塑料安瓿、塑料瓶(袋)、预装式注射器等。

以下主要介绍玻璃安瓿。

作为灌装注射剂的安瓿,不仅在制备过程中需经高温灭菌,而且应适合在不同环境下长期储藏,玻璃质量的好坏直接影响到注射剂的稳定性,如导致 pH 改变、变色或产生沉淀等。因此,注射剂玻璃容器应符合以下质量要求:①应无色透明;②应具有低的膨胀系数、优良的耐热性;③熔点低,易于熔封;④不得有气泡、麻点及砂粒;⑤应有足够的物理强度,能耐受热压灭菌时产生的较高压力差,并避免在生产、装运和保存过程中所造成的破损;⑥应具有高度的化学稳定性。

目前制造安瓿的玻璃主要有中性玻璃、含钡玻璃、含锆玻璃,可根据药液的性质选择适宜材质的安瓿。中性玻璃是低硼酸硅盐玻璃,化学稳定性好,适合于近中性或弱酸性注射剂,如各种输液、葡萄糖注射液、注射用水等。含钡玻璃的耐碱性好,可作碱性较强注射剂的容器,如磺胺嘧啶钠注射液(pH 10 ~ 10.5)。含锆玻璃系含少量锆的中性玻璃,具有更高的化学稳定性,耐酸、碱性能好,可用于盛装如乳酸钠、碘化钠、磺胺嘧啶钠、酒石酸锑钠等。

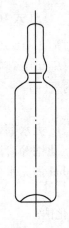

图 16-2　曲颈易折安瓿示意图

注射剂容器一般是指由硬质中性玻璃制成的安瓿或容器,亦有塑料容器。最终灭菌小容量注射剂的内包装容器一般采用曲颈安瓿,其容积通常有 1ml、2ml、5ml、10ml、20ml 等几种规格,目前国内普遍使用的是"刻痕色点曲颈易折安瓿",即用预先划痕的办法或用陶瓷油漆在颈部刻画成环,再烧结在玻璃上,漆可减弱玻璃的强度,易于折断。其外形如图 16-2 所示。

目前安瓿多为无色,有利于检查药液的澄明度。对需要遮光的光敏性药物,根据琥珀色可滤除紫外线的性质,可采用琥珀色玻璃安瓿。因琥珀色安瓿中含氧化铁,而痕量的氧化铁有可能溶解进入药液中,故若产品中含有成分能被铁离子催化的,则不能使用琥珀色玻璃容器。

由于在临床应用安瓿灌封的注射剂时,需打破玻璃安瓿,再用针筒抽取药液,存在玻璃屑的潜在隐患及空气的污染,且可能因抽取不完全而影响剂量准确性。目前,在国外已上市一种新型的特殊的药用包装方式,即预灌封注射容器,主要由 3 个基本部分组成:注射针筒、推杆和胶塞。它是药品生产企业使用专业厂家提供的注射容器及配件,将药品预先充入注射容器中提供给医院使用。由于将药品预置在注射容器中可直接打开使用,减少了从容器中抽取等环节,使用比较便捷,剂量准确,可降低污染,可减少潜在医疗事故的发生。同时由于减少药液在灌装前的准备环节,减少了药品生产企业的生产工序,还可降低生产成本。

（五）热原

1. 含义　热原系指由微生物产生的能引起恒温动物体温异常升高的致热性物质的总称。它是微生物的一种内毒素,相对分子质量一般为 1×10^6 左右,是由磷脂、脂多糖和蛋白质组成的复合物,其中脂多糖是内毒素的主要成分。大多数细菌都能产生热原,主要是某些细菌的代谢产物、细菌尸体及内毒素。致热能力最强的是革兰氏阴性杆菌。真菌、酵母菌,甚至病毒也能产生热原。

含有热原的注射剂注入人体内后会引起机体特殊致热反应,大约半小时就能产生发冷、寒战、恶心呕吐、体温升高等不良反应,有时体温可升至 40℃ 以上,严重者出现昏迷、虚脱,甚至危及生命,临床上称为"热原反应"。

2. 热原的性质

(1)水溶性:由于磷脂结构上连接有多糖,所以热原能溶于水,其浓缩水溶液往往有乳光。

(2)滤过性:热原体积小,约 1~5nm,一般的滤器均可通过,但用小于 1nm 孔径的微孔滤膜或超滤膜滤过,则可滤去大部分甚至全部热原。

(3)耐热性:热原在 60℃加热 1 小时不受影响,100℃也不会分解,但在 120℃加热 4 小时能破坏 98%左右,180~200℃干热 2 小时、250℃干热 30~45 分钟或 650℃加热 1 分钟可彻底破坏。在通常注射剂的灭菌条件下,难以破坏热原。

(4)不挥发性:热原本身不挥发,但可随水蒸气的雾滴夹带入蒸馏水中,故蒸馏水器均设隔膜装置。

(5)被吸附性:热原能被活性炭、白陶土、硅藻土等吸附,但属非特异性吸附,药物也会被吸附而损失。热原还可被离子交换树脂,尤其阴离子交换树脂所交换而除去。

(6)其他:热原能被强酸、强碱、强氧化剂(如高锰酸钾或过氧化氢等)所破坏,超声波及某些表面活性剂(如去氧胆酸钠)也能使之失活。

3. 热原的主要污染途径

(1)注射溶剂:注射用水是热原污染的主要来源。尽管水本身并非微生物良好的培养基,但易被空气或含尘空气中的微生物污染。若蒸馏设备结构不合理,操作与接收容器不当,放置时间过久等都会污染热原。故注射用水应新鲜制备。

(2)原辅料:中药提取物或含蔗糖、葡萄糖、乳糖、蛋白质等辅料,由于易致细菌生长繁殖而引起热原污染。

(3)容器、用具、管道与设备等:如未按 GMP 要求认真清洗处理,易致热原污染。

(4)制备过程与生产环境:工作人员不按操作规程生产,操作时间过长,环境未净化和气温太高,产品未及时灭菌或灭菌不彻底,都能增加污染机会而产生热原。

(5)输液器具:有时输液本身不含热原,而往往由于输液器具(输液瓶、乳胶管、针头与针筒等)污染而引起热原反应。

4. 除去热原的方法

(1)吸附法:注射剂常用优质针剂用活性炭处理,常用量为 0.1%~0.2%(W/V),可增至 0.5%,也可与硅藻土配合应用。此外,还有脱色、助滤作用。但应注意活性炭可吸附药物成分(生物碱、黄酮类等)。

(2)离子交换法:由于热原这类大分子上含磷酸根与羧酸根,往往带有负电荷,故易被强碱性阴离子交换树脂所交换,从而除去热原。

(3)凝胶滤过法:以葡聚糖凝胶(分子筛)为滤过介质,可去除热原。

(4)超滤法:一般用 3.0~15nm 超滤膜除去热原。如超滤膜过滤 10%~15%的葡萄糖注射液可除去热原。

(5)反渗透法:用反渗透法通过三醋酸纤维膜可除去热原。

(6)高温法:凡能经受高温加热处理的容器与用具,如针头、针筒或其他玻璃器皿,在洗净后,于 250℃加热 30 分钟以上,可破坏热原。

(7)酸碱法:玻璃容器、用具可用重铬酸钾硫酸清洗液或稀氢氧化钠液处理,可将热原破坏。

（8）其他方法：采用2次以上湿热灭菌法，或适当提高灭菌温度和时间，或采用微波技术，均可破坏热原。

（六）制备方法

1. 注射用水的制备　详见本书第五章"制药用水"。

2. 注射剂容器的处理　最终灭菌小剂量注射剂使用的容器多为玻璃安瓿，其一般的处理工序为：安瓿检查→切割→圆口→洗涤→干燥→灭菌等。

（1）安瓿的检查：为了保证注射剂的质量，安瓿必须按《中国药典》要求进行一系列的检查，包括物理和化学检查。物理检查内容主要包括：安瓿外观、尺寸、应力、清洁度、热稳定性等；化学检查内容主要有容器的耐酸、碱性和中性检查等。需进行必要的装药试验，以检查安瓿与药液的相容性。

（2）安瓿的切割与圆口：安瓿需先经过切割，使安瓿颈具有一定的长度，便于灌装。切割后的安瓿应瓶口整齐，无缺口、裂口、双线，长短符合要求。切口不好，其颈口截面粗糙，经相互碰撞及洗涤，玻璃碎屑易掉入安瓿内，增加洗瓶的难度，甚至影响药液的澄明度，因此需要圆口。圆口系利用强烈火焰喷烘颈口截面，使熔融光滑。

（3）安瓿的洗涤：安瓿一般使用去离子水灌瓶蒸煮，质量较差的安瓿须用0.1%～0.5%盐酸溶液或0.5%醋酸水溶液，灌瓶蒸煮（100℃、30分钟）热处理。其目的是使得瓶内的灰尘、沙砾等杂质经加热浸泡后落入水中，容易洗涤干净，同时也让玻璃表面的硅酸盐水解及微量的游离碱和金属盐溶解，提高安瓿的化学稳定性。

将蒸煮后的安瓿进行洗涤，大生产多采用喷淋式安瓿洗涤机、气水喷射式安瓿洗涤机或超声波安瓿洗涤机等设备进行处理，洗净后进入下一工序。

（4）安瓿洗涤设备：安瓿作为盛放注射药品的容器，在其制造及运输过程中难免会被微生物及尘埃粒子所污染，为此在灌装药液前安瓿必须进行洗涤，并要求在最后一次清洗时，须采用经微孔滤膜精滤过的注射用水加压冲洗，然后再经灭菌干燥方能灌注药液。目前国内药厂使用的安瓿洗涤设备有3种。

1）喷淋式安瓿洗涤机组：该机组由喷淋机、甩水机、蒸煮箱、水过滤器及水泵等机件组成。喷淋机主要由传送带、淋水板及水循环系统组成（图16-3）。这种生产方式的生产效率高，设备简单，曾被广泛采用，但存在占地面积大、耗水量多、淋洗效果难以保证等缺点。

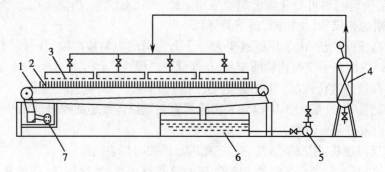

图16-3　安瓿冲淋机

1. 输送带　2. 安瓿盘　3. 多孔喷嘴　4. 过滤器　5. 循环泵　6. 集水箱　7. 电动机

2）气水喷射式安瓿洗涤机组:该机组适用于大规格安瓿和曲颈安瓿的洗涤,是目前水针剂生产上常用的洗涤方法。气水喷射式洗涤机组主要由供水系统、压缩空气及其过滤系统、洗瓶机等三大部分组成。洗涤时,利用洁净的洗涤水及经过过滤的压缩空气,通过喷嘴交替喷射安瓿内外部将安瓿洗净。整个机组的关键设备是洗瓶机。图16-4所示是气水喷射式安瓿洗涤机组的工作原理示意图。

3）超声波安瓿洗涤机组:该机组是国外制药工业近20年来新发展起来的一种利用超声技术清洗安瓿的先进设备,其工作原理如图16-5所示,是利用超声波使浸于清

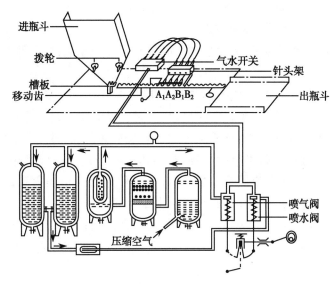

图 16-4 气水喷射式安瓿洗涤机组示意图

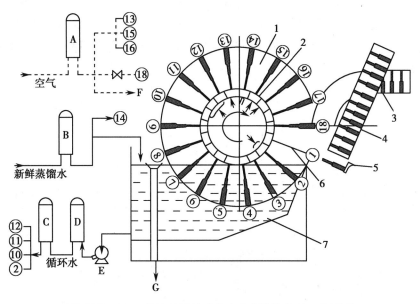

图 16-5 18工位连续回转式超声安瓿洗涤机的工作原理

1. 针鼓转盘 2. 固定盘 3. 出瓶装置 4. 安瓿斗 5. 推瓶器 6. 针管 7. 超声波洗涤槽

A、B、C、D. 过滤器 E. 循环泵 F. 吹除玻璃屑 G. 溢流回收

洗液中的安瓿与液体的接触界面处产生"空化",从而使安瓿表面的污垢因受冲击而脱落,进而达到清洗安瓿的目的。具有清洗洁净度高、清洗速度快等特点,特别是对盲孔和各种几何状物体,洗净效果独特。目前,该机组可分为简易式与回转式超声安瓿洗涤机,其中后者可实现连续自动操作,劳动条件好,生产能力大,尤其适用于大批量安瓿的洗涤,但附属设备较多,设备投资较大。

(5)安瓿的干燥与灭菌:安瓿洗涤后,一般置于120~140℃烘箱内干燥。需无菌操作或低温灭菌的安瓿在180℃干热灭菌1.5小时。大生产中多采用隧道式远红外烘箱和电热隧道灭菌烘箱,温度为200℃左右,有利于安瓿的烘干、灭菌连续化。安瓿干燥灭菌后,应密闭保存,并及时应用。

此外,若生产厂家采用洗灌封生产联动线,则可实现安瓿洗涤、干燥、灭菌等处理工序的自动化。

(6)安瓿干燥灭菌设备:安瓿经淋洗只能去除稍大的菌体、尘埃及杂质粒子,还需通过干燥灭菌法杀灭细菌和去除热原,同时也可对安瓿进行干燥。干燥灭菌设备的类型较多,烘箱是最原始的干燥设备,因其规模小、机械化程度低、劳动强度大,目前大多被隧道式灭菌烘箱所代替,常用的有隧道式远红外烘箱和电热隧道灭菌烘箱。隧道式远红外灭菌烘箱(图16-6)是一种连续式干燥灭菌设备,该设备结构简单、造价低、维修方便、生产能力大,在药品生产中有着广泛的应用。电热隧道式灭菌烘箱(图16-7)是目前最先进的连续式干燥灭菌设备,其优点是自动化程度高,符合GMP生产要求,并能有效提高产品质量和改善生产环境,但造价昂贵,能耗高,维修复杂。

3. 原辅料的准备 由于注射给药途径的特殊性及中药来源、所含成分比较复杂,以药材、饮片投料的需经必要的提取纯化工艺制得提取物,以中药的有效成分、有效部位、提取物直接投料的,需依据半成品(中间体)质量标准进行检验,合格后方可投料。供注射用的辅料必须符合法定标准所规定的各项杂质检查与含量限度,或符合相应的内控标准,检验合格方可使用。

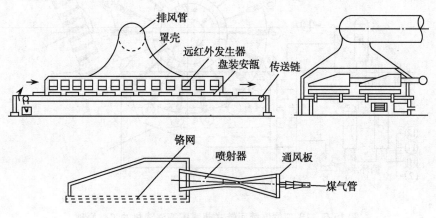

图16-6 隧道式远红外灭菌烘箱结构示意图

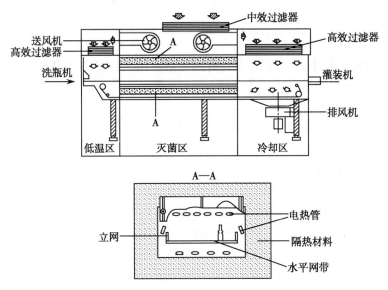

图 16-7　电热隧道式灭菌烘箱结构示意图

配制前,应正确计算原料的用量,称量时应两人核对。以中药的有效成分或有效部位投料时,可按规定浓度或限度计算投料量;以总提取物投料时,可按提取物中指标成分含量限度计算投料量。在注射剂配制后,若在制备过程中(如灭菌过程)药物有效成分的含量易下降,应酌情增加投料量。投料量可按下式计算:

$$中间体实际用量=\frac{(实际灌注量+实际灌注时损耗量)\times 成品标示量\%}{中间体实际含量}$$

4. 注射剂的配制

(1) 配制用具的选择与处理:配液用具必须采用化学稳定性好的材料制成,如玻璃、搪瓷、不锈钢、耐酸耐碱陶瓷及无毒聚氯乙烯、聚乙烯塑料等。一般配制浓的盐溶液不宜选用不锈钢容器,需加热的药液不宜选用塑料容器。常用装有搅拌器的夹层锅配液,以便加热或冷却。配液用具在使用前要用洗涤剂或清洁液处理,洗净并沥干。临用时,再用新鲜注射用水荡洗或灭菌后备用。操作完毕后应及时清洗。

(2) 配制方法:分为浓配法和稀配法两种。浓配法系将全部药物加入部分溶剂中配成浓溶液,加热或冷藏后过滤,然后稀释至所需浓度。此法有利于去除一些溶解度较小的杂质,适用于原料质量一般的注射剂的配制。稀配法系将全部药物加入所需溶剂中,一次配成所需浓度,再行过滤。此法适用于原料质量好的注射剂的配制。

由于中药成分复杂,虽经提取精制,但仍然残存一些杂质,常采用浓配法。一般在配液时采用吸附法、热处理与冷藏(即先加热至100℃,再冷却至0~4℃)等方法去除杂质。

在吸附法中,常用的吸附剂如活性炭、滑石粉等,在水溶液中除能吸附树脂、鞣质、色素等杂质,还可改善注射剂的澄明度,尚有助滤作用。热处理与冷藏法亦称变温法,某些如树脂、鞣质等高分子杂质在水中呈胶体状态,不易凝聚和沉淀,经加热处理,可破坏其胶体状态而使之凝聚,再进行冷藏,降低其动力学稳定性,使沉淀析出,即可滤除杂质。一般使用方法是在药液中加入0.1%~1%的针用活性炭(使用前应在150℃

干燥3~4小时),加热煮沸一定时间,适当搅拌,然后置0~4℃冷藏适当时间,滤过。在使用过程中,需注意活性炭在酸性溶液中吸附作用较强,在碱性溶液反而易脱吸附,使杂质增加,同时也会吸附一些化学成分如生物碱、苷类、有机酸等,导致有效成分损失。滑石粉吸附力较小,但对胶体有良好的分散作用,临用前应在115℃活化1小时。纸浆也具有一定的助滤和脱色作用。

配制油性注射剂时,常将注射用油先经115℃干热灭菌1~2小时,冷至主药熔点以下20~30℃时趁热配制,待油温降至60℃以下,滤过。但滤过温度不宜太低,否则会因黏度增大,导致滤过困难。

药液配制后,应进行半成品质量检查,检查项目主要包括pH、相关成分含量等,检查合格后方可进一步滤过和灌封。

5. 注射剂的滤过 滤过是保证注射剂澄明的关键操作,一般分为初滤和精滤。如药液中沉淀物较多,加活性炭处理的药液,须初滤后方可精滤,以免沉淀堵塞滤孔。在注射剂生产中,一般采用二级过滤,先将药液用常规的滤器如砂滤棒、垂熔玻璃漏斗、板框压滤器或加预滤膜等办法进行预滤后才能使用滤膜过滤。

6. 注射剂的灌封

(1) 灌装方法:滤液经检查合格后进行灌装和封口,即灌封,可分为手工灌封和机械灌封两种。手工灌封因生产效率低现已经被淘汰,而药厂多采用全自动灌封机。其大致由空安瓿加瓶斗、进瓶转盘、传动齿板、装量控制器、灌液针头、火焰熔封灯头、拉丝钳等组成。

在灌装药液前,先试装若干支安瓿,经检查合格后再行灌装;要求灌装时灌注针头及药液不得碰到安瓿瓶口,灌注量应比标示量稍多,以弥补瓶壁黏附及用药时针头吸留的损失。对于易氧化药物溶液的灌注,需向安瓿中通入惰性气体如氮气、二氧化碳等,以取代安瓿中的空气。对于装量为1~2ml的安瓿,一般要求先灌注后通气;对于装量为5ml以上的安瓿,则先通气后灌注药液,最后再通气,以尽可能排尽安瓿内的残余空气。

安瓿封口要求严密、不漏气,顶端圆整光滑,无尖头、泡头、瘪头和焦头。封口方法有拉封与顶封两种,其中拉封对药液的影响更小,应用更广泛。

(2) 灌装设备:注射剂灌封是注射剂装入容器的最后一道工序,也是注射剂生产中最重要的工序。因此,灌封设备的合理设计及正确使用会直接影响注射剂产品质量的优劣。

安瓿的灌封操作可在安瓿灌封机上完成。为满足不同规格安瓿灌封的要求,灌封机有1~2ml、5~10ml和20ml 3种机型。根据安瓿排整、灌注、充氮和封口等灌封的一般工艺过程,安瓿灌封机一般包括传送、灌注和封口等部分,以完成安瓿灌封的各个工序操作(图16-8)。

1) 传送部分:该部分功能是在一定的时间间隔(灌封机工作周期)内,将定量的安瓿按一定的距离间隔排放于灌封机的传送装置上,并由传送装置输送至灌封机的各工位,完成相应的工序操作,最后将安瓿送出灌封机。

2) 灌注部分:该部分功能是将规定体积的药液注入安瓿中,并向瓶内充入氮气,以提高药液的稳定性。灌注部分主要由凸轮杠杆装置、吸液灌液装置和缺瓶止灌装置组成。

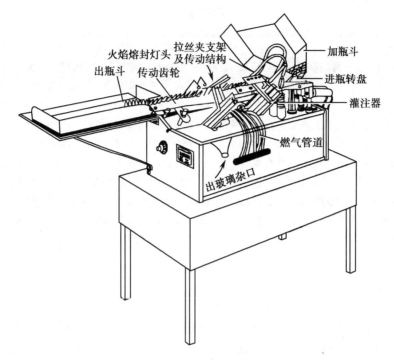

图 16-8 安瓿灌封机示意图

3）封口部分：该部分功能是用火焰加热已灌装药液的安瓿颈部，待其熔融后，采用拉丝封口工艺使安瓿密封。主要由压瓶装置、加热装置和拉丝装置组成。

（3）安瓿洗灌封联动线：前述水针剂安瓿的清洗、灌注、封口等设备都是在不能密闭或不能完全密闭的单机设备上完成的，这种生产方式容易造成产品的污染或混淆。目前，新型水针剂洗灌封生产联动线实现了水针剂生产过程的密闭、连续以及关键工位的单向流保护，具有设备紧凑、生产能力高、符合 GMP 要求、产品质量高等优点，主要由安瓿超声波清洗机、烘干灭菌机和安瓿灌封机 3 台单机组成，使我国的水针剂生产水平跨上了一个新的高度（图 16-9）。

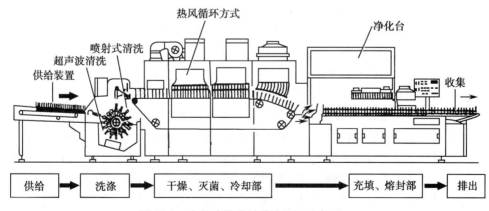

图 16-9 安瓿洗烘灌封联动机组示意图

知识链接

吹-灌-封技术

吹塑、灌装、密封(简称吹-灌-封,BFS)设备是一种可连续操作,将热塑性材料吹制成容器并完成灌装和密封的全自动机器。该技术为先进的无菌处理技术之一,其基本生产过程为:挤出→吹瓶→灌装→封口→模具打开。该设备的每台设备一般都将在线清洁(CIP)和在线灭菌(SIP)整合在系统中。用于生产非最终灭菌产品的吹灌封设备本身应装有 A 级空气风淋装置,人员着装应符合 A/B 级区的式样,该设备可安装在洁净度至少为 C 级的环境中。在静态条件下,此环境的悬浮粒子和微生物均应达到标准,在动态条件下,此环境的微生物应达到标准。用于生产最终灭菌产品的吹灌封设备至少应安装在 D 级环境中。因吹-灌-封技术的特殊性,应特别注意设备的设计和验证、在线清洁和在线灭菌的验证及结果的重现性、设备所处的洁净区环境、操作人员的培训和着装,以及设备关键区域内的操作,包括灌装开始前设备的无菌装配。

7. 注射剂的灭菌与检漏

(1) 灭菌:除采用无菌操作生产的注射剂外,一般注射剂在熔封后,安瓿应立即进行灭菌,一般注射剂从配液到灭菌不应超过 12 小时。灭菌方法与灭菌时间应根据药物的性质来选择,既要保证灭菌效果,又要保证注射剂的稳定性,必要时可采取几种灭菌方法联合使用。在避菌条件较好的情况下生产的注射剂可采用流通蒸气灭菌,一般 1~5ml 安瓿常用100℃ 30 分钟;10~20ml 安瓿常用100℃ 45 分钟灭菌。要求按灭菌效果 $F_0>8$ 进行验证。

(2) 检漏:灭菌后的安瓿应立即进行漏气检查。一般采用灭菌和检漏结合的两用灭菌锅。待灭菌结束,打开锅门,用冷水喷淋安瓿使温度降低,然后关紧锅门并抽气,漏气安瓿内气体亦被抽出,再加入有色溶液(0.05% 曙红或亚甲蓝)并盖没安瓿。缓缓放入空气并开启锅门,用热水淋洗安瓿,然后将因安瓿内负压状态而吸入有色溶液的漏气安瓿剔除。也可将灭菌后的安瓿趁热浸入有色溶液中,当冷却时,由于漏气安瓿内部压力降低而吸入有色溶液,使药液染色而被检出。

(3) 灭菌、检漏设备:目前,国内注射剂生产多采用湿热灭菌。湿热灭菌是利用饱和水蒸气或沸水来杀灭细菌。真空检漏步骤为:将安瓿置于 0.09MPa 真空度的真空密闭容器中至少 15 分钟,然后,向容器内灌注有色溶液,将安瓿全部浸没,有色溶液将渗入封口不严密的安瓿内部,使药液染色,从而检出不合格的安瓿。目前多采用大型卧式热压灭菌箱(图 16-10)。

8. 注射剂的灯检 对安瓿进行澄明度检查是确保针剂质量的又一个关键工序。在针剂生产过程中,难免会带入一些异物,如未滤除的不溶物、容器或滤器的剥落物以及空气中的尘埃等,这些异物一旦随药液进入人体,即会对人体产生不同程度的伤害,因此必须对安瓿进行澄明度检查,将含有异物的不合格安瓿剔除出去。目前国内的针剂生产厂大多采用人工目测法对安瓿进行澄明度检查。该法使用的光源为 40W 的日光灯,工作台及背景为不反光的黑色(检查有色异物时用白色)。检查时,将待检安瓿置于检查灯下距光源约 200mm 处,轻轻摇动安瓿,目测药液内有无异物微粒。人工目测法设备简单,但劳动强度大,眼睛极易疲劳,检出效果差异较大。

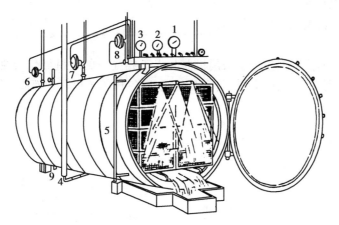

图 16-10　灭菌检漏两用灭菌锅
1. 温度表　2. 压力表　3. 真空表　4. 蒸汽管　5. 水位计
6. 自来水阀　7. 射水阀　8. 抽气阀　9. 自来水出口

为克服人工目测法的不足,国内外已开发出多种安瓿澄明度检查仪(图 16-11)。其原理是利用旋转的安瓿带动药液旋转,当安瓿突然停止旋转时,药液因惯性会继续旋转一段时间。在安瓿停止旋转的瞬间,用光束照射安瓿,此时在背后的荧光屏上会同时出现安瓿和药液的图像。再通过光电系统采集运动图像中微粒的大小和数量信号,从而检查出含有异物的不合格安瓿,并将其剔除出去。与人工目测法相比,澄明度检查仪具有较好的检测效果。此外,澄明度检查仪还具有结构简单、操作和维修方便、劳动强度低、检出率高等优点。缺点是对有色安瓿的灵敏度很低。

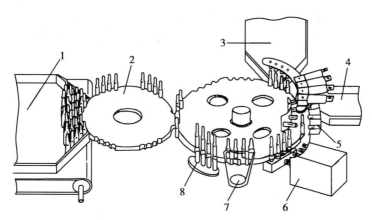

图 16-11　安瓿澄明度光电自动检查仪的主要工位示意图
1. 输瓶盘　2. 拨瓶盘　3. 合格贮瓶盘　4. 不合格贮瓶盘　5. 空瓶、药液量过少检查　6. 异物检查　7. 转瓶　8. 顶瓶

9. 注射剂的印字　印字内容包括品名、规格、批号等,以免产品之间发生混淆。目前国内药厂已淘汰手工印字和简单的机械印字,多采用的是由开盒机、印字机、贴签机和捆扎机等 4 个单机联动而成的半机械化安瓿印包机,提高了安瓿的印包效率。

10. 注射剂的包装与贮藏 经检验合格的注射剂,应及时印字和包装,整个过程包括安瓿印字、装盒、加说明书、贴标签等工序。印字后的安瓿即可装入纸盒内,盒外应贴标签。

目前,我国的注射剂生产多采用机器与人工相配合的半机械化安瓿印包生产线,该生产线通常由开盒机、印字机、装盒关盖机、贴签机等单机联动而成,其流程如图16-12 所示。

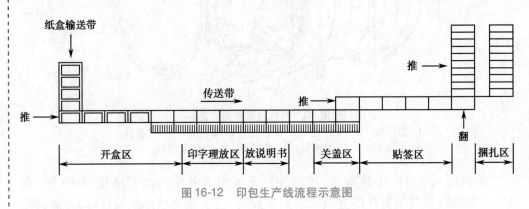

图 16-12 印包生产线流程示意图

四、生产过程中可能出现的问题与解决办法

中药注射剂在生产过程中可能出现澄明度不合格、稳定性不合格、刺激性太大、疗效不稳定以及溶血反应等问题,其中最常见的是灭菌后或贮存过程中产生混浊、沉淀、乳光等澄明度不合格现象。一般解决办法如下:

1. 采用适当的提取与纯化工艺,在保留有效成分或有效部位的情况下,尽可能除掉中药提取液中的鞣质、淀粉、树脂、果胶、树胶、黏液质、色素等杂质。

2. 中药提取液灌装封口之前,可采取热提冷藏工艺,提高制剂的澄明度和稳定性。

3. 加入适当的附加剂。如增溶剂与助溶剂,可明显改善注射剂的澄明度;调节适当的 pH,增加成分的溶解性,改善药物的刺激性;在生产过程中,可充入氮气、加入亚硫酸氢钠等还原剂或金属络合剂等,提高制剂的稳定性;过滤过程中可加入适当的助滤剂。

4. 采用超滤、半仿生提取、生物酶解、膜分离、大孔树脂吸附等新技术与新方法。

五、注射剂生产技术的成本核算

1. 收率 水针剂的单批量总收率可用下列任一方法计算:

$$总收率(\%) = \frac{经包装后单批实际产出的合格安瓿数}{配液时计算的理论产安瓿数} \times 100\%$$

能测定水针剂某成分含量时:

$$总收率(\%) = \frac{单批产出合格安瓿数 \times 每支中某成分}{配液总体积(或质量) \times 含量} \times 100\%$$

2. 安瓿损耗率 安瓿易碎,经过有关的工序后,总损耗率的计算如下:

$$单批安瓿总损耗率(\%)=\left(1-\frac{经包装后单批实际产出的合格安瓿数}{单批投入总安瓿数}\right)\times100\%$$

3. 水针剂的单耗 主药、辅料、油墨、纸盒等材料的单位消耗往往折合成单位产品产量的物料消耗(例如每1万支安瓿的单耗)。

$$主药单耗=\frac{单批主药投入量(kg)}{经包装后单批实际产出合格安瓿数}$$

其他材料的单耗与主药单耗的计算方法一样。能量也可折算成单位消耗,如水、电、水蒸气等,按月、季、年来折算更加实际一些,如:

$$某个时期的用电量的单耗=\frac{该时期生产线的总用电量(度)}{该时期合格产品总数(万支)}$$

生产技术经济指标不只是上述3种,进行产品的生产时一定要将生产操作原始记录中的数据经计算转变为有可比性的生产技术经济指标。

六、工艺过程的关键步骤及控制参数

注射剂生产工艺过程的关键步骤及控制参数见表16-5。

表16-5 注射剂生产工艺过程的关键步骤及控制参数

工序	关键工艺参数	控制指标
洗瓶	洗涤时间;干燥时间;灭菌温度	外观,无菌度,洁净度
配液	溶剂供应;原辅料的批量;配制环境的洁净度;原辅料加入顺序;搅拌时间;搅拌温度;调节 pH	中间控制实验室数据,pH,含量等
过滤	过滤方法;滤材孔径;过滤压力;过滤温度;活性炭用量	压力,温度,澄明度,pH,色泽,含量等
灌封	药液从稀配到灌装结束不宜超过具体规定的时限;半成品的装量与澄明度;灌装速度;半成品的微生物污染水平;充氮及抽真空性能;灌装后产品密封的完好	灌装过程中最长时限,灌装速度,装量差异
灭菌	配制到灭菌的时间;灭菌的时间、温度、压力	时间,温度,压力,F_0,无菌度,热原,澄明度

第三节 输 液 剂

一、输液剂生产车间环境要求

输液剂又称为大容量注射剂,是指由静脉输入体内的大剂量注射剂,通常一次给药在 100ml 以上。

输液剂可分为:①电解质输液,如氯化钠注射液、复方氯化钠注射液、乳酸钠注射液等;②营养输液,如葡萄糖注射液、氨基酸注射液、脂肪乳注射液等;③胶体输液,如右旋糖酐注射液、聚明胶肽注射液等;④含药输液,如甲硝唑输液、苦参碱输液等。

输液剂是注射剂的一个分支,它直接进入血液循环,且使用剂量大,故质量要求高,生产工艺等也与小容量注射剂有部分区别。输液剂无菌、无热原及可见异物这三项,较小容量注射剂要求更高,pH 应力求接近人体血液的 pH,渗透压应为等渗或偏高渗,生产过程中不得添加任何抑菌剂,使用过程中应无毒副作用,不会引起过敏反应或血象的任何变化,不损害肝脏。

根据《药品生产质量管理规范》(2010 年修订)及其附录的规定,输液剂生产车间环境要求可参考本章第二节表 16-2 中的示例进行操作。输液剂的灌封生产车间环境要求应达到 C 级背景下的局部 A 级。

二、工艺流程图

目前,输液剂主要有玻璃瓶、塑料瓶与塑料袋 3 种包装形式,制备工艺流程见图 16-13 ~ 图 16-15。

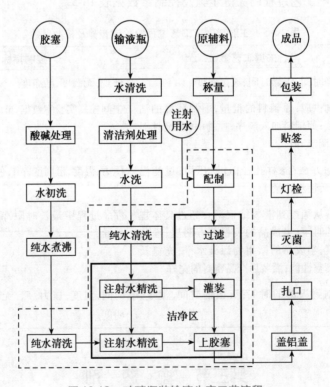

图 16-13 玻璃瓶装输液生产工艺流程

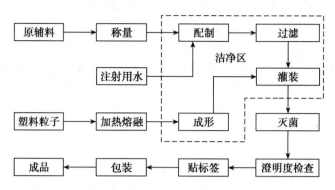

图 16-14　塑料瓶装输液生产工艺流程

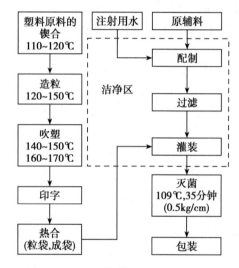

图 16-15　塑料袋装输液生产工艺流程

三、制备方法

（一）原辅料的质量要求

输液的药物原料及辅料必须符合《中国药典》现行版质量标准,为优质注射用原料,配制输液必须采用新鲜的注射用水,并严格控制热原、pH 和铵盐。输液配制时,通常加入活性炭,活性炭必须采用一级针用活性炭。

（二）输液包装材料及其处理

1. 输液容器及其处理　目前输液容器主要包括玻璃瓶、塑料瓶和塑料袋 3 种形式。

（1）玻璃瓶:是最传统的容器,由硬质中性玻璃制成,具有透明度好,热稳定性优良,耐高温、高压,气密性好等优点,适合盛装酸性、中性液体;缺点为重量大,易破损,不利于运输,口部密封性差等。

玻璃瓶输液容器洗涤是否洁净,对药液可见异物影响较大。一般洗瓶是水洗与碱洗法相结合,碱洗法是用 2% 氢氧化钠溶液（50～60℃）冲洗,也可用 1%～3% 的碳酸钠溶液,由于碱对玻璃有腐蚀作用,故碱液与玻璃接触时间不宜过长（数秒内）。对输液瓶质量不好或对输液瓶清洗要求更高时,可采用硫酸重铬酸钾清洁液洗涤效果较好,因为它既有强力的消灭微生物及热原的作用,还能对瓶壁游离碱起中和作用。

（2）塑料瓶:塑料瓶一般采用聚丙烯（PP）和聚乙烯（PE）材料生产,现已广泛使用。此种输液瓶具有重量轻、不易碎、耐碰撞、运输便利、无毒、化学稳定性好等优点,且生产自动化程度高,制瓶与灌封在同一设备上完成,一次成型,被污染的机会减少,装入药液后口部密封性好、无脱落物。缺点是瓶体透明性不如玻璃瓶,有一定的变形性、透气性等。

（3）塑料袋:塑料袋输液容器的材质分为PVC软袋和非PVC软袋2种,自20世纪70年代起,欧美国家开始用PVC软塑料袋替代塑料瓶,但在使用中发现PVC的增塑剂（DEHP）会逐渐迁移进入输液,对人体产生毒害。因此,在90年代以后,又禁止生产PVC输液软塑料袋。目前上市的非PVC新型输液软塑料袋是当今输液体系中较理想的输液形式,所用材质为聚烯烃多层共挤膜,不含任何对人体有害的增塑剂,机械强度高、表面光滑、惰性好、能够阻止水气渗透,对热稳定,可在121℃高温蒸汽灭菌,不影响透明度。目前国内非PVC输液软袋的膜材主要依赖进口,生产成本较高。

塑料材质的瓶型和袋型输液容器其原料优质、成型环境洁净级别高,无需清洗处理,在成型后可立即进入灌封工序供灌装药液使用。

2. 胶塞及其处理　输液瓶所用橡胶塞对输液的质量影响很大,因此对橡胶塞有严格的质量要求,天然胶塞由于气密性、抗老化能力差等缺点已经被淘汰,目前使用的是合成橡胶塞,其中合成的丁基胶塞以其优良的气密性和化学稳定性被广泛使用。为保证胶塞质量,国家药品监督管理部门也相继颁布了一系列注射剂用丁基胶塞的相关标准,对胶塞的各项技术要求如瓶塞尺寸、穿刺力、穿刺落屑、瓶塞容器密合性、自密封性、化学性能、生物性能等均作出了详细规定。药用丁基胶塞在使用时应注意:应在洁净区域打开包装。采用注射用水进行清洗,清洗次数不宜超过2遍,最好采用超声波清洗,清洗过程中切忌搅拌,应尽可能地减少胶塞间的摩擦。干燥灭菌最好采用湿热灭菌法,121℃、30分钟即可。如果条件不允许湿热灭菌,只能干热灭菌,则时间最好不要超过2个小时。在胶塞干燥灭菌的过程中,应尽量设法减少胶塞间的摩擦。

知识链接

卤化丁基胶塞

国际上根据洁净度把卤化丁基胶塞分为4类,这4种卤化丁基胶塞在炼胶、硫化和冲切工序中的生产工艺都是相同的,只是在清洗时根据产品的不同而有所调整。①需洗涤的卤化丁基胶塞:这类胶塞在使用前需要用清洗剂和大量清洗用水进行清洗和用二甲基硅油进行硅化,根据使用情况直接灭菌、烘干,然后封装药品,或者直接封装药品最后进行终端灭菌,目前国内、国际上很少使用。②需漂洗的卤化丁基胶塞:这类胶塞是目前国内常用的胶塞种类,这类胶塞在使用前只需用少量热水漂洗即可使用,或灭菌、烘干,或终端灭菌。③只需灭菌的卤化丁基胶塞:又叫待灭菌胶塞或免洗胶塞,国际上通用名称是RFS。此类胶塞采用的是专用的RFS袋进行包装,药厂能够直接灭菌使用。④即用卤化丁基胶塞:又叫待用胶塞,简称RFU。此类胶塞是洁净度等级"最高"的胶塞,它包含了RFS胶塞的全部要求,而且经过提前的灭菌过程,并保持无菌状态。

3. 隔离膜及其处理 我国规定使用合成橡胶塞,如丁基橡胶塞,具备诸多优异的物理和化学性能,符合药品对瓶塞材料的质量要求。但一些活性比较强的药物,如头孢菌素类药物、治疗性输液以及中药注射剂等,仍然可能和丁基胶塞发生反应。故有的生产企业在胶塞与药液间仍然衬垫隔离膜。目前国内使用的隔离膜主要是涤纶膜,其理化性质稳定,耐酸、耐热性好,有一定机械强度,使用前用乙醇浸泡或在纯化水中于112~115℃热处理30分钟,临用前用滤清的注射用水动态漂洗。使用隔离膜降低胶塞与瓶口的密闭性、增加制剂被污染的几率、增加了生产成本,因此在生产中尽量不选择使用隔离膜。

（三）输液的配制

输液的配制,可根据原料质量好坏,分别采用稀配法和浓配法,但多数输液采用浓配法,其操作方法与注射剂的配制相同,即先配成浓溶液,滤过后再加新鲜注射用水稀释至所需浓度。如原料质量很好也可采用稀配法。配制用容器、滤过装置及输送管道,必须认真清洗,使用后应立即清洗干净,并定时进行灭菌。配制输液时所使用的活性炭用量应视品种而异,活性炭有吸附热原、杂质和色素的作用,并可作助滤剂,通常活性炭分次吸附较一次吸附好。

（四）输液的滤过

输液剂的滤过方法、滤过装置等均与同注射剂相同。通常采用板框式过滤器(或砂滤器)、垂熔玻璃滤器、微孔滤膜滤器等加压三级滤过装置进行滤过。一般板框式过滤器或砂滤器起预滤或初滤作用,垂熔玻璃滤器和微孔滤膜起精滤作用,精滤用微孔滤膜目前常用孔径为 $0.65\mu m$ 或 $0.8\mu m$。预滤或初滤时,可加入活性炭,过滤过程中,不要随便中断,以免冲动滤层,影响过滤质量。加压滤过既可以提高滤过速度,又可以防止滤过过程中的外界空气和产生的杂质或碎屑污染滤液,对高黏度药液可采用较高温度滤过。

（五）输液的灌封

药液滤过以后,经澄明度检查合格即可灌封。玻璃瓶输液的灌封由药液灌注、塞丁基胶塞、轧铝盖等三步组成,有的需加隔离膜。滤过和灌装均应在持续保温(50℃)条件下进行,并尽可能地使药液处在密闭环境中或控制药液暴露在空气中的时间,以防止微生物、粉尘的污染。灌封要按照操作规程连续完成,目前药厂生产多用旋转式自动灌封机、自动翻塞机、自动落盖轧口机完成整个灌封过程,实现联动化机械化生产。

目前有全自动吹灌封设备,可将热塑性材料吹制成容器并连续进行灌装、密封(简称吹-灌-封)操作,用于塑料材质包装的静脉输液生产。

（六）输液的灭菌

灌封后的输液应立即灭菌,从配制到灭菌的时间,一般不超过4小时,以减少微生物污染繁殖的机会。输液通常采用热压灭菌,灭菌条件为121℃×15min 或116℃×40min。近年来,有些国家规定,对于大输液灭菌要求 F_0 值大于8分钟,常用12分钟。塑料袋装输液常采用109℃、45分钟灭菌,且具有加压装置以免爆破。

课堂互动

输液剂与小容量注射剂有什么区别？

四、生产过程中可能出现的问题与解决办法

（一）存在的问题

1. **可见异物与微粒的问题**　注射剂中常出现的可见异物与微粒主要有炭黑、碳酸钙、氧化锌、纤维素、纸屑、黏土、玻璃屑、细菌和结晶等。产生的原因主要有：

（1）原辅料质量问题：原辅料质量对澄明度影响较显著，如注射用葡萄糖有时含有水解不完全糊精、少量蛋白质、钙盐等杂质；氯化钠中含有较高的钙盐、镁盐和硫酸盐等杂质；氯化钙中含有较多的碱性物质；这些杂质的存在，可使输液产生乳光、小白点、混浊。脱色用活性炭杂质含量多，不仅影响输液的可见异物检查指标，而且还影响药液的稳定性。

（2）输液包装材料质量问题：如胶塞与输液容器质量不好，在长期储存中会有杂质脱落而污染药液，输液中发现的小白点主要是钙、镁、硅酸盐与铁等物质，这些物质主要来自橡胶塞和玻璃输液容器。聚氯乙烯输液袋的增塑剂二乙基邻苯二甲酸酯（DEHP），也会形成对人体有危害的微粒。

（3）生产工艺及操作的问题：车间空气洁净度没有达标，包装材料洗涤不净，滤器选择不恰当，过滤与灌封操作未严格遵守 SOP，工序安排不合理等都会增加澄清度的不合格率。

（4）医院输液操作及静脉滴注装置的问题：医院无菌操作不严、静脉滴注装置不净或不恰当的输液配伍都可引起严重的输液反应甚至医疗事故。

2. **染菌问题**　输液染菌的主要原因是生产过程中严重污染、灭菌不彻底、瓶塞松动、漏气等。输液染菌后会出现混浊、霉团、云雾状、产气等染菌现象，也有些即使含菌数很多，但外观上没有任何变化。如果使用这种输液，将引起脓毒症、败血病、热原反应内，甚至死亡。

在输液的制备过程中染菌越严重，耐热芽孢菌类污染的机会就越多，不仅对灭菌造成很大压力，而且输液多为营养物质，细菌易于滋长繁殖，即使经过了灭菌，但大量的细菌尸体存在，也能引起发热反应。因此，最根本办法是尽量减少生产过程中的污染，同时还要严格灭菌，严密包装。

3. **热原反应**　在临床上使用输液时，热原反应时有发生，关于热原的污染途径和防止办法在本章第二节已有详述。但使用过程中的污染引起的热原反应，所占比例不容忽视。

（二）解决的办法

1. 严格控制原辅料与包装材料的质量。

2. 尽量减少制备生产过程中的污染。采取合理安排工序、加强工艺过程管理、空气单向层流净化、微孔滤膜滤过、联动化生产、严格灭菌条件、严密包装等措施，提高输

液剂的澄明度。

3. 在使用过程中尽量使用全套或一次性输液器,在输液器中安置终端过滤器(0.8μm孔径薄膜),输液器出厂前进行灭菌,可显著降低使用过程中微粒污染。

五、输液剂生产技术的成本核算

(一) 收率

1. 输液剂生产各工序的分步收率

$$输液剂某工序收率(\%) = \frac{实际得到中间产品量(kg)}{实际投入原辅料量(kg)} \times 100\%$$

2. 输液剂总收率

$$输液剂总收率(\%) = \frac{实得输液剂量(瓶) \times 主药含量(克/瓶)}{主药投料量(kg) \times 含量 \times 1000} \times 100\%$$

输液剂总收率与各工序分步收率的关系为:

$$输液剂总收率(\%) = 第一工序分步收率(\%) \times 第二工序分步收率(\%) \times \cdots \times 最后工序分步收率(\%)$$

(二) 单耗

如:

$$原辅料单耗(kg/千瓶) = \frac{总投入原辅料量(kg)}{成品入库量(千瓶)}$$

六、工艺过程的关键步骤及控制参数

输液剂生产的关键步骤及控制参数见表 16-6。

表 16-6　输液剂生产的关键步骤及控制参数

工序	关键工艺参数	控制指标
包装材料的处理	洗涤时间;干燥时间;灭菌温度	外观,无菌度,洁净度
配液	溶剂供应;原辅料的批量;配制环境的洁净度;原辅料加入顺序;搅拌时间;搅拌温度;调节 pH	中间控制实验室数据,pH,含量等
过滤	过滤方法;滤材孔径;过滤压力;过滤温度;活性炭用量	压力,温度,澄明度,pH,色泽,含量等
灌封	药液从稀配到灌装结束不宜超过具体规定的时限;半成品的装量与澄明度;灌装速度;半成品的微生物污染水平;充氮及抽真空性能;灌装后产品密封性	灌装过程中最长时限,灌装速度,装量差异
灭菌	配制到灭菌的时间;灭菌的时间、温度、压力	时间,温度,压力,F_0,无菌度,热原,澄明度

第四节 典型生产实例

项目名称一 白花蛇舌草注射液的制备

【目的】

1. 建立注射剂的生产情景。

2. 将白花蛇舌草的提取物（中间体）加工制成最终灭菌小容量注射剂。

3. 学会安瓿处理、配制、灌封、灭菌与检漏等工序的主要用具和设备的使用、操作步骤,并掌握操作要点。

【处方】

白花蛇舌草提取物（中间体）	相当于原药材 100 000g
聚山梨酯-80	1000g
亚硫酸氢钠	100g
氢氧化钠	160g
注射用水	适量
制成	100 000ml

【功能与主治】 清热解毒,利湿消肿。用于湿热蕴毒所致的呼吸道感染,扁桃体炎,肺炎,胆囊炎,阑尾炎,痈疖脓肿及手术后感染,亦可用于癌症辅助治疗。

【操作步骤】

1. 生产前准备

（1）接受生产任务。

（2）领料:领取生产的原辅料,办理物料交接手续,并签字记录。

（3）注意严格执行各项目《岗位标准操作规程》《仪器使用、维护保养及检修标准操作规程》及《白花蛇舌草注射液工艺规程》。

2. 理瓶

（1）领取安瓿。

（2）将安瓿放于摆选瓶操作架上,检查盒内有无破损的安瓿,如果有,取出放于摆选瓶操作架旁边的废弃物桶中。

（3）重复（2）操作至周转盘中,摆满后放于周转车上。

（4）将周转车送入洗烘瓶室,经洗烘瓶岗位操作工检查质量、核对数量,确认无误后,将周转盘整齐摆放于洗瓶机进瓶斗旁边的物料架上,再将洗烘瓶岗位操作工撤下的空周转盘装上周转车送回摆选瓶室。

（5）重复操作至摆选瓶操作完成后,数清破损的安瓿,做好生产记录;对未摆安瓿,由安瓿处理工序班长填写货位卡,注明结存量。

（6）接到灌封工序灌封岗位操作工取剩余安瓿的通知后,进入走廊,执行传递窗标准操作规程,将传递窗内周转盘搬回摆选瓶室,单独存放于指定位置。

3. 洗、烘瓶

（1）接收安瓿处理工序摆选瓶岗位操作工送交的安瓿,检查,核对。

（2）开启洗瓶机,检查水压表和空气压力表,达到要求后开始洗瓶。

（3）开启隧道灭菌烘箱,预热达到规定温度进行烘瓶操作,达到时间后,按到传送链开关,将烘箱内安瓿传递给灌封工序灌封岗位操作工。

（4）反复操作直至洗烘瓶操作结束,计算破损的安瓿,做好批生产记录。

4. 称量

（1）领辅料:共同核对所需辅料的品名、物料编号、物料批号、重量,以及合格证是否在规定的有效期内,确认无误后,签字。

（2）称量:按处方量称取聚山梨酯、亚硫酸氢钠、氢氧化钠及活性炭适量。

5. 配液、浓配

（1）领取白花蛇舌草提取物(中间体)和上批尾料。核对无误后,签字。

（2）粗滤

1）安装滤纸和滤板。

2）滤过:将药液抽滤到浓配罐中。用不锈钢舀取一些滤液倒入试管中,检查滤液的澄明度。

（3）浓配

1）将上批尾料倒入浓配罐中,向浓配罐中加入注射用水至处方总量的50%,关闭罐盖,打开搅拌桨开关,充分搅拌药液后,打开罐盖。

2）将称量岗位操作工送交的针用活性炭加到药液中,关闭罐盖,打开搅拌桨开关,充分搅拌药液后,关闭搅拌桨开关。

3）打开总蒸气阀和浓配罐蒸气阀,将药液煮沸,调整蒸气压力,恒温（80℃）灭菌30分钟。

（4）脱炭过滤

1）安装脱炭用滤芯。

2）滤过:抽滤,反复更换滤芯至结束。

6. 配液、稀配

（1）准备过程:接收称量岗位操作工送交的辅料（氢氧化钠、亚硫酸氢钠、聚山梨酯-80）,核对确认无误后,将辅料拿到稀配室。

（2）配制氢氧化钠溶液（40%）。

（3）制备聚山梨酯-80溶液。

（4）稀配

1）打开搅拌桨开关和稀配罐盖,在搅拌情况下分次加入40%氢氧化钠溶液400ml,调 pH 至6.5～7.0。

2）检查聚山梨酯-80溶解情况,如果溶解不完全,继续搅拌直至溶解完全;如果溶解完全,将其在不锈钢棒不断搅拌的情况下缓慢加入正在搅拌的稀配罐中。

3）在搅拌情况下缓慢向稀配罐中加入亚硫酸氢钠溶液。

4）在搅拌情况下向稀配罐中加注射用水至100L。由液位计测药液的体积,做好批生产记录。

5）通知化验室取样员取样。

6）将检验合格的药液用 0.22μm 过滤器进行过滤,滤后药液经管道送入 100L 贮罐中,填写物料交接单备用。

(5) 物料平衡率计算。按《物料平衡管理规程》要求进行平衡率计算,若发生偏差,要按《偏差处理程序》做偏差分析处理。

7. 灌封

(1) 生产前准备。

(2) 接选安瓿和接收药液。

(3) 点燃喷枪,调节助燃气减压稳压阀,缓缓打开助燃气阀,将火头调节好。

(4) 打开高位槽放料阀,使药液流到灌液管中,排灌液管中药液并回收。

(5) 调试好灌装量。

(6) 熔封

1) 打开启动按钮,对灌装药液后的安瓿进行熔封,调整助燃气阀,使封口完好。

2) 直至出现很少的问题(剂量不准确、封口不严、出现鼓泡、瘪头、焦头)时,开始灌封。

3) 随时向进瓶斗中加安瓿,随时检查灌封的装量和熔封效果,对装量和熔封不合格的安瓿,取出单独存放于周转盘中回收。

4) 对炸瓶时溅出的药液,及时用不锈钢盆中的擦布擦干净,停机对炸瓶附近的安瓿进行检查。

(7) 用周转盘接中间产品:反复操作直至灌封结束,将装量和熔封不合格的药液回收,做好记录,未用的安瓿送交摆选瓶岗位操作工。

(8) 物料平衡率计算:生产结束,对灌封工序按《物料平衡管理规程》要求进行平衡率计算,若发生偏差,要按《偏差处理程序》做偏差分析处理。

8. 灭菌

(1) 打开检漏灭菌柜的前门,将灭菌架从检漏灭菌柜内沿轨道拉到灭菌车上,再将不锈钢网从灭菌架上取下来,放于旁边的操作架上。

(2) 取中间产品,排列、检选,转移,灭菌检漏。按标准操作规程进行灭菌检漏操作,直至达到规定时间。操作完毕后待内室压指示为 0MPa 后可开门取出药品。

(3) 物料平衡率计算:生产结束,对灭菌工序按《物料平衡管理规程》要求进行平衡率计算,若发生偏差,要按《偏差处理程序》做偏差分析处理。

9. 灯检

(1) 准备过程:领取中间产品,凭中间产品递交单,逐盘核对中间产品的品名、规格、生产批号、数量,确认无误后签字。

(2) 灯检:右手拿起夹子,用力使夹子张开后伸到周转盘中,夹起 10~15 支中间产品,拿到灯检架前面荧光灯旁边。将夹子从上向下振动一次后迅速返回原位置,轻轻振动夹子,使药液流动,眼睛距离安瓿 25cm,逐支检查药液中有无异物和炭化点,药液装量是否合格,重复操作 3 遍。

(3) 反复操作直至灯检结束,将不合格品数清,倒入套有塑料袋的废弃物桶中进行处理。

(4) 物料平衡率计算。

10. 印字包装 及时贴上印有品名、规格、批号、生产单位的标签,然后装箱入库。

【实训报告】 认真书写实训报告,内容包括项目名称、起止时间、目的、设施、设备、器具、材料、操作步骤、结果、问题及答案(或解决方案)等。

项目名称二　柴胡注射液的制备

【处方】

柴胡	1000g
氯化钠	8g
聚山梨酯-80	10ml
注射用水	适量
制成	1000ml

【制法】 取柴胡(饮片或粗粉)1000g 加 10 倍水,加热回流 6 小时后蒸馏,收集初蒸馏液 6000ml 后,重蒸馏至 1000ml。含量测定(276nm 处吸光度为 0.8),加氯化钠和聚山梨酯-80,使其全部溶解,滤过,灌封,100℃灭菌 30 分钟即得。

【功能与主治】 清热解表。用于治疗感冒,流行性感冒及疟疾等的发热。

【用法与用量】 肌内注射,一次 2 ~ 4ml,一日 1 ~ 2 次。

项目名称三　葡萄糖注射液的制备

【目的】

1. 能熟练操作洗瓶机、灌封机、轧盖、热压灭菌锅等。

2. 能运用理论知识解释操作过程。

3. 能检验输液瓶橡胶塞、隔离膜的质量。

4. 严格按照 GMP 要求规范操作。

【处方】

注射用葡萄糖	100g
1% 盐酸氯化钠	适量
注射用水	适量
制成	1000ml

【功能与主治】 ①补充能量和体液;10% 葡萄糖注射液用于各种原因引起的进食不足或大量体液丢失(如呕吐、腹泻等),全静脉内营养,饥饿性酮症。②低血糖症。③高钾血症。④高渗溶液用做组织脱水剂。⑤配制腹膜透析液。⑥药物稀释剂。⑦静脉法葡萄糖耐量试验。⑧供配制 GIK(极化液)液用。

【操作步骤】

1. 生产前准备

(1) 接受生产任务。

(2) 领料:领取生产的原辅料,办理物料交接手续,并签字记录。

(3) 注意严格执行各项目《岗位标准操作规程》《仪器使用、维护保养及检修标准操作规程》及《葡萄糖注射液工艺规程》。

2. 橡胶塞与涤纶薄膜的清洗

（1）橡胶塞清洗。

1）将胶塞放入加料斗内,关好滚筒及箱体加料视镜门。启动水泵,喷淋粗洗 5 分钟。

2）碱煮:按腔体内水体积加入 0.2% NaOH 溶液蒸煮 1 小时,放净碱水,用纯化水反复冲洗至最后冲洗水为中性。

3）酸煮:按腔体内水体积加入 1% HCl 溶液蒸煮 1 小时,放净酸水用纯化水反复冲洗至最后冲洗水为中性。

4）注射用水蒸煮:关闭放水阀,蒸煮 30 分钟。

5）漂洗:打开进水阀,加入注射用水直至水从漂洗口外溢,漂洗 5 ~ 10 分钟。

（2）涤纶膜的清洗:用 0.9% 氯化钠,加入乙醇配制 85% 乙醇溶液浸泡涤纶膜 2 小时以上。再用注射用水反复冲洗至澄明度符合质量控制标准。

3. 洗瓶

（1）领取输液瓶:按理瓶机操作规程进行理瓶操作。

（2）洗瓶:打开自来水、离子水、注射用水的水泵,向水槽内注入澄明度合格的注射用水,水温 50 ~ 55℃。

1）粗洗:用自来水喷洗瓶内壁 1 次,第一次温水冲洗,用循环水内冲 2 次,外冲 2 次;第二次温水冲洗用循环注射用水内冲 2 次,外冲 2 次。

2）精洗:用注射用水内冲 2 次,外冲 2 次。

4. 配液

（1）操作前的准备与检查。检查工艺用水的供应情况。

（2）按调剂处方卡精确称取原辅料为规定量。

（3）按工艺顺序向浓配罐内加入原辅料,并加入部分注射用水搅拌溶解配制成浓溶液。调药液 pH 为中间体的规定值。

（4）按比例加入活性炭,搅拌均匀后,放置 15 ~ 20 分钟。按多层板框过滤器操作规程进行脱炭除热原。

（5）将脱炭后的药液注入稀配罐,并加入过滤后注射用水至规定量,搅拌均匀。

（6）取样检测药液含量及 pH,并按工艺规程的要求控制药液温度。

（7）补水、补料。若药液中间体含量高于标准规定含量,则需补加注射用水。若药液中间体实际含量低于标准规定含量则需加原料。

5. 灌装

（1）灌装前准备工作:将橡胶塞、涤纶薄膜等按物料进出洁净区清洁消毒规程传入灌装室。

（2）灌装操作:将精洗后输液瓶通过输送带送至灌装机进瓶拨轮。调节药液管路上的调节阀,调节流量,达到工艺要求的装量,输液瓶通过托瓶台向上移动,液管及充氮管伸入瓶口内先充氮排除瓶内空气,到达灌装工位进行灌装。用 30

个输液瓶试装,查药液澄明度及装量,合格后开始灌装操作,将30瓶药液返回调剂重新过滤。

(3)盖塞操作:盖涤纶薄膜,塞橡胶塞,压塞翻塞。随时剔除翻塞不彻底的药瓶。盖涤纶薄膜时必须放在瓶口中央,并且操作要快、准。塞橡胶塞时,手指不能接触橡胶塞小头,避免污染。

6. 轧盖

(1)轧盖前准备工作:根据"批生产指令"填写领料单领取铝盖,试开机,检查轧盖机运转是否正常。

(2)轧盖操作:将铝盖倒入料斗内,启动电源,输液瓶通过输送带进入轧盖机旋转拨轮,随时剔除轧盖有裙边、松动的不良品,启下铝盖,返回轧盖机重新轧盖。轧盖结束,关闭设备电源。轧盖过程中禁止用手触摸轧刀,禁止从旋转拨轮口处取输液瓶,避免发生安全事故。

7. 灭菌

(1)灭菌前检查与准备工作。检查蒸汽供应情况。

(2)灭菌操作:用上瓶机将轧好盖的输液瓶推入灭菌的格架内,并逐层装满,关紧灭菌器门,按灭菌器操作规程进行灭菌操作,根据药品设定灭菌温度及时间,启动,灭菌器将自动操作。当设备出现故障或停电时,若需开门,必须在确认内室压力为零时;水压低于0.1MPa时,切不可启动真空泵。

(3)灭菌结束,按操作规程开启灭菌器门。用卸瓶机将输液瓶取出交接灯检岗位。

8. 灯检

(1)准备与检查。

(2)外观、锁口、澄明度检查。

1)从输送带上,手握瓶颈处取出一瓶,擦净瓶外壁的污痕,每瓶药液以直、横、倒三步方法检视。操作人员的视线与待检品在同一条水平线上,操作人员与待检品距离应为20~25cm,操作人员每次拿取1瓶,每次检查时限为15秒。

2)检查瓶子的外观质量、将瓶身破裂、药液混浊的半成品剔出放入盛装"废品"的容器内,将瓶身有疤、脱膜的半成品剔出,放入"不良品"容器内。

3)检查封口质量,用三指竖立逆时针转动瓶盖不应松动。

4)检查装量。

5)将瓶子倒立检查,将漏气、脱膜(从瓶口有较大气泡上升的半成品)剔出放入盛装"不良品"容器内。

6)检查药液澄明度,将检出药液内带有玻屑、纤维、毛点块的不良品放入盛装"不良品"容器内。

7)到有黑点或带色异物难以分辨时,应在贴有白纸板一侧进行检查。

9. 包装 整批产品包装结束后,通知取样,按入库规程办理入库。

(易生富)

复习思考题

1. 注射剂的含义、特点及分类。

2. 注射剂的附加剂有哪些?

3. 热原的含义、性质是什么? 如何除去热原?

4. 什么叫等渗? 如何计算等渗溶液? 等渗溶液与等张溶液有何区别?

5. 中药注射剂生产过程中可能发生的问题有哪些? 如何解决?

6. 输液剂生产与使用过程中可能发生的问题有哪些? 怎么解决?

第十七章

注射用无菌粉末

学习要点

1. 注射用无菌粉末的含义、特点、分类及质量要求。
2. 注射用无菌粉末的制备方法。
3. 制备过程中可能发生的问题及解决办法。

第一节 概　　述

一、注射用无菌粉末的含义、分类及特点

注射用无菌粉末又称粉针,系指供临用前用适宜的无菌溶液配制成溶液的无菌粉末或无菌块状物。临用前用灭菌注射用水、生理盐水等溶解后注射,适用于在水中不稳定的药物,特别是对热敏感的抗生素及生物制品。

注射用无菌粉末依据生产工艺不同,可分为注射用无菌粉末直接分装制品和注射用冻干无菌粉末制品。前者是将已经用灭菌溶剂法或喷雾干燥法精制而成得的无菌药物粉末在无菌条件下分装而得,常见于抗生素药品,如青霉素;后者是将灌装了药液的安瓿进行冷冻干燥后封口而得,常见于生物制品,如辅酶类。

注射用无菌粉末作为注射剂的一种,既具有溶液型注射剂的特点,又具有固体制剂的稳定性,是极具发展潜力的中药注射剂型。具有以下特点:

1. 制剂的稳定性大大提高　粉针剂适用于在水中或受热时不稳定的药物,特别是对湿热敏感的抗生素及生物制品。

2. 便于携带　粉针剂中没有溶剂,减少了体积和重量,提高了便携性。

但注射用无菌粉末对生产工艺及环境要求高,由于临用时需加注射用溶剂配制成溶液,使用不方便,且增加了药液被污染的可能性。

二、注射用无菌粉末的质量要求

注射用无菌粉末的质量要求与注射剂基本相同。对于直接进行无菌分装的原料

药,除应符合《中国药典》对注射用原料药物的各项规定外,还应符合以下要求:①粉末无异物,配成溶液或混悬液后澄明度检查合格;②粉末细度或结晶度应适宜,便于分装;③无菌、无热源;④除另有规定外,按照《中国药典》2015年版四部制剂通则注射剂(通则0102)装量差异项下检查法检查,应符合规定。

第二节　注射用无菌粉末生产技术

一、注射用无菌粉末生产车间环境要求

注射用无菌粉末是非最终灭菌的注射剂,具有无菌、无热原和高纯度等特性,相对其他剂型而言,对产品的质量要求最高,产品的无菌保证水平很大程度上依赖于原辅材料的无菌保证水平。根据《药品生产质量管理规范》(2010年修订)及其附录的规定,分装应在高度洁净的无菌室中,按无菌操作法进行分装,分装后西林瓶应立即加塞并用铝盖密封。要求注射用无菌粉末的分装、压塞及无菌内包装材料最终处理后的暴露环境洁净度为A级;称量、精洗瓶等工序的环境洁净度要求最低为B级;轧盖、灯检等工序的环境洁净度要求最低为C级。为防止交叉污染,青霉素类、头孢菌素类原料药的分装线不得与其他药品轮换使用。

知识链接

什么是无菌?

无菌药品是指法定药品标准中列有无菌检查项目的制剂和原料药,包括注射剂、眼用散剂、无菌软膏剂、无菌混悬剂等。这些药品在生产时需要对可能引起微粒、微生物和内毒素的潜在污染进行严格控制,无菌工艺的本质就是减少这些潜在污染源。

在操作过程中人为地排除掉一切微生物或一切不需要的微生物。它是微生物学的基本技术。要点是:①杀死规定作业系统中的一切微生物,使作业系统变成无菌;②在作业系统与外界的联系之间隔绝一切微生物穿过;③在无菌室、超净操作台或空气流动较小的清洁环境中,进行工作,防止不需要的微生物侵入作业系统。

二、工艺流程图

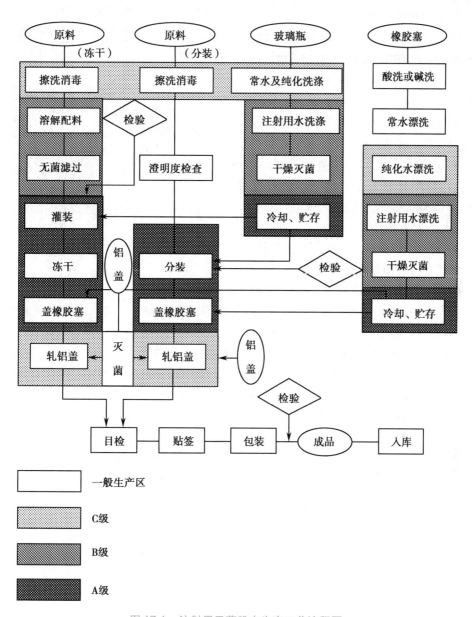

图 17-1　注射用无菌粉末生产工艺流程图

三、制备方法

（一）注射用无菌粉末分装制品工艺

1. 原料及容器的准备　无菌原料可用无菌结晶法、喷雾干燥法制备,必须时可在无菌条件下进行粉碎、过筛等操作,制得符合注射用的灭菌粉末。

安瓿或玻璃瓶以及胶塞的处理按注射剂的要求均需进行灭菌处理。安瓿或玻璃瓶可于180℃干热灭菌1.5小时,胶塞洗净后用硅油进行处理,再用125℃干热灭菌2.5小时,灭菌后安瓿应在净化空气下放不超过24小时。

2. 无菌粉末的分装 分装必须在高度结晶的无菌室中进行。分装可用人工法或机器分装法进行。目前使用的分装机械油插管分装机、螺旋自动分装机(图 17-2)、真空吸粉分装机等,分装机宜设有局部层流装置。分装后的小瓶立即加塞并用铝盖密封,安瓿用火焰熔封。

3. 灭菌和异物检查 对于耐热品种,可选用适宜灭菌方法进行补充灭菌,以确保安全。对于不耐热品种,必须严格无菌操作,产品不再灭菌。异物检查一般在传送带上目检。

4. 包装与贮藏 经检查确认成品质量合格后,应及时贴上印有品名、规格、批号、生产单位的标签,然后装箱入库。

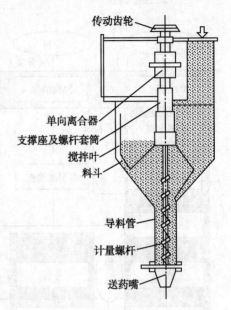

图 17-2 螺杆式分装机结构原理示意图

(二) 注射用冷冻干燥制品工艺

1. 冷冻干燥原理 冷冻干燥法是将需要干燥的药物溶液预先冻结成固体,然后在低温与一定真空条件下,从冻结状态不经过液态而直接升华除去水分的一种干燥方法。其原理可用三相图加以说明(图 17-3)。图中 OA 是冰-水平衡线,OC 为冰-水蒸气平衡曲线,OB 为水-水蒸气平衡曲线,O 点为冰、水、气的平衡点(冰、水、气可同时共存),该点温度为 0.01℃,压力为 4.6mmHg(610.38Pa)。假设在常温常压下加热(76mmHg,20℃)物品,当压力不变,随着温度的升高至 100℃时,在此处水将气化成蒸气。从图中可以看出当压力低于 4.6mmHg 时,不管温度如何变化,水都只有固态和气态两相存在。固态(冰)吸热后不经液态直接变为气态,而气态放热后直接转变为固态。根据平衡曲线 OC,当升高温度或降低压力时,均可打破气固平衡,使冰逐渐转变为气,气化的水蒸气被减压抽去而离开物品,从而使物品本身得到干燥,这就是冷冻干燥的原理。

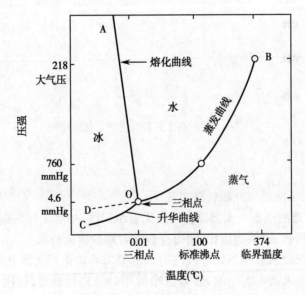

图 17-3 水的三相平衡图

2. 制备工艺流程　无菌配液→过滤→分装(安瓿或小瓶)→装入冻干箱→预冻→减压(升华干燥)→加温→再干燥。

3. 冻干工艺

(1) 预冻结:预冻结是恒压降温过程。药液随温度的下降冻结成固体,温度一般应降至产品共熔点以下 10～20℃以保证冷冻完全。若预冻不完全,在减压过程中可能产生沸腾喷瓶现象,使制品表面不平整。

(2) 升华干燥:升华干燥首先是在恒温减压,然后是在抽气条件下,恒压升温,使固态水升华逸去。升华干燥法有两种:①一次升华法:首先将制品预冻后减压,待真空度达一定数值后,启动加热系统缓慢加热,使制品中的冰升华,升华温度约为-20℃,药液中的水分可基本除尽。适用于共熔点为-10～-20℃的制品,且溶液黏度不大。②反复冷冻升华法:减压和加热升华过程与一次升华法相同,只是预冻过程须在共熔点与共熔点以下 20℃之间反复进行升温和降温。通过反复的升降温处理,使制品的晶体结构发生改变,由致密变为疏松,有利于水分的升华。本法常用于结构较复杂、稠度大及熔点较低的制品,如蜂蜜、蜂王浆等。

(3) 解析干燥:升华完成后,温度继续升高至 0℃或室温,并保持一段时间,可使已升华的水蒸气或残留的水分被除尽。解析干燥可保证冻干制品含水量<1%,并有防止吸潮作用。

知识链接

分 装 容 器

根据制造方法不同,抗生素玻璃瓶可分为模制抗生素玻璃瓶和管制抗生素玻璃瓶两种类型。模制抗生素玻璃瓶是抗生素针剂首选的包装材料,按形状分为 A 型和 B 型两种,管制抗生素玻璃瓶即可用于抗生素粉针剂的分装,也可用于冻干剂及针剂的制备。与模制瓶相比,管制瓶有壁薄质轻、外观透明度与光洁度好等特点,但强度远远不如模制瓶,在装卸运输及药品生产企业的使用过程中破碎率高,且管制瓶的规格尺寸不如模制瓶稳定使用以上两种分装容器,临用时需注入溶剂溶解后注射,使用不方便。近年来开发了一种可同时盛装粉末与溶剂的注射容器,容器分为两室,下隔室装无菌药物粉末,上隔室盛溶剂,中间用特制的隔膜分开,用时将顶部的塞子压下,隔膜打开,溶剂流入下隔室,将药物溶解后使用。

四、生产过程中可能出现的问题与解决办法

(一)无菌分装工艺中存在的问题及解决方法

1. 装量差异　物料流动性差是其主要原因。物料含水量和吸潮以及药物的晶态、粒度、比容以及机械设备性能等均会影响流动性,以致影响装量,应根据具体情况分别采取措施。

2. 可见异物问题　由于药物粉末经过一系列处理,污染机会增加,以致可见异物不合要求。应严格控制原料质量及其处理方法和环境,防止污染。

3. 无菌度问题　由于产品是通过无菌操作制备的,所以稍有不慎就可能受到污染,而且微生物在固体粉末中繁殖慢,不易被肉眼所见,危险性更大。为解决此问题,一般都在 A

级净化条件下分装。

4. 吸潮变质　一般认为是由于胶塞透气性和铝盖松动所致。因此，要进行橡胶塞密封性检测，另外铝盖压紧后瓶口应烫蜡，以防水汽透入。

（二）冷冻干燥中存在的问题及处理方法

1. 含水量偏高　装入容器的药液过厚，升华干燥过程中供热不足，冷凝器温度偏高或真空度不够，均可能导致含水量偏高。可通过改进工艺或设备解决，如采用旋转凝冻机。

2. 喷瓶　如果供热太快，受热不匀或预冻不完全，则易在升华过程中使制品部分液化，在真空减压的条件下产生喷瓶。为防止喷瓶，必须控制预冻温度在共熔点以下10～20℃，同时加热升华温度不宜超过共熔点。

3. 产品外形不饱满或萎缩　部分黏稠的药液在冻干过程中水分不能完全溢出，导致冻干结束后制品萎缩。可通过在处方中加入适量甘露醇、氯化钠等填充剂，并采取反复预冻法，得以改善。

五、注射用无菌粉末生产技术的成本核算

$$理论产量 = \frac{总投料量}{规格}$$

$$成品率(\%) = \frac{成品入库量（万支）}{理论产量（万支）} \times 100\%$$

$$原料单耗 = \frac{本月耗用原料量}{本月入库量}$$

$$一次检验合格率(\%) = \frac{第一次送检合格品数量（万支）}{第一次送检数量（万支）} \times 100\%$$

$$原材料单耗 = \frac{本月原材料总消耗量}{成品入库量}$$

六、工艺过程的关键步骤及控制参数

注射用无菌粉末生产的关键步骤及控制参数见表 17-1。

表 17-1　注射用无菌粉末生产的关键步骤及控制参数

工序	关键工艺参数	控制指标
原料药的准备	灭菌后玻璃瓶干燥失重 细菌内毒素 可见异物	无菌度
无菌粉末的分装	无菌生产环境 粉末流动性 压缩空气质量 残氧量 过滤器完整性	无菌度 半成品装量差异
质量检查	无菌生产环境	水分、无菌度
包装	压胶塞质量	塞颈直径

第三节 典型生产实例

项目名称 注射用头孢哌酮钠舒巴坦钠的制备

【目的】

1. 建立粉针剂的生产情景。

2. 掌握粉针剂分装制品的制备方法及工艺流程。

【处方】

头孢哌酮钠	500g
舒巴坦钠	500g
制成	1000 支(规格 1.0g)

【操作步骤】

1. 洁净区工作服的处理、洁净区环境控制。

2. 胶塞的洗涤、灭菌与干燥。

(1) 洗涤用水:纯化水,注射用水。

(2) 洗涤:打开洗塞机操作屏,开始操作。真空吸料→纯化水粗洗 3 分钟→注射用水精洗至少 4 分钟→可见异物检查→排水→注射用水冲洗至少 2 分钟。

1)洗涤后水可见异物检查:打开胶塞机出水取样口,用 250ml 洁净碘量瓶取约 200ml 洗涤用水,灯检仪下检查:含短于 2mm 的毛、点总数不超过 3 个,色点异物不得有为合格。

2)洁净胶塞可见异物检查:去洁净胶塞 20 个,放入盛有 200ml 注射用水的碘量瓶中,灯检仪下检测,含短于 2mm 的毛、点总数不超过 3 个,色点异物不得有为合格。

(3) 灭菌:热压纯蒸汽灭菌:121℃,30 分钟。

(4) 热风干燥循环:热风干燥与真空干燥循环。

(5) 胶塞水分检测:检测水分符合规定后,方可使用。

3. 铝盖的洗涤,灭菌与干燥

(1) 加料:按下加料开关,打开加料盖子。

(2) 洗涤:打开纯化水阀门,开始洗涤,至可见异物合格为止。

(3) 灭菌:打开进汽阀,进汽压力保持在 0.2MPa 以上,灭菌压力 0.12 ~ 0.14MPa,温度达到 121℃时开始计时。灭菌时间 20 分钟,灭菌结束,进行真空干燥 15 分钟。

(4) 干燥:热风干燥温度 100 ~ 120℃,干燥不低于 10 分钟,加热保温结束后,进行抽真空干燥,不低于 10 分钟,循环至少 2 次。干燥结束,常压化降温,待温度降为设定出料温度时,自动结束该作业。

(5) 出料:铝盖机常压化降温结束后,打开前出料门。

4. 西林瓶洗涤、灭菌、冷却

(1) 洗瓶

1)供瓶。

2）开机前准备:打开纯化水阀门。

3）洗瓶:按"超声洗瓶机操作规程"进行,开始西林瓶的洗涤。

（2）西林瓶的干燥灭菌。

5. 无菌分装

（1）供瓶检查:认真检查隧道烘箱出来的西林瓶,是否有不干燥,有污染,温度超过40℃等不合格的现象存在,并及时挑出破损,破口,不干净的西林瓶,内供瓶可见异物检查后,方可使用。

（2）分装

1）开机前准备。用除菌过滤75%乙醇溶液或70%异丙醇溶液擦洗机器表面,然后安装好分装螺杆,搅拌翅、粉盒,剂量碗,检查机器、电源、输送部分及各控制系统是否异常;检查洁净塞可见异物,合格后方可使用。

2）将检查合格的原料桶倒扣在分装机上,根据每瓶的标准装量,调试后生产。

（3）装量检查:接到原粉报告单后,应根据每批原粉的含量等各项指标及分装规格计算理论装量。

6. 压盖　分装后,小瓶立即加塞并用铝盖密封。

7. 包装　装箱入库。

【实训报告】　认真书写实训报告,内容包括项目名称、起止时间、目的、设施、设备、器具、材料、操作步骤、结果、问题及答案(或解决方案)等。

（李　卿）

扫一扫
测一测

复习思考题

1. 注射用无菌粉末的含义是什么? 有何特点?

2. 注射用无菌粉末在生产和贮存期间有哪些质量要求?

3. 注射用无菌粉末是怎样制备的?

4. 注射用无菌粉末生产过程中有哪些质量控制要点?

第十八章

PPT
18章PPT

散　　剂

扫一扫
知重点

学习要点

1. 散剂的含义、特点、分类及质量要求。
2. 一般散剂与特殊散剂的制备方法、过程单元操作要点、工艺过程的关键步骤及控制参数。
3. 制备散剂时可能发生的问题及解决办法。

第一节　概　　述

一、散剂的含义与特点

散剂系指饮片或提取物经粉碎、均匀混合制成的粉末状制剂,分为内服散剂和外用散剂。近年来,由于胶囊剂、颗粒剂、片剂等现代剂型的发展,散剂应用数量有下滑趋势。但因其在皮肤科及伤科等用药上的难以替代性,而使散剂在中药剂型中的地位仍十分巩固。《中国药典》2015 年版一部收载散剂 56 个品种。散剂的特点具有以下两个方面:

（一）散剂的优点

1. 容易分散、奏效迅速　古人认为:"散者散也,去急病。"现在已经得到科学的证实,药物颗粒越小,其比表面积越大,药效物质溶出速度越快,吸收起效就越迅速。故散剂比其他经典固体剂型奏效更为迅速。

2. 剂量容易调整　与传统的其他剂型相比,散剂的可拆分性强,剂量可随意增减。

3. 运输和携带方便　散剂为固体剂型,运输和携带均较方便。

4. 容易生产　散的制法简单,且无须特殊设备,较易生产。生产成本也相对低廉。

（二）散剂的缺点

由于散剂中的药物高度分散,比表面积大,其臭味、刺激性、腐蚀性、吸湿性、风化性、挥发性和化学活性均大为增强,从而出现使用不便和难以贮藏的缺点。因此,一般异味浓烈、刺激性和腐蚀性强,以及稳定性差的药物不宜配成散剂。

二、散剂的分类

（一）按给药途径分类

1. 内服散剂　此类散剂是通过消化道给药,如口服用的十二味翼首散、八味沉香散。

2. 外用散剂　此类散剂是通过皮肤或黏膜给药,如皮肤给药的如意金黄散、黏膜给药的冰硼散等。

3. 两用散剂　有些散剂既可内服,又可外用,如七厘散等。

（二）按组成分类

1. 单方散剂　简称单散,是由一种药物组成的散剂,如蔻仁散、川贝散等。

2. 复方散剂　是由2种以上的药物组成的散剂,如婴儿散、活血止痛散等。

（三）按组分性质分类

1. 浸膏散剂　是指其中有的组分是浸膏的散剂,如五味沙棘散、安宫牛黄散等。

2. 低共熔组分散剂　是指其中有的组分是低共熔成分的散剂,如避瘟散、痱子粉等。

3. 含毒性药散剂　是指其中有的组分是毒性药物的散剂,如九分散、九一散等。

4. 含液体成分散剂　是指其中有的组分是液体的散剂,如蛇胆川贝散、紫雪等。

（四）按剂量分类

1. 单剂量型散剂　是指每包作为一次用量由患者按包使用的散剂,如多数内服散剂和含毒性药散剂。

2. 多剂量型散剂　是指以多次用量的形式发售,由患者按医嘱自己分剂量使用,如多数外用散剂。

三、散剂的质量要求

1. 外观　散剂应干燥、疏松、混合均匀、色泽一致。

2. 贮存　除另有规定外,散剂应密闭贮存,含挥发性药物或易吸潮药物的散剂应密封贮存。

3. 粒度 用于烧伤或严重创伤的局部用散剂及儿科用散剂,按照《中国药典》2015 年版四部粒度和粒度分布测定法(通则 0982 单筛分法)测定,除另有规定外,通过六号筛的粉末重量,不得少于 95%。

4. 外观均匀度 取供试品适量,置光滑纸上,平铺约 5cm²,将其表面压平,在明亮处观察,应色泽均匀,无花纹与色斑。

5. 水分 照《中国药典》2015 年版四部水分测定法(通则 0832)测定,除另有规定外,不得过 9.0%。

6. 装量差异 单剂量包装的散剂,照《中国药典》2015 年版四部散剂(通则 0115)装量差异检查法检查,应符合规定。见表 18-1。

表 18-1 《中国药典》2015 年版规定的散剂装量差异限度

散剂的装量(g)	装量差异限度(%)	散剂的装量(g)	装量差异限度(%)
≤0.1	±15	1.5~6.0	±7
0.1~0.5	±10	≥6.0	±5
0.5~1.5	±8		

7. 装量 除另有规定外,多剂量包装的散剂,照《中国药典》2015 年版四部最低装量检查法(通则 0942)检查,应符合规定。

8. 无菌 除另有规定外,用于烧伤[除程度较轻的烧伤(Ⅰ度或浅Ⅱ度外)]、严重创伤或临床必需无菌的局部用散剂,照《中国药典》2015 年版四部无菌检查法(通则 1101)检查,应符合规定。

9. 微生物限度 除另有规定外,照《中国药典》2015 年版四部非无菌产品微生物限度检查:微生物计数法(通则 1105)和控制菌检查法(通则 1106)及非无菌药品微生物限度标准(通则 1107)检查,应符合规定。

第二节 散剂生产技术

一、散剂生产车间环境要求

散剂一般系非无菌药品(眼用、烧烫伤或溃疡面用散剂等除外),根据《药品生产质量管理规范》(2010 年修订)及其附录的规定,中药散剂生产的暴露工序区域及其直接接触药品的包装材料最终处理的暴露工序区域的洁净级别,应达到"无菌药品"附录中 D 级洁净区要求。

在生产过程中,中药材和中药饮片的取样、筛选、称重、粉碎、混合等易产生粉尘的操作,应当采取有效措施,以控制粉尘扩散;提取、浓缩、收膏工序宜采用密闭系统进行操作,并在线进行清洁,以防止污染和交叉污染。采用密闭系统生产,其操作环境可在非洁净区;采用敞口方式生产,浸膏的配料、粉碎、过筛、混合等操作以及中药饮片经粉碎、过筛、混合后直接入药,其操作环境应当与其制剂配制操作区的洁净度级别相适应。

二、工艺流程图

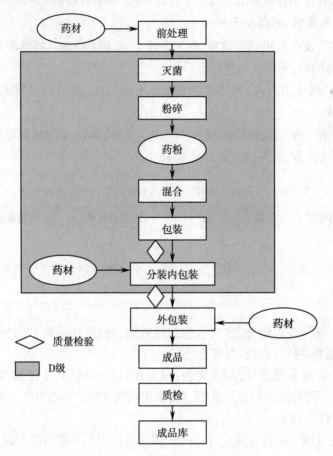

图 18-1 中药散剂生产工艺流程图

三、制备方法

散剂的制备应根据药物的性质、临床用药的要求、所选用设备等条件来选择合适的辅料和制备方法。在制备过程中分为普通散剂和特殊散剂的制备,具体如下:

(一) 普通散剂的制备

将单味或复方药材饮片或(和)提取物及适宜辅料经粉碎、均匀混合成干燥、疏松、混合均匀、色泽一致粉末。其粉碎和混合方法,如研磨法、搅拌法、过筛法等分别详见本版教材第六章中药制粉技术相关内容。

(二) 特殊类型散剂的制备

1. 含毒性药物的散剂 毒性药物的应用剂量小,称取费时,服用时容易损耗,并容易造成剂量误差。因此,常在毒性药中添加一定比例量的辅料(稀释剂)制成稀释散或称倍散,以利临时配方和服用。中药复方散剂中含有毒性药物时,如其他药物量较多,常将毒性药物单独粉碎后,再与其他药物粉末混合均匀。

稀释散的稀释比例或倍数可按药物的剂量而定,常用有稀释 5 倍、10 倍散,亦有100 倍散、1000 倍散,如剂量在 0.01~0.1g 者,可配制 1:10 倍散(取药物 1 份加入赋形剂如乳糖或淀粉等 9 份);如剂量在 0.01g 以下,则应配成 1:100 或 1:1000 倍散。

倍散配制时应采用等量递增法,稀释混匀后备用。

制备时一般先将着色剂与毒性药物混匀,再与辅料混合。为了保证散剂的均匀性及易于与未稀释原药的区别,一般将稀释散剂着色,常用着色剂如胭脂红、苋菜红、靛蓝等食用色素,借助着色剂可区别不同散剂,或借助颜色深浅以区别稀释散的浓度,且色素在第一次稀释时加入,随着稀释倍数增大,颜色逐渐变浅。

稀释散的赋形剂应为无显著药理作用,且基本上不与主药发生作用的惰性物质。常用的有乳糖、淀粉、糊精、蔗糖、葡萄糖、硫酸钙等,其中以乳糖为最佳。

某些含毒性成分的中药材,如九分散中的马钱子,因产地、采收季节及炮制方法等因素影响,致使成分含量相差悬殊。为使用药有效、安全,常将这些毒性药材粉末,测定主成分含量后用赋形剂调整其含量,制成调制粉供配制用。

2. 含可形成低共熔混合物的散剂 当2种或更多种药物经混合后,在室温条件下出现润湿或液化的现象称低共熔现象。通常在研磨混合时出现液化现象是较快的,但在许多场合下,液化现象需经过一段时间后才出现。

一般低共熔现象的发生与药物品种及其比例量有关,混合物润湿或液化的程度,可表现出不同的变化,如液化、润湿或仍保持干燥,主要取决于混合物的组成及当时的温度条件。混合的比例量越接近低共熔物的比例,也容易发生低共熔;混合时的温度高于低共熔物的熔点时,一般就会发生低共熔。

药剂配制中常见的可发生低共熔现象的药物有水合氯醛、樟脑、薄荷脑、苯酚、麝香草酚等。对可形成低共熔混合物的散剂的配制,应根据形成低共熔混合物后对药理作用的影响,以及处方中所含其他固体成分数量的多少而定。一般有以下几种情况。

(1) 药物成低共熔物后,若药理作用增强时,则直接采用低共熔法混合。但处方设计时应通过实验确定减少剂量。

(2) 药物成低共熔后,若药理作用无变化,如薄荷脑与樟脑、薄荷脑与冰片,或处方中固体的成分较多时,可采用先形成低共熔混合物,再与其他固体成分混合,使分散均匀。或者分别以固体成分稀释低共熔成分,再轻轻混合,使分散均匀。

(3) 在处方中如含有挥发油或其他足以溶解低共溶混合物的液体时,可先将低共熔混合物溶解,借喷雾法喷入于其他固体成分中混匀或一般混合法与其他固体成分混匀。

(4) 药物成低共熔物后,药理作用减弱时应分别用其他稀释剂稀释,再轻轻混匀,以避免出现低共熔。

3. 含液体药物的散剂 在复方散剂中有时含有液体组分,如挥发油、非挥发性液体药物、酊剂、流浸膏、药物煎汁及稠浸膏等。对于这些液状药物的处理应该视药物的性质、用量及处方中其他固体组分的多少而定。若液体组分较少时,一般可利用处方中其他固体组分吸收后研匀;但当液体组分含量较大而处方中固体组分不能完全吸收时,可另加适当的辅料(如磷酸钙、淀粉、蔗糖、葡萄糖等)吸收,至不呈潮湿为度;当液体组分含量过大时,且属非挥发性物,可加热蒸去大部分水分后并进一步在水浴上继续蒸发,加入固体药物或适宜辅料后,低温干燥、研匀即可。

4. 眼用散剂 施于眼部的散剂要求极细腻,应通过九号筛,以减少机械刺激性;另眼用散剂应要求无菌,如含有致病性微生物,特别是葡萄球菌及铜绿假单胞菌等容易引起严重的不良后果。因此,一般配制眼用散剂的药物多经水飞或直接粉碎成极细粉(应用流能磨粉碎可得到5μm以下的极细粉);配制的用具应灭菌,配制操作应在清洁、避菌环境下进行;成品经灭菌后密封保存。

（三）散剂生产过程的单元操作

在中药散剂生产过程中,单元操作可能涉及制药用水、灭菌、粉碎、筛析、混合、提取精制、滤过、浓缩、干燥,以及配料、粉碎、过筛、混合、分剂量、包装等,其中混合之前各操作单元已在前面相关章节叙述,本节仅以分剂量为重点,介绍散剂成型工艺相关的主要过程单元。

1. 分剂量　分剂量是指将某一散剂的药粉,按其工艺规程规定的剂量分取称量的操作。这一操作是决定每个包装单元剂量准确的关键步骤。生产中常用重量法和容量法进行分剂量。

（1）重量法:重量法分剂量是用衡器逐一称取规定重量的药粉。一般在分装机械中设有重量计量器(衡器),当进入重量计量器的药粉重量达到设定重量时,停止进料,重量计量器自动落料(称取一份规定剂量的药粉),落料后重量计量器恢复原位,重新进料。依据重量法设计制造的机械填充速度慢,机械价格高,不常用。

（2）容量法:容量法分剂量是用量器逐一量取设定容积的药粉。这类分剂量的设备主要有散剂自动包装机、散剂定量分包机等。依据容量法设计制造的机械填充速度快,机械价格低,较为常用。

（3）目测法:目测法是将称取总量的散剂,根据目力分成所需的若干等份而进行包装的方法,又称估分法。一般以每次3~6包横列分包为宜,以便于比较。此法仅用于药房小剂量配制,比较简单,但误差较大,一般可达10%左右。含毒性药散剂不用此法。

2. 内包装　散剂的内包装是指将某一散剂分剂量后的药粉,按其工艺规程规定进行包藏封严的操作过程。

（1）内包装材料:常用于散剂包装的材料有包装纸(有光纸、玻璃纸和蜡纸等)、玻璃管(瓶)、聚乙烯塑料薄膜袋和铝塑复合膜。其中以铝塑复合膜为材料的包装袋最为常用。

（2）内包装机械:散剂内包装最常用的机械为自动袋包装机。自动袋包装机不仅用于散剂包装,还可用来包装颗粒剂、片剂、流体和半流体物料。

3. 包装与贮藏　散剂易吸湿和风化,包装时要注意防湿。选用适宜的包装材料和贮藏条件可以延缓散剂的吸湿。

四、生产过程中可能出现的问题与解决办法

1. 吸潮　散剂药物粉末高度分散,其表面积增加,容易吸附空气中的水分而形成硬块,散剂中水分增加后微生物会繁殖,散剂会发霉变质。可在制备时加入适宜的辅料或包装时密封以免吸潮,而增加药物的不稳定性。

2. 混合不均　散剂制备时当处方中颜色差异较大时,若混合不匀则色泽不均,颜色差异明显。混合时可采用适当延长混合时间、增加混合速度等可混合均匀。

3. 粒度差异　制备散剂时其中药饮片、提取物或辅料粉碎的粒度大小应根据临床应用需求进行选择。如眼用散剂的粉末粗糙粒度差异大,则易对眼睛产生机械刺激性。因此制备应采用配研法混匀并通过九号筛,以减少机械刺激性。

五、散剂生产技术的成本核算

1. 收率

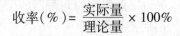

$$收率（\%）= \frac{实际量}{理论量} \times 100\%$$

2. 单耗

如：

$$原辅料单耗(kg/万袋) = \frac{总投入原辅料量(kg)}{成品入库量(万袋)}$$

3. 物料平衡 一般各工序中间产品需计算物料平衡,如：

（1）粉碎工序

$$粉碎物料平衡(\%) = \frac{物料平衡后药粉重 + 废料量}{物料平衡前药粉重} \times 100\%$$

（2）配制工序

$$配制物料平衡(\%) = \frac{收得率}{理论量} \times 100\%$$

（3）包装工序

$$包装物料平衡(\%) = \frac{包装成品量 + 可见损耗量 + 取样量}{批投入量} \times 100\%$$

（4）成品物料平衡的计算方法

$$成品物料平衡(\%) = \frac{本批包装量 + 可见损耗量 + 取样量}{本批投入量} \times 100\%$$

（5）各工序岗位物料平衡值见表18-2。

表18-2 各岗位参考物料平衡值

工序名称	物料平衡值(%)
配制	97 ~ 100
包装	96 ~ 99
成品	96 ~ 100

六、工艺过程的关键步骤及控制参数

以普通散剂制备为例,见表18-3。

表18-3 普通散剂制备的关键步骤及控制参数

工序	关键工艺参数	控制指标
原辅料控制	粉碎/过筛的筹底目数(如必要)	物料粒度分布,水分
混合	批量;混合速度;混合时间	混合均匀度,色泽均匀
分装	批量;装量调节	含量均匀度、装量差异
包装(铝塑)	冲切速度;加热板温度;密封站温度;冷却水温度	外观;渗漏;气密性

第三节　典型生产实例

项目名称　益元散的制备

【目的】

1. 建立普通散剂药粉分装的生产情景。

2. 将益元散药粉分装制成益元散。

3. 学会散剂分装主要用具和设备的使用,益元散分装方法、操作步骤,并掌握操作要点。

【处方】

滑石	6.00kg
甘草	1.00kg
朱砂	0.30kg
制成	10 000 袋

【功能与主治】 清暑利湿。用于感受暑湿,身热心烦,口渴喜饮,小便短赤。

【操作步骤】

1. 生产前准备

(1) 接受生产任务。

(2) 领料:领取生产的原辅料,办理物料交接手续,并签字记录。

(3) 注意严格执行各项目《岗位标准操作规程》《仪器使用、维护保养及检修标准操作规程》及《益元散工艺规程》。

2. 粉碎

(1) 开启粉碎机,加入滑石、甘草饮片(先少量再逐步加大至可行值),将物料粉碎至细粉(过100~120目);朱砂单独采用水飞法进行粉碎。

(2) 将粉碎好的物料及时装于内衬胶袋的容器内。在胶袋内外各放一张标签,标签上注明:品名、细度、毛重、皮重、净重、生产日期、操作人,按不同物料现场定制管理的要求,分别放置在指定的区域。

(3) 计算物料平衡率(要求物料平衡均为95%~105%)。

(4) 用干净的尼龙刷将残留在机内的原辅料扫离机件,回收作粉碎零头交回中间站。

3. 混合

(1) 将粉碎滑石粉、甘草粉置三维混合机内,按工艺要求加入朱砂混合20~30分钟,混合均匀。

(2) 混合完毕时,放出物料于内有洁净衬袋的桶内,过秤、记录,统计汇总,计算物料平衡率(要求98%~100%),附2张产物标签,桶内1张,盖上桶盖,桶外附1张。

(3) 将药粉移至中间站,中间站管理员填写中间产品请验单,送质监科请验。

4. 分剂量　一般是在分装机械中设有容量计量器(量器),机械运转前设定容量计量器的容积为包装剂量,当药粉充满容量计量器后,容量计量器自动落料(量取一份规定剂量的药粉),落料后容量计量器恢复原位,重新进料。

5. 调试操作

(1) 包装材料安装:将架纸轴从机器上的架纸臂板上取下,安装纸筒,注意保证印刷面朝前。将包装材料穿过各纸辊,再穿过制袋器、夹在滚压轮之间。

(2) 设定封口器工作参数:通过控制面板上的控制按钮,根据包装材料的性质选择封口器的工作温度;根据所需要的袋长,在面板控制盒上输入制定的长度数值。

(3) 调试:调节袋长、切线位置、光电补偿、热封压力、制袋等操作。

(4) 拉袋控制器调节:设定参数及产量计数。

(5) 充填时间调整:在"工作开关"关闭的情况下,调整充填时间,调整后将其固定。

(6) 粉剂控制器的调整:设置参数及产量计数。

(7) 包装速度的调节:可在运行状态下转动机箱右侧的调速轮。

6. 分装　调试机器到正常后方可开机生产。

(1) 装量调节:调节袋装量,使平均装量达 0.73g,装量差异限度为±8% ,装量范围 0.694 ~ 0.766g(内控标准)。

(2) 药袋外观检查:分装开始应随时进行药袋取样,检查药袋外观质量应符合要求。

(3) 装量检查:分装过程中,随时称定每袋(外袋+内容物)重量,要求均在装量差异范围内。

(4) 装量抽查:确认装量差异稳定后,每隔约 5 分钟抽查 1 次,每次取 10 袋,分别称定每袋内容物重量,每袋装量与标示装量比较,要求 10 袋中不得有 2 袋超过内控标准;确认 30 分钟内装量差异都稳定后,再隔约 30 分钟抽查 1 次,并做好装量检查记录,要求 10 袋中不得有 2 袋超过内控标准;分装接近结束,按分装初始时进行装量检查,增大抽查频次。

7. 包装　下一工序为外包装,益元散包装规格:10 袋/盒×10 盒/条×30 条/件。

【实训报告】　认真书写实训报告,内容包括项目名称、起止时间、目的、设施、设备、器具、材料、操作步骤、结果、问题及答案(或解决方案)等。

(李　卿)

复习思考题

1. 散剂的含义是什么? 有何特点?

2. 散剂有哪些类型?

3. 散剂制备过程中可能出现的问题与解决办法?

4. 散剂的质量要求有哪些?

5. 散剂制备时分剂量有哪些方法?

第十九章

颗 粒 剂

学习要点

1. 颗粒剂的含义、特点、种类及质量要求。
2. 颗粒剂的制备工艺流程,挤压制粒单元操作要点,工艺过程的关键步骤及控制参数。
3. 颗粒剂生产中可能发生的问题及解决办法。
4. 颗粒剂常用生产设备的原理与主要结构。

第一节 概 述

一、颗粒剂的含义

颗粒剂系指原料药物与适宜的辅料混合制成具有一定粒度的干燥颗粒状制剂。颗粒剂为口服剂型,服用方式以加适宜液体溶解或分散后饮用为主,也可以直接嚼服。

颗粒剂是中药常选用的一种固体剂型,也是儿童给药常选剂型之一。将药物制成颗粒可以起到改善物料的流动性、黏附性、吸湿性,减少粉尘飞扬等作用,因此,除了直接应用于临床外,颗粒还可用来制备其他剂型,如作为硬胶囊剂的内容物、用于压片等。

知识链接

中药颗粒剂的发展

中药颗粒剂在我国创制于 20 世纪 70 年代,根据其服用方法,曾称为冲剂,后来改称为颗粒剂。随着提取、纯化、制粒技术与设备的进步及新辅料、包装材料的应用,中药颗粒剂的质量和疗效有了较大改善,成为近年来发展较快的剂型之一。2015 年版《中国药典》一部收载中药颗粒剂 208 个品种,比 2010 年版增加了 83 个。

二、颗粒剂的特点

中药颗粒剂是在汤剂、酒剂与糖浆剂的基础上,经过剂型改革而制成的一种新的中药剂型,服用时以水或酒冲服,如板蓝根颗粒剂、清开灵颗粒剂、感冒清热颗粒等。

中药颗粒剂在保持汤剂、酒剂主要优点的同时,还有效地克服了某些不足之处。

(一)优点

1. 吸收快,显效迅速 颗粒剂的服用方式以临用前加水或酒调配成液体饮用为主,因此具有液体制剂吸收快、起效迅速的特点。

2. 服用方便,可改善口感 颗粒剂克服了汤剂服用前临时煎煮的麻烦,并在制备时加入了矫味剂、芳香剂,掩盖了药物的不良臭味,提高了患者的顺应性,尤其适合儿童用药。

3. 体积小,稳定性好 颗粒剂是干燥固体制剂,相比汤剂、酒剂,体积大大缩小,贮存、运输、携带均方便,并且克服了久置后汤剂易霉败、酒剂易出现沉淀等变质现象。

4. 可包衣 必要时可对颗粒进行包衣,使其具有防潮、缓控释或肠溶性等性质。

(二)缺点

1. 易吸湿 中药颗粒剂中多含浸膏,且含有大量糖粉,极易吸湿潮解而变质,所以应注意选择密封性好的包装材料,并于阴凉干燥处贮存。

2. 辅料用量大,成本相对较高。

三、颗粒剂的种类

颗粒剂可分为可溶颗粒(通称为颗粒)、混悬颗粒、泡腾颗粒、肠溶颗粒、缓释颗粒和控释颗粒等。

1. 可溶颗粒 是由可溶性的原料药物与辅料混合制成的颗粒剂,包括水溶颗粒和酒溶颗粒。

(1)水溶颗粒:可溶于水的颗粒,临用时加水溶解后饮用,大多数中药颗粒剂属于此类,如板蓝根颗粒。

(2)酒溶颗粒:可溶于白酒的颗粒,临用时加一定量的饮用酒溶解成药酒后饮用,如木瓜酒颗粒、养血愈风酒颗粒。

2. 混悬颗粒 系指难溶性原料药物与适宜辅料混合制成的颗粒剂。临用前加水或其他适宜的液体振摇即可分散成混悬液。如小儿感冒颗粒中的石膏、板蓝根,六味地黄颗粒中的山茱萸、山药、牡丹皮粉碎成细粉,未经提取直接制成颗粒,加水分散后呈混悬状态。

3. 泡腾颗粒 系指含有碳酸氢钠和有机酸,遇水可放出大量气体而呈泡腾状的颗粒剂,具有速溶性,如阿胶泡腾颗粒、小儿咳喘灵泡腾颗粒。泡腾颗粒中的原料药物应是易溶性的,加水产生气泡后应能溶解。有机酸一般用枸橼酸、酒石酸等。

4. 肠溶颗粒 系指采用肠溶材料包裹颗粒或其他适宜方法制成的颗粒剂。肠溶颗粒耐胃酸而在肠液中释放活性成分或控制药物在肠道内定位释放,可防止药物在胃内分解失效,避免对胃的刺激。

5. 缓释颗粒 系指在规定的释放介质中缓慢地非恒速释放药物的颗粒剂。

6. 控释颗粒 系指在规定的释放介质中缓慢地恒速释放药物的颗粒剂。

四、颗粒剂质量要求

1. 外观 颗粒剂应干燥、颗粒均匀、色泽一致,无吸潮、软化、结块、潮解等现象。

2. 粒度 除另有规定外,按照《中国药典》2015 年版四部粒度和粒度分布测定法(通则 0982 第二法双筛分法)测定,不能通过一号筛与能通过五号筛的总和,不得超过 15%。

3. 水分 中药颗粒剂照《中国药典》2015 年版四部水分测定法(通则 0832)测定,

除另有规定外,水分不得超过 8.0%。

4. 溶化性　除另有规定外,颗粒剂照下述方法检查,溶化性应符合规定。

可溶颗粒检查法　取供试品 10g(中药单剂量包装取 1 袋),加热水 200ml,搅拌 5 分钟,立即观察,可溶颗粒应全部溶化或轻微浑浊。

泡腾颗粒检查法　取供试品 3 袋,将内容物分别转移至盛有 200ml 水的烧杯中,水温为 15~25℃,应迅速产生气体而呈泡腾状,5 分钟内颗粒均应完全分散或溶解在水中。

颗粒剂按上述方法检查,均不得有异物,中药颗粒还不得有焦屑。混悬颗粒以及已规定检查溶出度或释放度的颗粒剂可不进行溶化性检查。

5. 装量差异　单剂量包装的颗粒剂,按下述方法检查,应符合规定(表 19-1)。

取供试品 10 袋(瓶),除去包装,分别精密称定每袋(瓶)内容物的重量,求出每袋(瓶)内容物的装量与平均装量。每袋(瓶)装量与平均装量相比较[凡无含量测定的颗粒剂或有标示装量的颗粒剂,每袋(瓶)装量应与标示装量比较],超出装量差异限度的颗粒剂不得多于 2 袋(瓶),并不得有 1 袋(瓶)超出装量差异限度 1 倍。

表 19-1　单剂量包装颗粒剂装量差异限度

平均装量或标示装量	装量差异限度
1.0g 及 1.0g 以下	±10%
1.0g 以上至 1.5g	±8%
1.5g 以上至 6.0g	±7%
6.0g 以上	±5%

凡规定检查含量均匀度的颗粒剂,一般不再进行装量差异检查。

6. 装量　多剂量包装的颗粒剂,按照《中国药典》2015 年版四部(通则 0942)最低装量检查法检查,应符合规定。

7. 微生物限度　按照以动物、植物、矿物质来源的非单体成分制成的颗粒剂,照《中国药典》2015 年版四部非无菌产品微生物限度检查:微生物计数法(通则 1105)和控制菌检查法(通则 1106)及非无菌药品微生物限度标准(通则 1107)检查,应符合规定。

五、制粒方法

常用的制粒方法包括湿法制粒和干法制粒两大类,湿法制粒是在混匀的原辅料粉末中加入适量润湿剂或液态黏合剂制备颗粒的方法,干法制粒是不加入液体辅料,靠压缩力作用使固体物料结合成粒的方法。湿法制粒是目前颗粒剂制备的主要方法,湿法制粒又包括挤压制粒、高速搅拌制粒、流化制粒、喷雾干燥制粒等具体方法,其中挤压制粒是颗粒剂生产的经典方法,将在本章重点介绍,其他制粒方法将在片剂一章中介绍。

第二节　水溶颗粒剂生产技术

一、颗粒剂生产车间环境要求

颗粒剂属于非无菌药品,根据《药品生产质量管理规范》(2010 年修订)及其附录的规定,颗粒剂生产的暴露工序区域及其直接接触药品的包装材料最终处理的暴露工序区域的洁净级别,应达到“无菌药品”附录中 D 级洁净区要求。

在中药颗粒剂生产过程中要特别注意环境的温湿度要求,可能会对颗粒成型产生重要影响。

1. 湿度的影响 中药浸膏一般都具有较强的吸湿性,尤其是水提醇沉的浸膏,吸湿性更强。若环境湿度过高,则浸膏极易吸湿结块,制得的颗粒色泽不均匀,颗粒偏硬。制粒车间的相对湿度一般宜控制在45%～65%以内,吸湿性强的物料宜控制在25%以内。

2. 温度的影响 温度偏高,则润湿剂易挥发,尤其是用较高浓度的乙醇做润湿剂制软材时,往往乙醇挥发,软材变黏或结块变硬,通过摇摆式制粒机制粒时则在筛网上结块,使制得的颗粒偏粗,严重者湿块全部黏附在筛网上使得制粒机无法启动。制粒车间的温度一般宜控制在18～26℃,吸湿性强的物料,车间温度应降低至20℃。

二、工艺流程图

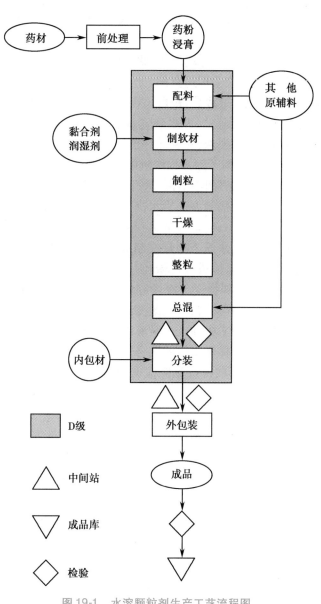

图 19-1 水溶颗粒剂生产工艺流程图

三、制备方法

(一) 材料

制备水溶颗粒剂的材料一般包括中药浸膏和水溶性稀释剂、润湿剂(或黏合剂)、矫味剂、芳香剂等辅料。水溶颗粒剂中常用的稀释剂为糖粉和糊精。糖粉是药用蔗糖低温干燥后粉碎得到的细粉,是水溶颗粒优良的稀释剂,兼有矫味和黏合作用,糖粉易吸湿结块,需要密封保存。糊精是淀粉的水解产物,可溶于热水,不溶于乙醇。稀释剂还可以选择乳糖、可溶性淀粉、甘露醇等。稀释剂的用量一般不超过干膏量的2倍,或不超过清膏量的5倍。中药颗粒剂中一般根据浸膏的黏性大小选择水或不同浓度的乙醇作润湿剂。矫味剂的相关内容见液体制剂。

(二) 制法

水溶颗粒剂的制备流程一般为:原料药的提取→提取液的精制、浓缩→制软材→制颗粒→干燥→整粒→包装。

1. 原料药的提取 除另有规定外,中药饮片应按各品种项下规定的方法进行提取、纯化、浓缩成规定的清膏,或采用适宜的方法进一步干燥并制成浸膏细粉。水溶颗粒剂一般多采用煎煮法提取有效成分,也可采用渗漉法、浸渍法及回流法等提取方法。含挥发油的饮片则宜采用"双提法",即水蒸气蒸馏法结合煎煮法。操作时,将处方量的药材饮片或段,或粗末,加水浸泡、煎煮,滤过,药液静置,滤过,备用。

2. 提取液的精制、浓缩 为了除去提取液中的杂质,减少颗粒剂的服用量和降低引湿性,还需采用乙醇沉淀法、吸附澄清法、大孔吸附树脂法或超速离心法等方法对上述提取液进行精制。其中传统精制方法为水提醇沉法,即将水煎液浓缩至适宜浓度,加入规定量乙醇,充分搅拌均匀,使含醇量达到40%~70%,静置,冷藏12小时以上,滤过,滤液回收乙醇后,再继续浓缩至稠膏或制成干浸膏备用。也可将提取精制液调整至适宜密度,用喷雾干燥法干燥成浸膏粉。

3. 制软材 取上述清膏、稠膏或干浸膏细粉,加入规定量的水溶性辅料混匀,用适当浓度的乙醇作润湿剂,搅拌均匀,制成湿度和黏度适宜的软材。

制软材就是在大量固体粉末中加入少量液体混合均匀,制成具有一定塑性物料的操作,也称捏合,其本质就是固体和液体的混合过程。湿法制粒的关键在于制软材,将直接影响颗粒质量的好坏。制软材首先应根据物料的性质选择合适的润湿剂(或黏合剂),包括浓度和用量,如用量过多,则软材黏度过大,制粒时易黏结成团不易过筛或易成长条状,且所得颗粒过硬,如用量过少,则软材太干、黏性太小,不易黏结成粒,会导致细粉过多。一般以能制成适宜软材的最小用量为原则。此外,制软材时的混合强度和混合时间对软材的质量也有影响,揉混强度越大、混合时间越长,物料的黏性越大,制成的颗粒就越硬。软材的质量一般依靠经验判断,即"手握成团,轻压即散"。

目前我国制药工业上广泛使用槽形混合机制软材,此外,也可以使用双螺旋锥形混合机。

4. 制颗粒 制粒是将上述软材加工成具有一定形状和大小的粒状物的操作。制粒是颗粒剂、胶囊剂、片剂等固体制剂生产中重要的单元操作。不同的制粒方法制得的颗粒形状、大小、强度不同,崩解性、水溶性也不相同。因此,应根据物料的性质和制粒的目的选择合适的制粒方法,本章主要介绍挤压制粒法。

挤压制粒法是将软材用强制挤压的方式通过具有一定大小的筛孔制成颗粒的方法。挤压制粒法制得的颗粒多呈圆柱形,粒度由筛网的孔径大小决定,所得颗粒粒度分布范围窄,大小较为均匀。根据制粒的目的不同,所用筛网大小也不相同,颗粒剂制粒的筛网孔径一般为 12~14 目。挤压制粒常用设备是摇摆式制粒机,如图 19-2 所示,该设备的加料斗下部装有钝六角形棱柱状滚轴,滚轴外装有一个半圆形的筛网,借助滚轴正反方向旋转时棱柱对软材的挤压和剪切作用,使物料强制通过筛网而成粒。摇摆式颗粒机结构简单、操作容易,在国内制药企业中应用广泛,也可以用于整粒,但生产能力低,劳动强度大,筛网易破损。此外,挤压制粒设备还有螺旋挤压式、旋转挤压式等。

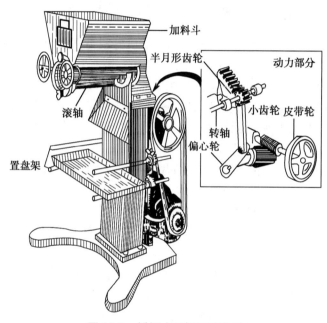

图 19-2　摇摆式制粒机示意图

知识链接

摇摆式制粒机筛网的松紧程度

摇摆式制粒机筛网的安装应松紧适当,实际生产时可以根据软材质量进行调整,以制得合适的颗粒。当软材黏性偏小时,可将筛网装得松些,软材在筛网上被反复挤压,可使黏性增大;反之,当软材黏性偏大时,可将筛网装得紧些,使软材较快通过筛网,制得较为松软的颗粒。

5. 干燥　湿颗粒放置过久易结块或变形,应及时干燥。干燥温度一般以 60~80℃为宜,对热稳定的药物干燥温度可适当提高到 80~100℃,含挥发油、结晶水和遇热不稳定的药物应控制在 60℃ 以下干燥。可以将湿颗粒平摊于烘盘推入烘箱或烘房进行静态干燥,也可以采用沸腾干燥。静态干燥可以保持颗粒外形完整,但干燥速度慢,颗粒不能铺太厚,且要及时翻动,使颗粒受热均匀;采用沸腾干燥,热风从湿颗粒中穿过,接触面大,干燥速度快,但易使颗粒破碎,造成细粒过多。干燥时温度应逐渐上升,避免颗粒表面干燥后结成一层硬膜而影响内部水分的蒸发,且颗粒中的糖粉骤遇高温时会熔化,使颗粒变硬。

6. 整粒　湿粒干燥后,可能会有部分结块、黏连,因此,需要再次过筛进行整粒和分级。一般用一号筛除去粗大颗粒,然后用五号筛除去细粉,使颗粒均匀。

7. 挥发油的加入　除另有规定外,挥发油应溶于适量乙醇中,均匀喷入干燥颗粒中,密闭至规定时间或用包合等技术处理后加入。

8. 包装与贮存　颗粒剂中含有浸膏和糖粉,极易吸湿,因此,整粒后应及时密封防止吸潮。颗粒剂的包装多采用自动颗粒包装机,选用不易透气、透湿的包装材料,如复合铝塑袋、铝箔袋或较厚的塑料薄膜袋等。

除另有规定外,颗粒剂应密封,置干燥处贮存,防止受潮。

四、生产过程中可能出现的问题与解决办法

1. 浸膏黏性过大难以制粒　中药提取浓缩后的浸膏多较黏稠,且量多,不易与辅料混合均匀,易结成团块,使制粒存在一定的难度。因浸膏黏性过大,尤其是醇沉浸膏黏性更大,影响制粒时,可以选用以下途径来解决:

(1) 从浸膏的制备着手,优化提取与精制工艺,在最大限度保留浸膏中有效成分的同时,更多地去除黏性强的无效成分。如利用絮凝剂、大孔吸附树脂纯化或高速离心等方法处理,使浸膏黏性降低。

(2) 在日服剂量允许范围内,选用或增加稀释剂与吸收剂,降低软材的黏性,便于制粒。

(3) 可以将浸膏的相对密度增大,降低其含水量,用高浓度乙醇作润湿剂迅速制粒。此时软材易于挤压过筛,也易于干燥。本法应对乙醇浓度及加入量进行优选。

(4) 可用纯水或稀乙醇稀释稠膏,直接降低其黏性来制粒。但应注意在制软材过程中,适当增加乙醇浓度或减少搅拌时间,防止乙醇挥发后黏性增加。

(5) 稠膏黏性过大时,在加入润湿剂前,稠膏与其他赋形剂(稀释剂、崩解剂)应先充分搅拌混匀,可将稠膏分次缓慢加入赋形剂中或将稀释的稠膏呈雾状喷入。

2. 颗粒过粗、过细、粒度分布过大　主要原因是筛网选择不当。具体解决办法是根据剂型要求选择筛网。其次,应考虑黏合剂种类和用量,并注意若软材混合不均匀,也会造成颗粒粗细、松紧与大小不均,可增加混合时间或采用二次制粒。

3. 颗粒过硬　颗粒过硬的主要原因是黏合剂黏性过强及用量太多,应调整黏合剂种类,浓度和减少用量。若干浸膏较硬,可直接粉碎成浸膏粉,改用乙醇制粒。

4. 色泽不均　产生色泽不均的原因有:①稠浸膏与辅料混合不均,若制粒时发现湿颗粒色泽不匀,可将湿颗粒再次通过筛网重复制粒,即得色泽均匀一致的颗粒;②原料、辅料颜色差别较大,制粒前未经研细或混匀。可将药材或辅料适当粉碎过筛后再混合,可有效解决这一问题。

5. 颗粒吸湿　颗粒吸湿的原因很多,如药物本身吸湿、所含杂质吸湿、颗粒疏松、辅料吸湿(如山梨醇和微晶纤维素等),以及制粒环境湿度较大等均易使颗粒吸湿。可相应采取加抗吸湿性辅料如微粉硅胶;精制除杂;增加混合搅拌时间或二次制粒使颗粒致密;改用吸湿性小的辅料及控制车间湿度等方法。

五、颗粒剂生产的成本核算

（一）收率

1. 颗粒剂生产各工序的分步收率

$$颗粒剂某工序收率（\%）= \frac{实际得到中间产品量（kg）}{实际投入原辅料量（kg）} \times 100\%$$

2. 颗粒剂总收率 颗粒剂的总收率可以用2种方法计算。

（1）主药含量明确

$$颗粒总收率（\%）= \frac{包装后实得颗粒量（袋） \times 主药含量（克／袋）}{主药投料量（kg） \times 含量 \times 1000} \times 100\%$$

（2）尚不测定主药含量

$$颗粒总收率（\%）= \frac{包装后实得颗粒剂量（袋） \times 每袋装量（克／袋）}{理论产出量（kg） \times 1000} \times 100\%$$

颗粒剂总收率与各工序分步收率的关系为：

颗粒剂总收率（%）= 第一工序分步收率（%）×第二工序分步收率（%）

×…×最后工序分步收率（%）

（二）单耗

如：

$$原辅料单耗（kg/万袋）= \frac{总投入原辅料量（kg）}{成品入库量（万袋）}$$

（三）物料平衡

如：

$$整粒工序物料平衡（\%）= \frac{合格颗粒量 + 头子量}{整粒前颗粒重} \times 100\%$$

六、工艺过程的关键步骤及控制参数

湿法制粒的关键步骤及控制参数见表19-2。

表19-2 湿法制粒的关键步骤及控制参数

工序	关键工艺参数	控制指标
配料	原辅料的规格、数量	药物含量,水分,物料粒度分布
制粒	物料加入顺序;润湿剂（或黏合剂）的浓度、温度、用量;混合时间;高速混合制粒机搅拌桨和制粒刀的速度;摆式制粒机转速、筛网大小,筛网的松紧	颗粒外观,粒度分布
干燥	批量;进风温度、湿度和风量和出风温度;产品温度;干燥时间;颗粒水分	水分
整粒	筛网尺寸;整粒类型;整粒速度;颗粒的粒度分布	粒度分布,含量,水分
分装	热封温度,装量	外观

第三节　其他颗粒剂生产技术

一、酒溶颗粒

酒溶颗粒加入白酒后溶解成为澄清的药酒,可代替药酒服用。将液体剂型的酒剂改成固体剂型的酒溶颗粒剂后,体积减小,便于贮存、运输,降低成本。

1. 制备酒溶颗粒的要求

(1) 处方中药材的药效物质应易溶于稀醇中。

(2) 提取时所用溶剂为乙醇,但其含醇量应与饮用白酒(60 度的白酒)含醇量相同,方能使颗粒剂溶于白酒后保持澄明。

(3) 所加辅料应溶于白酒中,常加蔗糖或其他矫味剂。

(4) 一般每包颗粒剂的剂量,应以能冲泡成 0.25~0.5kg 的药酒为宜,由患者根据规定剂量饮用。

2. 制法　酒溶颗粒的制法多采用渗漉法、浸渍法、回流法等方法提取,用 60% 左右的乙醇为溶剂,提取液回收乙醇后,蒸发浓缩至稠膏状,加入适宜的辅料,制软材、制颗粒、干燥、整粒、包装。详见本章第二节水溶颗粒剂生产技术。

二、泡腾颗粒

泡腾颗粒是利用有机酸与弱碱和水作用产生二氧化碳气体,使药液瞬间产生大量气泡而呈泡腾状态的一种颗粒剂。因气体的产生使颗粒疏松、崩裂,具有速溶性,且二氧化碳溶于水后呈酸性,能刺激味蕾,可起矫味作用,若再加适量芳香剂和甜味剂,可得到饮料样的风味。常用的有机酸有枸橼酸、酒石酸等,弱碱有碳酸氢钠、碳酸钠等。

将处方中药材按水溶颗粒制法提取、精制、浓缩成浸膏或干浸膏粉,分成 2 份,其中一份加入有机酸制成酸性颗粒,干燥,备用;另一份加入弱碱制成碱性颗粒,干燥,备用;然后将酸性颗粒与碱性颗粒混匀,包装,即得。

三、混悬颗粒

混悬颗粒是将处方中部分药材提取制成的清膏与一部分药材粉碎成的细粉混合制成的颗粒剂,加水后不能全部溶解而成混悬性液体。

将处方中含挥发性、热敏性或贵重细料药等粉碎成细粉,一般性药材以水为溶剂,煎煮提取,提取液蒸发浓缩成清膏,将清膏与药材细粉及适量糖粉混匀,制软材、制粒、60℃ 以下干燥,整粒、包装,即得。药材细粉兼有治疗作用和稀释、分散作用,可节省其他辅料,降低成本。但目前中药混悬颗粒因外观和口感不佳,产品较少。

第四节　典型生产实例

项目名称一　板蓝根颗粒的制备

【目的】

1. 建立挤出制粒的生产情景。

2. 将板蓝根饮片制备成浸膏,采用挤出制粒法制成干颗粒。

3. 学会挤出制粒主要用具和设备的使用,掌握板蓝根颗粒挤出制粒的方法、操作步骤及操作要点。

【处方】　板蓝根 1400g　糖粉适量　糊精适量

【功能与主治】　清热解毒,凉血利咽。用于肺胃热盛所致的咽喉肿痛、口咽干燥;急性扁桃体炎见上述证候者。

【操作步骤】

1. 生产前准备

(1) 接受生产任务。

(2) 领料:领取生产的原辅料,办理物料交接手续,并签字记录。

(3) 注意严格执行各项目《岗位标准操作规程》《仪器使用、维护保养及检修标准操作规程》及《板蓝根颗粒工艺规程》。

2. 生产操作

(1) 提取:领取净药材,认真核对品名、批号、数量,将原料投入提取罐内,煎煮两次,第一次溶剂(饮用水)加入量为投料重量的 10 倍,煎煮 2 小时,滤过,药液贮藏至贮液罐中;第二次在药渣中加入药材总量 8 倍的饮用水,煎煮 1 小时,滤过,将 2 次药液合并,贮藏至贮液罐中。

(2) 精制:用料泵将药液贮罐中的药液抽入浓缩器中,浓缩至相对密度 1.20(50℃),加乙醇使含醇量达 60%,静置使沉淀。取上清液,回收乙醇并浓缩成浸膏,备用。

(3) 制软材:将糖粉、糊精投入槽型混合机中混合均匀,边搅拌边缓缓加入板蓝根浸膏和适量 85% 乙醇溶液,制成符合要求的软材。

(4) 制粒:将软材转入摇摆式制粒机中,用 14 目尼龙筛制成湿颗粒。

(5) 干燥:将湿颗粒放入烘箱或沸腾干燥器进行干燥,干燥温度 80℃,控制干颗粒含水量在 3% 以内。

(6) 整粒:将干燥后的颗粒加入快速整粒机中,用 14 目筛进行整粒。

(7) 包装:板蓝根颗粒内包装采用复合膜袋包装,规格为 10 克/袋。

(8) 请验、清场。

3. 内包装

(1) 领料:在中间站领取待包装的合格颗粒,领取时核对物料名称、规格、批号、重量,并重新称量。按批包装指令领取本批生产量所需的复合膜等内包装材料。所用内包装材料必须有检验报告书,检验合格后方可使用。办理物料交接手续,并签字记录。

(2) 内包装规格及方法:采用复合膜袋包装,10g/袋。

(3) 调试操作:装配、调试颗粒自动包装机,使密封性、装量差异、批号印制等均符合要求。调试完成后按要求加入物料进行生产包装。

(4) 包装

1) 装量检查:在生产过程中,操作工应每 15 分钟测 1 次平均袋重,并及时调节,如实记录。生产中要注意观察包装后的袋是否有网纹不清晰、密封不严密、漏粉,批号印制不清等变化,发现异常要及时调节。

2）及时加料:保持加料斗存料在加料斗容积的1/3到2/3。

3）收集产品:生产结束后,立即统计数量,附上标签,注明品名、规格、批号、数量、操作人、复核人及生产日期。将产品转入中间站,做好台账。及时完成批记录。QA不定时进行抽样检查。

4）计算物料平衡率。

5）请验、清场。

4. 外包装

(1) 领料:按批包装指令领取本批生产量所需包装材料。所用外包装材料必须有检验报告书,检验合格后方可使用。办理物料交接手续,并签字记录。

(2) 包装规格:10g/袋×30袋/大袋×50袋/箱。

(3) 装中袋:根据包装规格将小袋装中袋,放说明书一张,封口。

(4) 装箱:在指定位置打印批号、有效期、生产日期,要求打印字迹清晰、端正、不重叠,每50袋装1个纸箱。用胶带封口,箱外贴合格证,打上包装袋,包装带位置合适,松紧适度。

(5) 入库:成品及时放入库房待验区,核对品名、批号、规格、数量。检验合格后办理入库手续。

(6) 计算物料平衡率。

(7) 请验、清场。

【实训报告】 认真书写实训报告,内容包括项目名称、起止时间、目的、设施、设备、器具、材料、操作步骤、结果、问题及答案(或解决方案)等。

项目名称二 小儿化痰止咳颗粒的制备

【处方】

桔梗流浸膏	10ml	桑白皮流浸膏	15ml
吐根流浸膏	3ml	盐酸麻黄碱	0.375g
制成			1000g

【制法】 以上4味,将桔梗流浸膏、桑白皮流浸膏、吐根流浸膏、盐酸麻黄碱的水溶液,枸橼酸0.208g和枸橼酸钠2.08g的水溶液,依次加入糖粉中,混匀,制成颗粒,干燥,喷入食用香精的乙醇溶液适量,混匀,制成1000g即得。

【功能与主治】 祛痰镇咳。用于小儿咳嗽,支气管炎。

【用法与用量】 开水冲服,1岁1次1/2袋,2~5岁1次1袋,6~10岁1次1~2袋,一日3次。

项目名称三 山楂泡腾颗粒的制备

【处方】 山楂300g 陈皮50g 糖粉2500g 枸橼酸250g 碳酸氢钠250g 香精适量,制成3100g。

【功能与主治】 开胃消食。用于食积内停所致的食欲不振、消化不良、脘腹胀闷。

【操作步骤】

1. 生产前准备

（1）接受生产任务。

（2）领料：领取生产的原辅料，办理物料交接手续，并签字记录。

（3）注意严格执行各项目《岗位标准操作规程》《仪器使用、维护保养及检修标准操作规程》及《山楂泡腾颗粒工艺规程》。

2. 生产操作

（1）提取：领取山楂、陈皮净药材，认真核对品名、批号、数量，将原料投入提取罐内，煎煮两次，第一次溶剂（饮用水）加入量为投料重量的 10 倍，煎煮 1.5 小时，滤过，药液贮藏至贮液罐中；第二次在药渣中加入药材总量 8 倍的饮用水，煎煮 1 小时，滤过，将 2 次药液合并，贮藏至贮液罐中。

（2）浓缩：用料泵将药液贮罐中的药液抽入浓缩器中，浓缩成清膏，备用。

（3）制粒：取糖粉 1250g，边搅拌边缓缓加入上述浓缩液，混合均匀，制软材，制颗粒。另取糖粉 1250g，碳酸氢钠 250g，喷适量蒸馏水，混合均匀，制软材，制颗粒。

（4）干燥：将两种湿颗粒分别放入烘箱或沸腾干燥器进行干燥，干燥温度 70℃，控制干颗粒含水量在 2% 以内。

（5）整粒：将干燥后的颗粒加入快速整粒机中进行整粒。

（6）混合：将上述两种颗粒混合均匀，喷入适量香精，再加入枸橼酸混合均匀，过 12 目筛 3~4 次。

（7）包装：山楂泡腾颗粒内包装采用铝塑复合膜袋包装，规格为 30 克/袋。

（8）请验、清场。

3. 内包装

（1）领料：在中间站领取待包装的合格颗粒，领取时核对物料名称、规格、批号、重量，并重新称量。按批包装指令领取本批生产量所需的铝塑复合膜等内包装材料。所用内包装材料必须有检验报告书，检验合格后方可使用。办理物料交接手续，并签字记录。

（2）内包装规格及方法：采用铝塑复合膜袋包装，30g/袋。

（3）调试操作：装配、调试颗粒自动包装机，使密封性、装量差异、批号印制等均符合要求。调试完成后按要求加入物料进行生产包装。

（4）包装。

1）装量检查：在生产过程中，操作工应每 15 分钟测 1 次平均袋重，并及时调节，如实记录。生产中要注意观察包装后的袋是否有网纹不清晰、密封不严密、漏粉，批号印制不清等变化，发现异常要及时调节。

2）及时加料：保持加料斗存料在加料斗容积的 1/3 到 2/3。

3）收集产品：生产结束后，立即统计数量，附上标签，注明品名、规格、批号、数量、操作人、复核人及生产日期。将产品转入中间站，做好台账。及时完成批记录。QA 不定时进行抽样检查。

4）计算物料平衡率。

5）请验、清场。

4. 外包装

（1）领料：按批包装指令领取本批生产量所需包装材料。所用外包装材料必须有检验报告书，检验合格后方可使用。办理物料交接手续，并签字记录。

（2）包装规格:30g/袋×10 袋/盒×40 条/箱。

（3）装小盒:在指定位置打印批号、有效期,要求打印字迹清晰、端正。每盒放入 10 袋和 1 张说明书,每 10 小盒封一个收缩膜。

（4）装箱:在指定位置打印批号、有效期、生产日期,要求打印字迹清晰、端正、不重叠,每 40 收缩膜装 1 个纸箱。用胶带封口,箱外贴合格证,打上包装袋,包装带位置合适,松紧适度。外包装工序操作过程中,随时检查包装质量,检查纸盒内说明书是否加入,纸盒封盖是否完整。

（5）入库:成品及时放入库房待验区,核对品名、批号、规格、数量。检验合格后办理入库手续。

（6）计算物料平衡率。

（7）请验、清场。

【实训报告】 认真书写实训报告,内容包括项目名称、起止时间、目的、设施、设备、器具、材料、操作步骤、结果、问题及答案(或解决方案)等。

项目名称四 阿胶泡腾颗粒的制备

【处方】 阿胶 400g 蔗糖 540g 碳酸氢钠 20g 枸橼酸 40g 香精适量,制成 1000g。

【制法】 将处方中阿胶、蔗糖粉碎、过筛,分成两等份。一份加入碳酸氢钠混匀,制成碱性颗粒,干燥,整粒;另一份加入枸橼酸混匀,制成酸性颗粒,干燥,整粒。将两种干燥颗粒混匀,喷入香精,密封一定时间后,铝塑袋分装。

【功能与主治】 补血滋阴,润燥,止血。用于血虚萎黄,眩晕心悸,肌萎无力,心烦不眠,虚风内动,肺燥咳嗽,劳嗽咳血,吐血尿血,便血崩漏,妊娠漏胎。

【用法用量】 开水冲服,1 次 1 袋,一日 3 次或遵医嘱。

（刘丽敏）

扫一扫
测一测

复习思考题

1. 简述颗粒剂的含义、特点及分类。

2. 写出各类颗粒剂的含义。

3. 颗粒剂的质量要求有哪些?

4. 泡腾性颗粒剂是怎样制备的?

5. 写出水溶颗粒剂的生产工艺流程。

第二十章

片　剂

 学习要点

1. 片剂的含义、特点、种类及质量要求。

2. 片剂常用辅料的类型、作用及其适用范围,主要品种的性质和应用。

3. 片剂常见制备方法,湿法制粒压片的过程单元操作要点、工艺过程的关键步骤及控制参数。

4. 压片和包衣时可能发生的问题及解决办法。

5. 片剂包衣的目的、种类、方法及常用的包衣物料。

第一节　概　述

一、片剂的含义与特点

片剂系指药材提取物、药材提取物加药材细粉或药材细粉与适宜辅料混匀压制或用其他适宜方法制成的圆片状或异形片状的制剂。

片剂是现代药物制剂中应用最为广泛的剂型之一,具有以下特点:

1. 质量稳定。片剂为干燥固体,体积较小且致密,必要时可借包衣加以保护,所以受光线、空气、水分等影响较小,化学稳定性好。

2. 剂量准确,含量均匀。

3. 携带、运输、服用比较方便。

4. 生产的机械化、自动化程度较高,产量大,成本较低,并容易控制微生物污染。

5. 一般情况下片剂的溶出速率及生物利用度较丸剂好,并可根据临床需要的不同而制成不同类型的片剂。

6. 儿童和昏迷患者不宜吞服。

7. 某些中药片剂易吸潮;如片剂中含有挥发性成分,久贮含量会下降。

二、中药片剂发展简况

片剂是在丸剂基础上发展起来的,它创用于 19 世纪 40 年代,随着片剂生产技术与机械设备的不断改进(如沸腾制粒、全粉末直接压片、半薄膜包衣、新辅料、新工艺以及生产联动化等),片剂的生产和应用得到了迅速的发展。中药片剂从20世纪50年代才开始的研究和生产,尤其是随着中药化学、药理、制剂与临床等学科研究的迅猛发展,中药片剂的品种、数量不断增加,工艺技术日益改进,片剂的质量逐渐提高。目前中药片剂品种多、产量大、用途广,使用和贮运方便,已成为质量稳定的中药剂型之一。《中国药典》2005年版一部收载的片剂有94个品种。《中国药典》2010年版一部收载的片剂有206个品种。《中国药典》2015年版一部收载的片剂有305个品种。

三、片剂的种类

1. 根据给药途径,片剂分为口服用片剂、口腔用片剂、皮下给药片剂、外用片剂等。

(1) 口服用片剂

1) 普通片:药物与辅料混合、压制而成的未包衣片剂。如安胃片、参茸片等。

2) 包衣片:在普通片的外表面包上一层衣膜的片剂。根据包衣材料不同可分为糖衣片、薄膜衣片、肠溶衣片等。如牛黄解毒片、银黄片、盐酸小檗碱片等。

3) 泡腾片:含有泡腾崩解剂的片剂。应用时将片剂放入水杯中迅速崩解后饮用,非常适用于儿童、老人及吞服药片有困难的患者。如止泻泡腾片、维生素C泡腾片、独一味泡腾片等。

4) 咀嚼片:在口中嚼碎后再咽下去的片剂。常加入蔗糖、薄荷、食用香料等以调整口味,适合于小儿服用,对于崩解困难的药物制成咀嚼片可有利于吸收。如健胃消食片、氢氧化铝凝胶片、酵母片、金荞麦咀嚼片等。

5) 分散片:遇水迅速崩解并均匀分散的片剂,加水中分散后饮用,也可咀嚼或含服。如板蓝根分散片、血塞通分散片、丹参三味分散片、银杏叶分散片等。

6) 缓释片或控释片:能够控制药物释放速度,以延长药物作用时间的一类片剂。具有血药浓度平稳、服药次数少、治疗作用时间长等优点。如雷公藤缓释片、复方丹参缓释片、复方罗布麻漂浮型控释片等。

7) 多层片:由2层或多层构成的片剂。一般由2次或多次加压而制成,每层含有不同的药物或辅料,达到缓释、控释的效果。如人工麝香骨架缓释双层片。

8) 微囊片:药物微囊化后压制成的片剂。如牡荆油微囊片、羚羊感冒微囊片。

(2) 口腔用片剂

1) 舌下片:将片剂置于舌下,药物经黏膜直接吸收而发挥全身作用的片剂,可避免肝脏对药物的首过作用。如硝酸甘油片、喘息定片等。

2) 口含片:含在口腔内缓缓溶解而发挥局部或全身治疗作用的片剂。常用于口腔及咽喉疾病的治疗。如草珊瑚含片、西瓜霜含片、金嗓子喉宝等。

3) 颊额片:又称口腔贴片,贴在口腔黏膜或患处治疗局部疾患,或由黏膜吸收,发挥全身作用的片剂。适用于肝脏首过作用较强的药物。

(3) 皮下给药片剂

1) 植入片:将无菌药片植入到皮下后缓缓释药,维持疗效几周、几个月至几年。如避孕植入片。

2) 皮下注射用片:经无菌操作制作的片剂。用时溶解于灭菌注射用水中,供皮下或肌内注射的无菌片剂,现已很少使用。如盐酸吗啡注射用片。

（4）外用片剂

1）溶液片：临用前加水溶解成溶液的片剂。一般用于漱口、消毒、洗涤伤口等。如滴鼻用安乃近溶液片、高锰酸钾片等。

2）阴道片：供塞入阴道内产生局部作用的片剂。具有消炎、杀菌、杀精及收敛等作用。如消糜阴道泡腾片。

2. 根据原料特征，中药片剂可分为提纯片、全粉末片、半浸膏片、全浸膏片等4种类型。

四、片剂的质量要求

1. 外观　应完整光洁，色泽均匀；应有适宜的硬度，以免在包装、贮运过程中发生磨损或破碎。

2. 贮存　除另有规定外，片剂应密封贮存。

3. 重量差异　按照《中国药典》2015年版四部片剂（通则0101）重量差异检查法检查，应符合规定。糖衣片的片芯应检查重量差异并符合规定，包糖衣后不再检查重量差异；薄膜衣片应在包薄膜衣后检查重量差异并符合规定；凡规定检查含量均匀度的片剂，一般不再进行重量差异检查。

4. 硬度和脆碎度　反映药物的压缩成形性，对片剂的生产、运输和贮存会产生影响，且对片剂的崩解与溶出度有直接影响。在生产中检查硬度的常用方法是：将片剂置于中指与食指之间，以拇指轻压，根据片剂的抗压能力，判断它的硬度。用适当的仪器测定片剂的硬度可以得到定量的结果，一般能承受30~40N的压力即认为合格。常用的仪器有：片剂硬度检测仪、脆碎度检查仪等。

5. 崩解时限　除另有规定外，按照《中国药典》2015年版四部崩解时限检查法（通则0921）检查，应符合规定；阴道片按照融变时限检查法（通则0922）检查，应符合规定；一般的口服片剂需做崩解度检查，咀嚼片不检查崩解时限。凡规定检查溶出度、释放度的片剂，一般不再进行崩解时限检查。

6. 发泡量　阴道泡腾片按照《中国药典》2015年版四部片剂（通则0101）发泡量检查法检查，应符合规定。

7. 微生物限度　以动物、植物、矿物来源的非单体成分制成的片剂，生物制品片剂，以及黏膜或皮肤炎症或腔道等局部用片剂（如口腔贴片、外用可溶片、阴道片、阴道泡腾等），照《中国药典》2015年版四部非无菌产品微生物限度检查：微生物计数法（通则1105）和控制菌检查法（通则1106）及非无菌药品微生物限度标准（通则1107）检查，应符合规定。规定检查杂菌的生物制品片剂，可不进行微生物限度检查。

第二节　片剂生产技术

一、片剂生产常用辅料

片剂由药物和辅料两部分组成。辅料系指片剂中除药物以外的所有附加物料的总称，亦称赋形剂，为非治疗性物质。

为提高片剂生产效率，保证片剂质量均匀一致，要求压片所用的药物一般应具有良好的流动性、可压性及一定的黏结性,遇体液能迅速崩解与溶解,再经吸收后产生临床疗效。实际上很少有药物能完全具备这些性能,因此在处方中必须加入一定量适宜的辅料,使之达到压片要求。

片剂中所选用辅料应为化学惰性物质,理化性质稳定,不与药物发生反应,不影响主药的溶出、吸收以及含量测定,无生理活性,并要求辅料用量少,价廉易得,且对人体无任何毒性反应。实际上完全惰性的辅料很少,不同的辅料对片剂的质量可能会产生不同影响。

根据辅料在片剂中作用的不同,片剂常用的辅料可分为稀释剂与吸收剂、润湿剂与黏合剂、崩解剂、润滑剂等4种基本类型。

(一) 稀释剂与吸收剂

稀释剂是指可增加片剂的重量与体积,以利于片剂成型和分剂量的辅料,也称填充剂。为方便生产与临床应用,片剂的直径一般不小于 6mm,且片重多在 100mg 以上,当药物的剂量小于 100mg 时,在工艺处方中必须加入稀释剂,既可控制片剂的体积大小及主药成分的剂量偏差,又可改善药物的压缩成形性等。若中药片剂中浸膏量大、吸潮性强、黏性大时或在原料药中含较多挥发油、脂肪油时,需添加吸收剂,以有利于压片。在中药片剂处方中的原药粉常常发挥着稀释剂或吸收剂的作用。以下为常用的稀释剂与吸收剂:

1. 淀粉　淀粉有玉米淀粉、马铃薯淀粉、小麦淀粉,其中常用的是玉米淀粉。淀粉的性质稳定,可与大多数药物配伍,吸湿性小,外观色泽好,价格便宜。淀粉用做填充剂时,用量一般在干颗粒重20%以上。应注意淀粉单独用做稀释剂时,制成的颗粒难以干燥,可压性差,因此常与可压性较好的糖粉、糊精、乳糖等混合使用。某些酸性较强的药物,不适宜用淀粉作填充剂。

2. 糖粉　系指结晶性蔗糖经低温干燥、粉碎而成的白色粉末。优点是黏合力强,可增加片剂的硬度,使片剂的表面光洁美观,缺点是吸湿性较强,长期贮存,会使片剂的硬度过大、崩解或溶出困难。除口含片或可溶性片剂外,一般不单独使用,常与糊精、淀粉配合使用。糖粉遇碱性物质将变为棕色。

3. 糊精　是淀粉水解的中间产物,其成分中除糊精外,尚含有可溶性淀粉及葡萄糖等。在冷水中溶解较慢,较易溶于热水,不溶于乙醇。具有较强的黏结性,使用不当会使片面出现麻点、水印及造成片剂崩解或溶出迟缓;如果在含量测定时粉碎与提取不充分,将会影响测定结果的准确性和重现性,所以很少单独使用糊精,常与糖粉、淀粉配合使用。

4. 乳糖　是由等分子葡萄糖及半乳糖组成,白色结晶性粉末,无臭、略带甜味,易溶于水,难溶于醇,不溶于醚或三氯甲烷中。常用的乳糖是含有一分子结晶水(α-乳糖),无吸湿性,可压性好,压成的药片光洁美观,性质稳定,可与大多数药物配伍。由喷雾干燥法制得的乳糖为非结晶性、球形乳糖,其流动性、可压性良好,可供粉末直接压片。

5. 葡萄糖　由淀粉经酸法或酶法水解后制得,常用做稀释剂。本品为白色结晶性粉末,无臭、有甜味但较蔗糖差,易溶于水,在片剂中的作用与蔗糖粉相似,属还原性物质,对某些易氧化的药物,略有稳定作用,但能使片剂的硬度在贮藏期间逐渐增加。

6. 预胶化淀粉　亦称为可压性淀粉,又称 α-淀粉,是由淀粉通过物理分解加工制成。预胶化淀粉为白色干燥粉末,无臭无味,性质稳定,微溶于冷水,不溶于有机溶剂,水溶性、吸湿性等与淀粉相似。国产的可压性淀粉是部分预胶化淀粉,与国外的 Starch RX1500 相当。本品具有良好的流动性、可压性、自身溶胀性和干黏合性,并有较好的崩解作用。作为多功能辅料,常用于粉末直接压片。

7. 微晶纤维素(MCC)　是由纤维素部分水解而制得的结晶性粉末,性质稳定,有一定吸湿性。本品具有良好的可压性、流动性,为片剂良好稀释剂和粉末直接压片的干黏合剂。在工艺处方中如含 20% 以上微晶纤维素,片剂崩解比较好。国外产品的商品名为 Avicel,并根据粒径不同分为若干规格,如 HP101、HP102、HP201、HP202、HP301、HP302 等。目前,国产微晶纤维素在国内已得到广泛应用。

8. 无机盐类　一些无机钙盐,如硫酸钙、磷酸氢钙及碳酸钙等。其中硫酸钙较为常用,其性质稳定,无臭无味,微溶于水,可与多种药物配伍,制成的片剂外观光洁,硬度、崩解均好。同时对油类有较强的吸收能力,常作为挥发油的吸收剂。

9. 糖醇类　甘露醇为白色、无臭、结晶性粉末,无吸湿性,压缩成型性较好。化学性质稳定,溶于水,溶解时吸热,因此口服有凉爽感,甜度相当于蔗糖的一半。多用于维生素类、制酸剂类等咀嚼片剂的稀释剂。甘露醇制的颗粒,流动性较差,往往需加入较多的润滑剂和助流剂。近年来开发的赤藓糖(erithritol)溶解速度快、有较强的凉爽感,口服后不产生热能,在口腔内 pH 不下降(有利于牙齿的保护)等,是制备口腔速溶片的良好辅料,但价格昂贵。

(二)润湿剂与黏合剂

润湿剂系指本身没有黏性,但能诱发待制粒物料的黏性,以利于制粒的液体。常用润湿剂有水和不同浓度的乙醇等。黏合剂系指对无黏性或黏性不足的物料给予黏性,从而使物料聚结成粒,以利于制粒和压片。黏合剂分为液体黏合剂和固体黏合剂,一般在湿法制粒压片中常用液体黏合剂,而在干法制粒压片中使用固体黏合剂。制粒时主要根据物料的性质以及实践经验选择适宜的黏合剂、浓度及其用量等,以确保颗粒与片剂的质量。常用的润湿剂与黏合剂如下:

1. 蒸馏水　是最常用的润湿剂,无毒、无味、便宜,但干燥温度高、干燥时间长,对于水敏感的药物非常不利。一般仅适用于在水中不易溶解,但能产生一定黏性的药物。在处方中水溶性成分较多时可能出现发黏、结块、湿润不均匀、干燥后颗粒发硬等现象,此时最好选择不同浓度的乙醇溶液。

2. 乙醇　凡遇水易分解或遇水黏性太大的药物(如某些浸膏粉),或在加热干燥时易引起变质的药物,常用稀乙醇作润湿剂,以克服制粒时的困难,并缩短受热干燥时间。一般随着乙醇浓度的增大,润湿后所产生的黏性降低。使用乙醇作润湿剂时,应迅速混合后立即进行制粒,以避免乙醇挥发而使软材结团不易制粒,并迅速干燥。

3. 淀粉浆　俗称淀粉糊,是片剂制颗粒过程中应用最广泛的一种黏合剂,常用浓度为 8% ~ 15%。若物料的可压性较差,其浓度可提高到 20%。淀粉浆的制法主要有煮浆法和冲浆法 2 种。煮浆法是将淀粉混悬于全部量的水中,在夹层容器中加热并不断搅拌,直至糊化。这种淀粉浆中几乎所有淀粉粒都糊化,故黏性较强。冲浆法是将淀粉混悬于少量(1 ~ 1.5 倍)水中,然后根据浓度要求冲入一定量的沸水,不断搅拌至成半透明糊状。这种淀粉浆有一部分淀粉未能完全糊化,因此黏性不如煮浆法制的浆强,但制粒时较易操作。由于淀粉价廉易得,且黏合性良好,适用于大多数药物。若淀粉浆黏合性达不到制粒要求时,可与糖浆或阿拉伯胶浆混合使用。

4. 纤维素衍生物　将天然的纤维素经处理后制成的各种纤维素的衍生物。

(1) 甲基纤维素(MC):是纤维素的甲基醚化物,具有良好的水溶性,可形成黏稠的胶体溶液,制成的颗粒压缩成形性好。一般浓度为 5% 本品溶液的黏合力相当于 10% 淀粉浆,可应用于水溶性及水不溶性物料的制粒。

(2) 乙基纤维素(EC):是纤维素的乙基醚化物,不溶于水,易溶于乙醇等有机溶剂中,其乙醇溶液可用做对水敏感药物的黏合剂。由于本品黏性较强,且在胃肠液中不溶解,对片剂的崩解及药物的释放具有阻滞作用。目前常用做缓、控释制剂的包衣材料。

(3) 羟丙基甲基纤维素(HPMC):是纤维素的羟丙甲基醚化物。本品为白色至乳白色纤维状或颗粒状的粉末,无臭、无味,易溶于冷水,不溶于热水,因此制备 HPMC 水溶液时,最好先将 HPMC 加入到总体积 1/5 ~ 1/3 的热水(80 ~ 90℃)中,充分分散与水化,然后降温,不断搅拌使溶解,加冷水至总体积。可用 HPMC 溶液、干燥粉末或与淀粉浆合用作为片剂黏合剂,片剂易于润湿,崩解迅速。常用浓度 2% ~ 5%。

(4) 羧甲基纤维素钠(CMC-Na):是纤维素的羧甲基醚化物的钠盐。本品为白色纤维状或颗粒状粉末,无臭、无味,有吸湿性,易分散于水中成胶体溶液,不溶于乙醇、乙醚、丙酮等有机溶剂。溶于水,不溶于乙醇。其水溶液对热不稳定,黏度随温度的升高而降低。一般本品水溶液的使用浓度为 1% ~ 2%。本品可延迟片剂的崩解时间,且随时间延长而变硬,常用于可压性较差的药物。

(5) 羟丙基纤维素(HPC):是纤维素的羟丙基醚化物,含羟丙基 53.4% ~ 77.5%,其中羟丙基含量为 7% ~ 19% 的低取代物称为低取代羟丙基纤维素即 L-HPC,属崩解剂。本品为白色粉末,易溶于冷水,加热至 50℃ 发生胶化或溶胀现象,可溶于甲醇、乙醇、异丙醇和丙二醇中。本品既可做湿法制粒的黏合剂,也可做粉末直接压片的干黏合剂。

5. 聚维酮(PVP)　聚维酮为白色或乳白色粉末,微有特臭气味,化学性质稳定,略有吸湿性,根据相对分子质量不同分为多种规格,其中最常用的型号是 K30(相对分子质量 60 000)。聚维酮的最大优点是既溶于水,又溶于乙醇,因此可用于水溶性与水不溶性物料或对水敏感性药物的制粒,还可用做直接压片的干黏合剂。

6. 明胶　明胶溶于水形成胶浆,其黏性较大,制粒时明胶溶液应保持较高温度,以防止胶凝。缺点是制粒物随放置时间延长而变硬。明胶浆一般浓度为 10% ~ 20%,用其醇溶液时浓度可略降低,主要适用于松散且不易制粒的药物,或不需控制崩解时间的片剂,如口含片等。

7. 聚乙二醇(PEG)　根据相对分子质量不同有多种规格,其中 PEG4000、PEG6000 常用于黏合剂。以 PEG 为黏合剂制得的颗粒压缩成形性好,片剂不变硬,适用于水溶性与水不溶性物料的制粒。

8. 其他黏合剂　50% ~ 70% 蔗糖溶液、海藻酸钠溶液、5% ~ 20% 聚乙烯醇溶液等。

(三) 崩解剂

崩解剂是能促使片剂在胃肠液中迅速裂碎成细小颗粒,从而使主药迅速溶解吸收的物质。由于片剂是经机械压制而成,空隙率小且结合力强,使崩解、溶解时间大大延长,尤其是对于难溶性药物的片剂影响更大,因此崩解时限是片剂质量检查的主要内容之一。除了缓控释片、口含片、咀嚼片、舌下片、植入片等有特殊要求的片剂外,一般均需加入崩解剂以加速片剂的崩解、溶出。某些中药全粉末片或半浸膏片含药材细粉,遇水后能缓慢崩解,可不加崩解剂。

1. 崩解剂的作用机制 崩解剂的主要作用是消除因黏合剂或机械压缩而产生的结合力,从而促使片剂在水中崩解。一般崩解剂的作用机制有如下几种:

(1) 毛细管作用:崩解剂在片剂中形成易于润湿的毛细管通道,当片剂置于水中时,水能迅速随毛细管进入片剂内部,使整个片剂润湿而崩解。淀粉及其衍生物、纤维素衍生物属于此类崩解剂。

(2) 膨胀作用:崩解剂多为高分子亲水性物质,遇水被润湿后通过自身膨胀,或有些药物在水中溶解时产生热而使片剂内部残存的空气膨胀,从而促使片剂崩解。

(3) 产气作用:在泡腾制剂中加入泡腾崩解剂,遇水即产生气体,借助气体的膨胀使片剂崩解。如在泡腾片中加入的枸橼酸或酒石酸与碳酸钠或碳酸氢钠遇水产生二氧化碳气体,借助气体的膨胀而使片剂崩解。

2. 常用崩解剂

(1) 干燥淀粉:是应用最广泛的崩解剂。淀粉为亲水性物质,其中支链遇水能吸水膨胀使片剂崩裂。干淀粉的吸水性较强,其吸水膨胀率为 186% 左右,用量一般为干颗粒重的 5%~20%。使用前应在 100~105℃ 下干燥 1 小时,使含水量在 8% 以下。主要适用于水不溶性或微溶性药物的片剂,而对易溶性药物的崩解作用较差。本品因压缩成形性不好,用量不宜太多。

(2) 羧甲基淀粉钠(CMS-Na):本品为白色无定形粉末,无臭、无味,置空气中能吸潮。其特点是吸水性极强,其吸水后可膨胀至原体积的 300 倍。由于膨胀后不形成胶体溶液,不阻碍水分的继续渗入,故不影响片剂的崩解,是一种性能优良的崩解剂。本品还具有良好流动性和可压性,可用于粉末直接压片与湿法制粒压片。一般用量为 0.5%~6%,常用量为 2%。

(3) 低取代羟丙基纤维素(L-HPC):近年来国内应用较多的一种崩解剂。具有较大的表面积和孔隙率,有很好的吸水速度和吸水量,其吸水膨胀率为 500%~700%。本品崩解后的颗粒较细小,有利于药物的溶出,从而提高生物利用度。可用于湿法制粒,也可加入干颗粒中,或加入淀粉浆中作黏合剂用,均能起到提高片剂硬度和改善片剂崩解度的效果。一般用量为 2%~5%。

(4) 交联羧甲基纤维素钠(CCNa):本品为水溶性纤维素的醚,为白色、细粒状粉末,引湿性较大。由于交联键的存在,不溶解于水,在水中能吸收数倍量水膨胀而不溶化,具有较好的崩解作用和可压性。当与羧甲基淀粉钠合用时,崩解效果更好,但与淀粉合用时崩解作用会降低。一般用量为 5%。

(5) 交联聚维酮(PVPP):为白色粉末,流动性好,不溶解于水,但引湿性极强。本品堆密度较小,故比表面积较大,在片中分散均匀,加上强烈的毛细管作用,水能迅速进入片剂中,促使网络结构膨胀而产生崩解作用,崩解性能十分优越。

(6) 泡腾崩解剂:是专用于泡腾片的特殊崩解剂,最常用的是由碳酸氢钠与枸橼酸组成的混合物。遇水时产生二氧化碳气体,使片剂在几分钟之内迅速崩解。含有这种崩解剂的片剂,在生产和贮存过程中要严格控制水分及妥善包装,避免吸湿而造成崩解剂失效。

（7）表面活性剂：表面活性剂作为辅助崩解剂主要是增加片剂的润湿性，使水分借毛细管作用而渗透到片芯引起崩解，如吐温-80、十二烷基硫酸钠等。一般疏水性或不溶性药物加入适量表面活性剂效果较好。单独使用效果欠佳，常与其他崩解剂合用起辅助崩解作用。

3. 崩解剂的加入方法　崩解剂的加入方法有外加法、内加法和内外加法。

（1）外加法：是将崩解剂加于压片之前的干颗粒中，片剂的崩解将发生在颗粒之间。水分透入后崩解迅速，因颗粒内无崩解剂，所以不易崩解成细颗粒，溶出稍差。

（2）内加法：是将崩解剂加于制粒过程中，片剂的崩解将发生在颗粒内部。崩解虽较迟缓，但一经崩解便成细颗粒，有利于溶出。

（3）内外加法：是内加一部分，外加一部分，可使片剂的崩解既发生在颗粒内部又发生在颗粒之间，从而达到良好的崩解效果。此法集中了前两种加法的优点。通常内加崩解剂量占崩解剂总量的50%～75%，外加崩解剂量占崩解剂总量的25%～50%，根据崩解剂的性能不同加入量有所不同。

（四）润滑剂

压片时为能顺利加料和出片，并减少黏冲及降低颗粒与颗粒、药片与模孔壁之间的摩擦力，使片面光滑美观，在压片前一般均需在颗粒中加入适宜的润滑剂。

按其作用不同，广义的润滑剂包括3种辅料，即助流剂、抗黏剂和润滑剂（狭义）：①助流剂：降低颗粒之间摩擦力，从而改善粉体流动性，减少片剂重量差异；②抗黏剂：防止压片时物料黏着于冲头与冲模表面，以保证压片操作的顺利进行以及片剂表面光洁度；③润滑剂：降低压片和推出片时药片与冲模壁之间的摩擦力，以保证压片时应力分布均匀，保证片剂的完整性。具备上述任一种作用的辅料都称润滑剂，一种理想的润滑剂应该兼具上述助流、抗黏和润滑3种作用，但到目前还没有一种润滑剂同时具有3种功能，往往在某一个或某两个方面有较好的性能，但其他作用则相对较差。因此，应根据实际生产情况及各种辅料的特性，选择适宜的润滑剂。

润滑剂的作用机制比较复杂，一般认为主要是通过液体润滑、边界润滑与薄层绝缘等作用而发挥润滑效果。润滑剂可分为3类：

1. 疏水性及水不溶性润滑剂

（1）硬脂酸镁：为白色粉末，细腻疏松，有良好的附着性，与颗粒混合后分布均匀而不易分离，润滑作用好，且片面光滑美观，应用最广泛。由于本品为疏水性物质，用量过大会使片剂的崩解（或溶出）迟缓或产生裂片，一般用量为0.1%～1%。

（2）滑石粉：其成分为含水硅酸镁，为白色结晶粉末，有较好的滑动性，用后可减少压片物料黏附于冲头表面的倾向，且能增加颗粒的润滑性和流动性，为优良的助流剂。本品不溶于水，但有亲水性，对片剂的崩解作用影响不大，且价廉易得，但本品颗粒细而比重大，附着力较差，在压片过程中可因振动而与颗粒分离并沉至颗粒底部，影响润滑效果，现较少单独使用。常用量一般为0.1%～3%。

（3）氢化植物油：本品以喷雾干燥法制得，是一种良好的润滑剂。应用时，将其溶于轻质液状石蜡中，然后将此溶液喷于干颗粒表面，以利于均匀分布。凡不宜用碱性润滑剂的品种均可选用本品。

2. 水溶性润滑剂

（1）聚乙二醇类（PEG4000，PEG6000）：为乳白色结晶性片状物，具有良好的润滑效果。作为水溶性润滑剂,溶于水形成澄明的溶液,片剂的崩解与溶出不受影响。一般用 50μm 以下的 PEG 粉加入片剂中可达到良好的润滑效果。

（2）月桂醇硫酸钠（镁）：本品为水溶性表面活性剂,具有良好的润滑作用,不仅能增强片剂的机械强度,而且可促进片剂的崩解和药物的溶出。

3. 助流剂 助流剂的作用是增加物料的流动性。助流剂可黏附在颗粒或粉末的表面,将粗糙表面的凹陷处填满,并将颗粒隔开,降低颗粒间的摩擦力,故可改善其流动性。

（1）微粉硅胶：为优良的助流剂,可用做粉末直接压片的助流剂。其性状为轻质白色无水粉末,无臭无味,不溶于水及酸,溶于氢氟酸及热碱溶液。化学性质稳定,比表面积大。本品具有良好的流动性,对药物有较大的吸附力,亲水性强,用量在 1% 以上时可加速片剂的崩解,有利于药物的吸收。本品作助流剂的用量一般仅为 0.15% ~ 3% 。

（2）滑石粉：具有良好润滑性和流动性,与硬脂酸镁合用兼具助流抗黏作用。

另外,在片剂制备过程中,常常还需加入一些着色剂、矫味剂等色、香、味调节剂以改善口味和外观。口服制剂所用色素必须是药用级或食品级,色素的最大用量一般不超过 0.05% 。香精的常用加入方法是将香精溶解于乙醇中,均匀喷洒在已经干燥的颗粒上。

知识链接

预 混 辅 料

预混辅料是一类新兴辅料,并非单一成分,而是由几种辅料预先适当配比,并按一定工艺生产制成的复合辅料。预混辅料具有以下特点:①各自化学性质没有改变。②具有多种优良性能,如流动性、可压性、外观、口感等都比单一辅料有较大改善。③节约时间和成本。使用预混辅料可以与药物直接混合后进行生产,免去了处方优选的过程。④质量稳定。预混辅料是经过大量处方筛选并组成配方,在一定条件下生产而得,使用预混辅料比采用多种辅料投料进行生产制剂的质量要稳定。目前,已经上市可用于片剂的预混辅料主要由国外药用辅料或制药企业开发,如由 BASF 公司开发的 Ludipress® LCE 预混辅料,其流动性、混合性和可压性好,适用于口含片、泡腾片、咀嚼片和调整释放片的直接压片;再如 JRS Pharma 公司生产的 Prosolv,美国 FMC 公司开发的 Avicel®CE-15,美国 Merck 公司开发的 ForMaxx® 等。

在设计制剂处方时,可根据各类辅料和原料药物的特点选用片剂辅料,例如药用淀粉可用为稀释剂或吸收剂,同时也是良好的崩解剂,淀粉加水加热糊化后又可用为黏合剂;糊精可用为稀释剂,也是良好的黏合剂;中药片剂中含淀粉较多的药物细粉可用为稀释剂和崩解剂;中药浸膏可用为黏合剂。这样既能节省辅料,又可提高片剂的质量。

二、片剂生产车间环境要求

片剂一般系非无菌药品(注射片、植入片等除外),根据《药品生产质量管理规范》(2010 年修订)及其附录的规定,中药片剂生产的暴露工序区域及其直接接触药品的包装材料最终处理的暴露工序区域的洁净级别,应达到"无菌药品"附录中 D 级洁净区要求。

在生产过程中,中药材和中药饮片的取样、筛选、称重、粉碎、混合等易产生粉尘的操作,应当采取有效措施,以控制粉尘扩散;提取、浓缩、收膏工序宜采用密闭系统进行操作,并在线进行清洁,以防止污染和交叉污染。采用密闭系统生产,其操作环境可在非洁净区;采用敞口方式生产,浸膏的配料、粉碎、过筛、混合等操作以及中药饮片经粉碎、过筛、混合后直接入药,其操作环境应当与其制剂配制操作区的洁净度级别相适应。

三、制备方法

片剂的制备应根据药物的性质、临床用药的要求、所选用设备等条件来选择合适的辅料和具体制备方法,以满足压片过程的三大要素:流动性、压缩成形性和润滑性。通常片剂的制备方法包括制粒压片法和直接压片法 2 种。根据制粒方法的不同,制粒压片法又分为湿法制粒压片法和干法制粒压片法。直接压片法又分为粉末直接压片法和半干式颗粒(空白颗粒)压片法。其中应用最为广泛的是湿法制粒压片法。

1. 湿法制粒压片法　湿法制粒是将药物和辅料的粉末混合均匀后加入液体黏合剂制备颗粒的方法。由于湿法制粒的颗粒具有外形美观、流动性好、耐磨性较强、压缩成形性好等优点,是在医药工业中应用最为广泛的方法,但对于热敏性、湿敏性、极易溶性等物料可采用其他方法制粒。主要适用于遇湿热稳定的药物。

湿法制粒压片法是将湿法制粒的颗粒经干燥后压片的工艺。

2. 干法制粒压片法　干法制粒是将药物和辅料的粉末混合均匀、压缩成大片状或板状后,粉碎成所需大小颗粒的方法。其制备方法有压片法和滚压法。压片法系利用重型压片机将物料粉末压制成直径约为 20～25mm 的胚片,然后破碎成一定大小颗粒的方法。滚压法系利用转速相同的 2 个滚动圆筒之间的缝隙,将药物粉末滚压成板状物,然后破碎成一定大小颗粒的方法。

干法制粒压片法是将干法制粒的颗粒进行压片的方法。常用于热敏性物料、遇水易分解的药物,方法简单、省工省时。

3. 粉末直接压片法　粉末直接压片法是不经过制粒过程直接把药物和辅料的混合物进行压片的方法。本法减少了制粒过程,具有省时节能、工艺简便、工序少、适用于湿热不稳定的药物等优点,但粉末流动性差,易导致片重差异大或造成裂片等不足。随着适用于粉末直接压片的优良药用辅料如微晶纤维素、可压性淀粉、喷雾干燥乳糖、微粉硅胶等不断开发,以及高效旋转压片机的成功研制,直接促进了粉末直接压片的发展。

4. 半干式颗粒压片法　半干式颗粒压片法是将药物粉末和预先制好的辅料颗粒(空白颗粒)混合进行压片的方法。该法适合于对湿热敏感、不宜制粒且压缩成型性差的药物,也可用于含药较少物料的压片。

课堂互动

不同制粒工艺,如湿法制粒与干法制粒,对制剂的质量是否有影响?

四、工艺流程图

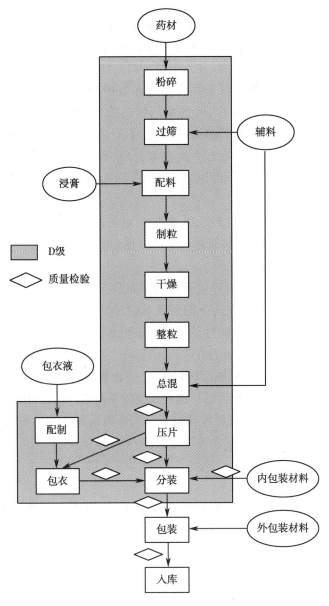

图 20-1　中药片剂生产工艺流程图

五、中药片剂过程单元的操作

在中药片剂生产过程中,单元操作可能涉及制药用水、灭菌、粉碎、筛析、混合、提取精制、滤过、浓缩、干燥,以及配料、粉碎、过筛、混合、造粒、干燥、压片、包衣、包装等,其中配料之前各操作单元已在前面相关章节叙述,本节仅以湿法制粒压片法为重点,介绍与片剂成型工艺相关的主要过程单元。

（一）配料

1. 原辅料　制备片剂的材料一般为中药材原粉、中药浸膏、中药提纯物及片剂辅料等。

对于剂量小的贵重细料药、毒性药、对湿热敏感或几乎不具有纤维性的药材，可经粉碎成细粉后制片。如参茸片、安胃片等。一般性药材不宜全粉制粒，以免服用量太大，同时必须注意药材原粉的灭菌，使片剂符合微生物限度标准。

采用中药浸膏作为片剂原料适用于绝大多数中药片剂的制备。中药材经适宜溶剂提取纯化后制备成全浸膏片，可富集药物的浓度，减少服用量，且易达到微生物限度标准。但大多数中药浸膏具有黏性大、不耐热及易吸湿的特点，对生产工艺及环境要求较高。因此，可将处方中贵重细料药、毒性药、对湿热敏感或几乎不具有纤维性的药材粉碎成细粉，再加入浸膏中混匀，制成半浸膏片，以减少辅料用量。

对于有效部位或有效成分比较明确的药材，可制备成中药提纯物直接投料。

2. 配料方式　配料是固体口服制剂生产过程中的第一个步骤。可采用手动配料或自动配料方式进行。

（1）手动配料：由于在开放环境下手动配料将会导致粉尘飞扬，增加交叉污染的风险。所以，配料称量最好在向下的层流装置中进行，活性成分和辅料可以使用分开的层流装置。而对于高危险性的成分，应考虑在隔离装置（手套箱）中进行物料称量。

（2）自动配料：自动化的机械配料系统，是使物料从储料容器中被卸载并以受控的方式进入接收容器，且同时被称量。这种系统需要把物料从各自的原容器中转移到储料器中，通常使用重力卸载或者气动输送。当所需重量的物料被分配到接收容器时，下料系统会停止，然后下一种物料被分配。

（二）制粒

1. 制粒目的

（1）增加物料的流动性：细粉流动性差，增加片重差异或出现松片，也影响片剂的含量，制成颗粒后增加流动性。药物粉末的休止角一般为65°左右，颗粒的休止角一般为45°左右，颗粒流动性好于粉末。

（2）减少细粉吸附和容存的空气以减少药片的松裂：细粉比表面积大，吸附和容有的空气多，当冲头加压时，粉末中部分空气不能及时逸出而被压在片剂内。当压力移去后，片剂内部空气膨胀，以致产生松片、顶裂等现象。

（3）避免粉末分层：处方中有数种原、辅料粉末、密度不一，在压片过程中压片机的振动，使重者下沉，轻者上浮，产生分层现象，以致含量不准。

（4）避免细粉飞扬：采用细粉压片粉尘多，且易黏附于冲头表面或模壁。

2. 湿法制粒方法与设备

（1）挤压制粒方法与设备：将药物原料粉末与处方中的辅料混合均匀后加入黏合剂制备软材，再用强制挤压的方式使其通过具有一定大小的筛孔而制粒的方法。这类制粒设备有螺旋挤压式、旋转挤压式、摇摆挤压式等。如图20-2所示。

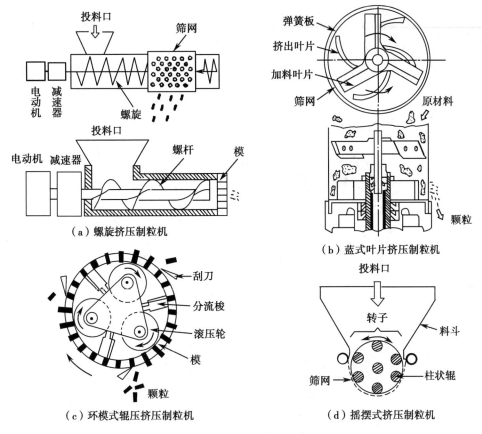

（a）螺旋挤压制粒机

（b）蓝式叶片挤压制粒机

（c）环模式辊压挤压制粒机

（d）摇摆式挤压制粒机

图 20-2　挤压式制粒机示意图

在挤压制粒过程中,制软材(捏合)是关键步骤,一般软材质量控制经验标准为"轻握成团,轻压即散"。该种制粒方法简单,颗粒的大小由筛网的孔径大小调节,且颗粒的松软程度可用不同黏合剂及其加入量调节,但制粒前必须混合、制软材等,程序多、劳动强度大。

（2）转动制粒方法与设备:在药物原料粉末中加入一定量的黏合剂,在转动、摇动、搅拌等作用下使粉末结聚成具有一定强度的球形粒子的方法。常用的转动制粒机有圆筒旋转制粒机、倾斜转动锅等。由该机制备的颗粒粒度分布较宽,在使用中受到一定限制。主要适用于药丸的生产。近年来出现了离心转动制粒机,亦称离心制粒机。图 20-3 表示经典的容器转动造粒机,即圆筒旋转造粒机、倾斜转动锅等。

（3）高速搅拌制粒方法与设备:先将药物原料粉末和辅料加入于高速搅拌制粒机的容器内,搅拌混匀后加入黏合剂高速搅拌制粒的方法。图 20-4 表示常用高速搅拌制粒装置的示意图。其结构主要由容器、搅拌桨、切割刀所组成。

与传统的挤压制粒相比,高速搅拌制粒在一个容器内进行混合、捏合、制粒过程,具有省工序、操作简单、快速等优点,既可制备致密、高强度的颗粒,也可制备松软的颗粒,在制药工业中的应用非常广泛。

（4）流化床制粒方法与设备:使物料原料粉末在容器内自下而上的气流作用下保持悬浮流化状态,将液体黏合剂向流化层喷入使粉末聚结成颗粒的方法。由于在一台设备内可完成混合、制粒、干燥过程等,故称一步制粒。流化床制粒机的示意图如图20-5、图20-6所示。主要由容器、气体分布装置(如筛板等)、喷嘴、气固分离装置(如图中袋滤器)、空气进口和出口、物料排出口等组成。

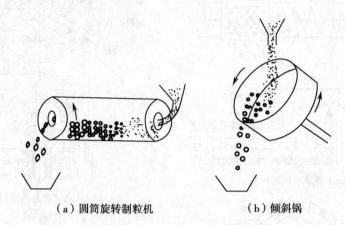

(a)圆筒旋转制粒机　　　　　　　(b)倾斜锅

图20-3　转动制粒机示意图

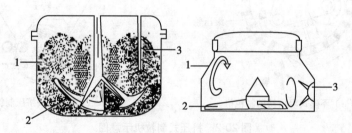

图20-4　高速搅拌制粒装置示意图

1. 容器　2. 搅拌器　3. 切割刀

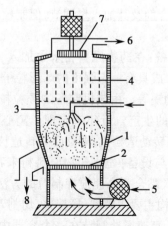

图20-5　流化床造粒装置示意图

1. 容器　2. 筛板　3. 喷嘴　4. 袋滤器　5. 空气进口　6. 空气排出口　7. 排风机　8. 产品出口

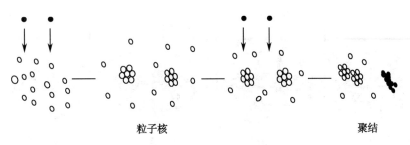

粒子核　　　　　　　　　　　　　聚结

图 20-6　流化造粒机示意图

由于在一台设备内进行混合、制粒、干燥,甚至是包衣等操作,流化床制粒可大大简化工艺、节约时间,降低劳动强度,颗粒多孔性,密度及强度小,粒度分布均匀,流动性、压缩成形性好。

(5) 复合型制粒方法与设备:复合型制粒机是搅拌制粒、转动制粒、流化床制粒法等各种制粒技能结合在一起,使混合、捏合、制粒、干燥、包衣等多个单元操作在一个机器内进行的新型设备(图 20-7 ~ 图 20-9)。这种方法综合了各种制粒设备的功能特点,占地面积小,省功省力,非常适宜于自动化的制粒工艺。

(6) 喷雾制粒方法与设备:喷雾制粒是将药物溶液或混悬液喷雾于干燥室内,在热气流的作用下使雾滴中的水分迅速蒸发以直接获得球状干燥细颗粒的方法(图 20-10)。如以干燥为目的时叫喷雾干燥;以制粒为目的时叫喷雾制粒。

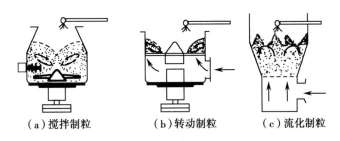

(a)搅拌制粒　　　　(b)转动制粒　　　　(c)流化制粒

图 20-7　各种制粒方式示意图

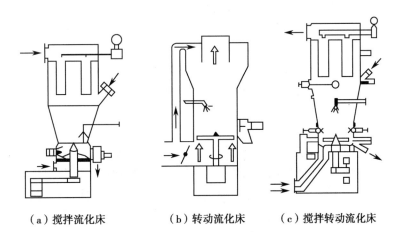

(a)搅拌流化床　　　　(b)转动流化床　　　　(c)搅拌转动流化床

图 20-8　复合型制粒机示意图

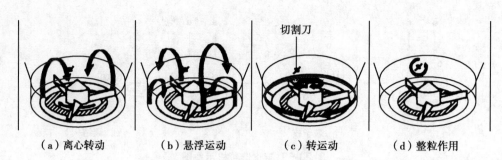

（a）离心转动　　（b）悬浮运动　　（c）转运动　　（d）整粒作用

图 20-9　复合型制粒机的各种功能示意图

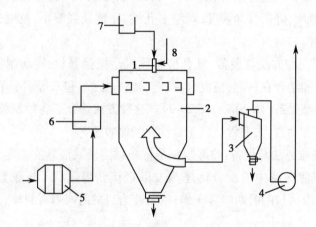

图 20-10　喷雾制粒流程图

1. 雾化器　2. 干燥室　3. 旋风分离器　4. 风机　5. 加热器　6. 电加热器　7. 料液贮槽　8. 压缩空气

原料液的喷雾是靠雾化器来完成，因此雾化器是喷雾干燥制粒机的关键零件。常用雾化器有 3 种型式，即压力式雾化器、气流式雾化器、离心式雾化器。

喷雾制粒法可由液体直接得到粉状固体颗粒，在制药工业中应用广泛。由于物料的受热时间极短（通常只需数秒至数十秒），干燥物料的温度相对低，适合于热敏性物料的处理。同时粒子大多呈中空球状，具有良好的溶解性、分散性和流动性。但设备比较昂贵，需消耗大量能量，操作费用高，同时体积大，而且遇到黏性较大的料液时易黏壁。

3. 干法制粒设备　可以完成滚压、碾碎、整粒的整体设备。如图 20-11 所示，转速相同的 2 个滚筒，先将药物和辅料混合均匀后的粉末滚压成一定形状的薄片，随后薄片被粉碎过筛后制成颗粒。

（三）干燥

湿颗粒应及时干燥，防止结块或受压变形。干燥温度一般为 60～80℃。温度过高使颗粒中淀粉糊化，降低片剂崩解度，并使含浸膏颗粒软化。若药物易受热影响，干燥的温度可调整为 40～60℃。颗粒干燥的程度一般凭经验掌握，含水量以 3%～5% 为宜。含水量过高易黏冲，过低则易顶裂。

（四）整粒与总混

在湿颗粒干燥过程中，某些颗粒可能发生粘连或结块。通过整粒可使干燥过程

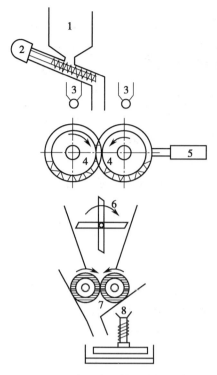

图 20-11 滚压法制粒机结构示意图
1. 加料斗 2. 加料器 3. 润滑剂喷雾器 4. 滚压筒 5. 液压缸 6. 粗粉碎装置 7. 滚碎装置 8. 整粒装置

中结块、粘连的颗粒分散开,以得到大小均匀的颗粒。一般采用过筛的方法进行整粒,所用筛孔要比制粒时的筛孔稍小一些。整粒后,向颗粒中加入润滑剂和外加的崩解剂,进行"总混"。如果处方中有挥发油类物质或处方中主药的剂量很小或对湿、热很不稳定,则可将药物溶解于乙醇后喷洒在干燥颗粒中,密封贮放数小时后室温干燥。

若处方中有挥发油,最好加于润滑剂、外加崩解剂与干颗粒混匀后筛出的部分细粒中,混匀后再与全部干颗粒混匀。也可用80目筛从干颗粒中筛出适量细粉吸收挥发油,再加于干颗粒中混匀。若所加的挥发油,或对湿、热很不稳定的药物(如薄荷脑)量小时,可先用乙醇溶解后均匀喷雾在颗粒,再立即将其置桶内密封数小时后室温干燥,使挥发油在颗粒中渗透分布均匀,否则由于挥发油吸于颗粒表面,在压片时易产生花片、裂片等现象。亦可将挥发油等对湿、热不稳定的药物先行微囊化或制成环糊精包含物,再与原辅料一起湿法制粒压片。

(五)压片

1. 片重计算 除提纯片按测定颗粒中主药含量而计算片重外,中药片重一般根据药材量而求得。当剂量大时,可将一个剂量压成数片,计算方法为:

(1)处方规定了每批药料应制的片数及每片重量时,则应:

$$干颗粒重量(主药+辅料)=片重×片数。$$

如果干颗粒总重小于片重与片数的乘积时,不能盲目兑入淀粉来增加颗粒重量,凡因操作损失或药材质量不佳,干颗粒重量过低时,应减少压制片数以保证片中主药含量。当干颗粒总重超过预期重量时,如果因药材质量好提取物多,则可片重不变增加片数;如因杂质、异物掺入而致,则应去除杂质后再压片。

(2)应制的片数及片重未定时

1)原粉片:先计算出单服颗粒重量,根据单服的颗粒重量来决定每服的片数,求得每片的重量。即:

$$单服剂数 = \frac{原药材重量}{单服剂量}$$

$$单服颗粒重 = \frac{干颗粒总重量}{单服剂数}$$

$$片重 = \frac{单服颗粒重量}{单服片数}$$

2）全浸膏片:若按原药材服用量及药材提取后所得浸膏重量,计算出一天的服用片数,则片重可由下式求得:

$$原药材可服天数 = \frac{原药材重量}{每日服用原药材重量}$$

$$每日服用浸膏重量 = \frac{浸提液浓缩后所得干浸膏重量}{原药材可服天数}$$

$$每片应含浸膏重量 = \frac{每日服用浸膏重量}{每日服用片数}$$

$$片重 = 每片含浸膏重量 + 压片前平均每片加入辅料重量$$

3）半浸膏片

$$
\begin{aligned}
片重 &= \frac{干颗粒重量 + 辅料重量}{理论片数} \\
&= \frac{(干浸膏重量 + 原药材粉末重量) + 辅料重量}{原药材总重量/每片含原药材重量} \\
&= \frac{[药材重量×干浸膏收率(\%) + 原药材粉末重量] + 辅料重量}{原药材总重量/每片含原药材重量}
\end{aligned}
$$

（3）提纯片

$$片重 = \frac{每片含主药量(标示量)}{颗粒中主药的百分含量(实测值)}$$

2. 压片及净片设备　压片是片剂成型的主要过程,也是整个片剂生产的关键部分。

（1）压片机:压片操作由压片机完成。用于制药工业的压片机有单冲压片机、旋转式多冲压片机和高速旋转式压片机。下面分别予以介绍。

1）单冲压片机:在制药厂的片剂生产中,早期使用的是单冲压片机。它只有一副冲模,利用偏心轮及凸轮机构等的作用,在其旋转一周即完成充填、压片和出片 3 个程序,主要构造如图 20-12 所示。这种压片机是小型台式压片机,产量大约为 80～100 片/分钟,适用于小批量、多品种生产。重型单冲压片机的压片压力和片径都比较大,我国生产的重型单冲压片机的最大压力 160kN,最大压片直径 80mm,最大填充深度 45mm,除压制圆形片外,还可以压制异形片和环形片剂。该机的压片由于采用上冲头冲压制成,压片受力不均匀,上面的压力大于下面的压力,压片中心的压力较小,使药片内部的密度和硬度不一致,片子表面易出现裂纹。

2）旋转压片机:旋转式多冲压片机是目前制药工业中片剂生产最主要的压片设备。主要由动力部分、传动部分及工作部分组成。工作部分中有绕轴而旋转的机台,机台分为 3 层。机台的上层装着上冲,中层装模圈,下层装着下冲;另有固定不动的上下压轮、片重调节器、压力调节器、饲粉器、刮粉器、推片调节器以及吸粉器和防护装置等。旋转式压片机过程示意图如图 20-13 所示。

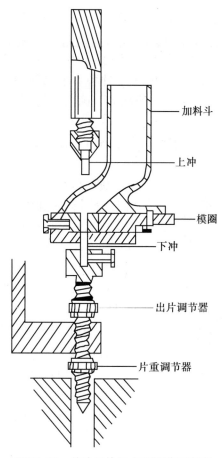

加料斗

上冲

模圈

下冲

出片调节器

片重调节器

图 20-12 单冲压片机主要构造示意图

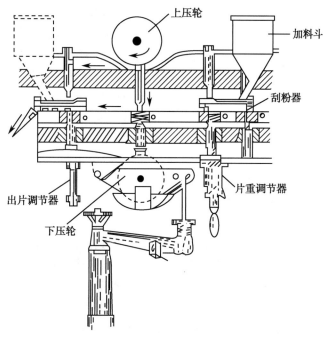

上压轮

加料斗

刮粉器

片重调节器

出片调节器

下压轮

图 20-13 旋转式压片机过程示意图

旋转压片机有多种型号,按冲数分有 16 冲、19 冲、27 冲、33 冲、55 冲、75 冲等。按流程分单流程和双流程 2 种。单流程仅有一套上、下压轮,旋转一周每个模孔仅压出 1 个药片;双流程有两套压轮、饲粉器、刮粉器、片重调节器和压力调节器等,均装于对称位置,中盘转动一周。每一副冲(上下冲各 1 个)旋转一圈可压 2 个药片。双流程压片机的能量利用更合理,生产效率较高。国内使用较多的是 ZP-33 型旋转压片机,其外形如图 20-14 所示。该机结构为双流程,有两套加料装置和两套压轮。转盘上可装 33 副冲模,机台旋转一周即可压制 66 片。压片时转盘的速度、物料的充填深度、压片厚度均可调节。

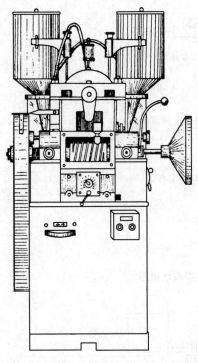

图 20-14　ZP-33 型旋转压片机示意图

旋转压片机的饲粉方式合理、片重差异小;由上、下冲同时加压,压力分布均匀;生产效率高等优点。全自动旋转压片机,除能将片重差异控制在一定范围外,对缺角、松裂片等不良片剂也能自动鉴别并剔除。

3)高速旋转式压片机:该机主要由传动部件、转台、导轨部件、加料器部件、充填和出片部件、压力部件、计数与剔除部件、润滑系统、液压系统、控制系统和吸尘系统等组成。

高速旋转式压片机是一种先进的旋转式压片设备,通常每台压片机有 2 个旋转圆盘和 2 个给料器,为适应高速压片的需要,采用自动给料装置,而且药片重量、压轮的压力和转盘的转速均可预先调节。压力过载时能够自动卸压。片重误差控制在 2% 以内,不合格药片自动剔除。生产中药片的产量由计数器显示,可以预先设定,达到预定产量即自动停机。机器采用微电脑装置来监测冲头损坏的位置,还有过载报警和故障报警装置等。高速压片机采用了粉粒强制填充机构、2 次压缩压片及压片缓冲机构,解决了填充速度慢、冲头冲击力大、片子顶裂等问题。

ZP1100 系列压片机是高速压片机的一种,机器操作压力大,同时设置了预压轮装置,延长了受压时间,使片剂质量更符合要求,尤其适用于中药片剂行业的大批量生产。转台转速高,其中 ZPH39 型压片机的最高产量达每小时 15.2 万片,适合药厂大批量生产的要求,并可实现人机隔离控制操作模式。

机器控制部分采用可编程序控制器,终端操作面板用彩色触摸显示屏,方便直观。控制操作台和主机的连接采用矩形接插件,安装、维修和更换元件方便快捷。

(2)净片设备:净片系指将片剂表面黏附着的粉末进行清除干净的过程。净片的目的是:避免片剂在包衣时因粉末粘连而使包衣粗糙;利于非包衣片的包装、保存和销售。常用的净片方法有:振动除尘、气流除尘、真空除尘和静电除尘等。常用的药品抛光机主要由加料斗、滚动毛刷、筛网、粉粒接收器和出料斗等组成。药片自加料斗进入容器内,滚动毛刷将药片上的粉粒刷下,被刷下的粉粒经筛网被筛至粉粒接收器内,然后被吸尘器吸走;已经洁净的药片自出料斗出料。药品抛光机不仅可以清除片剂表面的粉粒,还可以清除胶囊表面的粉粒,使其清洁,提高药品表面光洁度。

（六）包衣

包衣技术在我国传统中药制剂的生产应用有悠久历史,如包衣丸剂的朱砂衣、黄柏衣、雄黄衣等,也是现代固体制剂中最常用的技术之一,特别是20世纪50年代非肠溶薄膜包衣技术的商业运用引起了制药界的高度重视。近几十年来,随着新材料、新技术和现代化制药机械的不断发展,包衣技术尤其是薄膜包衣技术得到了迅速发展,形成了一整套较为完整的理论和操作经验。目前,包衣技术已呈现自动化、机械化及专业化的发展趋势,对提高我国中药制剂产品质量起到了极大的促进作用。

1. 概述

（1）包衣的含义及目的:包衣是指在特定的设备中按特定的工艺将包衣材料涂覆在固体制剂如片剂、胶囊剂、丸剂、颗粒剂的外表面,干燥后成为紧密黏附在其表面的一层或数层不同厚薄、不同弹性的多功能保护层。它涉及物理化学、化学工程学、液体力学、高分子材料学等学科。

一般固体制剂不需要包衣,但由于某些药物性质不稳定或临床需要,如中药浸膏片的易吸湿性与质量不稳定性、中药的不良口感与色泽等,要求在制剂的表面加上一层多功能保护层。因此,固体制剂的包衣技术在中药制药工业中占有非常重要的地位,其目的是:①掩盖药物的不良气味,便于患者使用;②增加药物的稳定性。通过包衣达到避光、防潮、隔绝空气的效果,避免固体制剂吸潮及其有效成分的挥发、氧化等变化;③改善固体制剂释药特性。通过选择不同的包衣材料与工艺,可控制药物释放速度与部位,如胃溶制剂、肠溶制剂、缓控释制剂等;④隔离具有配伍禁忌的成分。可将2种易发生反应的药物分别制粒,包衣后制成片剂或胶囊剂,或将一种药物先制成片芯或丸芯,在其芯外包隔离层后,再将另一种药物加于包衣材料中包在隔离层外,以减少接触机会;⑤改善固体制剂的外观,便于服用和识别。

（2）片剂包衣种类:根据包衣材料、包衣技术或包衣目的不同,包衣种类分为:

1）根据包衣材料的不同:分为糖包衣、半薄膜包衣、薄膜包衣(以种类繁多的高分子材料为基础,包括肠溶包衣)、特殊材料包衣(如硬脂酸、石蜡、多聚糖)。其中常用种类为糖包衣与薄膜包衣。

2）根据包衣技术不同:分为喷雾包衣、浸蘸包衣、干压包衣、静电包衣、层压包衣,其中以喷雾包衣应用最为广泛。

3）根据包衣目的的不同:分为水溶性包衣、胃溶性包衣、水不溶性包衣、肠溶包衣和缓控释包衣。

（3）片剂包衣质量要求:包衣片主要由片芯(素片)与包衣层组成,其质量要求与素片有所不同。

1）片芯:除符合一般片剂质量要求外,应为片面呈弧形而棱角小的双凸片,以利包衣严密;硬度较大、脆性较小,且应干燥,保证滚动时不破碎,包衣后不变色、变质。包衣前应筛去碎片及片粉。

2）衣层:要求均匀牢固,不与片芯药物发生作用;崩解度需符合规定;在有效期限内保持光亮美观,颜色一致,无裂片、脱壳现象,不影响药物溶出和吸收。

2. 常用的包衣方法 常用的包衣方法有滚转包衣法、埋管式包衣法、流化床包衣法及压制包衣法等。

3. 糖衣包衣技术 包糖衣是利用蔗糖在药物表面缓缓干燥而析出的蔗糖结晶连接成坚实、细腻的衣膜,使药物与外界隔离的包衣方法。糖包衣是制药工业最早的包衣技术,以蔗糖为主要包衣材料,但糖包衣具有包衣时间长,所需辅料量多,防吸潮性差,片面上不能刻字,受操作熟练程度的影响较大等缺点,逐步被薄膜包衣所代替。尽管包糖衣较薄膜衣具有诸多缺点,但它在制药工业的早期对于改善固体制剂,尤其是中药制剂的质量起到了非常重要的作用。

(1)糖衣辅料

1)蔗糖:蔗糖应采用含杂质较少的干燥粒状晶体,其转化糖的含量不应超过0.2%。凡潮湿、结块、发霉的砂糖,不宜制作糖浆。按重量计算,糖浆应含71%(g/g)的蔗糖,比重应在1.313以上。制备时糖浆时,不宜多煮沸,要严格控制溶糖时间;糖浆宜新鲜配制,不宜久贮。

2)明胶:取明胶0.5kg和水1kg,于80℃水浴加热溶化,用40目筛过滤即可。注意溶解明胶时严禁使用明火,应在水浴上加热。明胶用时宜新鲜配制。

3)滑石粉:包衣用的滑石粉应符合药用标准,用前过100目筛。有时为了增加片剂的洁白度和对油类的吸收,可在滑石粉中加入10%~20%的碳酸钙或适量的淀粉。受潮的滑石粉严禁使用。

4)打光蜡:打光蜡以川蜡为主,质地以白色坚硬无结晶的块状为最佳。川蜡在打光前应进行预处理:以80~100℃加热;通过100目细筛除去悬浮的杂质,并掺入约2%的二甲基硅油,冷却后粉碎成80目细粉。打光蜡用于包衣打光时能增加糖衣片的亮度,防止吸潮,并能延缓药物的作用。

(2)包衣过程:包糖衣是多工序过程,对操作者的经验和技艺要求较高。包糖衣主要分为以下几个步骤:

1)包隔离层:包隔离层是为了形成一层不透水的屏障,防止糖浆中的水分浸入片芯。可供选择的材料有:10%的玉米乙醇溶液,醋酸纤维素酞酸酯乙醇溶液等。因为包隔离层使用的是有机溶剂,所以应注意防爆防火,采用中等干燥的温度(40~50℃)。

2)包粉衣层:糖衣片的理想形状是边缘很薄的双面凸型片,为了尽快消除片剂的棱角,多采用交替加入糖浆和滑石粉的办法,在隔离层的外面包上一层较厚的粉衣层,使片芯具有圆整的外观。片重的增加主要发生在粉衣层。为了增加糖浆的黏度,也可以加入一定量的明胶或阿拉伯胶。

3)包糖衣层:粉衣层的片子表面比较粗糙、疏松,因而再包糖衣层使其表面光滑平整坚实,一般用较稀的糖浆,包至10~15层即可得到下步工艺所需的片子。

4)包有色糖衣层:包有色糖衣层和上述包糖衣层工序相同,目的是为了片剂的美观和便于识别,区别是在糖浆中加入了色料,包有色糖衣层要注意着色的均匀性,避免产生花斑。色料包括食用色素、色淀、氧化铁粉等。并有加入二氧化钛粉作遮光剂。

5)打光:目的是为了增加片剂的光泽和疏水性。打光前片子的干燥是非常重要的。目前打光工艺主要包括,运用液状石蜡,使用蜡的有机溶液或悬浮液,或在包衣锅内衬涂一层蜡。

6）印记：印字的目的是便于标识，提高药物的识别度。与薄膜衣片不同，包糖衣片不宜在片芯表面由压片机直接压字，只能在其表面印字。一般可用食用级的油墨。

4. 薄膜包衣技术　薄膜包衣是20世纪50年代发展起来的新包衣技术，也是现今最主要的包衣技术。据资料显示，欧美医药市场尤其是OTC市场70%以上的药片都已使用了薄膜包衣，尤以日本的薄膜包衣技术发展最快，已有80%的片剂改为薄膜包衣。相比于糖包衣，薄膜包衣具有生产周期短、效率高、片重增加小（一般增加2%～5%）、包衣过程可实行自动化、对崩解的影响小、包衣后能够保持片芯刻字或刻痕的清晰等优点，并且被包物料不仅限于片剂、丸剂，还可用于颗粒、微丸、微囊、粉末的包衣。

（1）薄膜衣辅料：不同的包衣方法与技术对薄膜包衣材料的要求不同，但一般应具有如下要求：无毒，无化学惰性，在热、光、水分、空气中稳定，不与包衣药物发生反应；能溶解成均匀分散在适于包衣的分散介质中；能形成连续、牢固、光滑的衣层，有抗裂性并具良好的隔水、隔湿、遮光、不透气作用；其溶解性应满足一定要求，有时需不受pH影响，有时只能在某特定pH范围内溶解。薄膜包衣材料主要由高分子聚合物，增塑剂，色料/遮光剂，速度调节剂和溶剂组成。

1）高分子聚合物：多为纤维素的衍生物，其中有酯类，聚丙烯酸酯共聚物或聚乙烯醇酞酸酯等。按衣层的作用主要分为3类：

A. 普通薄膜衣材料：主要用于改善产品外观，改善吸潮和防止粉尘等的包衣材料，如水溶性包衣材料羟丙基甲基纤维素（HPMC）、羟丙基纤维素（HPC）、聚乙二醇（PEG）、聚乙烯吡咯烷酮（PVP）；水不溶性包衣材料乙基纤维素等。

B. 缓释用包衣材料：常用的缓控释包衣材料是甲基丙烯酸酯共聚物和乙基纤维素。乙基纤维素通常不单独使用，而与其他聚合物，如羟丙基甲基纤维素或PEG混合使用。

C. 肠溶包衣材料：常用的肠溶性包衣材料有醋酸纤维素酞酸酯（CAP）、甲基丙烯酸共聚物、聚乙烯醇酞酸酯（PVAP）、羟丙基甲基纤维素酞酸酯（HPMCP）。

2）增塑剂：增塑剂是相对分子质量相对低的材料，能改变高分子薄膜的物理机械性质，使其更具柔顺性，从而使其更适宜充当薄膜衣材料。常用的增塑剂主要有甘油、聚乙二醇（PEG200-PEG6000）、丙二醇、蓖麻油，及酞酸酯、枸橼酸酯等。

3）色料/遮光剂：色料/遮光剂是薄膜衣处方中常用的组分。主要分为有机染料及其色淀，如日落黄、柠檬黄、赤藓红；无机色料，如二氧化钛、色氧化铁、红色氧化铁、滑石粉等，其重要特征是对光稳定，具有遮光能力，而且被各国法规广泛接受，应用广泛；天然色素如核黄素、胭脂红等。

4）速度调节剂：释放速度调节剂又称溶出促进剂或致孔剂、致流剂，其中包括低相对分子质量的辅料，如蔗糖、PEG、吐温和表面活性剂。含这类调节剂的薄膜衣，一旦遇到水性液体的作用，水溶性调节剂迅速溶解，留下一个多孔膜作为扩散屏障。

5）溶剂/介质：一般来说，聚合物要分散或溶解在适当的溶剂中，再包于固体剂型上。溶剂主要分为水性溶剂和有机溶剂。选择溶剂的先决条件是它必须与所选择的聚合物相互作用良好，能使薄膜的黏着性、机械强度得到改善。过去水不溶性高分子材料基本都用有机溶剂溶解后再用于包衣操作，而目前采用聚合物的水分散体系得到了广泛的应用。

由于理想的高分子聚合物材料不多见，故多倾向于使用预混包衣辅料，以取长补短。如 Opadry 以 HPMC、HPC、EC、PVA 等高分子聚合物为主要成膜材料，辅以聚乙二醇、丙二醇、柠檬酸三乙酯等作为增塑剂，均为粉末状固体，运输储存十分方便，还可以根据客户的特殊要求对其中的色素加以调整，呈现个性化外观。其他常用预混辅料有 Opadry Ⅱ、Opadry Ⅱ HP、Opadry Ⅱ AMB、Acryl-Ezetm、Surelease、Cellactose 80、Ludipres 等。

（2）包衣过程

1）包衣溶液或混悬液的配制：薄膜包衣溶液或混悬液通常在包衣操作间进行配制，根据工艺规程或批文件中的批处方量，将适量的溶剂和纯化水加入带搅拌的容器，并加入其他包衣材料，以一定的速度搅拌使液面形成漩涡带动整个容器液体，直至混合均匀。为了保证包衣溶液或混悬液的均匀性，在包衣过程中，搅拌桨应持续搅拌，直至包衣结束。

2）装料：将待包衣的片芯装载到包衣锅，通常为手动装料，把片芯从容器中经装料口直接转移到包衣锅中。也可以用气动输送的方式将片芯装载到锅内。

3）预热：片芯被装载到包衣锅中，在比较慢转动速度下，也可以是间歇性转动，热空气吹向片床进行预热，至出风温度达到要求，就可以开始喷液过程了。

4）喷雾：片剂包衣是将聚合物包裹在片芯外形成薄膜的技术。包衣过程是片剂通过喷雾区域后，所黏附的物料被干燥后，再接受下一个循环的包衣物料，这个过程需要重复多次直至包衣完成。膜厚度通常为 $20 \sim 100\mu m$。

在喷液过程，包衣锅持续转动，使片子持续不断的翻动，同时热空气也持续的吹进锅内。滚筒的转动速度是一个关键的控制参数，转速设定过快，导致片芯磨损，而减小锅转速，虽然减少了磨蚀，但同时也少了片剂通过喷射区的概率，增加了片剂过湿、衣层不均匀的可能性。

喷雾的操作条件对薄膜包衣的成败至关重要。在包衣过程中，要求雾滴在到达片芯表面后均匀散步，并形成一定厚度的均匀薄膜。当雾滴从喷枪喷往片床表面时就开始干燥，打到片面时呈部分干燥状态，沉寂到片面后液体变得更浓，同时残留液体被快蒸发掉可避免片芯将其吸收。

5）干燥和冷却：喷雾结束后，可以在包衣锅内继续干燥一段时间，然后降温，再进行卸料操作。

6）卸料：包衣结束后，包衣片可采用料铲手工卸料；通过包衣锅底部阀门，利用重力卸料；正向转动包衣锅卸料；反向转动包衣锅卸料等方式，其中反向转动卸料是唯一的一种可以不用打开包衣锅门的卸料技术。

5. 包衣设备

（1）包衣机：一般由包衣锅、动力部分、加热器、鼓风和吸尘设备组成（图20-15）。

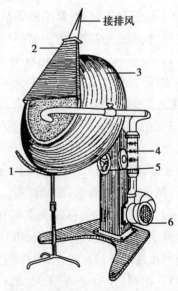

接排风

图 20-15　普通包衣机的结构示意图
1. 煤气辅助加热器　2. 吸尘罩　3. 包衣锅　4. 电加热器　5. 角度调节器　6. 鼓风机

1）包衣锅：一般由金属制成。片剂包衣和打光多使用荸荠形包衣锅。片剂在荸荠形包衣锅中滚动快，相互摩擦机会多；热及水分散发快，易搅拌；加蜡后片剂容易打光。

2）加热装置：用电热丝等直接加热锅体，或通入干热空气，或两法联用。起到加速挥散包衣溶剂的作用。

3）鼓风设备：鼓风机向锅内吹入热风或冷风，起调节温度和吹去多余细粉的作用。

4）除尘设备：由防尘罩及排风管组成，排除包衣时的粉尘及湿热空气。

包衣锅的形状有莲蓬形和荸荠形两种，常用荸荠形，由紫铜或不锈钢等化学活性低、传热性较好的金属制成。其转速、温度、倾斜度和风量均可随意调节，要求包衣锅的轴与水平有一定的倾斜度（30°～50°），使片芯在锅内能最大幅度地上下前后翻滚，锅体直径大则角度应小，锅体直径小则角度宜大些，有利于包衣材料均匀地分布于片剂表面。包衣锅的转速以每分钟20～40转为宜，调节转速的目的在于使片剂在锅内能带至高处，成弧线运动而落下，作均匀而有效的翻转。

包衣锅下面装有可调节温度的电炉，直火加热可加速水分蒸发。包衣锅上有鼓风装置和吸尘罩，以加速水蒸气的排出和吸除粉尘，有利于加速干燥和劳动保护。

采用普通包衣锅包衣是一个劳动强度大、劳动效率低、生产周期长的过程。特别是包糖衣片时，所包的层次很多，实际生产中包一批糖衣片往往需要10～30小时。同时包衣料液一般由人工加入，不同操作经验的人往往使片剂质量难以一致，导致片剂的一些重要技术参数如崩解时间、溶出速率等难以重现。

鉴于普通包衣锅包衣的上述缺点，国外一些生产厂家对普通包衣锅进行了一系列的改造。如 Freund 式，在包衣锅内部装有特殊挡板，增加片剂在锅内的翻动。也有在锅壁上开有数千个直径数毫米的小孔，使热量充分利用，缩短包衣时间。另有埋管式包衣装置，是在普通包衣锅内采用埋管装置，装在埋管内的气流式喷头插入包衣锅中翻动的片床内，包衣液经泵雾化与压缩空气同时从埋管喷洒在片剂上，热空气穿透整个片床进行干燥，湿空气从排出口引出，再经集尘滤过器滤过后排出。该法适合以水为分散介质的包薄膜衣工艺，也可用于包糖衣。但喷雾雾粒相对较粗，同时必须达到片面润湿，否则未被吸收的雾粒干燥后析出结晶，使片面粗糙。

（2）高效包衣机：与传统的包衣机相比，高效包衣机的结构、原理完全不同。前者在包衣干燥过程中，热风仅吹在片芯表面，热交换仅限于表面层，且部分热量由吸风口直接吸出而被浪费掉。后者在包衣干燥过程中，热风是穿过片芯间隙，并与表面的水分或有机溶剂进行热交换，使热源得到充分利用，干燥效率较前者高。高效智能包衣机由包衣锅体、定量喷雾系统、供气和排气系统，以及程序控制系统等组成。其锅型结构又可分成网孔式（图20-16）和无孔式（图20-17）两类。

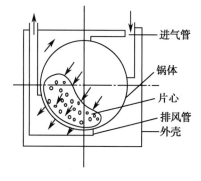

进气管
锅体
片心
排风管
外壳

图20-16　网孔式高效包衣机示意图

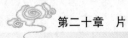

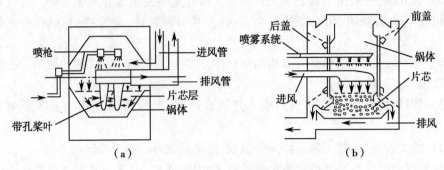

图 20-17 无孔式高效包衣机示意图

（3）悬浮包衣机：又称流化包衣机，由包衣室、喷嘴、衣料盛装器、加热滤过器及鼓风设备等组成。将片芯置于流化床中，通入热空气流，使片芯悬浮于空气中，上下翻动使成流化状态（沸腾状态），另将包衣液喷入流化室中并雾化，使片芯的表面黏附一层包衣液，继续通热气流使其干燥，如法反复操作到规定的厚度要求，即得。目前，本设备在生产上最为常用，具有包衣速度快、不受药片形状限制等优点，可用于片剂包糖衣、薄膜衣、肠溶衣以及微丸剂、颗粒剂的包衣，尤适于片剂包薄膜衣。缺点是包衣层太薄，且药片作悬浮运动时碰撞较强烈，外皮易碎，颜色欠佳。

（4）旋转式包衣机：该机适用于压制包衣。压制包衣也称干压包衣，是指将压制好的片子作为片核，在其外部再压制一层包衣的过程。包衣时，片芯由一专门设计的传递机构传递到压片机的模孔中，在片芯到达压片机之前，模孔中已填入部分包衣物料作为底层，然后把片芯置于其上，再加入包衣物料填满模孔并压制而成。有压片和包衣在同一或不同设备中进行两种类型，前者称联合式干压包衣机，压出的片芯立即被送至包衣机包衣，而后者没有连续性。

本法采用干颗粒为包衣材料，可以避免水分、高温对药物的不良影响，生产流程短，自动化程度高，劳动条件好，适用于包糖衣、肠溶衣或药物衣，可用于长效多层片的制备或有配伍禁忌药物的包衣，但是本法对压片机的精度要求高。

（七）包装与贮藏

片剂的包装既要注意外形美观，更应密封、防潮、避光以及使用方便等。片剂包装通常采用两种形式：①多剂量包装方法及容器：几片至几百片包装在一个容器中，常用的容器多为玻璃瓶或塑料瓶，也有用软性薄膜、纸塑复合膜、金属箔复合膜等制成的药袋，应用最多的是玻璃瓶；②单剂量包装：主要分为泡罩式（亦称水泡眼）包装和窄条式包装两种形式，均将片剂单个包装，使每个药片均处于密封状态，提高对产品的保护作用，也可杜绝交叉污染。除另有规定外，片剂应密封贮存。

六、压片与包衣过程中可能出现的问题与解决办法

（一）压片可能出现的问题与解决办法

1. 松片　指片剂硬度不够，稍加触动即散碎的现象。产生松片的原因及解决办法主要有：

（1）润湿剂或黏合剂选用不当或用量不足，致使压片物料细粉过多；含纤维、角质类、矿物类药材原粉量多，缺乏黏性或具有弹性，致使颗粒松散不易压片；颗粒流动

性差,致填充量不足而产生松片。可选用黏性较强的黏合剂或适当增加黏合剂用量重新制粒;适当增加润滑剂的用量。

（2）因颗粒过干导致弹性变形较大,造成片子硬度差。适当调整颗粒中的含水量。

（3）药料中含挥发油、脂肪油等成分较多,易引起松片。若油为有效成分,可加适当的吸收剂吸油或制成微囊或包合物等,若油为无效成分,可用压榨法或脱脂法去除。

（4）颗粒流动性差,致填充量不足而产生松片。可更换或适当增加润滑剂的用量。

（5）压片时压力过小或车速过快,受压时间过短常引起松片。可适当调整压片压力,减慢车速。

（6）冲头长短差异,如上冲头因磨损稍短,则模孔中颗粒所受压力变小,或下冲下降不灵活致模孔中颗粒填充不足,均会产生松片。应更换冲头。

2. 裂片　指片剂发生裂开的现象。如果裂开的位置发生在药片的上部或中部,习惯上分别称顶裂或腰裂,它们是裂片的常见形式。产生裂片的主要原因及解决方法:

（1）压片物料细粉过多,或颗粒过粗、过细;原料为针状、片状结晶,且结晶过大,黏合剂未进入晶体内部引起裂片。可采用与松片相同的处理方法。

（2）颗粒中油类成分较多或含纤维成分较多时易引起裂片,可加用吸收剂或黏合剂克服。

（3）颗粒过干会引起裂片,可喷洒适量稀乙醇湿润,或适当控制颗粒含水量。

（4）冲模不合要求,如模圈因摩擦而致中间孔径大于口径,片剂顶出时易裂片;冲头磨损向内卷边,或上冲与模圈不吻合,压力不均匀,使片剂部分受压过大而造成裂片。可更换冲模。

（5）压力过大,或车速过快,颗粒中空气未逸出造成裂片,可调节压力或减慢车速。

3. 黏冲　指片剂的表面被冲头黏去一薄层或一小部分,造成片面粗糙不平或有凹痕的现象。造成黏冲的主要原因有:颗粒不够干燥、环境温湿度大而物料较易吸湿、润滑剂选用不当或用量不足或分布不均、冲头表面锈蚀、粗糙不光或刻字太深等。解决方法有:重新干燥颗粒;选用其他润滑剂或适当增加润滑剂,并充分混合;保持环境干燥;更换冲头。

4. 片剂重量差异超限　指片剂重量差异超过现行《中国药典》规定范围。主要原因是颗粒流动性差,致模孔中颗粒填充量不匀;颗粒内的细粉太多或颗粒的大小相差悬殊;加料斗内的颗粒时多时少;冲头与模孔吻合性不好等。应根据不同情况加以解决。如选择适宜的润滑剂,并充分混匀;筛去过多的细粉,重新制粒,或重新整粒;及时疏通加料斗、饲粉器;清洗调换冲模。

5. 崩解超限或崩解迟缓　指片剂超过现行《中国药典》规定的崩解时限。影响片剂崩解的主要因素及解决办法:黏合剂、崩解剂与润滑剂选用不适宜,如黏合剂黏性太强、用量过多,或崩解剂及其用量与加入方法不当,或疏水性润滑剂用量过大;压片压力大。可选用适当的黏合剂、崩解剂与润滑剂,并调整用量,或者调整压片压力。

6. 变色或色斑　指压出的片剂表面产生斑点或改变颜色,致使外观不符合要求。产生的原因和解决办法:

（1）上冲润滑油滴于颗粒中产生斑点，可在上冲头上装一橡皮圈以防油渗入颗粒中，并经常擦拭冲头和橡皮圈加以克服。

（2）中药浸膏类制成的颗粒太硬，或原辅料颜色差别太大或润滑剂未混匀，易产生花斑。可选用不同浓度乙醇作润湿剂，或将原辅料充分混匀后制粒；重新整粒，混匀后再压片。

（3）易引湿的药物在潮湿时与金属接触容易变色，可控制空气湿度或减少与金属接触。

（4）制粒时黏合剂未充分搅拌均匀，特别是细粉根本未搅匀即取出干燥。

（5）挥发油量太多，或与颗粒混合不均匀，或未被颗粒完全吸收即开始压片。使用吸收剂或将挥发油用少量乙醇溶解后均匀喷入，并延长密闭吸收时间。

（6）某些药物较易氧化或受空气、温度等影响易变色。应根据品种的特点，在制粒、干燥压片过程中进行避光和控制温度。

7. 引湿受潮　指在制备过程中由于生产环境湿度太大，包装不严，容易引湿或黏结，甚至发生霉变，尤其是中药浸膏片。主要原因是由于浸膏中含有易引湿的成分如糖、树胶、蛋白质、鞣酸或无机盐类等所引起。解决办法如有采用颗粒包衣后压片；加入适量辅料，如磷酸氢钙、氢氧化铝、硫酸钙等粉末；加入部分中药细粉；采用适当精制方法，尽可能从浸膏中除去引湿性成分；片剂包衣；改进包装。

8. 叠片　指 2 片压在一起。产生原因及解决办法：

压片时因黏冲或上冲卷边等原因以致片剂黏着在上冲，再继续压入已装满颗粒的模孔中即成双片；或者由于下冲上升的位置太低，压好的片不能顺利出片，而又将颗粒加于模孔中，重复加压成厚的片剂。这样压力相对过大，机器容易损坏。可调换冲头，调节机器予以解决。

（二）包糖衣可能出现的问题与解决办法

1. 掉皮　包衣用的糖浆为浓糖浆，其浓度一般为 73%（g/ml）左右。糖浆浓度过低或转化糖（引湿性强）浓度过高都会导致包衣时干燥不彻底，水分贮留在衣层内，当温度升高时变为气体而膨胀，压迫衣层脱落，发生"掉皮"现象。因此最好临用前配制糖浆，加热时间也不能太长，以避免产生转化糖。

2. 糖浆、滑石粉不黏锅　可能原因是锅壁上的白蜡未洗净；电炉使用过早；包衣锅的角度太小；加入糖浆量过大；糖浆浓度太高；搅拌不均匀；锅温过低等，都会使锅壁局部不黏糖浆和滑石粉。应当认真找出原因，采取适当措施加以解决。

3. 片剂黏锅或夹片　糖浆量过大；糖浆浓度太高；搅拌不均匀；锅温过低会造成出现片剂黏锅或夹片现象。可通过降低糖浆浓度，减少糖浆使用量，搅拌均匀，控制锅温在 35~40℃ 予以解决。

4. 片剂露黑边　中药片剂包衣时，有时出现露黑边，影响片剂的贮藏、有效期及美观。主要原因为粉衣层包得太薄，滑石粉未把片剂的棱角包住或者包衣锅的角度太小或者片芯太厚。可调整包衣锅角度（一般为 35°~40°）、片芯厚度或延长包粉衣的时间予以解决。

5. 打光困难　正常情况下加入适量蜡粉 5 分钟左右，片剂就开始变亮，并发出"沙沙"的声音，表明打光顺利。如加蜡 10 分钟之后，片剂亮度无明显改变，有时甚至还会变得粗糙，即使延长时间也无法改变，或片剂总是在锅中打滑，表明打光困难。主要原因及解决办法：

（1）片剂表面粗糙，糖的结晶太粗，致使片剂光亮度难以合格。可以在包有色糖衣时将锅内温度降低到室温，使片剂表面水分缓慢挥发，蔗糖在片剂表面析出细小均匀的结晶，使片剂表面平整细腻，便于打光。

（2）由于片剂湿度太大，蜡粉极易黏在湿的片剂表面形成小颗粒，致使片剂表面粗糙打不光亮，蜡粉越多越严重。可以擦去片剂表面所黏附的少量蜡粉，继续干燥，待片剂干湿度合格后再打光。

（3）片剂太干或蜡粉受潮造成片剂打滑。可增加片剂的湿度或使用干的蜡粉。

6. 烂片　中药片剂在包糖衣过程中有时会出现烂片现象。其直接原因是片芯的硬度不够，在包衣过程中经不起滚动、摩擦和撞击；间接原因是由于片剂中生药粉含量较多或制粒时黏合剂的黏性不够，或者是由于润滑剂的用量太大，以致片剂硬度不够。

可在刚开始包隔离层时加入倍量浓度的明胶液以加固片剂表面硬度，待片剂表面均匀润湿后，立即加入足量滑石粉，使片剂表面完全覆盖并吸收多余的水分。将其平摊于托盘上置烘箱中低温烘干（温度75℃左右），筛去少量碎片及碎末，将药片重新置于包衣锅中，继续包粉衣层、糖衣层、有色糖衣层、打光，直至完成包衣操作全过程。

应该注意的是在包衣锅开始转动时应立即加入明胶液包隔离层。应尽可能缩短素片单独在包衣锅转动的时间，以避免和减少素片之间摩擦、滚动撞击的时间和概率。在包隔离层的整个过程中动作要迅速，一般应5～10分钟之内完成，并且应避免吹热风，以免吹下过多的粉末。

7. 裂片　一般糖衣片片面裂纹与明胶的质量、衣层层数、水分控制以及糖衣片表面过分干燥有关。如温度太高、干燥速度太快，细腻的蔗糖晶体层遭到破坏形成蔗糖粗晶，而蔗糖粗晶相互之间间隙较大，遇冷收缩时沿相互之间间隙形成裂缝；酸性药物与滑石粉中的碳酸盐反应生成二氧化碳；糖衣片过分干燥，均会出现片面裂纹现象。一般解决办法：

（1）采用含10%滑石粉的混悬胶糖浆包糖衣层与有色糖衣层，并使粉衣层和糖衣层、色衣层的含滑石粉量逐渐由高向低过渡，以保证粉衣层、糖衣层和有色糖衣层之间热胀冷缩的变化程度接近。

（2）加入保湿剂0.5%甘油的有色糖浆包色衣层，适量浓度甘油能起防冻作用，增加片衣湿润性，防止蔗糖在干寒气候条件下结晶析出。

（3）适当增加粉衣层明胶用量，以增强糖衣片粉衣层凝聚力，使之大于素片受热胀冷缩因素影响产生的膨胀力或收缩力，从而降低裂片百分率。实际中应具体分析原因，采取相应措施。

8. 花斑和色泽不匀　如处方中含有靛蓝、胭脂红等色素成分，会因其含有盐类杂质易吸潮而导致片衣花斑；包粉衣层时，撒粉不匀或温度过高可造成粉层不平，上色浆时在片面上凹陷和凸出部分附着色浆不均匀造成花斑；如干燥掌握不好而致粉衣层潮湿，在包有色糖衣层后水分外渗造成深浅不匀的花斑；加入色浆过量或衣层干燥太快、片面着色不匀等可出现花斑。应根据出现原因而采取相应措施。

9. 变色 在贮藏过程中,中药糖衣片表面常产生斑点或发暗或褪色或变黑等变色现象,其原因主要是由于受到湿、光、温度、挥发性成分、pH 的影响,其中"湿"是糖衣片变色的主要因素之一。中药片剂中包括淀粉、糖、黏液质、无机盐、转化糖等易引湿性成分,或片芯水分过高、包衣工艺、包装及贮藏环境等因素都可造成中药片剂由于过湿而变色。如处方中含有挥发油等挥发性成分,其会随着片剂放置时间的延长可逐渐渗出,或在较高温度下挥发,从而使片剂出现斑点而变色。防止糖衣片变色的方法:

(1)在实际生产中可以采用水提醇沉提取工艺、醇提法或者其他提取分离技术除去或减少糖、黏液质、树胶等引湿性成分。

(2)严格控制片芯水分。

(3)根据情况选择适宜的原料,包好隔离层,或选择性包成薄膜衣或半薄膜衣,以避免或减少片剂内外水分的互渗及内部挥发性成分的挥发。

(4)用 β-环糊精或微囊等包合挥发性成分,从而阻断挥发油与周围环境的接触,防止挥发性成分外渗,增加药物的稳定性,防止片剂变色。

(5)选择防潮性能好的包装材料,并在包装内放置硅胶等吸湿剂,以防片剂吸湿。片剂应存放在干燥低温避光处。

(三)包薄膜衣可能出现的问题与解决办法

1. 短暂粘连 片剂或多颗粒在包衣过程中短暂黏附在一起,然后又分开。这种情况会形成部分表面未被包衣。但在包衣过程中很难发现。一般是由于喷雾速度过快,不易干燥引起,应调整喷雾速度。

2. 皱皮 是指衣膜外观过于粗糙,包衣液在基片表面铺展不良。可能是由于雾滴过早,过量蒸发造成。应注意控制喷雾速度、干燥空气体积或温度、雾化气压和体积等因素。

3. 起泡和桥接 衣膜表面的气泡或刻字片衣膜使标志模糊,表明膜材料与片芯表面之间附着力下降,留有空间。前者称起泡,后者称桥接。操作中可降低喷雾速度,增加入口温度。

4. 剥落 薄膜衣片表面的衣膜脱落的现象。主要是由于衣料选择不当,或 2 次包衣间的加料间隔过短造成的。可通过更换衣料,调节间隔时间与干燥速度,适当降低包衣液的浓度等方法予以解决。

5. 花斑 主要是由于增塑剂、色素选择不当,干燥时溶剂将可溶性成分带到衣膜表面所导致。应改变包衣处方,调节空气温度和流量,减慢干燥速度等进行处理。

七、片剂生产技术的成本核算

(一)收率

1. 片剂生产各工序的分步收率

$$片剂某工序收率(\%) = \frac{实际得到中间产品量(kg)}{实际投入辅料量(kg)} \times 100\%$$

2. 片剂总收率　片剂的总收率可以用 2 种方法计算：

（1）主药含量明确

$$片剂总收率(\%) = \frac{包装后实得片剂量(万片) \times 主药含量(g/片)}{主药投料量(kg) \times 含量 \times 1000} \times 100\%$$

（2）尚不测定主药含量

$$片剂总收率(\%) = \frac{包装后实得片剂量(万片)}{理论产出量(万片)} \times 100\%$$

片剂总收率与各工序分步收率的关系为：

$$片剂总收率(\%) = 第一工序分步收率(\%) \times 第二工序分步收率(\%)$$
$$\times \cdots \times 最后工序分步收率(\%)$$

（二）单耗

单耗是指单位片剂产量（以万片、亿片计）所消耗的各原辅料、包装材料或水、电、蒸汽量。可按年、月或单批计算，一般原辅料按单批计算，而水、电、蒸汽按年、月或季计算。

$$处方某味中药单耗(kg/万片) = \frac{该中药实际投入量(kg)}{成品入库量(万片)} \times 100\%$$

$$原辅料单耗(kg/万片) = \frac{总投入原辅料量(kg)}{成品入库量(万片)} \times 100\%$$

$$某一时期生产用电单耗 = \frac{该时期生产线的用电总量(度)}{该时期合格产品数量(万片)} \times 100\%$$

（三）物料平衡

物料平衡是指产品或物料实际产量或实际用量及收集到的损耗之和与理论产量或理论用量之间的比较，并考虑可允许的偏差范围。一般各工序中间产品需计算物料平衡，比如：

$$粉碎工序物料平衡(\%) = \frac{物料平衡后颗粒重 + 废料量}{物料平衡前颗粒重} \times 100\%$$

$$压片工序物料平衡(\%) = \frac{合格素片质量 + 不合格素片质量 + 剩余颗粒量}{压片前颗粒重量} \times 100\%$$

（四）生产成本

$$生产成本(元/万片) = \frac{原辅料费用 + 动力费用 + 折旧费用 + 人员工资}{成品入库量(万片)} \times 100\%$$

生产技术成本核算指标不仅是上述 4 种，在生产实际中，可将生产操作原始记录中的数据经计算转变为有可比性的生产技术核算指标。

八、工艺过程的关键步骤及控制参数

以湿法制粒压片法为例，见表 20-1。

表 20-1 湿法制粒压片的关键步骤及控制参数

工序	关键工艺参数	控制指标
原辅料控制	粉碎/过筛的筛底目数(如必要)	物料粒度分布,水分
湿法制粒	批量,制粒机切刀和搅拌的速度;添加黏合剂的速度、温度和方法;原料装料的顺序;制粒终点判定;湿法整粒方式和筛网尺寸;出料方法	能源消耗、外观含量均匀度(必要时)
干燥	批量;进风温度、湿度和风量和出风温度;产品温度;干燥时间;颗粒水分	水分
整粒	筛网尺寸;整粒类型;整粒速度;颗粒的粒度分布	粒度分布,水分
混合	批量;混合速度;混合时间	混合均匀度
压片	压片机转速、主压力;加料器转速	外观,片重,片重差异,片厚,脆碎度,水分,硬度,溶出度/崩解度,含量均匀度
包衣	包衣液的制备:投料顺序;制备温度和搅拌时间;过滤网孔径 预加热:片床温度;排风温度及风量;锅体转速;预加热时间 喷浆:进风温度及风量;锅内负压;片床温度;蠕动泵转速;浆液温度和雾化压力;喷浆量;排风温度及风量;锅体转速 干燥:进风温度;锅内负压;片床温度;排风温度和风量;锅体转速;干燥时间 冷却:进风温度;锅内负压;片床温度;排风温度和风量;锅体转速;降温时间	外观,包衣增重,水分,硬度,溶出度/崩解度
包装(铝塑)	冲切速度;加热板温度;密封站温度;冷却水温度	外观;渗漏

第三节 典型生产实例

项目名称一 复方元胡止痛片的制备

【目的】

1. 建立中药片剂的生产情景。

2. 将处方中部分饮片粉碎成细粉,其余饮片制备成稠浸膏,采用湿法制粒,压片法制成半浸膏片。

3. 学会使用中药提取、制粒、压片主要用具和设备,掌握复方元胡止痛片的制备方法及操作要点。

【处方】

延胡索(醋制)	980g	徐长卿	980g
川楝子	980g	香 附	980g
淀 粉	适量	糊 精	适量
制成			10 000 片

【功能与主治】 理气、活血、止痛。用于气滞血瘀的胃痛,胁痛,头痛及月经痛等。

【操作步骤】

1. 生产前准备

(1) 接受生产任务。

(2) 领料:领取生产的原辅料,办理物料交接手续,并签字记录。

(3) 注意严格执行各项目《岗位标准操作规程》《仪器使用、维护保养及检修标准操作规程》及《复方元胡止痛片工艺规程》。

2. 粉碎

(1) 开启粉碎机,加入延胡索、徐长卿饮片(先少量再逐步加大至可行值),将物料粉碎至细粉(过 100 ~ 120 目)。

(2) 将粉碎好的物料及时装于内衬胶袋的容器内。在胶袋内外各放一张标签,标签上注明:品名、细度、毛重、皮重、净重、生产日期、操作人,按不同物料现场定制管理的要求,分别放置在指定的区域。

(3) 计算物料平衡率(要求物料平衡均为 95% ~ 105%)。

(4) 用干净的尼龙刷将残留在机内的原辅料扫离机件,回收作粉碎零头交回中间站。

3. 提取

(1) 领取净药材或饮片川楝子、香附,认真核对品名、批号、数量,将原料投入提取罐内。

(2) 对贮罐中提取液的数量、成品流浸膏的数量对投料量、溶剂用量、煎煮时间进行复核。

(3) 川楝子、香附煎煮 2 次,第一次溶剂(饮用水)加入量为投料重量的 10 倍,煎煮 4 小时,滤过,药液贮藏至贮液罐中;在药渣中加入药材总量 8 倍饮用水,第二次煎煮 4 小时,滤过,将 2 次药液合并,贮藏至贮液罐中。用料泵将药液贮罐中的药液抽入浓缩器中。

(4) 煎煮完成后,标明煎煮液的相对密度、体积、数量、名称、批号、日期、操作人,交下一道工序。

(5) 提取液放尽后排出药渣,药渣排尽后,喷淋饮用水将提取罐清洗干净。

4. 浓缩

(1) 开启真空泵及其蒸发器装置部件。

(2) 依次吸进药液,当料液上升到加热管的喷管口视镜 2/3 为宜,缓慢升高温度,调节蒸气压力约 0.09MPa 为宜。

(3) 设备在运行中要保持正常液面、维持一定的真空度,同时注意罐内温度、池水的水温。当药液体积不断变小,打开进料阀,不断补加药液。

(4) 药液蒸发到一定浓度,取少量浓缩液,测量比重,当浓缩液相对密度达 1.2 (80 ~ 85℃)时,即可准备出料。

(5) 排放浓缩液,并盛装于洁净的容器内,称重,标明品名、批号、生产日期、重量、桶数、操作者,转移交制剂车间。

5. 制粒

(1) 将延胡索、徐长卿等细粉及淀粉、糊精等原辅料倒入物料锅内。

(2) 设置干粉混合时间。

（3）启动混合机,将速度调至要求进行干混。

（4）混合完毕后,加入川楝子、香附等稠膏。

（5）按要求设定湿混造粒时间,进行制粒操作,每隔 15 分钟进行湿颗粒粒度和外观检查,防止湿颗粒结块或细分过多。

（6）制粒完毕后,把颗粒排出（控制湿颗粒的粒度 16～18 目）。

（7）填写好盛装单,将物料送至规定的地点。

（8）卸料完毕,将容器内剩余的物料清理干净,防止交叉污染。

6. 干燥

（1）根据产品需要,设置干燥的方式、时间,干燥温度控制在 60℃ 以下,每隔 1 小时取样检测水分（控制水分 4%～6%）,符合要求可以收粒,不符合要求则要继续以上操作。

（2）水分符合要求后,将颗粒铲出至内衬胶袋的铁桶内,称量、记录,2 张产物标签,桶内 1 张,盖上桶盖,桶外附 1 张,将颗粒转移至整粒总混间。

（3）计算物料平衡率。

7. 整粒、总混

（1）合格颗粒温度降至室温,将其倒入摇摆式颗粒机上料斗内,进行整粒,使干燥颗粒过 18～20 目筛。

（2）将整粒后的颗粒置三维混合机内,按工艺要求加入外加辅料硬脂酸镁混合 20～30 分钟,混合均匀。

（3）混合完毕时,放出物料于内有洁净衬袋的桶内,过秤、记录,统计汇总,计算物料平衡率（要求 98%～100%）,附 2 张产物标签,桶内 1 张,盖上桶盖,桶外附 1 张。

（4）将颗粒移至中间站,中间站管理员填写中间产品请验单,送质监科请验。

8. 压片

（1）压片前应试压,检查硬度、厚度、崩解度、脆碎度和外观,符合要求后才能开机。

（2）调试:将批混后检验合格少量的颗粒加入料斗内进行调试操作。调试主要内容:调整充填量;片厚度的调节;颗粒量的调整。

（3）将批混后检验合格的颗粒加入料斗中。用料桶接片,打开除粉筛,连续压片,每隔 20 分钟抽样检查平均片重 1 次,每小时记录片重不得少于 1 次,应时刻注意检查片子硬度、脆碎度、厚度、崩解时限、外观等质量指标。

（4）药片装入桶内,不得超过桶高的 2/3,扎紧袋口,将盛装单扎在袋口上,称重,每批压完后将过程卡、压片制造记录、片子送交中间站,填写中间产品交接单及请验单,送质监科检测片重差异、崩解时限等。

9. 包衣

（1）包衣前准备。

1）检验合格后,根据生产安排开具领料单,从仓库领取包衣材料,核对品名、批号、型号、数量、合格证等,确认无误后,方可开始生产操作。

2）从中转站领取素片,核对品名、批号、规格、数量、合格证等,确认无误后,方可开始包衣操作。

（2）包衣用溶液配制:称取包衣液应用的包衣材料、溶媒（两人核对）,并按工艺规程配制要求将各包衣材料置不同配制桶内分别配制。

1）15%明胶浆的配制,取300g的明胶加入1000ml的水浸泡2小时后煮溶,并加水至总量2000ml。

2）75%糖浆的配制,取10 000ml的纯水,煮沸,将30kg白砂糖溶于沸水中,搅拌,溶解后过滤,并用纯水补充至总量40 000ml。

（3）包衣操作过程。

1）程序:片芯→隔离层（2层）→粉衣层（15层）→糖衣层（15层）→有色糖衣层（5层）→打光。

2）操作步骤。

A. 称取片芯50kg置包衣锅内。

B. 隔离层:加入明胶浆搅拌均匀后,加滑石粉,干燥后加第二层。

C. 粉衣层:在隔离层的基础上,继续包到片剂的棱角完全包没为度。

D. 糖衣层:在包糖衣层时,包衣材料只用糖浆,每次加入糖浆后待片面略干后再吹冷风至干,需包15层。

E. 有色糖衣层:加有色糖浆,工艺与上述包糖衣层相同,需包5层。

F. 打光:有色糖衣层完成后,加入虫蜡进行打光,使片面表面磨得光洁而美观。包衣工序完成后,糖衣片置干燥室内干燥存放10小时以上。

3）包衣操作完毕,将干燥的包衣片装入内衬布袋的带盖周转桶中,称量、记录,桶内外各附在产物品标签1张,按中间产品交接程序办理交接,送中间站。中间站管理员填写请检单,送质监科请检。

4）计算物料平衡率。

10. 内包装岗位及操作

（1）根据生产指令领取250PVC、250铝箔、检查外观质量及文字,从中间站领取合格半成品,核对品名、规格、批号、数量。

（2）根据生产指令选择相应的模具和铝塑包装机,安装好模具、铝箔、250PVC,调试好设备,开机进行铝塑包装。

（3）包装过程中应检查泡罩成形情况,根据具体情况适当调节上下板的成形温度和气压。通常情况上、下板温度125±10℃;经常检查热封情况,纹路清晰,铝箔不易剥落,通常热封温度为220±10℃。

（4）计算物料平衡率。

（5）请验、清场。

11. 外包装岗位及操作

（1）打批号。根据包装指令,采用喷码机分别对小盒和大箱打印批号、生产日期、有效期至,并做好批号打印记录。

（2）小盒包装机包装。将铝塑板块、小盒、说明书放到包装机相应位置,调整好装盒的质量,开机包装,装好后的小盒用收缩膜将10小盒热收缩成一扎。

（3）装大箱。大箱内装入规定的药盒,药盒码放整齐,内有装箱单,用不干胶带封口。

（4）收集产品。成品及时放入库房待验区,核对品名、批号、规格、数量。

（5）计算物料平衡率。

（6）请验、清场。

（7）填写寄库单,办理产品寄库手续。

【实训报告】 认真书写实训报告,内容包括项目名称、起止时间、目的、设施、设备、器具、材料、操作步骤、结果、问题及答案(或解决方案)等。

项目名称二　银杏叶片的制备

【目的】

1. 建立中药片剂的生产情景。

2. 将处方中银杏叶提取物粉碎成细粉,加入辅料,采用干法制粒压片法制成浸膏片。

3. 学会使用混合、制粒、压片主要用具和设备,掌握全浸膏片的制备方法及操作要点。

【处方】

银杏叶提取物	0.4kg
淀粉	1.14kg
糊精	0.56kg
磷酸氢钙	0.4kg
硬脂酸镁	0.05kg
制成	10 000 片

【功能与主治】 活血化瘀通络。用于瘀血阻络引起的胸痹心痛、中风、半身不遂、舌强语謇;冠心病稳定心绞痛、脑梗死见上述证候者。

【操作步骤】

1. 生产前准备

（1）接受生产任务。

（2）领料:领取当班生产的原辅料,办理物料交接手续,并签字记录。

（3）注意严格执行各项目《岗位标准操作规程》《仪器使用、维护保养及检修标准操作规程》及《银杏叶片工艺规程》。

2. 称量备料　按批产量准确称取各种原辅料。

（1）配料前应仔细核对原辅料名称、批号、规格。依次称取物料,做到一人称量,另一人复核,并及时如实记录,操作者及复核者均应在记录上签名。

（2）配好的物料容器应贴上标签,标明品名、批号、重量、日期、配料人、复核人、用途(生产药品名称、批号)。

（3）配料结束后,应立即将配好的物料交相应生产工序并填写好交接记录,交接双方在记录上签名,然后进入下道工序的生产。

3. 制粒

（1）将检验合格的银杏叶提取物与辅料——淀粉、糊精、磷酸氢钙倒入湿法制粒机中,搅拌均匀后,边搅拌边加入无水乙醇,制成湿材。

（2）湿材倒入摇摆制粒机中制粒,按要求设定湿混造粒时间,进行制粒,操作时每隔15分钟进行湿颗粒粒度和外观检查,防止湿颗粒结块或细分过多。（控制湿颗粒的粒度 16~18 目)。

(3) 制得的颗粒在 40~60℃下干燥,每隔 1 小时取样检测水分(控制水分 4%~6%),符合要求可以收粒,不符合要求则继续干燥操作。

(4) 整粒:将颗粒过 12 目筛,不能过筛的用整粒机整碎后,与合格颗粒合并。

(5) 总混:将过筛后的颗粒倒入总混机内,混合适当时间,停机,开启出口阀门出料,称重,贴上标签,送交车间中间站暂存、请检后备用。

(6) 计算物料平衡率(要求 98%~100%)。

(7) 卸料完毕,将容器内剩余的物料清理干净,防止交叉污染。

4. 压片　总混后的颗粒经检验合格后压片,压片前加入硬脂酸镁。

(1) 安装模具:领取规定冲模,要求冲模完好无缺(冲模直径为 9mm),做好清洁,用干净的洁净抹布擦至表面光洁无异物、无油迹、无污垢。依次安装中模、下冲、上冲,装后要求冲头上下活动自如,中模平齐,安装完成后用手盘车转 3~4 圈,要求无阻力和无异响,才能装加料器。

(2) 试压:将加好硬脂酸镁的待压颗粒加入加料器中,开机预压,调整素片的重量、厚度和硬度至规定范围内,控制片重范围(0.24±0.04)g,素片硬度,并要求素片外观完整光洁,色泽均匀。试压的片须做头尾处理,与正式压的素片分开装,并做好标识。

(3) 压片:将颗粒加好硬脂酸镁后直接加满加料器,开动压片机,确认素片外观、片重、硬度、厚度合格后方可正式压片。正式压片速度为 8 万~17 万片/小时,压片压力为 15~25kN。压片过程中应随时观察素片的外观,素片外观应完整光洁,色泽均匀,无毛边、无黏冲、无裂片、无麻面等不良现象;每隔 15 分钟抽取素片 10 片,检查片重并记录检查结果,抽样检查的样品做头尾处理。

(4) 将素片装入洁净塑料袋中,封口,放入干净的周转桶内,称重,贴上标签,标明产品名称和批号、日期、操作者等,送交中间站,办理进站手续;请检。

(5) 将头尾装入洁净塑料袋中,称重,贴上标签,做待回收处理。填写生产记录和清场记录,计算物料平衡率,并报质监员检查。

5. 包衣

(1) 包衣前准备。

1) 检验合格后,根据生产安排开具领料单,从仓库领取包衣材料,核对品名、批号、型号、数量、合格证等(两人核对),确认无误后,方可开始生产操作。

2) 从中转站领取银杏叶素片,核对品名、批号、规格、数量、合格证等,确认无误后,方可开始包衣操作。

(2) 包衣液配制。

1) 配制包衣液:按增重 3% 量准确称取粉红色薄膜包衣粉,配制成含固量为 18% 的包衣水溶液。在纯化水搅拌状态下投料,投料时间约 10 分钟,投料完成后,继续搅拌包衣液 45 分钟,备用。

2) 将素片置于高效包衣机内,预热 10 分钟后,控制进风温度 70~90℃,出风温度 40~60℃,锅体转速 2.0~9.0r/min,进风机转速 495~1400r/min,排风机转速 1185~2500r/min(以保持锅内适当负压为准),喷嘴与素片距离 25~30cm。包衣时,随时观察包衣片外观,不得有黏片现象,并且确保在包衣过程中包衣膜随包随干为原则。包衣时,每锅投素片量根据素片总重来平均分配,包衣片重范围控制在(0.25±0.04)g,包衣液喷完后,停止加热,继续转动包衣锅进行降温约30分钟后即可出料。

3)包衣操作完毕,取出包好的薄膜衣片,置托盘中平铺,放晾片架上晾片,待温度降至室温,装入内衬布袋的带盖周转桶中,称量、记录,桶内外各附在产物品标签一张,按中间产品交接程序办理交接,送中间站。中间站管理员填写请检单,送质监科请检。

4)计算物料平衡率。

6. 内包装岗位及操作

(1)根据生产指令领取透明PVC药用聚氯乙烯硬片、250铝箔、检查外观质量及文字,从中间站领取合格半成品,核对品名、规格、批号、数量。

(2)根据生产指令选择相应的模具和铝塑包装机,安装好模具、铝箔、透明PVC药用聚氯乙烯硬片,调试好设备,开机进行铝塑包装。

(3)包装过程中应检查泡罩成形情况,根据具体情况适当调节上下板的成形温度和气压。

(4)计算物料平衡率。

(5)请验、清场。

7. 外包装岗位及操作

(1)打批号。根据包装指令,采用喷码机分别对小盒和大箱打印批号、生产日期、有效期至,并做好批号打印记录。

(2)小盒包装机包装。将铝塑板块、小盒、说明书放到包装机相应位置,调整好装盒的质量,开机包装,装好后的小盒用收缩膜将10小盒热收缩成一扎。

(3)装大箱。大箱内装入规定的药盒,药盒码放整齐,内有装箱单,用不干胶带封口。

(4)收集产品。成品及时放入库房待验区,核对品名、批号、规格、数量。

(5)计算物料平衡率。

(6)请验、清场。

(7)填写寄库单,办理产品寄库手续。

【实训报告】 认真书写实训报告,内容包括项目名称、起止时间、目的、设施、设备、器具、材料、操作步骤、结果、问题及答案(或解决方案)等。

项目名称三 精制冠心片的制备

【处方】

丹参	375.0g	赤芍	187.5g
川芎	187.5g	红花	187.5g
降香	125.0g	辅料	适量
制成			1000片

【制法】 以上5味,降香提取挥发油,蒸馏后的水溶液另器收集;其余赤芍等4味用85%乙醇加热回流提取2次,第一次3小时,第二次2小时,滤过,合并滤液,回收乙醇,与上述水溶液合并,减压浓缩至相对密度1.35~1.40(50℃)的稠膏,加辅料适量,

制成颗粒,干燥,加入降香挥发油,混匀,压制成1000片,包糖衣,即得。

【功能与主治】　活血化瘀。用于心血瘀阻之冠心病,心绞痛。

【用法与用量】　口服,一次6~8片,一日3次。

项目名称四　穿心莲内酯片的制备

【处方】

穿心莲内酯	50.0g
微晶纤维素	12.5g
淀粉	3.0g
微粉硅胶	2.0g
滑石粉	1.5g
硬脂酸镁	适量
制成	1000 片

【制法】　将主药与辅药混合,过五号筛,混匀,压片,共制得1000片,每片含穿心莲内酯50mg。

【功能与主治】　抗菌、消炎,用于咽喉炎、上呼吸道感染及细菌性痢疾、肠炎等。

【用法与用量】　口服,一次2~3片,一日3~4次

(胡律江)

复习思考题

1. 简述片剂的含义、特点及其常用辅料类型。
2. 采用湿法制粒压片法制备中药片剂主要包括哪些过程操作单元?
3. 采用湿颗粒压片中制颗粒的目的是什么?
4. 如何在整粒后加入挥发油及挥发性药物?
5. 压片过程中可能发生的问题?

第二十一章

胶 囊 剂

学习要点

1. 胶囊剂的含义、分类、特点及质量要求。
2. 胶囊壳的组成与选择。
3. 胶囊剂的制备方法及单元操作要点、工艺过程的关键步骤及控制参数。
4. 硬胶囊制备时可能发生的问题及解决办法。

第一节 概 述

一、胶囊剂的含义与特点

胶囊剂是由改善服药方法发展起来的。在我国明代,人们就将药物用食物包裹后服用,类似于现代的胶囊剂的应用。1834 年法国的 Mothes 和 Dublane 最早在橄榄形明胶胶壳中填充药物后,用 1 滴浓的温热明胶溶液进行封闭从而发明了软胶囊。1848年英国的 Murdock 发明了两节套入式胶囊,从而出现了硬胶囊。随着机械工业的兴起,特别是自动胶囊填充机等先进设备的问世,胶囊剂取得了很大的发展,其产量、产值仅次于片剂和注射剂而位居第三,已成为国内外临床上使用最广泛的口服剂型之一。

(一)胶囊剂的含义

胶囊剂系指原料药物或与适宜辅料充填于空心胶囊或密封于软质囊材中制成的固体制剂。胶囊剂由胶囊壳和里面填充的内容物组成,内容物形式多样,可以直接填充原料药物,也可以在药物中加入适宜的赋形剂,制成均匀粉末、颗粒、小片、小丸、半固体或液体等形式后填充。胶囊壳一般均以明胶为原料制成,也有用甲基纤维素、海藻酸钠、聚乙烯吡咯烷酮等高分子材料制成,以改变其溶解性、机械适应力,满足不同给药途径的需要。

目前胶囊剂主要供内服,也有供直肠、阴道给药的胶囊。常见胶囊见图 21-1、图21-2。

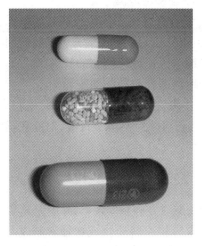

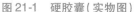

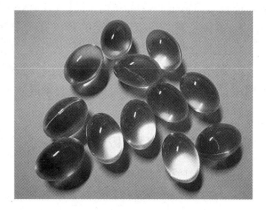

图 21-1　硬胶囊(实物图)　　　　　图 21-2　软胶囊(实物图)

（二）胶囊剂的特点

1. 胶囊剂的优点

（1）方便患者服用：药物被填充于胶囊壳中，可掩盖药物的不良臭味，胶囊外表光洁、美观，服用剂量准确。

（2）可提高药物稳定性：胶囊壳能隔绝药物与光线、空气和湿气的接触，对光敏感、遇湿热不稳定的药物有一定的保护和稳定作用。

（3）生物利用度高：胶囊剂内容物制备过程中一般不须添加黏合剂，胶囊填充时一般不施加压力，所以在胃肠道中崩解分散快，溶出度好，易吸收，比片剂、丸剂显效快。

（4）可调节药物释放速度和实现定位释放：根据需要可将药物制成普通、速释、缓释、控释颗粒或小丸后装入胶囊中，使药物具有速效或长效作用；制成肠溶胶囊可使药物定位释放于小肠或结肠，制成直肠给药或阴道给药的胶囊，可定位在特定腔道释药显效。

（5）可弥补其他固体剂型的不足：对含油量高或液体组分比较多的药物难以制成片剂、丸剂等固体剂型，可制成软胶囊，如紫苏子油软胶囊、月见草油胶丸等。

2. 胶囊剂的缺点

（1）有的人群不适合使用胶囊：胶囊剂只能以完整形式服用，不适合婴幼儿和吞咽不便的患者服用。

（2）有些药物不宜制成胶囊剂：①药物的水溶液或稀乙醇溶液，可使胶囊囊壁溶化、破裂；②易风化的药物，可使胶囊囊壁吸潮变软；③易吸湿药物，可吸收胶囊囊壁中的水分，使其失水干燥变脆；④易溶性的刺激性药物，会因溶解后局部药物浓度过高而对胃黏膜产生刺激性。

二、胶囊剂的分类

根据溶解和释放特性不同，胶囊剂可分为硬胶囊（通称为胶囊）、软胶囊（胶丸）、缓释胶囊、控释胶囊和肠溶胶囊，主要供口服用。

1. 硬胶囊　系指采用适宜的制剂技术，将原料药物或加适宜辅料制成的均匀粉末、颗粒、小片、小丸、半固体或液体等,充填于空心胶囊中的胶囊剂。

2. 软胶囊　系指将一定量的液体原料药物直接包封,或将固体原料药物溶解或分散在适宜的辅料中制备成溶液、混悬液、乳状液或半固体,密封于软质囊材中的胶囊剂。

3. 缓释胶囊　系指在规定的释放介质中缓慢地非恒速释放药物的胶囊剂。

4. 控释胶囊　系指在规定的释放介质中缓慢地恒速释放药物的胶囊剂。

5. 肠溶胶囊　系指用肠溶材料包衣的颗粒或小丸充填于胶囊而制成的硬胶囊,或用适宜的肠溶材料制备而得的硬胶囊或软胶囊。肠溶胶囊不溶于胃液,但能在肠液中崩解而释放活性成分。

三、胶囊剂质量要求

1. 外观　胶囊剂应整洁,不得有黏结、变形、渗漏或囊壳破裂等现象,并应无异臭。

2. 内容物　可根据药物的性质和临床治疗要求等将原料药物或加辅料制成不同形式内容物充填于空心胶囊中,但不论是原料药物还是辅料,均不应造成囊壳的变质。

3. 水分　中药硬胶囊剂应进行水分检查。取供试品内容物,照《中国药典》2015年版四部水分测定法(通则0832)测定。除另有规定外,不得过9.0%。

硬胶囊内容物为液体或半固体者不检查水分。

4. 装量差异　按照下述方法检查,应符合规定(表21-1)。

检查法　除另有规定外,取供试品20粒(中药取10粒),分别精密称定重量,倾出内容物(不得损失囊壳),硬胶囊囊壳用小刷或其他适宜的用具拭净;软胶囊或内容物为半固体或液体的硬胶囊囊壳用乙醚等易挥发性溶剂洗净,置通风处使溶剂挥尽,再分别精密称定囊壳重量,求出每粒内容物的装量与平均装量。每粒装量与平均装量相比较(有标示装量的胶囊剂,每粒装量应与标示装量比较),超出装量差异限度的不得多于2粒,并不得有1粒超出限度1倍。

表21-1　装量差异限度

平均装量或标示装量	装量差异限度
0.30g 以下	±10%
0.30g 及 0.30g 以上	±7.5%(中药±10%)

凡规定检查含量均匀度的胶囊剂,一般不再进行装量差异的检查。

5. 崩解时限　除另有规定外,取供试品6粒,按照崩解时限检查法《中国药典》2015年版四部(通则0921)检查,均应符合规定(表21-2)。

表21-2　崩解时限

胶囊剂	硬胶囊	软胶囊	肠溶胶囊	结肠肠溶胶囊
崩解时限(min)	30	60	盐酸溶液(9→1000)中2小时,每粒的囊壳均不得有裂缝或崩解现象,人工肠液中1小时内应全部崩解。	盐酸溶液(9→1000)中2小时,磷酸盐缓冲液(pH 6.8)中3小时,每粒的囊壳均不得有裂缝或崩解现象;磷酸盐缓冲液(pH 7.8)中1小时内应全部崩解。

凡规定检查溶出度或释放度的胶囊剂,一般不再进行崩解时限的检查。

6. 微生物限度　以动物、植物、矿物质来源的非单体成分制成的胶囊剂、生物制品胶囊剂,照《中国药典》2015 年版四部非无菌产品微生物限度检查:微生物计数法(通则 1105)和控制菌检查(通则 1106)及非无菌药品微生物限度标准(通则 1107)检查,应符合规定。规定检查杂菌的生物制品胶囊剂,可不进行微生物限度检查。

四、胶囊剂生产车间环境要求

根据《药品生产质量管理规范》(2010 年修订)的规定,胶囊剂属于非无菌制剂,其生产的暴露工序区域及其直接接触药品的包装材料最终处理的暴露工序区域,应当参照"无菌药品"附录中 D 级洁净区的要求设置。温度和相对湿度应与生产工艺要求相适应,室内温度一般控制在 18 ~ 26℃,相对湿度一般控制在 45% ~ 65%。洁净区与非洁净区之间的压差应当不低于 10 帕斯卡。

此外,在生产过程中,中药饮片的称重、粉碎、混合等易产生粉尘的操作,应当采取有效措施,以控制粉尘扩散;提取、浓缩、收膏工序宜采用密闭系统进行操作,并在线进行清洁,以防止污染和交叉污染。采用密闭系统生产,其操作环境可在非洁净区;采用敞口方式生产,浸膏的配料、粉碎、过筛、混合等操作以及中药饮片经粉碎、过筛、混合后直接入药的,其操作环境应当与其制剂配制操作区的洁净度级别相适应。

第二节　胶囊剂生产技术

一、硬胶囊生产技术

(一)空心胶囊

1. 囊材的组成

(1) 明胶:明胶是制备空心胶囊的主要原料,是由猪或牛等大型哺乳动物的皮和骨骼等水解制得的一种蛋白质,其中骨明胶质地坚硬、性脆、透明度较差,皮明胶富有可塑性,透明度好,为兼顾囊壳的强度和塑性,采用皮、骨混合胶较为理想。明胶按照制法不同还可以分为 A 型明胶(由酸水解制得,等电点 pH 7 ~ 9)和 B 型明胶(由碱水解制得,等电点 pH 4.7 ~ 5.2)。明胶的质量应符合《中国药典》2015 年版四部胶囊用明胶项下的各项规定。除明胶外,还可选用甲基纤维素、淀粉、羟丙基甲基纤维素、褐藻胶等作为制备空心胶囊的原料,但均未广泛使用。

(2) 附加剂:为了改善胶囊壳的理化性质,通常还要在明胶中加入适宜的附加剂,常用的有:①增塑剂,可改善明胶易吸湿和易脱水的性能,增加囊壳的韧性与可塑性,如甘油、羧甲基纤维素钠、羟丙基纤维素、油酸酰胺磺酸钠、山梨醇等;②增稠剂,可增加胶液的凝结力和胶冻力,使蘸模后明胶的流动性减小,常用的是琼脂或石菜花水煎液;③遮光剂,如二氧化钛(常用量 2% ~ 3%),用于制备不透光的空心胶囊,可防止光对药物的催化氧化;④着色剂,在制胶囊的胶液中加入适量食用色素,可使产品美观,便于识别,如柠檬黄、胭脂红等;⑤防腐剂,常用的是尼泊金类,可防止胶液在制备过程中细菌的繁殖和胶囊在贮存中发生霉变;⑥增光剂,如十二烷基磺酸钠,可增加囊壳的光泽;⑦芳香矫味剂,如乙基香草醛、香精等,可调整胶囊剂的口感等。以上成分并不是所有空心胶囊的必备组分,而应根据具体情况选择性加入。

2. 空心胶囊的制备与质量要求

(1) 空心胶囊的制备:目前多采用栓模法,是将不锈钢制成的栓模浸入明胶溶液中,取出干燥形成囊壳,再经脱模而成,制备工艺流程包括:溶胶→蘸胶制胚→干燥→拔壳→切割→整理等工序。制备空心胶囊的操作环境温度为 10~25℃、相对湿度为 30%~45%。空心胶囊的生产一般由自动化生产线完成,为便于识别,空心胶囊上还可以用食用油墨印字。

(2) 质量要求:空心胶囊的质量直接影响成品的质量,应符合《中国药典》2015年版四部明胶空心胶囊项下各项要求。囊体应光洁、色泽均匀、切口平整、无变形、无异臭。此外,还应进行鉴别和松紧度、脆碎度、崩解时限、铬、重金属、微生物限度等检查。

知识链接

毒胶囊事件

"毒胶囊"泛指利用由工业皮革废料为原料生产的重金属铬(Cr)超标的胶囊。2012 年 4 月,媒体曝光河北一些企业用皮革废料制成工业明胶,冒充药用明胶卖给浙江新昌县药用胶囊生产企业,最终流向药品生产企业。经调查发现,9 家药厂的 13 个批次药品所用胶囊重金属铬含量超标,其中超标最多的达 90 多倍。铬是一种毒性很大的重金属,容易进入人体内蓄积,具有致癌性并可能诱发基因突变。为了对不良企业用工业明胶生产药用空心胶囊的现象进行管理,原国家食品药品监督管理局修订了药用空心胶囊的质量标准,增加了铬的含量检测。在《中国药典》2015 年版中规定,明胶空心胶囊中含铬不得过百万分之二。

3. 空心胶囊的种类、规格 空心胶囊呈圆筒状,系由可套合和锁合的帽和体两节组成的质硬且有弹性的空囊。囊帽与囊体套合面处均有凹环,囊帽与囊体套合后两者紧密嵌合,不易松动滑脱,以保证硬胶囊剂在生产、运输和贮存过程中不易漏粉。空心胶囊分为透明(两节均不含遮光剂)、半透明(仅一节含遮光剂)、不透明(两节均含遮光剂)三种,颜色有黄、绿、红、蓝等,上下两节为同色或异色。空心胶囊的规格分为 000、00、0、1、2、3、4、5 号 8 个型号,装量依次递减,号数越大,填充容积越小。000 号空心胶囊少用。其余 7 种空心胶囊的容积见表 21-3。

表 21-3 空心胶囊的型号与对应容积

型号	00	0	1	2	3	4	5
近似容积(ml)	0.95	0.67	0.48	0.37	0.27	0.20	0.13

(二) 硬胶囊剂的制备

硬胶囊剂的制备一般包括空心胶囊的选择、内容物的准备、胶囊填充、抛光、包装等工艺过程(图 21-3)。

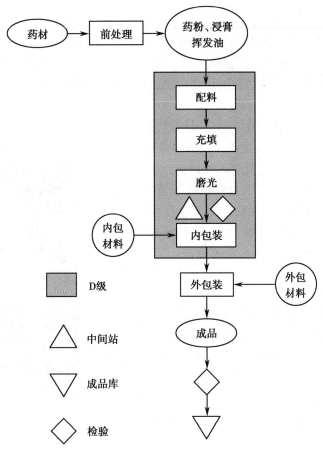

图 21-3 硬胶囊剂生产工艺流程图

1. 空心胶囊的选择 根据药物剂量的大小合理选择空心胶囊的型号,应按药物规定剂量所占容积选择最小的空心胶囊,便于生产和防止不必要的浪费。由于药物填充多用容积分剂量,而药物的密度、晶型、细度以及剂量不同,所占容积也不同,一般宜先测定待填充物料的堆密度,然后根据应填充的剂量计算该物料的容积,以决定选用胶囊的号数,也可凭经验或试装后选用。中药胶囊剂常用的规格是 0 ~ 3 号 4 种规格,小容积胶囊常用于填充儿童用药或贵重药品。

2. 内容物的准备 硬胶囊的内容物应具有一定的流动性,使内容物能顺利装入空心胶囊中。少数药物经适当粉碎即可直接用于填充,多数情况下需要根据生产和治疗要求,将中药饮片制成浸膏,加入适量辅料,制备成不同形式后再填充。由于中药浸膏多具有一定的吸湿性,可加入乳糖、微晶纤维素、预交化淀粉等吸收剂和微粉硅胶、硬脂酸镁、滑石粉等润滑剂以改善其吸湿性和流动性,必要时也可加入适量崩解剂。硬胶囊中一般填充粉末、颗粒或小丸,有时也可填充小片、液体或半固体状的内容物。粉末、颗粒和小丸的处理基本上与散剂、颗粒剂和丸剂相同。胶囊剂中药材常用的处理方法有:

(1)处方中贵重药物及剂量不大的药物可直接粉碎成细粉,经过筛混合均匀后填充。

（2）处方中剂量较大的药物,可将部分易于粉碎者粉碎成细粉。其余药物经适当提取后直接浓缩或经精制处理后浓缩成稠膏,再与上述药物细粉混合均匀,干燥,研细,过筛或制成颗粒混匀后填充。

（3）将处方中全部药物提取,浓缩成稠膏,加适量的吸收剂,搓匀,干燥,粉碎,过筛,混匀后填充。

（4）已明确有效成分的药物,可用适当方法提取其有效成分,干燥,粉碎,过筛,混合均匀后填充。

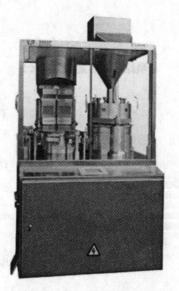

3. 硬胶囊的填充 硬胶囊剂的填充方法分手工填充法和机械填充法。手工填充法效率低,装量差异大,只适合小量制备。硬胶囊的工业化生产目前已经全部使用全自动胶囊填充机（图 21-4）,该机可实现全自动密闭式操作,防止污染,符合 GMP 要求,生产效率高,装量差异小,当物料斗里的物料量低于限定值时可自动停机。

（1）胶囊填充过程:各种胶囊填充机的式样、型号很多,但填充工艺过程基本相同,如图 21-5所示,一般分为:空心胶囊供给→定向排列（囊帽在上,囊体在下）→胶囊帽、体的分离→向胶囊体中填充物料→未分离空心胶囊的剔除→胶囊帽体重新套合→成品排出→清理模孔,开始下一轮填充。

图 21-4 全自动胶囊填充机设备图

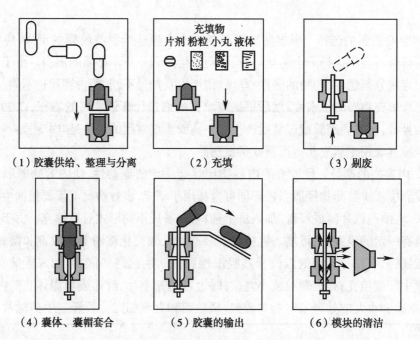

（1）胶囊供给、整理与分离　　（2）充填　　　　　（3）剔废

（4）囊体、囊帽套合　　（5）胶囊的输出　　（6）模块的清洁

图 21-5 全自动胶囊填充机工作过程

（2）填充方式:根据填充物料的流动性、吸湿性、物料状态(粉状、颗粒状、小片或小丸等)的不同可以选择不同的填充方式,归纳起来主要有 5 种,如(图 21-6)所示,a 型:物料自由流入;b 型:用柱塞上下往复运动将物料压进;c 型:由螺旋钻将物料压进;d 型:在填充管内,先将药物压成单剂量的小圆柱,再填充于胶囊中;e 型:物料被动吸入单位剂量的管中,然后再装入胶囊中。流动性好、不易分层的物料可以采用 a 型,但这种物料不多,大多数物料常需制粒后才能达到要求;对于物料要求不高,只要物料不易分层的,则可选择 b 型、c 型填充机;流动性差,但混合均匀的物料,如针状结晶,吸湿性药物可以采用 d 型;e 型则适用于各种类型的物料。

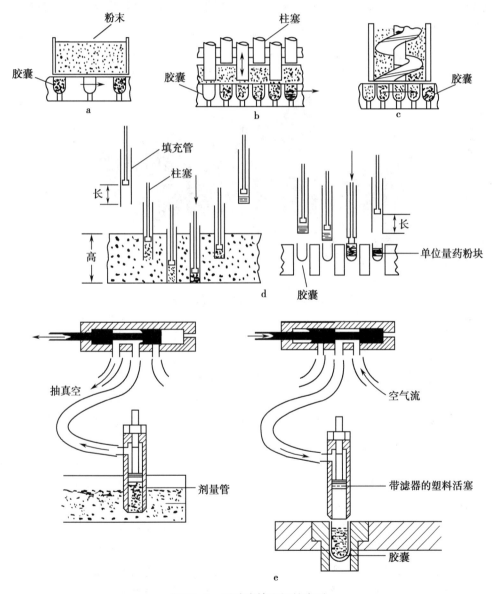

图 21-6　硬胶囊填充机的类型

4. 抛光　硬胶囊在填充过程中囊壳外壁可能会吸附或黏附少许药粉,可使用胶囊抛光机进行清洁处理,使表面光洁。

5. 包装与贮藏 包装材料和贮藏环境对胶囊剂的质量有明显的影响,一般来说,高温、高湿(相对湿度>60%)会使胶囊吸湿、软化、变黏、膨胀、内容物结块,还可能滋生微生物。因此,胶囊剂经质量检查合格后,要妥善包装与储藏。硬胶囊一般应选用密封性能良好的玻璃容器、透湿系数小的塑料容器或铝塑 PVC 泡罩式包装,易吸湿变质的胶囊剂还可在瓶内加一小袋吸湿剂。现多采用全自动包装生产线,如全自动胶囊瓶装生产线,将包装瓶理顺由传送带连接到数粒机,将设置一定数粒的片剂或胶囊剂灌装到瓶子中,传送到塞纸塞棉或干燥剂的装备中,完成塞入物的充填,接着传送至上旋盖机,完成瓶盖的旋转工作,再传送至封口机部分,将不干胶均匀的粘贴在瓶身上。整条生产线由理瓶机、数粒机、塞干燥剂机、上盖机、旋盖机、封口机、贴标机七台单机组成(图 21-7)。

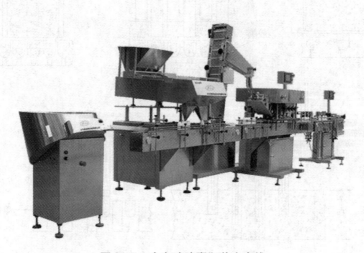

图 21-7 全自动胶囊瓶装生产线

除另有规定外,胶囊剂应密封贮存,其存放环境温度不高于 30℃,湿度应适宜,防止受潮、发霉、变质。

(三)生产过程中可能出现的问题与解决办法

在胶囊剂的生产过程中,可能出现装量差异超限、崩解时限超限、微生物含量超限、吸潮、胶囊瘪头或锁口不到位,以及错位太多等质量问题,应针对不同情况加以解决。

1. 装量差异超限 导致硬胶囊装量差异超限的原因主要包括药物因素和填充设备因素等。其中填充物料的流动性是影响胶囊剂装量差异的主要因素,生产中一般通过制粒、加入助流剂、控制物料含水量等措施来改善流动性。但当所制颗粒大小不均匀时,过多的大颗粒会影响颗粒间隙的空间,大颗粒与小颗粒之间比例的变化会使胶囊剂填充量产生波动,这时可将颗粒过筛,以除去过多的大颗粒;药物与助流剂混合不匀也会造成流动性降低,使颗粒难以有效地进入囊体,可将药物与助流剂重新混合;此外,还可检查填充物料是否受潮,严格控制填充车间的环境湿度。

设备因素应注意检查胶囊填充机的螺杆或冲杆是否磨损,机器运转是否正常,落料位置是否处于最佳位置,转速是否适合,如出现故障,应及时排除或调整。生产中还应注意及时定量加料,以保证装量的稳定性。

2. 胶囊瘪头或锁口不到位 胶囊填充机的压力太大会引起胶囊瘪头,压力太小则会使锁口不到位,此时应及时调整胶囊填充机的压力,使其符合生产要求。

3. 错位太多 按贮存条件保管好空心胶囊,以防止其变形。检查胶囊填充机的顶针是否垂直,如不垂直,应予调正。检查胶囊盘(半自动胶囊填充机)或冲模(全自动胶囊填充机)是否磨损,如磨损严重而过于残旧,则应更换胶囊盘或冲模。

4. 崩解时限超限 胶囊剂的崩解时限或溶出度与空心胶囊的质量、胶囊剂内容物、选用辅料(助流剂、润滑剂)的性质、制粒方法等工艺、贮存条件及时间有关,必须分析产生质量问题的原因,对症解决。应选用符合药用要求的空心胶囊并注意贮存条件,合理设计处方及工艺,必要时可酌情加入崩解剂。

5. 吸潮 中药胶囊的吸潮问题是制药生产工作中遇到的较为普遍的问题,因为中药浸膏极易吸潮,吸潮后往往变软、结块,甚至霉变,从而影响药品的质量和疗效。可以通过改进制备工艺(如制粒、防潮包衣),控制生产车间的温湿度,利用玻璃瓶、双铝箔包装、铝塑包装,加干燥剂等方法解决。

6. 微生物含量超限 可能的原因是原药材灭菌不彻底、生产过程中卫生条件控制不严、包装材料未消毒灭菌等。主要采取严格执行 GMP 要求,加强控制生产环境,对药材、包材、成品等严格执行灭菌工艺要求或改变灭菌方法,在保证有效成分不被破坏的条件下,提高灭菌效力。

(四)硬胶囊剂生产技术的成本核算

(一)收率

1. 硬胶囊剂生产各工序的分步收率

$$硬胶囊剂某工序收率(\%)=\frac{实际得到中间产品量(kg)}{实际投入原辅料量(kg)}×100\%$$

2. 硬胶囊剂总收率 硬胶囊剂的总收率可以用 2 种方法计算。

(1)主药含量明确

$$硬胶囊剂总收率(\%)=\frac{包装后实得胶囊数量(万粒)×主药含量(g/粒)}{主药投料量(kg)×含量×1000}×100\%$$

(2)尚不测定主药含量

$$硬胶囊剂总收率(\%)=\frac{包装后实得胶囊数量(万粒)}{理论产出量(万粒)}×100\%$$

硬胶囊剂总收率与各工序分步收率的关系为:

$$硬胶囊剂总收率(\%)=第一工序分步收率(\%)×第二工序分步收率(\%)$$
$$×\cdots×最后工序分步收率(\%)$$

(二)单耗

如:

$$原辅料单耗(千克/万粒)=\frac{总投入原辅料量(kg)}{成品入库量(万粒)}$$

（三）物料平衡

如：

$$粉碎工序物料平衡（\%）=\frac{物料粉碎后重量}{物料粉碎前重量}\times100\%$$

$$混合工序物料平衡（\%）=\frac{混合后物料量（kg）}{投入原料量（kg）+投入辅料量（kg）}\times100\%$$

$$填充工序物料平衡（\%）=\frac{合格胶囊量（kg）+不合格胶囊量（kg）+废胶囊壳量（kg）}{填充物量（kg）+胶囊壳量（kg）}\times100\%$$

（五）工艺过程的关键步骤及控制参数

胶囊填充时控制填充速度，取样检测装量差异、崩解时限等，避免胶囊壳破裂、吸收水分等现象发生，具体情况见表 21-4。

表 21-4　硬胶囊剂生产的关键步骤及控制参数

工序	关键工艺参数	控制指标
原辅料控制	粉碎/过筛的箩底目数	物料粒度分布；水分
物料混合	投料量；混合速度；混合时间	混合均匀度
胶囊填充	填充机转速；加料器转速；套合压力	外观；装量差异；溶出度/崩解度
封口、磨光	封口均匀、表面光亮、整洁、无杂色点	封口严密；光洁度
包装（铝塑）	冲切速度；加热板温度；密封站温度；冷却水温度	外观；密封性；平整性；是否缺粒

二、软胶囊生产技术

（一）生产工艺流程

软胶囊剂生产工艺过程包括溶胶、内容物制备、制丸、定型、洗丸、干燥晾丸、拣丸、内包装、外包装等步骤（图 21-8）。

（二）制备方法

1. 溶胶　制备软胶囊的关键是囊壳的质量，直接关系到胶囊的成型与美观。软胶囊的囊材组成与硬胶囊类似，也是包括胶料、增塑剂、附加剂和水等四类物质。最常用的胶料是明胶，附加剂主要包括着色剂、遮光剂、矫味剂和防腐剂等。相较于硬胶囊，软胶囊的囊壳弹性大，可塑性强，加入的增塑剂更多。增塑剂一般为甘油、山梨醇，单独或混合使用均可。囊壳的硬度和弹性取决于干明胶、增塑剂和水三者的比例，其重量比例一般是干明胶：增塑剂：水 =1:（0.4~0.6）:1，增塑剂用量高则囊壁软，增塑剂用量低则囊壁硬。

目前，也有其他天然、半合成及合成物质被用来代替明胶制备软胶囊的囊壳，如阿拉伯胶、泊洛沙姆等。

溶胶是将固体明胶颗粒与增塑剂（如甘油）、附加剂、纯化水在一密闭容器中混合加热、脱泡使其成为均匀胶液的过程。操作时先把增塑剂（如甘油）、水、其他辅料加

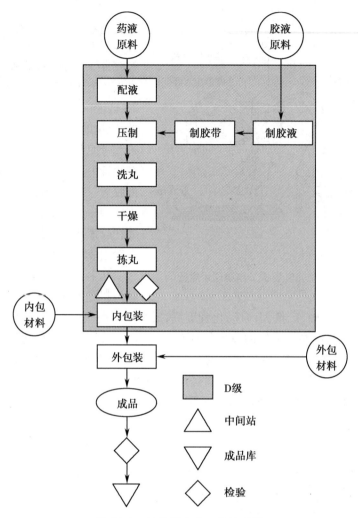

图 21-8 软胶囊生产工艺流程图

入容器中,搅拌混合,升温至一定温度后加入明胶颗粒,使明胶充分溶胀,搅拌均匀,利用真空进行脱泡,制得均质胶液。

2. 内容物配制 软胶囊中可以填充各种油类或对明胶无溶解作用的液体药物及药物溶液,液体药物含水不应超过 5%,也可以填充混悬液、乳状液或半固体。常用的分散介质是植物油和 PEG-400 等。适合制成软胶囊的药物有:油溶性成分,中药挥发性成分,中药浸膏,对湿热、光不稳定及易氧化的成分,具不良气味的药物等。软胶囊大多填充药物的非水溶液,pH 应控制在 4.5 ~ 7.5,防止贮存期间对囊壳产生不良影响。如果药物是不溶性的固体,首先将其粉碎至少过 80 目筛,再与分散介质混合,经胶体磨研匀,使药物以极细腻的质点形成混悬液,必要时可加入助悬剂。

3. 制丸 软胶囊剂的制备方法有压制法和滴制法。

(1) 压制法:系指将明胶、甘油与水等混合溶解后制成厚薄均匀的胶带,再将药液置于两层胶带之间压制成软胶囊的方法。压制法的常用设备为滚模式软胶囊机,其主要结构及模压过程如图 21-9 所示。明胶液配好后送至胶囊机左右两个明胶盒中保

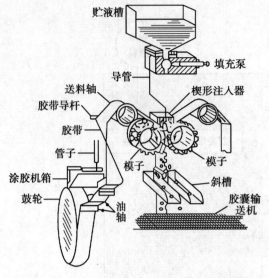

图 21-9 自动旋转轧囊机工作原理示意图

温保存,经明胶盒底部的缝隙流出后涂于温度为 16～20℃ 的鼓轮上,经过冷却成为具有厚度均匀的明胶带,通过胶带导杆和送料轴从相反方向传送进入 2 个轮状钢模形成的夹缝处,同时,药液由填充泵经导管至楔形注入器,定量地注入胶带之间,模子旋转压迫胶带使其发生闭合,药物即被封闭在胶带中。模子继续旋转将装满药物的胶囊与剩余胶带切离,软胶囊即基本成型。为防止胶带与模孔粘连,需要在胶带与模孔接触面上涂润滑油,一般用液状石蜡。

压制法制得的是有缝胶丸,形状可以是球形、椭圆形、长方形、筒形等。本法计量准确,产量大,自动化程度高,成品率较高,适合于工业化大生产。

(2) 滴制法:滴制法采用的设备是具有双层喷头(或称滴头)的滴制式软胶囊机,喷头外层通入的是明胶液,内层通入的是药液,两相按不同速度由同心管喷出,在管的下端出口处使一定量的明胶液将定量的药液包裹后,滴入另一种不相混溶的液体冷却剂(必须安全无害,和明胶不相混溶,一般为液状石蜡、植物油、硅油等)中,由于表面张力作用而使之形成球形,并逐渐凝固成软胶囊,滴制过程如图 21-10 所示。

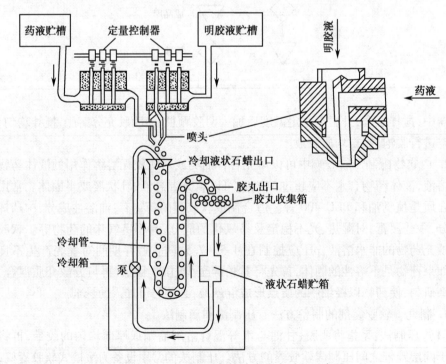

图 21-10 滴制法制备软胶囊生产过程示意图

在制备过程中,影响其质量的主要因素有:①胶液中明胶、增塑剂与水的比例,防止软胶囊过软或过硬;②药液、明胶液及冷却液三者的密度,应保证软胶囊在冷却液中有一定的下降速度,又有足够时间使之冷却成型;③温度控制,胶液与药液应保持60℃,喷头处应为75~85℃,冷却液应为13~17℃;④喷头的大小;⑤滴制速度等。

滴制法制得的是无缝胶丸。本法产量大、成品率高、重量差异小,生产过程中原料浪费比较少,生产成本较低,但只能生产球形产品。

4. 预干定型　预干定型是借助设备或采用其他方式快速有效地将制备出的半成品软胶囊囊壳中的多余水分脱去。压制后的软胶囊通过传送带送入预干转笼内,通过转笼旋转和风机吹冷风使胶囊囊壳的水分快速散失达到定型的目的。滴制法制得的软胶囊可直接放于托盘内置于低温低湿环境中进行干燥定型。

5. 洗丸　洗丸是将软胶囊外油脂洗去,以保持胶囊外表光洁的操作。目前比较先进的洗丸方式是采用设备进行清洗,分滚笼式和履带式,洗涤形式主要分冲淋式和浸泡式,包括超声波技术应用。清洗剂一般采用石油醚或95%乙醇,清洗后在托盘上静置使清洗剂挥干。

6. 干燥晾丸　软胶囊干燥不可过猛,胶皮遇热易熔化,干燥过程应在常温或低于常温的条件下进行,否则会造成外观质量不合格和崩解度差的后果。常用的干燥方式是将胶囊放于托盘内并放于干燥隧道或干燥间内通过空调系统除湿干燥,直至水分合格为止。胶囊干燥关键在于环境温湿度的控制,因此在生产过程中要严格控制环境的温湿度。

7. 捡丸　胶囊拣丸是控制胶囊外观质量的一种方式,将干燥后的软胶囊进行人工拣丸或机械拣丸,捡去大小丸、异形丸、明显网印丸、漏丸、瘪丸、薄壁丸、气泡丸、粘连丸等不合格品。

8. 包装与贮藏　软胶囊易受温度和湿度的影响,高温高湿容易导致软胶囊变软、粘连,甚至熔化泄漏药物,过分干燥的环境又会使囊壳失去水分而变脆。因此,选择合适的包装和贮存条件非常重要。软胶囊通常采用密封性良好的玻璃瓶、塑料瓶或铝箔泡罩式等进行包装。

软胶囊应密封,置于阴凉处贮存,环境温度不宜过高。

（三）生产过程中可能出现的问题与解决办法

1. 渗漏现象　软胶囊在生产过程和贮存中,可出现渗漏现象,原因是多方面的,包括药液的含水量、内容物的粒度、胶液的黏度、干燥的时间、胶丸的形状等。控制药液水分小于3%、减小药液中提取物颗粒的粒度、适当提高胶液的黏度、采用柱形胶丸、控制干燥的时间等均有助于减少渗漏现象。

2. 崩解时限超标　崩解时限超标是目前软胶囊存在的最大质量问题,原因是多方面的,包括胶囊壳的组成、含水量、厚度等;内容物中药物、辅料、含水量等以及外界环境的影响,需要根据不同情况采取相应的措施加以解决,如选择优质的明胶、调节适宜的增塑剂用量,控制囊壳和内容物的含水量、选择对囊壳影响小的分散介质、采用合适的贮存条件等。

3. 成品粘连　干燥不彻底或胶皮内水分"外溢"所致。应控制好胶皮和内容物中的水分含量。

（四）软胶囊剂生产技术的成本核算

见硬胶囊剂生产技术的成本核算。

（五）工艺过程的关键步骤及控制参数

以压制法制备软胶囊为例，见表21-5。

表 21-5　压制法制备软胶囊的关键步骤及控制参数

工序	关键工艺参数	控制指标
原辅料控制	粉碎/过筛的箩底目数（如必要）	物料粒度分布；水分
溶胶	投料、溶胶真空度、温度、时间等	黏度、水分等
内容物配制	投料、粉碎、过筛、温度、时间	含量、异物等
压丸	胶皮厚度、设备转速、胶盒温度、喷体温度、冷水温度等	装量、丸形等
干燥	环境温度、环境湿度	外观、水分
拣丸	丸形	大小丸、异形丸
洗丸	洁净情况	洁净度
印字	食用油墨	字迹清晰完整、耐磨
包装（铝塑）	冲切速度；加热板温度；密封站温度；冷却水温度	外观；渗漏

三、肠溶胶囊生产技术

肠溶胶囊是指胶囊壳在胃中不溶解，而在肠液中溶解后释放药物的胶囊（硬胶囊或软胶囊）。凡药物对胃有刺激性、在胃酸中不稳定或需要在肠内溶解而发挥疗效的，均可制成肠溶胶囊。肠溶胶囊主要通过以下方式制备：

1. 使胶囊壳具有肠溶性　胶囊囊材中除了明胶和附加剂外，再加入适宜的肠溶材料，使囊壳具有肠溶性。目前市场上已有现成的肠溶空心硬胶囊供应，分为肠溶胶囊和结肠肠溶胶囊两种，其质量应符合《中国药典》2015 年版四部肠溶明胶空心胶囊项下各项要求。

2. 使填充物具有肠溶性　充填于空心胶囊中的内容物如颗粒、小丸等，可事先用适宜的肠溶材料进行包衣，然后再填充于普通空心胶囊中。这种胶囊在胃中胶囊壳溶解释放出内容物，但内容物在胃中不溶，进入肠道后才开始溶解释放。

第三节　典型生产实例

项目名称一　加味天麻胶囊的制备

【目的】

1. 建立硬胶囊充填、磨光的生产情景。

2. 将加味天麻胶囊药粉制成硬胶囊。

3. 学会硬胶囊充填、磨光主要用具和设备的使用,掌握加味天麻胶囊充填及磨光方法、操作步骤及操作要点。

【设施、设备、器具及材料】

1. 设施　固体制剂硬胶囊充填、磨光车间。

2. 设备　胶囊充填机、胶囊磨光机。

3. 容器具　台秤、电子天平、盛器和用具等。

4. 材料　75% 乙醇溶液、加味天麻胶囊药粉(80 目)和空心胶囊 1 号等。

【操作步骤】

1. 生产前准备

(1) 接受生产任务。

(2) 领料:领取生产的原辅料,办理物料交接手续,并签字记录。

(3) 注意严格执行各项目《岗位标准操作规程》《仪器使用、维护保养及检修标准操作规程》及《加味天麻胶囊工艺规程》。

2. 配料　按批生产指令(工艺配料表中批投料量)称量,并按工艺规程要求进行预处理。

3. 充填操作

(1) 胶囊充填机操作准备。

1) 消毒:操作人员戴上清洁完好的医用乳胶手套,对上述与药粉直接接触的设备部件用 75% 乙醇溶液擦拭消毒,并晾干。

2) 加料:再次对空心胶囊和药粉进行复核检查后,分别加入各自加料斗中。

3) 确定装量限度。按工艺规程的要求,每粒胶囊装量 0.25g,装量差异限度为 ±7%,装量范围 0.2325 ~ 0.2675g(内控标准)。

(2) 胶囊的充填

1) 充填初始阶段,随时检查胶囊外观质量,检查装量情况;确认装量差异稳定后,每隔约 5 分钟抽查 1 次,要求 10 粒中不得有 2 粒超过内控标准;确认 30 分钟内装量差异都稳定后,再隔每约 30 分钟抽查 1 次,并做好装量检查记录;充填接近结束,按充填初始阶段抽查频次进行装量检查。

2) 装量检查方法。随机抽样 10 粒,测定每粒胶囊内容物的重量,与工艺要求装量比较装量差异(内容物重量 - 工艺要求装量)。

3) 收集机面药粉。充填过程中及时收集机面药粉,过筛后装入双层塑料袋内,附上标签,扎紧袋口,在生产结束前投入料斗内一并充填。

4. 磨光　自充填机排出的硬胶囊落入胶囊磨光机内磨光,使胶囊表面整洁、光亮、无杂色点,装入双层无毒塑料袋及专用不锈钢容器中,附上标签,转入待包装胶囊中间站,挂上物料标志卡,做好台账记录。

5. 尾料处理　每批充填结束后,分别将机面尾粉(无须再充填的)及真空收料尾粉过筛后倒入双层塑料袋内,放上标签,注明其品名、批号、数量等,然后转入不合格品置于待处理品暂存间并办理物料交接手续。重量差异及其他原因不合格的胶囊及时返工,作机面尾粉处理。

6. 物料平衡计算 生产结束,对充填物料按《物料平衡管理规程》要求进行物料平衡率及收率计算。如出现偏差,按《偏差处理程序》进行处理,并及时汇报。同时做好剩余空囊和尾粉的退料工作。

7. 内包装

(1) 领料:在中间站领取待包装的合格胶囊,领取时核对物料名称、规格、批号、重量,并重新称量。按批包装指令领取本批生产量所需的 PVC 硬片、药用铝箔等内包装材料。所用内包装材料必须有检验报告书,检验合格后方可使用。办理物料交接手续,并签字记录。

(2) 内包装规格及方法:采用铝塑 PVC 泡罩式包装,12 粒/板。

(3) 调试操作:接通水、气、电,安装 PVC 硬片和铝箔,装配、调试泡罩式铝塑包装机,使成型的泡罩、PVC 与铝箔的运行速度、批号的位置、铝塑成品网纹、铝塑压合、冲切等均符合要求。调试完成后按要求加入物料进行生产包装。

(4) 包装

1) 加料:在加料斗中加入中间产品,包装过程中随时补加,调整放料阀位置,使加料速度与铝塑包装机转速填充一致。

2) 检查:包装过程中,随时观察泡罩中是否缺粒,及时补齐。

3) 收集产品:已清洁的塑料胶箱接收铝塑包装产品,生产结束后,立即统计数量,附上标签,注明品名、规格、批号、数量、操作人、复核人及生产日期。将产品转入中间站,做好台账。及时完成批记录。QA 不定时进行抽样检查。

4) 计算物料平衡率。

5) 请验、清场。

8. 外包装

(1) 领料:按批包装指令领取本批生产量所需包装材料。所用外包装材料必须有检验报告书,检验合格后方可使用。办理物料交接手续,并签字记录。

(2) 包装规格:12 粒/板×2 板/盒×40 条/箱。

(3) 装小盒:在指定位置打印批号、有效期,要求打印字迹清晰、端正。每盒放入 2 板胶囊和 1 张说明书,每 10 小盒封一个收缩膜。

(4) 装箱:在指定位置打印批号、有效期、生产日期,要求打印字迹清晰、端正、不重叠,每 40 收缩膜装 1 个纸箱。用胶带封口,箱外贴合格证,打上包装袋,包装带位置合适,松紧适度。外包装工序操作过程中,随时检查包装质量,检查纸盒内说明书是否加入,纸盒封盖是否完整。

(5) 入库:成品及时放入库房待验区,核对品名、批号、规格、数量。检验合格后办理入库手续。

(6) 计算物料平衡率。

(7) 请验、清场。

【实训报告】 认真书写实训报告,内容包括项目名称、起止时间、目的、设施、设备、器具、材料、操作步骤、结果、问题及答案(或解决方案)等。

项目名称二　藿香正气软胶囊的制备

【目的】

1. 建立软胶囊压制的生产情景。

2. 用旋转模压法压制成藿香正气软胶囊。

3. 学会软胶囊配料、化胶及压制磨光主要用具和设备的使用,掌握藿香正气软胶囊配料、化胶及压制的方法、操作步骤及操作要点。

【处方】

苍术	195g	陈皮	195g	厚朴(姜制)	195g
白芷	293g	茯苓	293g	大腹皮	293g
生半夏	195g	甘草浸膏	24.4g	紫苏叶油	0.98ml
广藿香油	1.95ml				

制成　　　　　　　　　　　　　　　　　1000 粒

【功能与主治】　解表化湿,理气和中。用于外感风寒、内伤湿滞或夏伤暑湿所致的感冒,症见头痛昏重、胸膈痞闷、脘腹胀痛、呕吐泄泻;胃肠型感冒见上述证候者。

【操作步骤】

1. 生产前准备

(1) 接受生产任务。

(2) 领料:领取生产的原辅料,办理物料交接手续,并签字记录。

(3) 注意严格执行各项目《岗位标准操作规程》《仪器使用、维护保养及检修标准操作规程》及《藿香正气软胶囊工艺规程》。

2. 配料　将苍术、陈皮、厚朴、白芷、茯苓、大腹皮、生半夏、甘草浸膏提取浓缩制得的清膏、广藿香油、紫苏油及辅料加入配料罐,搅拌均匀,搅拌时间为 10~20 分钟。将混合均匀的物料导入转运桶中,贴上物料状态卡,转入中间产品存放间。

3. 化胶

(1) 检查物料的名称,重量确认无误后将纯化水按处方加入到化胶罐中,同时加入甘油。

(2) 化胶罐内温度达到 75~80℃时,加入明胶,启动搅拌机,加速明胶的溶化。

(3) 明胶颗粒完全溶化成液体后,盖上化胶罐进料口的封盖,并拧紧固定螺丝。开动真空泵,打开管路阀门,抽排胶液中的气泡。胶液在化胶罐中静置 30~60 分钟。

4. 压制软胶囊

(1) 待保温输胶管达到 45~55℃,辅胶盒达到 56~60℃时,打开保温罐放胶阀门,胶液进入辅胶盒,同时将物料加入胶囊机料斗。

(2) 启动设备,调整胶片的厚度为 0.7~0.8mm,并使厚薄均匀。

(3) 将机体两侧引胶滚轮的胶片送到 2 个模具之间,然后放下喷体,打开喷体的加热开关,加热胶片,同时拧紧模具调整压板,再将下料胶网引入导胶滚,废料进入废料箱。

(4) 当模具切压下的胶皮合成一体时,适时打开喷体控制阀门,向黏合好的胶片中注料,胶囊成型,并及时检查丸的形状,随时调整胶囊至所要求的形状。

（5）测量装量差异，先取下每一行中的 1 粒，拉开注料阀。用电子天平测量装量差异，范围在±5%，装量合格后，推上注料阀开始生产，生产过程中每 2 小时检查一次装量差异。

（6）成型的胶囊经过传送带送到定型滚笼内处理 2 小时，定型后装入转运桶中，贴上物料状态卡。

5. 干燥　将定型的胶囊移入胶囊干燥机，自然干燥 16～24 小时，胶囊硬度及弹性符合要求时，装入转运桶中，称量，并填写物料卡。

6. 选擦丸

（1）将消毒后的白棉布铺在选丸桌面上，将干燥好的胶囊用已消毒的白棉布包好，用手揉搓，擦去胶囊表面的蜡和油污。将胶囊平铺在另一白棉布上逐粒挑选，去掉瘪粒、空粒和不规则的胶囊。

（2）将挑选合格的胶囊装入消毒后的擦药布袋里，扎好布袋口，送入擦丸机，令胶囊在袋子里窜动摩擦 10～20 分钟。将擦好的胶囊称量，用双层无毒塑料袋收集，封口，放入不锈钢桶，附标签，注明品名、批号、数量、操作人、日期、总件数等，转入中间站待验。生产结束，按《物料平衡管理规程》要求进行物料平衡率及收率计算，如出现偏差，按《偏差处理程序》进行处理，填写记录，并及时汇报。

7. 内包装

（1）领料：在中间站领取待包装的合格软胶囊，领取时核对物料名称、规格、批号、重量，并重新称量。按批包装指令领取本批生产量所需的 PVC 硬片、药用铝箔等内包装材料。所用内包装材料必须有检验报告书，检验合格后方可使用。办理物料交接手续，并签字记录。

（2）内包装规格及方法：采用铝塑 PVC 泡罩式包装，12 粒/板。

（3）调试操作：接通水、气、电，安装 PVC 硬片和铝箔，装配、调试泡罩式铝塑包装机，使成型的泡罩、PVC 与铝箔的运行速度、批号的位置、铝塑成品网纹、铝塑压合、冲切等均符合要求。调试完成后按要求加入物料进行生产包装。

（4）包装

1）加料：在加料斗中加入中间产品，包装过程中随时补加，调整放料阀位置，使加料速度与铝塑包装机转速填充一致。

2）检查：包装过程中，随时观察泡罩中是否缺粒，及时补齐。

3）收集产品：已清洁的塑料胶箱接收铝塑包装产品，生产结束后，立即统计数量，附上标签，注明品名、规格、批号、数量、操作人、复核人及生产日期。将产品转入中间站，做好台账。及时完成批记录。QA 不定时进行抽样检查。

4）计算物料平衡率。

5）请验、清场。

8. 外包装

（1）领料：按批包装指令领取本批生产量所需包装材料。所用外包装材料必须有检验报告书，检验合格后方可使用。办理物料交接手续，并签字记录。

（2）包装规格：12 粒/板×2 板/盒×40 条/箱。

（3）装小盒：在指定位置打印批号、有效期，要求打印字迹清晰、端正。每盒放入 2 板胶囊和 1 张说明书，每 10 小盒封一个收缩膜。

（4）装箱:在指定位置打印批号、有效期、生产日期,要求打印字迹清晰、端正、不重叠,每40收缩膜装1个纸箱。用胶带封口,箱外贴合格证,打上包装袋,包装带位置合适,松紧适度。外包装工序操作过程中,随时检查包装质量,检查纸盒内说明书是否加入,纸盒封盖是否完整。

（5）入库:成品及时放入库房待验区,核对品名、批号、规格、数量。检验合格后办理入库手续。

（6）计算物料平衡率。

（7）请验、清场。

项目名称三　小柴胡胶囊的制备

【处方】

柴胡	445g	姜半夏	222g	黄芩	167g	党参	167g
甘草	167g	生姜	167g	大枣	167g		
制成					1000 粒		

【制法】 以上七味,党参45g、甘草45g粉碎成细粉;剩余的党参与甘草、柴胡、黄芩、大枣加水煎煮两次,每次1.5小时,合并煎液,滤过,滤液浓缩至相对密度为1.05～1.10(80℃)的清膏,姜半夏、生姜用70%乙醇作溶剂,浸渍24小时后,缓缓渗漉,收集渗漉液1670ml,回收乙醇,与上述清膏合并,浓缩至相对密度为1.10～1.20(80℃)的稠膏,加入上述细粉及适量淀粉,混匀,干燥,粉碎成细粉,85%乙醇溶液制成颗粒,干燥,加入硬脂酸镁1%,混匀,装入胶囊,制成1000粒,即得。

【功能主治】 解表散热,疏肝和胃。用于外感病,邪犯少阳证,症见寒热往来、胸胁苦满、食欲不振、心烦喜呕、口苦咽干。

【用法用量】 口服。一次4粒,一日3次。

（刘丽敏）

复习思考题

1. 简述硬胶囊的含义、特点与分类。
2. 胶囊壳的各种组成材料都起什么作用?
3. 硬胶囊自动填充机的填充过程包括哪些环节?
4. 如何根据物料特点选择填充机类型?
5. 简述软胶囊的生产工艺过程。

第二十二章

丸　　剂

1. 丸剂的含义、特点、分类及质量要求。
2. 水丸、蜜丸常用黏合剂的类型、制备方法及单元操作要点、工艺过程的关键步骤及控制参数。
3. 水丸和蜜丸制备时可能发生的问题及解决办法。
4. 丸剂包衣的目的、种类、方法。

第一节　概　　述

一、丸剂的含义与特点

丸剂系指原料药物与适宜的辅料制成的球形或类球形固体制剂。

丸剂最早记载于《五十二病方》，另外《伤寒杂病论》《金匮要略》《太平惠民和剂局方》等医药著作中均有用蜂蜜、糖、淀粉糊及动物药汁作丸剂的黏合剂制丸的记载。金元时代开始有丸剂包衣，金元四大家之一的李东垣所言："丸者缓也，不能速去病，舒缓而治之也"，是对丸剂作用特点的系统总结。目前，《中国药典》2015 年版一部共收载丸剂品种 379 个，包括蜜丸、水蜜丸、水丸、糊丸、蜡丸、浓缩丸和滴丸等，其中以水丸、蜜丸、浓缩丸较多。

丸剂是中药传统剂型及临床常用剂型之一，具有以下特点：

1. 传统丸剂药效作用迟缓　由于传统丸剂在体内溶散缓慢，作用持久，多用于慢性病的治疗，如蜜丸、水丸、水蜜丸等。

2. 有些新型丸剂可起速效作用　如以水溶性材料为基质的滴丸等。

3. 可缓和某些药物的毒副作用　通过加入赋形剂，可延缓毒性、刺激性药物的吸收，减弱毒性和不良反应，如糊丸、蜡丸等。

4. 可减缓某些挥发性药物成分的挥散或掩盖药物不良气味　如采用泛制法制丸时，可采用分层泛丸方法，先将含有挥发性或不良气味的药物泛制在内层，或采用包衣方法，以掩盖药物的不良气味，减少某些芳香性药物成分的挥散。

5. 生产方便 制备简单,性质稳定,应用较汤剂方便。

6. 丸剂的缺点 除滴丸、浓缩丸外,多数丸剂服用剂量较大,小儿服用困难;溶散时限难以控制;生产过程控制不严,易导致微生物限度超标。

二、丸剂的分类

1. 根据赋形剂不同分类 可分为水丸、蜜丸、水蜜丸、糊丸、蜡丸和浓缩丸等。

2. 根据制法不同分类 可分为泛制丸、塑制丸、滴制丸等。

(1) 泛制丸:系指饮片细粉用适宜的液体赋形剂泛制而成的丸剂。如水丸、水蜜丸、部分糊丸与浓缩丸。

(2) 塑制丸:系指饮片细粉与赋形剂混合制成软硬适度具有可塑性的丸块,然后再分割制成丸粒的丸剂。如蜜丸、糊丸、蜡丸等。

(3) 滴制丸:系指利用一种熔点较低的脂肪性基质或水溶性基质将主药溶解、乳化、混悬后,滴入另一种不相混溶的液体冷却剂中制成的丸剂。

近年来,有采用原药材粉碎,或部分提取成浸膏,加适量黏合剂或以浸膏为黏合剂,制粒干燥,再选用特制的球形冲头和冲模,利用压片机压制而制成压制丸。此外,微丸是结合丸剂、散剂、冲剂特点而发展而成的剂型,一般直径小于2.5mm,多以泛制法制备,用于服用量较小的品种。由于微丸丸粒微小,比表面积大,药物成分溶出快,起效较迅速,也可将微丸装于硬胶囊中,制成硬胶囊剂。

此外,《中国药典》2015年版二部化学药丸剂包括滴丸、糖丸等。

三、丸剂的质量要求

1. 外观性状 除另有规定外,丸剂外观应圆整,大小、色泽应均匀,无粘连现象。蜜丸应细腻滋润,软硬适中。蜡丸表面应光滑无裂纹,丸内不得有蜡点和颗粒。

2. 水分 按照《中国药典》2015年版四部水分测定法(通则0832)测定。除另有规定外,蜜丸和浓缩蜜丸中所含水分不得过15.0%;水蜜丸和浓缩水蜜丸不得过12.0%;水丸、糊丸、浓缩水丸不得过9.0%。蜡丸不检查水分。

3. 重量差异 按照《中国药典》2015年版四部丸剂(通则0108)项下重量差异检查法检查,除另有规定外,照下述方法检查(滴丸剂见第二十三章),应符合规定。

检查法:以10丸为1份(丸重1.5g及1.5g以上的以1丸为1份),取供试品10份,分别称定重量,再与每份标示重量(每丸标示量×称取丸数)相比较(无标示重量的丸剂,与平均重量比较),按下表规定,超出重量差异限度的不得多于2份,并不得有1份超出限度1倍,见表22-1。

包糖衣丸剂应检查丸芯的重量差异并符合规定,包糖衣后不再检查重量差异,其他包衣丸剂应在包衣后检查重量差异并符合规定;凡进行装量差异检查的单剂量包装丸剂及进行含量均匀度检查的丸剂,一般不再进行重量差异检查。

表 22-1　《中国药典》2015 年版规定的丸剂重量差异

标示重量(或平均重量)	重量差异限度	标示重量(或平均重量)	重量差异限度
0.05g 及 0.05g 以下	±12%	1.5g 以上至 3g	±8%
0.05g 以上至 0.1g	±11%	3g 以上至 6g	±7%
0.1g 以上至 0.3g	±10%	6g 以上至 9g	±6%
0.3g 以上至 1.5g	±9%	9g 以上	±5%

4. 装量差异　单剂量包装的丸剂,按照《中国药典》2015 年版四部丸剂(通则 0108)装量差异检查法检查,应符合规定。

检查法:取供试品 10 袋(瓶),分别称定每袋(瓶)内容物的重量,每袋(瓶)装量与标示装量相比较,按下表规定,超出装量差异限度的不得多于 2 袋(瓶),并不得有 1 袋(瓶)超出限度 1 倍。见表 22-2。

表 22-2　《中国药典》2015 年版规定的丸剂装量差异

标示装量	装量差异限度	标示装量	装量差异限度
0.5g 及 0.5g 以下	±12%	3g 以上至 6g	±6%
0.5g 以上至 1g	±11%	6g 以上至 9g	±5%
1g 以上至 2g	±10%	9g 以上	±4%
2g 以上至 3g	±8%		

5. 装量　装量以重量标示的多剂量包装丸剂,照《中国药典》2015 年版四部最低装量检查法(通则 0942)检查,应符合规定。以丸数标示的多剂量包装丸剂,不检查装量。

6. 溶散时限　除另有规定外,取供试品 6 丸,选择适当孔径筛网的吊篮(丸剂直径在 2.5mm 以下的用孔径约 0.42mm 的筛网;在 2.5 ~ 3.5mm 之间的用孔径约 1.0mm 的筛网;在 3.5mm 以上的用孔径约 2.0mm 的筛网),照崩解时限检查法(通则 0921)片剂项下的方法加挡板进行检查。小蜜丸、水蜜丸和水丸应在 1 小时内全部溶散;浓缩丸和糊丸应在 2 小时内全部溶散。滴丸剂不加挡板检查,应在 30 分钟内全部溶散,包衣滴丸应在 1 小时内全部溶散。操作过程中如供试品黏附挡板妨碍检查时,应另取供试品 6 丸,以不加挡板进行检查。

上述检查,应在规定时间内全部通过筛网。如有细小颗粒状物未通过筛网,但已软化且无硬心者可按符合规定论。

蜡丸照《中国药典》2015 年版四部崩解时限检查法(通则 0921)片剂项下的肠溶衣片检查法检查,应符合规定。除另有规定外,大蜜丸及研碎、嚼碎后或用开水、黄酒等分散后服用的丸剂不检查溶散时限。

7. 微生物限度　以动物、植物、矿物质来源的非单体成分制成的丸剂,生物制品丸剂,照《中国药典》2015 年版四部非无菌产品微生物限度检查:微生物计数法(通则 1105)和控制菌检查法(通则 1106)及非无菌药品微生物限度标准(通则 1107)检查,应符合规定。生物制品规定检查杂菌的,可不进行微生物限度检查。

四、丸剂生产车间环境要求

根据《药品生产质量管理规范》(2010 年修订)及其附录的规定,中药丸剂的生车间应根据药品品种、生产操作要求及外部环境状况等配置空调净化系统,使生产区有效通风,并有温度、湿度控制和空气净化过滤,保证药品的生产环境符合要求。温度和相对湿度应与生产工艺要求相适应,室内温度一般控制在 18～26℃,相对湿度一般控制在 45%～65%。洁净区与非洁净区之间的压差应当不低于 10 帕斯卡。生产的暴露工序区域及其直接接触药品的包装材料最终处理的暴露工序区域的洁净级别,应达到"无菌药品"附录中 D 级洁净区的要求,企业可根据产品的标准和特性对该区域采取适当的微生物监控措施。

另外,在生产过程中,应当采取有效措施,控制粉尘扩散;提取、浓缩、收膏工序宜采用密闭系统进行操作,并在线进行清洁,以防止污染和交叉污染。采用密闭系统生产,其操作环境可在非洁净区;采用敞口方式生产,浸膏的配料、粉碎、过筛、混合等操作以及中药饮片经粉碎、过筛、混合后直接入药,其操作环境应当与其制剂配制操作区的洁净度级别相适应。

第二节　水丸生产技术

一、概述

1. 水丸的含义　系指饮片细粉以水(或根据制法用黄酒、醋、稀药汁、糖液、含 5%以下炼蜜的水溶液等)为黏合剂制成的丸剂。《黄帝内经》已有水丸"四乌鲗骨一藘茹丸"的记载,至今在临床上仍广泛应用。

2. 水丸的特点

(1) 优点

1) 顺应性好:丸粒小,表面光滑,尚可将不良气味的药物泛于内层,便于服用、携带、运输及保管贮存。

2) 稳定性好:可将易挥发、性质不稳定的药物泛入内层,防止挥发性成分挥发、提高性质不稳定药物的稳定性。

3) 可制成长效剂型:可将速释药物泛于外层,缓释药物泛于内层起长效作用。

4) 含药量高:一般不加入使其增重明显的赋形剂,实际含药量高。

(2) 缺点

1) 主药含量及微生物限度不易控制:水丸有水参与生产且时间长,易发生化学反应,易受微生物污染。

2）溶散时限不易控制:泛制法制丸工时长、经验性强、丸粒规格及溶散时限较难控制;但塑制法制丸生产效率高、生产过程易于控制,丸形圆整、溶散快,目前应用广泛。

3. 水丸的黏合剂　水丸的黏合剂种类较多,除能润湿饮片细粉,使其产生黏性外,有的能增加主药中某些有效成分的溶解度,有的本身具有一定的疗效。因此,恰当地选择黏合剂很重要,使之既有利于成形和控制溶散时限,又有助于提高疗效。水丸常用的黏合剂有:

(1) 水:水是泛丸中应用最广、最主要的黏合剂。水本身无黏性,但能润湿或溶解饮片中的黏液质、糖、淀粉、胶质等成分,使药粉产生黏性而泛制成丸。凡临床治疗上无特殊要求,处方中未明确黏合剂的种类,药物遇水不变质者,皆可用水作润湿剂泛丸,但应注意尽量缩短泛制时间及泛成后立即干燥,以免微生物生长繁殖或成分发生化学变化。一般应选用新煮沸放冷且未被污染的纯化水。

(2) 酒:常用黄酒(含醇量约在12% ~ 15%),亦有用白酒(含醇量约在50% ~ 70%)。应根据处方中药物的性质不同和制备的需要而选用,酒穿透性强,有活血通络、引药上行及降低饮片寒性的作用,故舒筋活血类的处方,常以酒泛为丸。酒是一种润湿剂,各种酒含有不同浓度的乙醇,能溶解饮片中的树脂及油脂等成分而使饮片细粉产生黏性。但酒润湿药粉产生的黏性比水弱,当用水为润湿剂,其黏合力太强而泛丸困难者常以酒代之。同时,酒也是一种良好的有机溶媒,有助于药粉中生物碱、挥发油等溶出,以提高药效。酒还具有防腐作用,使药物在泛制过程中不易霉败。酒易挥发,成丸后容易干燥。

(3) 醋:常用米醋(含乙酸约3% ~ 5%)。醋既能润湿药粉产生黏性,又能使饮片所含生物碱等成分变成盐,有利于饮片中碱性成分的溶解,而利于吸收,提高疗效。醋能散瘀活血,消肿止痛,入肝经散瘀止痛的处方制丸常以醋作黏合剂。

(4) 药汁:处方中的某些液体饮片可作为黏合剂泛丸。处方中某些不易或不宜制粉的饮片,可制成药汁作黏合剂泛丸。既有利于保存药性提高疗效,也便于泛丸操作,又可减少服用体积。具有下列性质的饮片可制成药汁泛丸:

1）不易制粉的饮片:处方中含有纤维丰富的药物(如大腹皮、千年健)、质地坚硬的矿物药(如自然铜、磁石)、树脂类(如乳香、没药)、浸膏类(如儿茶、芦荟)、黏性大难以制粉的饮片(如大枣、熟地黄)、胶剂(如阿胶、鹿角胶、龟甲胶)等,以及可溶性盐类(如芒硝、青盐),可取其煎汁、加水烊化或溶化作为泛丸的黏合剂。

2）液体饮片:处方中有乳汁、牛胆汁、熊胆汁、竹沥汁等液体饮片时,可加适量水稀释,作为泛丸的黏合剂。

3）新鲜饮片:处方中有生姜、大葱或其他新鲜饮片时,可将鲜药捣碎压榨取其汁,作为泛丸的黏合剂。

二、工艺流程图

（一）泛制法工艺流程图

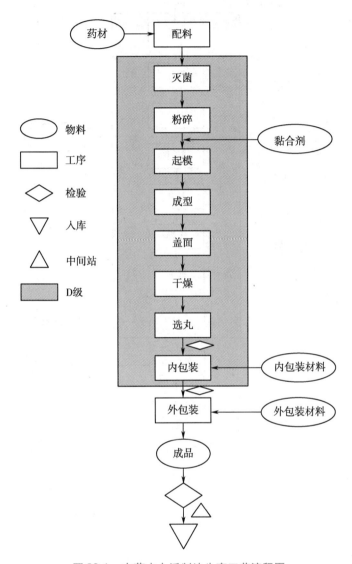

图 22-1 中药水丸泛制法生产工艺流程图

（二）塑制法工艺流程图

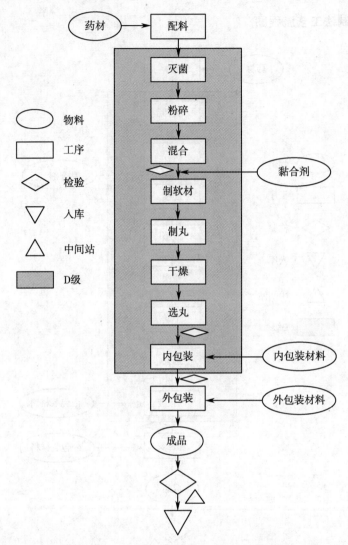

图 22-2　中药水丸塑制法生产工艺流程图

三、制备方法

（一）材料

制备水丸的材料一般为中药粉、黏合剂、润滑剂等。黏合剂一般为水或水性液体。润滑剂为 75% 乙醇溶液,用来防止塑制法起模时丸条、丸粒与机械部件黏附,以便成模和丸模表面光滑圆整。

（二）常用的机械设备

1. 混合机　混合机用来混合药粉或将中药粉和黏合剂混合,制成软材。

2. 中药自动制丸机　是塑制法制丸的主要设备,可用于制备蜜丸、水蜜丸、浓缩丸、水丸,可实现一机多用。药料在加料斗内经推进器的挤压作用通过出条嘴制成丸条,丸条经导轮被直接传递至刀具切、搓、挤出制成丸粒。见图 22-3。

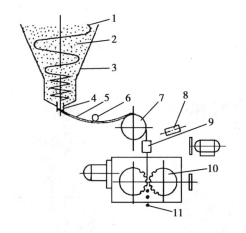

图 22-3 中药自动制丸机与工作原理示意图

1-推进器 2-药坨 3-料斗 4-出条嘴
5-药条 6-自控轮 7-导轮 8-喷头
9-导向架 10-制药刀 11-药丸

3. 水丸连续成丸机 是泛制法制丸的自动化设备,机组结构包括泛丸、成丸和选丸三部分。操作时,先输送脉冲信号,将药粉送到加料斗,开动成丸机,加料器将药粉均匀地加入成丸锅,待药粉盖满成丸锅底面时,喷液泵开始喷液,药粉遇液后形成微粒,依次加粉和药液,使丸逐渐增大,直至规定规格。丸粒经滑板滚入圆筒筛中分档,收集大小不同的丸粒。该设备可以使药粉直接一步泛制成丸,制成的丸剂圆整、光洁度好、产量高、易操作,实现生产自动化、连续化,明显优于包衣锅制丸与滚筒泛丸锅制丸。见图 22-4。

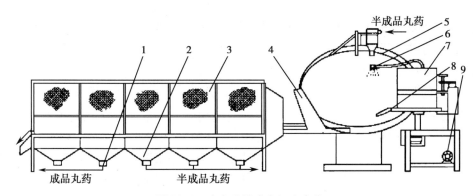

图 22-4 水丸连续成丸机生产线

1-吸射器 2-料斗 3-圆筒筛 4-滑板 5-成丸锅 6-喷头 7-加料斗 8-粉斗 9-喷液泵

4. 水丸包衣机 水丸包衣机是泛制法起模和制丸设备。借助包衣机中包衣锅(泛丸锅)的转动,带动锅内的颗粒状物料翻滚撞击,使颗粒表面均匀润湿和黏匀药粉,并使颗粒质地致密。

5. 滚筒式筛丸机 是中药水丸生产过程中主要筛选设备。可用于筛选干丸和湿丸,自动完成对药丸直径大小的分选,保证成品丸粒的重量差异符合规定。见图 22-5。

6. 离心式自动选丸机 主要由吸料电机、吸药口、料斗、偏心轮、螺旋轨道、出料口等组成。药丸由吸料机吸入离心式自动选丸机上端料斗中,经等螺距、不等径的螺旋轨道,利用离心力产生的速度差将圆整的药丸和不圆整的药丸分开,到达底部分别流入合格品容器和不合格品容器中。多用于筛选畸形的干燥丸粒。

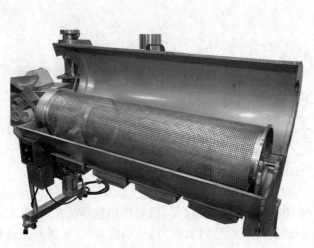

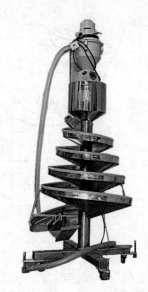

图22-5 滚筒式筛丸机　　　　　图22-6 离心式自动选丸机

见图22-6。

7. 全自动丸剂瓶装生产线　该生产线专用于丸剂的瓶包装。具有自动理瓶、计数灌装、旋盖(压盖)、铝箔封口、贴标、打码等功能。

(三) 制法

1. 泛制法　水丸一般采用泛制法生产。泛制法是将丸模置于转动的容器中,再将中药粉与黏合剂交替润湿、撒布,不断翻滚逐渐增大制成丸粒。多用水丸包衣机完成。本法还可用于浓缩水丸、水蜜丸和糊丸的制备。

水丸的制备工艺流程为:原料的准备→起模→成型→盖面→干燥→选丸→(包衣)→包装。

(1) 原料的准备:在制备水丸工艺中,各环节对药粉的要求不尽相同,对药粉的黏性也应适当选择。药粉细度对丸剂质量影响至关重要。除另有规定外,供制丸剂用的药粉应为细粉或最细粉。一般用于起模的药粉为细粉,通常过五号筛,黏性应适中;供加大成型的药粉,应用细粉(过五号筛)或最细粉(过六号筛);盖面时,应用最细粉。

(2) 起模:丸模又称模子,是制备丸粒的球形基本母核。制备水丸的关键技术之一是制备丸模,制备丸模的过程称起模。目前常用的起模方法有2种。

1) 塑制法起模:塑制法起模是将中药粉与适宜的黏合剂混匀成软硬适中、具有可塑性的软材(又称药坨或丸块),再将软材用制丸机依次制丸条、分粒、搓圆,最终制成丸模。本法所制丸模形状圆整、大小均匀,并接近成品体积,经泛制成成品丸粒后无需筛选。目前用泛制法制备的丸剂多用此法起模。但是,成品直径太小的丸粒不宜用该法起模。

2) 泛制法起模:泛制法起模是在转动的容器中,将中药粉与黏合剂交替润湿、撒布,不断翻滚逐渐增大制成直径0.5~1mm较均匀的小球形丸模。本法所制丸模形状不甚规则,大小不够均匀,经泛制成成品丸粒后需要筛选,以剔除不规则及过大过小的丸粒。而且起模与泛制成丸均较费时。本法适合于不宜采用塑制法起模的丸剂起模。目前常用的有3种。

A. 药粉加水起模：将少量中药粉置于转动的泛丸锅中，用喷雾器喷水于随机转动的药粉上，借机器转动和人工搓揉使药粉分散，全部均匀地吸水润湿后，继续转动片刻，部分药粉成为细颗粒，再撒布少许干粉，搅拌均匀，使药粉黏附于细颗粒表面，再喷水润湿。如此反复操作，使之逐渐增大而成直径0.5～1mm较均匀的圆球形小颗粒，至模粉用完，取出过筛分等即得丸模。该法制得丸模较紧密，但费时。该法适用于药物粉末较疏松、淀粉较多、黏性较差的物料。

B. 喷水加粉起模：用喷雾器在泛丸锅内喷于少量水使之锅壁润湿均匀，然后撒布少量药粉，使均匀黏附于锅壁上，启动泛丸锅，然后用刷子在锅内沿转动相反方向刷下细小颗粒，泛丸锅继续转动至颗粒较致密圆整，再喷水，撒药粉。如此反复操作，直至模粉全部用完，达到规定的标准，过筛分等即得丸模。该法适用于药物粉末较疏松、淀粉较多、黏性较差的物料。

C. 湿粉制粒起模：将起模用的药粉放入泛丸锅内喷水，开动机器滚动或搓揉，使药粉均匀润湿，以手"握之成团，触之即散"的软材为度，通过8～10目筛制成颗粒。再将此颗粒放入泛丸锅内，旋转摩擦，撞去棱角成为圆形，取出过筛分等即得丸模。该法适用于黏度一般或较强的药物粉末，黏合剂一般可选水、药汁、流浸膏等。

采用药粉加水起模或喷水加粉起模法时，应注意：①加水加粉要分布均匀，尽量将药粉加在锅底附近，以便锅底的小丸充分黏附药粉；②锅口处常有结块、大丸及不完整丸，应及时搓散或取出；③保持锅壁洁净，防止黏粒；④当药粉形成粉粒后，加赋形剂的量要适当，搅拌要均匀，防止结块；⑤加药粉时宁少勿多，要适量；⑥适当控制丸粒在锅内转动的时间，防止制成的丸粒过于松散或过于坚硬而影响溶散时限。

在起模环节，丸模数量至关重要，丸模过多，药粉用完时，成丸的直径达不到规定的要求；丸模过少，丸模增大至规定要求时还剩余药粉。丸模数量与起模的药粉用量紧密相关，主要根据丸粒的规格和药粉重量而定，一般起模用粉量占总量的2%～5%。大生产时，起模用粉量可按下面的经验式计算：

$$X = \frac{0.625 \times D}{C}$$

式中，X为起模用粉量，kg；D为药料总量，kg；C为成品水丸100粒干重，g；0.625为100粒标准丸模湿重，g。

以上为经验式，一般吸水量大的、质地松脆的粉末，起模用粉量应增加，而吸水量少、质地黏韧的粉末则相反。

（3）成型：系指将已经筛选均匀的丸模，逐渐加大至接近成品的操作。方法与起模一样，在丸模上反复加水湿润，撒粉，滚圆，筛选，直至所需大小的丸粒。

在丸粒加大过程中，应注意：①加水加粉要分布均匀，用量适中，不断用手在锅口搓碎粉块、叠丸，且由里向外翻拌，使丸粒均匀增大；②及时筛选、分档，使成型均匀，过大或过小的丸粒，可取出用水调成稀糊状，再分次泛于丸上；③对质地特别黏的品种，要随时注意丸粒的圆整性，并防止打滑、结饼；④丸粒在锅内转动时间要适当，过短则丸粒松散,在贮存过程中易破碎,过长则丸粒太紧实,服后难于溶散;⑤可根据饮片性质分层泛入,掩盖不良气味、防止芳香挥发性成分散失或避免配伍禁忌;⑥含忌铜的药物如朱砂、硫黄以及含酸性成分等的丸剂,不能用铜制包衣锅起模与泛丸,可用不锈钢制的包衣锅制作。

有些药厂采用混浆泛丸,其方法是将药粉与水搅拌混匀,制成相对密度为 1.32 ~ 1.33 的混浆,另将筛选均匀的丸模置于泛丸锅中转动片刻,至丸模沿锅壁滚动滑利时,喷浆枪对着逆转的方向喷浆泛丸,按"少-多-少"的原则不断循环加料。

(4)盖面:已经加大、合格、筛选的丸粒,继续在泛丸锅内进行表面处理的操作。使达到成品大小标准、表面光洁、致密、色泽统一的要求。常用的盖面方法有:

1)干粉盖面:干粉为最细粉。可用泛丸前从药粉中筛出的最细粉,也可按处方要求选用特定的药物细粉供盖面用。操作时,先将丸粒充分湿润撞紧,然后将盖面用的药粉全部或分几次加入到丸中,快速转动使药粉全部黏附在丸粒上,再旋转至丸粒表面光亮,湿润即可取出,此法盖面的丸粒表面色泽均匀、美观。

2)清水盖面:在泛制好的丸粒上加适量水,让丸粒充分湿润光洁,迅速取出,立即干燥,否则色泽不匀。此法盖面的表面色泽仅次于干粉盖面。

课堂互动

请说出3种盖面方法的特点。

3)清浆盖面:此法与清水盖面一样,只是把清水换成清浆。清浆可用废丸粒加水混悬而成。操作时应特别注意分布要均匀,盖面后要立即干燥,否则易出现花斑。

盖面时应注意滚动时间不要太长,否则尽管丸粒表面光洁度好,但可能会延长溶散时限。

(5)干燥:水丸泛制过程中用大量的水,因而含水量较高,易引起发霉变质。故泛制好的丸粒要及时干燥。干燥时丸粒要经常翻动,以避免出现"阴阳面"。一般干燥温度为80℃以下。若丸药含有芳香挥发性成分或淀粉较多的丸剂,或遇热易分解成分,干燥温度不应超过60℃。

(6)选丸:保证丸粒圆整、大小均匀,一般通过滚筒筛、检丸器选丸。

2. 塑制法 塑制法系指药材细粉加适宜的黏合剂,混合均匀,制成软硬适宜,可塑性较大的丸块,再依次制丸条、分粒、搓圆而成丸粒的一种制丸方法,目前多用中药自动制丸机。

(1)原料的准备:药材饮片应进行洗涤、干燥、灭菌后,粉碎成细粉,混合均匀。

(2)制软材:称取药粉置混合机内,加入适量水或其他赋形剂,搅拌混合均匀,制成软材。

(3)制丸:按丸重要求,调整好中药自动制丸机出条板,将软材均匀送入进料口中,开机运行,通过制条、切丸,制出丸粒。经滚筒筛筛选后,将合格的丸粒置入包衣机内,加预留的药粉适量,及95%乙醇溶液磨10分钟,至药丸表面圆整光滑,装入洁净料盘内,备用。

（4）干燥：将上述丸粒置入干燥机内，控制适当干燥温度，干燥过程中勤翻动，保持药丸干燥均匀，色泽一致，干燥后，取出，装入洁净容器中。

（5）选丸：通过检丸器，筛去畸形丸、烂丸及丸重偏小的不合格药丸。

（四）包衣

有些丸剂在制成丸粒后需要在外面包裹一层物质，使之与外界隔绝，这一操作称包衣。包衣后的丸剂称包衣丸剂。主要有以下几类。

1. 丸剂包衣的目的

（1）增加药物的稳定性：丸剂包衣后，使药物与外界隔绝，防止药物氧化、水解、挥发、吸潮及虫蛀等现象，增加药物稳定性。

（2）减少药物的刺激性：丸剂中某些药物有特殊的臭味或对黏膜具有强烈的刺激作用，包衣后可掩盖不良臭味，减少刺激性，便于服用。

（3）控制药物的释放：根据临床需要，可以将处方中要求速释的部分药物作为包衣材料包于丸剂的表面，发挥其速效作用。也可通过应用缓控释包衣材料包衣，可达到控制丸剂中药物释放部位或释放速度的目的。

（4）增强辨识度：用不同颜色的包衣材料包衣，可使丸剂表面色泽鲜明，光滑美观，便于识别，以免误服。

2. 丸剂包衣的种类 丸剂包衣的种类甚多，主要归纳为以下几类。

（1）药物衣：用丸剂处方组成中某一味药物做包衣材料包衣。既可增加视觉效果，又可对丸剂起到保护作用，包衣材料还可首先发挥药效，而且不增加材料成本及服用剂量。传统中药丸剂包衣多属此类。常见的有：

①朱砂衣：朱砂有镇静安神的作用，凡养心、安神、镇静类丸剂皆可选用，朱砂细粉的用量一般为干丸重量的5%～17%，如朱砂安神丸等。

②黄柏衣：黄柏有清热燥湿的作用，可用于清湿热的丸剂包衣。黄柏粉的用量为干丸重量的5%～10%，如四妙丸。

③雄黄衣：雄黄有燥湿、杀虫、解毒、镇惊的作用，可用于清热解毒、清肠止痢类丸剂的包衣。雄黄细粉的用量为干丸重量的6%～7%，如化虫丸。

④青黛衣：青黛有清热解毒的作用，可用于清热解毒类丸剂的包衣。青黛粉的用量为干丸重量的4%，如千金止带丸、当归龙荟丸。

⑤百草霜衣：百草霜有清热作用，可用于清热解毒类丸剂的包衣。百草霜粉的用量为干丸重量的5%～20%，如六神丸、牛黄消炎丸等。

⑥其他：尚有消食健脾的红曲衣，降气止逆、平肝止血的赭石衣，降气祛痰的礞石衣，重镇安神的金箔衣等。此外，也有地黄炭衣（参茸止渴丸，又称降糖丸）、滑石粉与四氧化三铁包衣（香砂养胃丸）、胭脂红/滑石粉/三氧化二铁衣（保济丸）、黑色氧化铁衣（六应丸）等。

（2）保护衣：用处方以外的包衣材料包衣。主要目的是使主药与外界隔绝而起保护作用。常见的保护衣有糖衣（如木瓜丸、安神补心丸）、薄膜衣（如香附丸、补肾固齿丸）等。

（3）肠溶衣：用肠溶性包衣材料包衣。主要目的是使包衣丸剂在胃液中不溶散而在肠液中溶散。常用的肠溶性包衣材料有虫胶衣、邻苯二甲酸醋酸纤维素（CAP）等。

3. 包衣方法

（1）包衣前准备

①包衣材料：将包衣材料粉碎成最细粉，以使包衣材料均匀黏附在丸剂表面，形成一层致密的保护层，且使丸面光滑、美观。

②素丸：待包衣的丸粒俗称素丸。因为丸粒包衣过程中需长时间相互碰撞与摩擦，所以要求素丸具有一定的硬度，以免包衣时变形或碎裂，或在干燥时衣层发生皱缩或脱壳。包衣前，除蜜丸外，素丸应充分干燥。

③黏合剂：由于蜜丸表面的润湿状态而具有一定的黏性，撒布包衣粉，经滚转即可黏附着于丸粒表面。其他素丸包衣时，尚需用适宜的黏合剂，使丸粒表面能均匀粘着衣粉。常用的黏合剂如 10% ~ 20% 的阿拉伯胶浆或桃胶浆、10% ~ 12% 的糯米粉糊、单糖浆及混合浆等。

（2）包衣操作

①药物衣：以朱砂衣为例。

A. 蜜丸包朱砂衣：将蜜丸置于适宜的容器中，往复摇动，分次将朱砂极细粉，均匀撒布于丸粒表面，待其黏着于蜜丸表面而成衣，再经过撞击滚动使包衣粉料紧贴于丸粒表面。操作时应注意：旋转或撞击时间过长，导致部分包衣粉料嵌入丸剂里层，而表面色泽不匀；朱砂用量适宜，过少则易出现色泽不均匀现象，过多则不能全部黏着在丸面上而致易脱落。

B. 水丸包朱砂衣：将干燥丸剂置包衣锅中，加黏合剂适量进行转动，当丸粒表面均匀润湿后，缓缓撒入朱砂极细粉。如此反复操作 5 ~ 6 次，至全部丸粒包覆完整、朱砂用量用完。取出丸剂，低温干燥，再放入包衣锅内，加入适量虫蜡粉，打光，即可取出分装。

②糖衣、薄膜衣、肠溶衣其包衣方法与片剂相同，参见第二十章片剂的包衣。

（五）包装与贮藏

丸剂的包装或贮藏条件不当，常引起丸剂的变质或挥发性成分散失。由于丸剂类别、性质不同，其包装贮藏方法也不相同。一般按粒服用的丸剂，应以数量分装；如为按重量服用，则以重量分装。小丸多用瓷制、塑料、玻璃制容器包装，或采用纸袋、塑料袋、铝箔等复合膜。其中，小蜜丸和含有芳香挥发药物、细料药物及易变质失效者，一般选用玻璃瓶、玻璃管或瓷制小瓶等密封包装，以防吸潮变质。

除另有规定外，丸剂应密封贮藏，防止受潮、发霉、虫蛀、变质。

四、生产过程中可能出现的问题与解决办法

1. 外观颜色不均，粗糙　主要原因是：①药粉过粗，致丸粒表面粗糙，有花斑或纤维毛；②盖面时药粉用量不足或搅拌不均；③静态干燥时，未及时翻动，导致水分蒸发不均匀。可通过提高药粉细度、采用细粉盖面、干燥时勤翻动等措施加以解决。

2. 皱缩　原因主要是湿丸滚圆时间太短,丸粒未被压实,内部水分过多,干燥蒸发后,致丸面塌陷。因此,应控制泛丸速度,加粉后适当延长丸粒滚动时间。

3. 丸粒不圆整、均匀度差　主要原因:①丸模不合格;②药粉过粗;③黏合剂与药粉加入量不当,分布不均。通过进一步筛选大小均匀的丸粒作为丸模、提高药粉细度、掌握好黏合剂与药粉加入量和时机来解决。

4. 溶散超限　丸剂溶散主要通过其表面的润湿性和毛细管作用。水分通过制丸时形成的空隙和毛细管进入丸内,瓦解药粉间的结合力致其溶散。影响溶散超限的原因主要包括:

(1) 药材所含成分:当处方中含有较多黏性成分的药材,在润湿剂的诱发和泛丸时碰撞下,药物黏性逐渐增大,干燥温度过高时,易形成胶壳样屏障,阻碍水分进入丸内,延长溶散时限。当处方中含有较多疏水性成分的药材时,同样会阻碍水分进入丸内,溶散超限。采取的措施:加适量崩解剂,缩短溶散时间。

(2) 药粉细度:药粉粗细影响丸粒形成毛细管的数量和孔径,泛丸时所用药粉,过五号筛或六号筛即可。如药粉过细,粉粒相互堆集,过多的细粉镶嵌于孔隙中,而影响水分进入。

(3) 泛丸时程:在制备时如滚动时间过长,丸粒过分结实,水分难以进入丸内,则溶散时间长。相应采取的措施:根据要求,尽可能增加每次的加粉量,缩短滚动时间,加速溶散。

(4) 含水量及干燥条件:研究表明丸剂的含水量与溶散时间有关,在保证含水量符合规定的情况下,应控制适宜的含水量。另外,干燥方法、温度及速度均会影响水丸的溶散时间。

(5) 丸剂赋形剂:丸剂中黏合剂黏性越大、用量过多,丸粒越难溶散。针对不同药材,可适当加入崩解剂,或用低浓度乙醇起模。另外,目前多采用塑制法制丸,并采用微波干燥,可有效改善水丸溶散超限问题。

5. 微生物限度检查超标　可能的原因是原药材灭菌不彻底、生产过程中卫生条件控制不严、包装材料未消毒灭菌、成品灭菌方法不当等。主要采取严格执行 GMP 要求,加强控制生产环境,对药材、包材、成品等严格执行灭菌工艺要求或改变灭菌方法,在保证有效成分不被破坏的条件下,提高灭菌效力。

五、水丸生产技术的成本核算

(一) 收率

1. 水丸生产各工序的分步收率

$$水丸某工序收率(\%) = \frac{实际得到中间产品量(kg)}{实际投入原辅料量(kg)} \times 100\%$$

2. 水丸总收率

$$水丸总收率(\%) = \frac{包装后实得水丸量(kg)}{理论产出量(kg)} \times 100\%$$

水丸总收率与各工序分步收率的关系为:

$$水丸总收率(\%) = 第一工序分步收率(\%) \times 第二工序分步收率(\%)$$
$$\times \cdots \times 最后工序分步收率(\%)$$

(二) 单耗

如：

$$原辅料单耗(kg/万丸) = \frac{总投入原辅料量(kg)}{成品入库量(万丸)}$$

(三) 物料平衡

如采用塑制法制备水丸：

$$粉碎工序物料平衡(\%) = \frac{粉碎后药粉重量 + 尾料重量}{粉碎前药材总重量} \times 100\%$$

$$制丸工序物料平衡(\%) = \frac{合格水丸质量 + 不合格水丸质量 + 剩余尾料量}{软材总重量} \times 100\%$$

六、工艺过程的关键步骤及控制参数

以泛制法为例，见表22-3。

表22-3　泛制法制备水丸的关键步骤及控制参数

工序	关键工艺参数	控制指标
配料	核对实物、标志、合格证等	原药材品种、重量
灭菌	灭菌方法、温度、时间、压力	微生物限度检查
粉碎	粉碎机药筛筛目、进料速度	细度、外观
起模	起模方法、药粉细度、起模所用的药粉量、过筛分等筛号、湿颗粒起模制粒筛号、黏合剂与药粉比例、塑制法制丸模的出条速度、切丸速度	丸模粒径、外观、丸模重量差异限度、软材标准
成型	泛丸锅风量和温度、黏合剂与药粉加入量与时间、丸重	重量差异限度、外观
盖面	药粉细度、滚动时间、丸重	重量差异限度、外观
干燥	干燥温度、时间	含水量、溶散时限
选丸	滚筒筛筛网孔径、转速、丸重	外观、重量差异限度
分装	材料、装量	外观、装量差异限度、最低装量
包装	材料、包装质量	外观

第三节　蜜丸生产技术

一、概述

蜜丸最早载于东汉张仲景所著的《伤寒杂病论》，目前仍广泛用于临床。《中国药典》2015年版一部收载的蜜丸有100多个品种。

1. 蜜丸的含义 系指饮片细粉以炼蜜为黏合剂制成的丸剂。其中每丸重量在0.5g(含0.5g)以上的称大蜜丸,每丸重量在0.5g以下的称小蜜丸。

2. 蜜丸的特点

(1) 有甜味:因含蜂蜜而有甜味,具有一定矫味作用。

(2) 溶散缓慢:蜜丸内服后在胃肠道缓慢破碎。其结果是释放药物慢,可延缓药物的吸收速度,减弱毒性成分的毒性和刺激性成分的刺激性等不良反应。

(3) 容易生产:生产工艺简单,质量容易控制,生产成本较低。

(4) 易受生物侵袭:因含大量饮片原粉、蜂蜜和水,生产、包装、贮藏不当,易受微生物污染、虫蛀和生螨。

(5) 易变硬:因含水较多,包装不当易失水变硬。

3. 蜂蜜的选择 蜂蜜为蜜蜂科昆虫中华蜜蜂 *Apis cerana* Fabricius 或意大利蜂 *Apis mellifera* Linnaeus 所酿的蜜。其主要成分为葡萄糖、果糖和水,另有少量蔗糖、维生素类(B_1、B_2、B_6、A、D、E、K、H 等)、酶类(淀粉酶、转化酶、过氧化物酶、脂酶等)、无机盐类(钙、磷、铁、镁、硫、钾、钠、碘等)、有机酸、挥发油和乙酰胆碱等营养成分。有补中,润燥,止痛,解毒的功能。

蜜丸生产所用蜂蜜,应选用按《中国药典》2015年版一部蜂蜜项下有关规定检验合格的蜂蜜(附检验报告单)。其性状应为半透明、带光泽、浓稠的液体,呈乳白色或淡黄色;有香气,味道甜而不酸、不涩,清洁而无杂质;25℃时相对密度应在1.349以上,还原糖不得少于64.0%;应无淀粉、糊精。

4. 炼蜜 炼蜜又称蜂蜜炼制,是指将蜂蜜过滤后热处理至一定程度的操作过程。

(1) 炼蜜的目的:除去固体杂质和部分水分,破坏酶类的活性和杀灭微生物,促进蔗糖转化为葡萄糖和果糖,以提高蜂蜜的质量、稳定性和增加黏性,给生产高质量蜜丸奠定基础。

(2) 炼蜜程度:根据药粉黏性,蜂蜜炼制程度可有不同,药粉黏性强炼蜜的黏性可低一些,药粉黏性弱炼蜜的黏性要高一些。蜂蜜的炼制程度一般为嫩蜜、中蜜和老蜜3种规格。

1) 嫩蜜:系将蜂蜜加热至105~115℃,使含水量为17%~20%,相对密度为1.35左右,颜色稍变深,用手捻搓略有黏性。适用于含较多淀粉、糖类、黏液质、胶质、油脂等黏性较强的饮片制丸。

2) 中蜜:系将嫩蜜继续加热,温度达116~118℃,含水量为14%~16%,密度为1.37左右,颜色呈浅红色,表面出现浅黄色有光泽翻腾的均匀细气泡(俗称鱼眼泡),用手捻有黏性,两手指离开时无长白丝出现。适用于黏性适中的药粉制丸。

3) 老蜜:系将中蜜继续加热至119~122℃,含水量为10%以下,密度为1.40左右,颜色呈红棕色,表面出现较大的红棕色气泡(俗称牛眼泡),用手捻之黏性强,两手指离开时出现白色长丝,滴入水中呈珠状,吹之不散(俗称滴水成珠)。适用于含矿物、或纤维较多的黏性差的药粉制丸。

二、工艺流程图

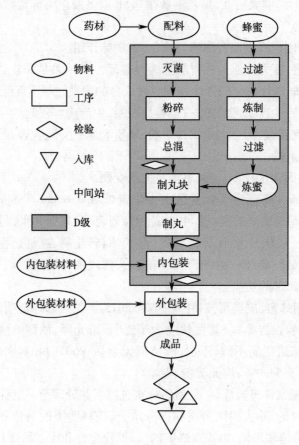

图 22-7　中药蜜丸塑制法生产工艺流程图

三、制备方法

(一) 材料

制备蜜丸的材料一般为中药粉、黏合剂、润滑剂等。黏合剂为按该蜜丸工艺要求炼制的蜂蜜,用来黏合药粉,以便成型;润滑剂为 75% 乙醇溶液和食用植物油,用来防止丸条、丸粒与机械部件黏附,以便成丸和丸面光滑圆整。

(二) 常用的机械设备

1. 炼蜜设备　本类设备供炼蜜之用。常用的有真空炼蜜系统、可倾式敞口夹层锅等。

2. 混合机械　本类机械供将中药粉与炼蜜混合制成丸块之用或将多种药粉混合均匀。常用槽形混合机、三维运动混合机、混粉机等。

3. 制丸机械　本类机械供制丸条、分粒、搓圆,最终制成丸粒之用。

(1) 丸条机:有螺旋式和挤压式两种。螺旋式出条机较常用,见图 22-8。丸条机开动后,丸块从漏斗加入,由于轴上叶片的旋转使丸块挤入螺旋输送器中,丸条即由出口处挤出。挤压式出条机见图 22-9,操作时将丸块放入料筒,利用机械能进螺旋杆,使挤压活塞在加料筒中不断向前推进,筒内丸块受活塞挤压由出口挤出,成粗细均匀的丸条。可选择不同直径出条管以调节丸粒重量。

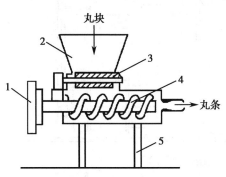

图 22-8 螺旋式丸条机结构示意图
1. 皮带轮 2. 加料斗 3. 轴上叶片
4. 螺旋输送器 5. 机架

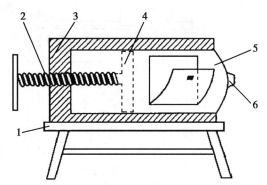

图 22-9 挤出式丸条机结构示意图
1. 机架 2. 螺旋杆 3. 端盖 4-活塞 5. 加料筒 6. 丸条出口

(2) 轧丸机:有双滚筒式和三滚筒式,在轧丸后立即搓圆。滚筒式轧丸机见图22-10,由两个半圆形切丸槽的铜制滚筒所组成,两滚筒切丸槽的刃口相吻合。两滚筒以不同的速度作同一方向旋转。操作时将丸条置于两滚筒切丸槽的刃口上,滚筒转动时将丸条切断,并将丸粒搓圆,由滑板落入接受器中。三滚筒式轧丸机见图22-11,由三只有槽滚筒,呈三角形排列,底下是一只固定的直径较小的滚筒,上面是式样相同的两只直径较大的滚筒,其中内滚筒是固定的,而外滚筒可定时移动,由离合装置控制。将丸条放于上面两滚筒间,滚筒转动即可完成分割与搓圆的工序。

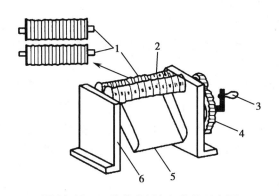

图 22-10 双滚筒式制丸机结构示意图
1. 滚筒 2. 刃口 3. 手摇柄 4. 齿轮
5. 导向槽 6. 机架

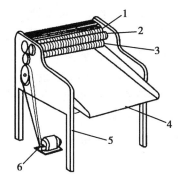

图 22-11 三滚筒式制丸机结构示意图
1,2,3. 有槽滚筒 4. 导向槽 5. 机架 6. 电动机

(3) 光电自控制丸机:采用光电讯号系统控制出条、切丸等工序,可完成制丸条、分粒与搓圆工序,见图22-12。将已混合、搅拌均匀的药坨,间断投入到机器的进料口中,在螺旋推进器的连续推进下,挤出药条,通过跟随切药刀的滚轮,经过渡传送带到达翻转传送带,当药条碰到第一个光电讯号,切刀立即切断药条。被切断药条继续向前碰上第二个光电讯号时,翻转传送带翻转,将药条送入碾辊滚压,得成品。该设备制备的药丸圆整,重量可由丸条微调嘴调节,丸重差异易于控制。

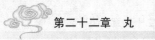

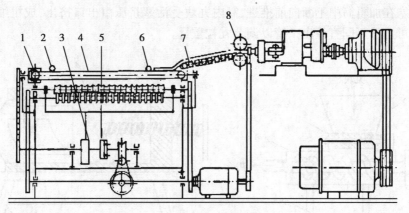

图 22-12　光电自控制丸机结构示意图

1. 间歇控制器　2. 翻转光电讯号发生器　3. 辊子张开凸轮　4. 翻转传送带
5. 摩擦离合器　6. 切断光电讯号发生器　7. 过渡传送带　8. 跟随切刀

4. 大蜜丸铝箔泡罩包装机　主要由机身、铝箔支架、吸塑加热器、吸泡机构、加料器、PVC 支架、热封网纹、步进机构、传动机构、冲裁机构、批号机构、电器控制箱等组成。成型、充填、封合、打批号、冲切同步完成，自动化程度高。

（三）制法

蜜丸常用塑制法生产。塑制法是将中药粉与适宜的黏合剂（蜜丸所用的黏合剂为炼蜜）混匀成软硬适中、具有可塑性的丸块（或称药坨），再将药坨依次制丸条、分粒、搓圆，最终制成丸粒。本法还可用于浓缩蜜丸、糊丸、蜡丸的生产。目前生产上多用制丸机完成。其工艺流程为：物料准备→制丸块→制丸条→分粒→搓圆→干燥→整丸→质检→包装，其中炼蜜及制丸块为关键工序。

1. 物料的准备　根据处方中药材的性质，依法炮制，粉碎成细粉或最细粉，备用。并结合处方中药材性质，将蜂蜜加水稀释，滤过，炼制成适宜的规格。制丸工具，应清洁干净，用 70% 乙醇溶液擦拭，起润滑、消毒作用。

2. 制丸块　制丸块又称和药、合坨，即将已混合均匀的药材细粉趁热加入适量的炼蜜，用带有 S 形桨的混合机（单桨或双桨）混合混匀，再用炼药机（又称捏合机）充分混匀，制成软硬适宜，具有一定的可塑性的丸块。制备过程中，炼蜜程度对蜜丸成型非常重要，蜜过嫩则粉末黏合不好，后续丸粒搓不光滑；过老则丸块发硬，后续难以搓丸。

知识链接

影响丸块质量的因素

1. 炼蜜程度　蜜过嫩则粉末黏合不好，丸粒搓不光滑；蜜过老丸块发硬，可塑性差，难以搓丸。

2. 和药蜜温　一般采用热蜜和药。当处方中树脂、胶质、糖、油脂类的药材较多时，黏性较强遇热易熔化，应以 60～80℃温蜜和药。如处方中含有冰片、麝香等芳香挥发性药物，也应用温蜜和药。如处方中含有大量叶、茎、全草或矿物性药材时，粉末黏性差，则需用老蜜，需趁热加入。

3. 炼蜜用量　药粉与炼蜜的比例一般为 1∶1～1∶1.5。如处方中含糖类、胶质等黏性强的药粉，用蜜量宜少；含纤维较多、质地轻松、黏性极差的药粉，用蜜量宜多。另外，夏季用蜜量宜少，冬季用蜜量宜多。

3. 制丸条、分粒与搓圆　丸块应制成粗细适当的丸条以便于分粒。丸块制好后，应放置一定时间，使蜂蜜充分润湿药材，即可制丸条。丸条要求粗细均匀一致，表面光滑，内部充实而无空隙。制备少量丸条时常用搓条板。

丸粒制备包括分粒和搓圆两步。手工生产时可用搓丸板。

大生产多采用机器制丸，随着自动化程度的提高，制丸机械亦在不断改进，出条、切丸、搓圆一体。目前常用的有滚筒制丸机、光电自控制丸机和中药自动制丸机等。

4. 干燥　大蜜丸、小蜜丸除另外规定外，水分含量不得超过15.0%。蜜丸成丸后应立即分装，以保证丸药的滋润状态。为防止蜜丸霉变，成丸常采用微波、远红外辐射等干燥设备进行干燥，达到干燥和灭菌双重效果。

（四）包装与贮藏

由于蜜丸性质特殊性，其包装或贮藏条件要求较水丸高。一般小蜜丸多用瓷制、玻璃制容器包装，或采铝箔等复合膜包装，以防吸潮变质。其余同水丸包装。

大蜜丸一般采用铝塑泡罩包装、塑料小盒包装、塑料盒挂蜡封固及蜡皮包装。

1. 蜡壳包装　蜡壳包装系指先将蜡制成一个圆形空壳，割开两个相连的半球形蜡壳，装入丸剂，再密封而成。由于蜡性质稳定，不与主药发生作用，且蜡壳通透气差，可隔绝空气、水分、光线，防止丸剂吸潮、虫蛀、氧化，同时能保证有效成分不挥发，可久贮不变质，是极具中药传统特色的包装方法之一。该法从唐代创用，至今一直沿用，是大蜜丸传统包装方法。一般凡含有芳香性药物、名贵药物或疗效好、受环境影响大的大蜜丸，多选用蜡壳包装。但蜡壳包装操作工序复杂，生产效率低，成本高。现主要采用中药蜡壳蜜丸包装机，既可制蜡壳，又可用于包装。

传统制蜡壳是以蜂蜡为主要原料。现在多用固体石蜡为主要原料，以降低成本。石蜡性脆，夏季硬度差，常加适量蜂蜡和虫白蜡加以调节。加蜂蜡能增加韧性，加虫白蜡能增加硬度。蜡壳以软不变形，硬不裂口（切口时不产生裂缝）为佳。包装时，将药丸放入两个半球形蜡壳中间，闭合，用封口钳将切口烫严，再插在铁签上浸一次蜡，使切割处熔封，整丸成一圆球；插铁签的小孔用封口钳或小烙铁烫严，俗称烫脐；蜡壳封好后，即可在封口处以银箔或朱砂盖印药名，即可。

2. 塑料壳包装　系用硬质无毒塑料制成的两个半圆形螺口壳，使用时，将两个螺口相嵌形成球形，外面蘸取蜡衣，大小以能装入药丸为宜。其封口严密，防潮效果良好，操作简便，价廉，多代替蜡壳包装。

3. 铝塑泡罩包装　采用大蜜丸铝塑泡罩包装机包装，具有体积小，结构紧凑，成型、充填、封合、打批号、冲切等均自动完成，生产效率高，成本低，适于机械化生产，是目前大蜜丸最常用包装。

除另有规定外，丸剂应密封贮藏。蜡丸应密封并置阴凉干燥处贮藏，以防止吸潮、微生物污染以及丸剂中所含挥发性成分损失而降低药效。

四、生产过程中可能出现的问题与解决办法

1. 表面粗糙　主要原因是：①药粉过粗或含纤维类、矿物类或贝壳类药材量较大；②加蜜量不足或混合不均；③润滑剂用量不足等。可通过提高药粉细度、加大用蜜量或改用老蜜、生产中制丸机传送带与切刀等部位涂足润滑剂等措施加以解决。也可将含纤维多的药味、矿物药等进行提取，浓缩成膏，再兑入炼蜜中。

2. 皱缩　蜜丸贮存一定时间后,表面呈现褶皱现象。主要原因是:①蜂蜜炼制程度不够,含水量偏多,水分蒸发后导致蜜丸萎缩;②包装不严,造成蜜丸在湿热季节吸潮,而在干燥季节水分蒸发,使蜜丸反复产生胀缩现象;③润滑剂用量不足。可通过控制好炼蜜程度、改善包装、生产中增加润滑剂用量等方法加以解决。

3. 返砂　蜜丸在一定时间后,在蜜丸中有糖等结晶析出,称为"返砂"。其原因如下:①蜂蜜质量欠佳,含果糖少;②合坨不均匀;③蜂蜜炼制不到程度。可通过改善蜂蜜质量、充分合坨、控制炼蜜程度等方法解决。

4. 丸粒过硬　蜜丸在生产和存放过程中出现丸粒硬度较大的问题。主要原因可能与蜂蜜质量、炼蜜程度、炼蜜用量、药粉的性质、和药温度与方法、包装不严等因素有关。可通过控制好炼蜜程度或和药蜜温、调整加蜜量、使用合格蜂蜜、改善包装等方法来解决。

5. 空心　将蜜丸掰开时,在中心有一个小空隙,常有饴糖状物析出。主要原因是制丸时和坨、搓丸过程中揉捏不够。通过加强合坨、搓丸操作即可解决。

6. 微生物限度检查超标　原因及解决措施同水丸。

五、蜜丸生产技术的成本核算

蜜丸生产技术的成本核算同水丸。

六、工艺过程的关键步骤及控制参数

以塑制法制丸为例,见表22-4。

表22-4　塑制法制蜜丸的关键步骤及控制参数

工序	关键工艺参数	控制指标
配料	核对实物、标志、合格证等	原药材品种、重量
灭菌	灭菌方法、温度、时间、压力	微生物限度检查
粉碎	粉碎机药筛筛目、进料速度	细度、外观
总混	混合时间、转速	外观
炼制	蜂蜜的来源、质量、炼制温度	外观、含水量、相对密度
制丸块	蜜温、药粉与炼蜜比例、混合时间、合坨量、丸块放置时间	外观、含水量
制丸	制丸机出条速度、切丸速度、润滑剂用量、丸重	外观、重量差异限度
分装	材料、包装质量	外观
包装	材料、包装质量	外观

第四节　其他丸剂

一、浓缩丸

浓缩丸系指饮片或部分饮片提取浓缩后,与适宜的辅料或其余饮片细粉,以水、炼

蜜或炼蜜和水为黏合剂制成的丸剂。根据所用黏合剂的不同,分为浓缩水丸、浓缩蜜丸和浓缩水蜜丸等。

由于饮片全部或部分经过提取浓缩,部分杂质已被除去,药效物质相对含量较高,成品剂量小,使用方便,易于被患者接受。有较好的发展前景。但是,饮片中的化学成分经长时间受热,一部分可能有所变化,从而影响药效。

二、水蜜丸

水蜜丸系指饮片细粉以炼蜜和水为黏合剂制成的丸剂。水蜜丸的丸粒小,光滑圆整,易于吞服。以炼蜜用开水稀释后为黏合剂,同蜜丸相比,可节省蜂蜜,降低成本,并利于贮存。

水蜜丸可采用塑制法和泛制法制备。采用塑制法制备时,应根据药粉性质调整蜜水的比例、用量。一般药材细粉黏性中等,每100g细粉用炼蜜40g左右;如含糖、淀粉、黏液质、胶质类较多的药材细粉,需用低浓度的蜜水为黏合剂,每100g药用炼蜜10～15g;如含纤维和矿物质较多的药材细粉,则每100g药粉须用炼蜜50g左右。一般蜜水制法,是按1份炼蜜加水2.5～3.0份,搅匀,煮沸,滤过,即可。

采用泛制法制备时,应注意起模时须用水,以免黏结。加大成型时,为使水蜜丸的丸粒光滑圆整,蜜水加入的方式应按:低浓度、高浓度、低浓度的顺序依次加入,即先用浓度低的蜜水加大丸粒,待逐步成型时,用浓度稍高的蜜水,已成型后,再改用浓度低的蜜水撞光。由于水蜜丸中含水量高,成丸后应及时干燥,防止发霉变质。

目前,水蜜丸多用塑制法起模、泛制法制丸。

三、糊丸

糊丸系指饮片细粉以米粉、米糊或面糊等为黏合剂制成的丸剂。

糊丸坚硬,在消化道溶散缓慢,可延长药效。也能降低药物的毒性及对胃肠道的刺激性作用。毒性或刺激性较强的药物宜制成糊丸。

糊丸多采用泛制法制备(如健步丸:每100g药粉用糯米粉5～10g与水适量调成的稀糊泛丸;控涎丸:每300g药粉与黄米粉80g与水适量调成的稀糊泛丸),也可用塑制法制备。

四、蜡丸

蜡丸系指饮片细粉以蜂蜡为黏合剂制成的丸剂。由于蜂蜡主要成分为棕榈酸蜂蜡醇酯,不溶于水,蜡丸服用后在消化道释药缓慢,不仅可减缓药物的毒性和刺激性,还能延长药效。蜡丸中蜂蜡含量较高时,可保护药物通过胃进入肠道后释放而呈现肠道定位作用。

蜂蜡为蜜蜂科昆虫中华蜜蜂 *Apis cerana* Fabricius 或意大利蜂 *Apis mellifera* Linnaeus 分泌的蜡。为不规则团块,大小不一。呈黄色、淡黄棕色或黄白色,不透明或微透明,表面光滑,体较轻,蜡质,断面砂粒状,用手搓捏能软化。有蜂蜜样香气,味微甘。蜡丸的制备通常是将精制后的蜂蜡加热熔化,待蜡温降至60℃与药粉混匀,并在此温度下塑制成丸。温度过高蜡与药粉分层,温度太低丸块可塑性下降,两者均难成丸。蜡丸也可用药粉加黄蜡泛制成丸。

五、微丸

微丸系指直径小于2.5mm的各类球形或类球形的丸剂。其具有外形美观,流动性好;含药量大,服用剂量小;释药稳定、可靠、均匀、比表面积大,溶出快,生物利用度高等特点。随着对微丸工艺和专用设备的研究,微丸在缓释、控释制剂方面的运用越来越多,微丸将会有很大的发展。

中药制剂中早就有微丸制剂,如"六神丸""喉症丸""牛黄消炎丸"等制剂均具有微丸的基本特征。微丸的制备方法主要有:滚动成丸法、离心-流化造丸法、挤压-滚圆成丸法、喷雾干燥成丸法,还有熔融法制微丸、微囊包囊技术制微丸等。

第五节 典型生产实例

项目名称一 开胸顺气丸的制备

【目的】

1. 建立水丸塑制法起模的生产情景。

2. 将开胸顺气丸药粉制成丸模。

3. 学会水丸塑制法起模方法、操作步骤及操作要点。

4. 学会泛制法制丸主要用具和设备的使用,掌握泛制法制丸方法、操作步骤及操作要点。

【处方】 槟榔300g 炒牵牛子400g 陈皮100g 木香75g 姜厚朴100g 醋三棱100g 醋莪术100g 猪牙皂50g

【功能与主治】 消积化滞,行气止痛。用于气郁食滞所致的胸胁胀满、胃脘疼痛、嗳气呕恶、食少纳呆等。

【操作步骤】

1. 生产前准备

(1) 接受生产任务。

(2) 领料:领取生产的原辅料,办理物料交接手续,并签字记录。

(3) 注意严格执行各项目《岗位标准操作规程》《仪器使用、维护保养及检修标准操作规程》及《开胸顺气丸生产工艺规程》。

2. 配料 由净料库投料员、车间调料员、质量监控员,按批生产指令规定的品种、数量投料,经过三方核对无误,签字后调车间。

3. 灭菌

(1) 将槟榔等8味,置脉动真空灭菌器中,布袋之间留有适宜间隙,高度不得超过内车。

(2) 按岗位操作法进行操作,当温度达到115℃开始计算时间,灭菌时间30分钟。

(3) 药材灭菌后真空干燥30分钟,水分≤5%,取出,备用。

4. 粉碎

(1) 开启粉碎机,分别加入槟榔、炒牵牛子、陈皮、木香、姜厚朴、醋三棱、醋莪术、猪牙皂饮片(先少量再逐步加大至可行值),进行粉碎。

(2) 用振荡筛分别对粉碎的物料按细度要求过筛得细粉或最细粉(过100~120目)。

(3) 分别将粉碎、过筛好的物料及时装于内衬胶袋的容器内。在胶袋内外各放1张标签,标签上注明品名、细度、毛重、皮重、净重、生产日期、操作人,按不同物料现场定制管理的要求,分别放置在指定的区域。

(4) 分别对粉碎、过筛后物料进行称重,计算收率和物料平衡(要求均为95%~105%)。

(5) 用干净的尼龙刷将残留在机内的原辅料扫离机件,回收作粉碎零头交回中间站。

5. 总混

(1) 分别核对粉碎后药材细粉重量、名称、批号、规格、数量、合格报告单、生产日期、操作者。将药粉配研至三维运动混合机内,混合30分钟。

(2) 放料,置装入洁净的容器内,称重并标明品名、重量、批号、规格、数量、合格报告单、生产日期、操作者,送中间站,请验鉴别项和药粉外观,合格后交下道工序。

6. 起模

(1) 制软材:按批生产记录规定的数量,用电子台秤称量开胸顺气丸药粉,并移入槽型混合机中,再按药粉与水的比例1:0.6加入60~70℃的纯化水,混合10分钟后倾入不锈钢盘中,掰开晾凉。

(2) 制丸模。

1) 用酒精喷头将制丸机导轮、制丸刀、导条架喷上少量酒精。

2) 启动推料电机使之空转3~5分钟。启动推料、搓丸、切丸开关。

3) 将晾好的软材加入料斗,料量维持在料斗深度的1/3以上。

4) 推出药条,待药条光滑后,将药条喂入导轮,穿过导条架至制丸刀中。丸模落入出丸轨槽下的不锈钢盘。

5) 调节切丸速度、丸模重量,按10粒重1g,丸模重量差异限度为≤±7%,每30分钟检测一次丸模重量并做记录。发现丸模重量不合格现象,及时调节。

(3) 收集丸模。将丸模装入洁净的容器内。

(4) 物料平衡计算。生产结束,对起模物料按《物料平衡管理规程》要求进行物料平衡率及收率计算。平衡范围为97%~100%,如出现偏差,按《偏差处理程序》进行处理,填写记录,并及时汇报。

7. 成型

(1) 将适量合格丸模加入包衣锅内,吹热风干透,均匀撒入适量纯化水,使丸模表面湿润后,均匀撒入少许药粉,戴医用乳胶手套搅拌,使药粉均匀黏附在丸模上,吹热风干透,再继续加水、加药粉,吹热风干透,依次反复操作,直至制成10粒重1.35g的水丸(水分为17%~19%)。加适量纯化水,戴乳胶手套快速翻、揉,使丸粒充分撞击,至丸粒圆整、光亮。

(2) 出锅:自包衣锅中取出药丸,装入适当容器。

8. 干燥　将已打光丸粒转入晾丸室,低温干燥(30~35℃)至水分≤8.0%。

9. 丸料收集　将干燥后的丸粒用钢丝筛筛除碎丸粒,用双层无毒塑料袋收集,封口,放入不锈钢桶,附标签,注明品名、批号、数量、操作人、日期、总件数等,转入中间站待验。生产结束,对起模物料按《物料平衡管理规程》要求进行物料平衡率及收率计算,如出现偏差,按《偏差处理程序》进行处理,填写记录,并及时汇报。

10. 内包装

(1) 领料:在中间站领取待包装的合格丸药,领取时核对物料名称、规格、批号、重量,并重新称量。按批包装指令领取本批生产量所需内包装材料。所用内包装材料必须有检验报告书,检验合格后方可使用。办理物料交接手续,并签字记录。

(2) 内包装规格及方法:采用固体药用聚烯烃塑料瓶、铝箔垫进行瓶装,规格为60g/瓶。

(3) 调试操作:装配、调试全自动丸剂瓶装生产线中的理瓶机、电子数粒机、塞干燥剂机、上盖机、旋盖机、不干胶贴标机。调试完成后按要求加入物料进行生产包装。

(4) 分装。

1) 装量调节:调节瓶装量达到要求。

2) 装量检查:分装过程中,随时观察计数器显示的装量粒数,并做好装量检查记录。

3) 收集产品:生产结束后,立即统计数量,附上标签,注明品名、规格、批号、数量、操作人、复核人及生产日期。将产品转入中间站,做好台账。及时完成批记录。QA 不定时进行抽样检查。

4) 计算物料平衡率。

5) 请验、清场。

11. 外包装

(1) 领料:按批包装指令领取本批生产量所需包装材料。所用外包装材料必须有检验报告书,检验合格后方可使用。办理物料交接手续,并签字记录。

(2) 包装规格:60 丸/瓶×5 瓶/盒×40 条/箱。

(3) 调试:慢速试机查看皮带及其他各部件运转是否正常。机器部件均运行正常,调试运行速度,达到生产包装要求。

(4) 装箱:按批包装指令对小盒进行打印,要求打印字迹清晰、端正,产品批号、生产日期、有效期至正确、清晰,与指令等相符;将检查合格的药瓶同说明书一起装入已打印产品批号、生产日期、有效期至的小盒内,码放整齐。每 5 小盒热封成一条,每 40 条装入已折好的纸箱内,用封口胶带封箱。外包装工序操作过程中,随时检查包装质量,检查纸盒内说明书是否加入,纸盒封盖是否完整,如包装质量不合要求,应停机调试后再作业。包装开始半小时内每 5 分钟取 5 盒包装产品进行详细检查,要求包装符合塑料瓶装盒质量要求。

(5) 入库:成品及时放入库房待验区,核对品名、批号、规格、数量。检验合格后办理入库手续。

(6) 计算物料平衡率。

(7) 请验、清场。

【实训报告】 认真书写实训报告,内容包括项目名称、起止时间、目的、设施、设备、器具、材料、操作步骤、结果、问题及答案(或解决方案)等。

项目名称二　六味地黄丸的制备

【目的】

1. 建立蜜丸的生产情景。

2. 将六味地黄丸混匀的饮片细粉,加工制成大蜜丸。

3. 学会炼蜜、蜜丸制丸主要用具和设备的使用,炼蜜、六味地黄丸大蜜丸的制丸方法、操作步骤,并掌握操作要点。

【处方】　熟地黄120g　酒萸肉60g　牡丹皮45g　山药60g　茯苓45g　泽泻45g

【功能主治】　滋阴补肾。用于肾阴亏损,头晕耳鸣,腰膝酸软,骨蒸潮热,盗汗遗精,消渴。

【操作步骤】

1. 生产前准备

(1) 接受生产任务。

(2) 领料:领取生产的原辅料,办理物料交接手续,并签字记录。

(3) 注意严格执行各项目《岗位标准操作规程》《仪器使用、维护保养及检修标准操作规程》及《六味地黄丸生产工艺规程》。

2. 配料　由净料库投料员、车间调料员、质量监控员,按批生产指令规定的品种、数量投料,经过三方核对无误,签字后调车间。

3. 灭菌

(1) 将熟地黄等6味药材,置真空灭菌器中,布袋之间留有适宜间隙,高度不得超过内车。

(2) 按岗位操作法进行操作,当温度达到115℃开始计算时间,灭菌时间30分钟。

(3) 药材灭菌后真空干燥30分钟,水分≤5%,取出,备用。

4. 粉碎

(1) 开启粉碎机,将熟地黄等6味药材拌料后,置粉碎机中,粉碎成细粉。

(2) 用振荡筛对粉碎的物料按细度要求过筛得细粉或最细粉(过100~120目)。

(3) 将粉碎、过筛好的物料及时装于内衬胶袋的容器内。在胶袋内外各放一张标签,标签上注明品名、细度、毛重、皮重、净重、生产日期、操作人,送中间站,请验。

(4) 对粉碎、过筛后物料进行称重,计算收率和物料平衡(要求均为95%~105%)。

(5) 用干净的尼龙刷将残留在机内的原辅料扫离机件,回收作粉碎零头交回中间站。

5. 总混

(1) 将熟地黄等6味药粉置三维运动混合机内,混合30分钟。

(2) 放料置装入洁净的容器内,称重并标明品名、重量、批号、规格、数量、合格报告单、生产日期、操作者,送中间站,请验。

6. 炼蜜

(1) 按生产指令将蜂蜜从辅料库领出,调入车间。复核检查蜂蜜的标签(品名、批号、数量、检验报告单等),并放入温蜜室(一般生产区)。

（2）温蜜：将蜂蜜包装桶冲洗擦拭干净，至桶盖无灰尘及易脱落物止。整齐摆放于温蜜箱（40～50℃），存放24小时以上，使蜂蜜完全液化。

（3）稀释：开启真空泵。开启兑稀罐真空出气阀，待罐内真空度达到>-0.05MPa时，将上蜜软管插入液化后的原蜜桶内，开启进蜜阀上蜜。待蜂蜜进入1/2开动搅拌，上蜜量小于300kg。蜂蜜桶放入20kg纯净水摇动后一并吸入兑稀罐。关闭真空泵。开启兑稀罐排空阀，恢复兑稀罐常压，徐徐开启蒸气阀，缓缓加热。待罐内升温至80℃时停止升温，保温。

（4）过滤：开启主炼罐进料阀，开启主炼罐真空排气阀、开启真空泵。关闭兑稀罐真空排气阀、开启兑稀罐真空排气阀，待真空缓冲罐真空度达到-0.05MPa时，开启兑稀罐底放蜜阀注入过滤器（预先将过滤器处理洁净，将60～80目绢纱布用纯化水润湿并衬于滤筒之滤板上）内，待过滤器内液面达到1/2时，开启过滤器底出蜜阀，使过滤后的蜜被吸入主炼罐。若滤渣过多影响过滤速度时，可停机清洗过滤绢布后继续重复作业，直至热蜜出尽。兑稀罐喷热纯化水冲洗，水量约20kg，一并通过滤器吸入主炼罐。

（5）炼制：开启主炼罐搅拌器，开启排气导管阀，开启冷凝管冷却水，徐徐开启蒸气阀开始升温炼制。当升温>100℃时，随时观察罐内泡沫情况，若发现泡沫上升超过捕沫浆时，需停止或降低蒸气供量。开启真空泵，开启捕集罐真空排气阀，开启通往捕集罐的吸沫阀，使泡沫通过视盅进入收集罐。当泡沫得到控制后继续开启蒸气阀，继续炼制至111～113℃。小量蒸气保温待用。

（6）灌装：将炼制好的蜂蜜通过密闭管道放入运转桶中密闭，称重，贴上标签（名称、批号、数量及操作者姓名等），外套洁净塑料袋。

（7）物料平衡率计算：生产结束，对炼蜜按《物料平衡管理规程》要求进行平衡率计算，若发生偏差，按《偏差处理程序》做偏差分析处理，并及时汇报。

7. 制丸

（1）领料：根据"六味地黄丸批生产指令"从中间站领取六味地黄丸药粉。要求在药粉中间站复核检查每袋药粉的标签（品名、批号、数量、检验合格证等）无误，药粉的性状、外包装与工艺要求相符，做好台账，一次性领入操作间并码放整齐。

（2）复核：取药粉、炼蜜称量复核后，及时进行记录。

（3）制丸块：将药粉及上批尾料投入到槽形混合机，启动槽形混合机，依据批生产记录的要求，按粉蜜1∶1.1的比例加入炼蜜（温度80～100℃）搅拌10～15分钟制成混合均匀、软硬适度的丸块，用已消毒的不锈钢盘收集并将其掰成小块摊晾。

（4）制丸。

1）检查设备：按生产指令安装9g的出条嘴、调节锁母及相应规格的模辊。启动蜜丸机进行空运转，正常后开始生产。

2）确定丸重限度：按工艺规程的要求，确定丸重上限为9.36g，下限为8.64g（内控标准）。

3）加料：戴上医用乳胶手套，用75%乙醇溶液擦拭消毒。将药团小块加入料斗中，加料量不低于料斗容积的1/3，并在生产全过程始终维持此量。

4）丸重调节：通过调整出条嘴及调节锁母至丸重在8.64～9.36g。

5）出丸：丸重符合要求后，开始制丸，每隔3～5根药条抽查1次，确认30分钟内重量差异都稳定后,每隔约30分钟抽查1次,每次10丸。做好记录,要求不得有2丸超出内控标准,保证重量差异符合规定要求。制丸接近结束时,应按制丸开始时丸重检查要求,增大抽检频次,保证丸重符合要求。如抽检不在规定范围内,立即重新进行丸重调节,直至达到规定范围,并将最后一次抽查合格后生产的蜜丸逐一称定,不合格者作为残料处理(加入加料斗重新制丸)。

6) 晾丸:将药丸转入晾丸室(温度35~45℃)。放置12小时以上,含水量不得过13.0%。

(5) 物料平衡率计算:制丸结束时,按照《物料平衡管理规程》进行物料平衡率的计算,如出现偏差,按《偏差处理程序》进行处理,并及时汇报。

8. 内包装

(1) 领料:在中间站领取待包装的合格丸药,领取时核对物料名称、规格、批号、重量,并重新称量。按批包装指令领取本批生产量所需内包装材料。所用内包装材料必须有检验报告书,检验合格后方可使用。办理物料交接手续,并签字记录。

(2) 内包装规格及方法:采用250PVC、250铝箔进行铝塑泡罩包装,规格为10丸/板。

(3) 调试:设备调试正常后,换上与生产批号相应的钢字粒。

(4) 包装:给PVC、铝箔及批号钢字加热,打开冷却水开关及抽风机,加入合格中间产品进行包装。按每板装入10丸进行分装。随时检查冲切的铝塑成品外观是否符合要求,批号钢字体与铝箔上字体方向一致,检查铝塑成品网纹、批号是否清晰,铝塑压合是否平整,冲切是否完整等。

(5) 收集产品:生产结束后,立即统计数量,附上标签,注明品名、规格、批号、数量、操作人、复核人及生产日期。将产品转入中间站,做好台账。及时完成批记录。

(6) 计算物料平衡率。

(7) 请验、清场。

9. 外包装

(1) 领料:按批包装指令领取本批生产量所需包装材料。所用外包装材料必须有检验报告书,检验合格后方可使用。办理物料交接手续,并签字记录。

(2) 包装规格:10丸/板/盒×10盒/条×10条/箱。

(3) 调试:慢速试机查看皮带及其他各部件运转是否正常。机器部件均运行正常,调试运行速度,达到生产包装要求。

(4) 装箱:按批包装指令对包装盒进行打印,要求打印字迹清晰、端正,产品批号、生产日期、有效期至正确、清晰,与指令等相符。每10盒热封成一条,每10条装入已折好的纸箱内,用封口胶带封箱。外包装工序操作过程中,随时检查包装质量,检查纸盒内说明书是否加入,纸盒封盖是否完整,如包装质量不合要求,应停机调试后再作业。包装全过程操作人员应随时检查包装质量。

(5) 入库:成品及时放入库房待验区,核对品名、批号、规格、数量。检验合格后办理入库手续。

(6) 计算物料平衡率。

(7) 请验、清场。

【实训报告】 认真书写实训报告,内容包括项目名称、起止时间、目的、设施、设备、器具、材料、操作步骤、结果、问题及答案(或解决方案)等。

项目名称三 熊胆救心丸(熊胆救心丹)的制备

【处方】 熊胆粉0.2g 蟾酥1.67g 冰片2g 人工麝香0.2g 人参6.7g 珍珠3.4g 人工牛黄0.5g 猪胆粉1.5g 水牛角浓缩粉1.67g

【制法】 以上9味,除熊胆粉、蟾酥、冰片、人工麝香、人工牛黄分别研成极细粉外,其余珍珠等4味粉碎成细粉,与上述熊胆粉等5味极细粉及淀粉等辅料配研,过筛,混匀,以水泛丸,低温干燥,制成1000粒,挂百草霜衣包衣,即得。

【功能主治】 强心益气,芳香开窍。用于心气不足所致的胸痹,症见胸闷、心痛气短、心悸。

【用法用量】 口服,一次2粒,一日3次。

项目名称四 知柏地黄丸(浓缩丸)的制备

【处方】 知母25.9g 黄柏25.9g 熟地黄103.4g 山茱萸(酒制)51.7g 牡丹皮38.8g 山药51.7g 茯苓38.8g 泽泻38.8g

【制法】 以上8味,取山药、牡丹皮13g、山茱萸21g粉碎成细粉,备用;将泽泻、茯苓、知母、黄柏粉碎成粗粉,加水煎煮2次,第一次3小时,第二次2小时,合并煎液,滤过,滤液浓缩成相对密度为1.35~1.40(20℃)的清膏;取熟地黄切片,加水煎煮3次,第一次3小时,第二次2小时,第三次1小时,合并煎液,滤过,滤液浓缩成相对密度为1.35~1.40(20℃)的清膏;取剩余的牡丹皮,山茱萸,以70%乙醇溶液作溶剂,浸渍24小时后,进行渗漉,收集渗漉液,回收乙醇,浓缩成相对密度1.35~1.40(20℃)的清膏;取山药、山茱萸及牡丹皮的细粉。将上述各清膏、药粉及适量淀粉混匀,制成1000丸,干燥,打光,即得。

(王小平)

？复习思考题

1. 简述丸剂的含义、特点及分类。

2. 炼蜜的目的是什么?炼蜜程度如何判断?

3. 泛制法、塑制法的含义及其适用于哪些丸剂的制备?

4. 丸剂的质量要求有哪些?

5. 水丸、蜜丸在生产过程中常见的问题有哪些?

第二十三章

滴 丸 剂

学习要点

1. 滴丸的含义、特点及质量要求。
2. 滴丸的制备方法及单元操作要点、工艺过程的关键步骤及控制参数。
3. 滴丸制备时可能发生的问题及解决办法。

第一节 概 述

一、滴丸的含义与特点

滴丸系指原料药物与适宜的基质加热熔融混匀,滴入不相混溶、互不作用的冷凝介质中制成的球形或类球形制剂。

滴丸的主要特点:

1. 药效迅速,生物利用度高,副作用小。
2. 液体药物可制成固体滴丸,便于服用和运输。
3. 生产车间无粉尘,设备简单,操作容易,重量差异较小,成本低。
4. 根据需要可制成内服、外用、缓释或局部治疗等多种类型的滴丸剂。
5. 滴丸载药量小,相应含药量低,服用剂量大;另外,供选用的基质和冷凝液较少,所以滴丸品种受限制。

二、滴丸的发展概况

滴制法制丸早在 1933 年已应用于药剂上,并设计出相应的滴丸设备,1956 年有用聚乙二醇-4000 为基质,以植物油为冷凝剂制备苯巴比妥钠滴丸的报道,1958 年国内有人用滴制法制备了酒石酸锑钾滴丸,1968 年我国芸香油滴丸的试制成功揭开了中药滴丸的序幕。近年来,随着中药剂型的不断发展,滴丸在中药剂型中的应用也越来越引人注目,成为一种很有发展前途的中药新剂型。

三、滴丸的质量要求

1. 根据不同品种可选用水溶性基质或非水溶性基质。常用的有聚乙二醇类(如聚乙二醇 6000、聚乙二醇 4000 等)、泊洛沙姆、硬脂酸聚烃氧(40)酯、明胶、硬脂酸、单硬脂酸甘油酯、氢化植物油等。

2. 冷凝介质必须安全无害,且与药物不发生作用。常用的冷凝介质有液状石蜡、植物油、甲基硅油和水等。

3. 滴丸应圆整均匀,色泽一致,无粘连现象,表面无冷凝介质黏附。

4. 根据药物的性质与使用、贮藏的要求,在滴制成丸后可包衣。必要时,薄膜包衣丸应检查残留溶剂。

5. 除另有规定外,滴丸剂应密封贮存。

6. 检查。

【重量差异】　除另有规定外,滴丸剂按照《中国药典》2015 年版四部丸剂(通则0108)项下重量差异检查法检查,应符合规定(表23-1)。

表 23-1　滴丸剂重量差异限度表

标示丸重或平均丸重	重量差异限度
0.03g 及 0.03g 以下	±15%
0.03g 以上至 0.1g	±12%
0.1g 以上至 0.3g	±10%
0.3g 以上	±7.5%

检查法:取供试品 20 丸,精密称定总重量,求得平均丸重后,再分别精密称定每丸的重量。每丸重量与标示丸重相比较(无标示丸重的,与平均丸重比较),按下表中的规定,超出重量差异限度的不得多于 2 丸,并不得有 1 丸超出限度 1 倍。

【装量差异】　单剂量包装的滴丸剂,按照《中国药典》2015 年版四部丸剂(通则0108)项下装量差异检查法检查,应符合规定。

【装量】　装量以重量标示的多剂量包装滴丸剂,照《中国药典》2015 年版四部最低装量检查法(通则 0942)检查,应符合规定。以丸数标示的多剂量包装滴丸剂,不检查装量。

【溶散时限】　按照《中国药典》2015 年版四部丸剂(通则 0108)项下溶散时限检查法检查,除另有规定外,应符合规定。

【微生物限度】　以动物、植物、矿物质来源的非单体成分制成的丸剂,生物制品丸剂,照《中国药典》2015 年版四部非无菌产品微生物限度检查:微生物计数法(通则1105)和控制菌检查法(通则 1106)及非无菌药品微生物限度标准(通则 1107)检查,应符合规定。

第二节　滴丸生产技术

一、滴丸剂生产车间环境要求

滴丸剂一般系非无菌制剂,根据《药品生产质量管理规范》(2010 年修订)及其附录的规定,非无菌制剂生产的暴露工序区域及其直接接触药品的包装材料最终处理的暴露工序区域的洁净级别,应达到"无菌药品"附录中 D 级洁净区要求。

二、工艺流程图

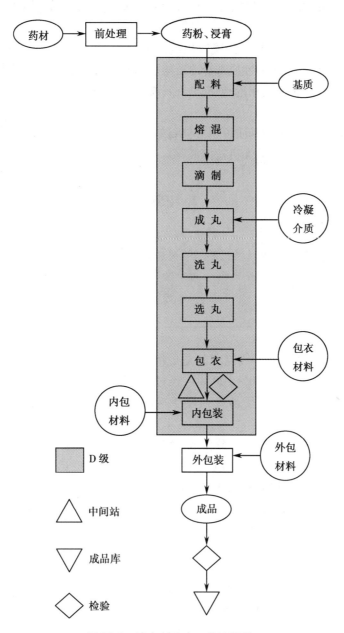

图 23-1 滴丸剂生产工艺流程图

三、制备方法

（一）滴丸的基质和冷凝液

1. 滴丸的基质 滴丸中主药以外的附加剂称基质。基质的选择应遵循以下原则:化学惰性,与主药不发生任何化学反应,对人体无害且不影响主药的疗效与检测;

熔点较低,受热可熔化成液体,而遇骤冷又能凝成固体,在室温下保持固体状态,与主药混合后仍保持此物理状态。

基质可分为水溶性基质和非水溶性基质。常用水溶性基质有聚乙二醇类、泊洛沙姆、硬脂酸聚烃氧(40)酯、明胶等;非水溶性基质有硬脂酸、单硬脂酸甘油酯、氢化植物油等。

2. 滴丸的冷凝介质　用于冷凝滴出的药液液滴,使其冷凝成固体药丸的物质称为冷凝介质。可根据基质的性质选择冷凝液,应遵循以下原则:安全无害,且与药物不发生作用;密度与液滴密度相近,使滴丸在冷凝液中缓缓下沉或上浮,充分凝固,丸形圆整。

常用的冷凝液:水溶性基质可用液体石蜡、二甲基硅油、植物油、煤油等;非水溶性基质可用水、不同浓度乙醇、无机盐溶液等。

知识链接

缓 释 滴 丸

国内学者应用固体分散技术将川芎、当归制成缓释滴丸剂,具有活血、止痛的疗效,能够有效、缓慢地控制药物在12小时释放,减少因分次给药引起的血药浓度的“峰-谷”波动,达到平稳、长效释药的目的。

(二) 制法与设备

采用滴制法制备滴丸。滴制法制丸是将药物溶解、乳化或混悬于适宜的熔融的基质中,保持恒定的温度(80～100℃),经过适宜大小管径的滴管等速滴入冷凝液中,凝固形成的丸粒徐徐沉于器底或浮于冷凝液的表面,取出拭去冷凝液,干燥即得滴丸。

制备滴丸的设备主要由三部分构成:滴瓶、冷却柱和恒温箱。滴瓶有调节滴出速度的活塞,有保持液面一定高度的溢出口、虹吸管或浮球,能在不断滴制与补充药液的情况下保持滴速不变。恒温箱包括滴瓶和贮液瓶等,使药液在滴出前保持一定的温度不凝固,有玻璃门以便观察,箱底开孔,滴丸由内滴出。滴丸由下向上滴出时,滴出口的冷凝剂尚要加热恒温。冷却柱长度和外围是否用水、冰冷凝,视各品种具体情况而定。冷却柱的一般长度为40～140cm,温度保持在10～15℃。如药液密度小于冷凝液,选用装置A,反之选用装置B(图23-2)。

据报道,中药滴丸制备工艺和设备经改进后可采用室温冷却,模具定型方式,提高成品收率,并能降低能耗。目前开发出的机械设备 MZW 型模具定型自动滴丸机,可用于批量生产。小型机的产率约每小时7200粒,中型机每小时数万粒。

(三) 滴丸制备

滴丸剂制备采用滴制法,制备工艺过程为:基质与冷凝液的选择→基质的制备与药物的加入→混匀→滴制→冷凝成型→洗涤→干燥→质量检查→包装。

首先选择合适的基质和冷凝液,然后将基质加热熔化,如果基质由多种成分组成,则先熔化熔点高的,再加入熔点低的,最后将药物溶解、混悬或乳化在已熔化的基质中,保温(视基质不同,一般80～100℃),经滴头等速滴入冷凝液中,凝

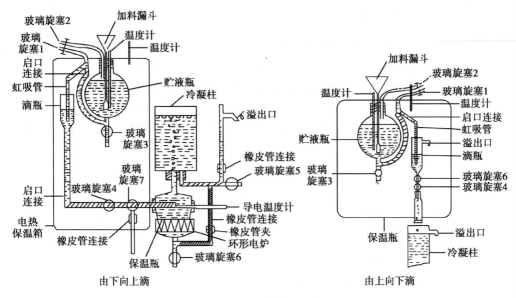

图 23-2　滴制法装置示意图

固形成的丸粒徐徐沉于器底或浮于冷凝液的表面,取出,洗去冷凝液,干燥即成滴丸。根据药物的性质与使用、储藏的要求,滴丸制成后可包衣。除另有规定外,滴丸剂密封储藏。

四、生产过程中可能出现的问题与解决办法

(一)丸重差异不合格

1. 滴制温度　滴制物料的温度升高,表面张力下降,丸重减少;温度降低,丸重增大。滴制的温度在整个制备过程中应适当恒定。

2. 滴距　滴距过大易使滴出的液滴因重力作用而被跌碎,从而影响丸重的一致性。

3. 料液空气　熔料和冷凝工艺使料液中引入了空气又未排除,导致丸粒中空洞而致丸重差异。

4. 其他因素　滴速变化,储液器内因料液液位改变导致静压改变、料液中有不溶物产生或有分层现象等均可导致滴丸丸重差异。

(二)圆整度不一

1. 液滴大小　因为液滴与其比表面积成反比,液滴越小其表面积越大,收缩力越强,滴头内径小液滴小,越易成圆整球形。

2. 液滴与冷凝液的密度差　两者密度差过大,液滴移动速度快,丸粒易呈扁形;而密度差过小,易导致拖尾等现象。

3. 药-基液滴与冷凝液　若两者选用不当,液滴可在冷凝液中溶散或难以成型。

4. 梯度冷凝　液滴带着空气到达冷凝液液面时,在下降的同时逐渐冷却收缩成丸并逸出所带入的气泡。如冷凝液上部温度太低,液滴未收缩成丸前就凝固,会导致气泡来不及逸出而产生不圆整或有空洞、带尾巴等。冷凝液上、中、下温度形成适宜梯度冷却,有利于滴丸的圆整。

五、滴丸剂生产技术的成本核算

（一）粉碎过筛工序物料平衡

$$粉碎过筛收率=\frac{b+c}{a}\times100\%$$

其中，a 为物料投入的千克数；b 为打粉过筛以后的千克数；c 为打粉过筛的粉筛头子、废料千克数。

（二）制丸工序物料平衡

$$制丸收率=\frac{e+f}{d}\times100\%$$

其中，d 为药液总重量；e 为滴丸总重量；f 为制丸后废料总重量。

各工序物料平衡计算的收率：98.0%～102.0%。

（三）原辅料和包装材料的物料平衡

计算公式：　　　　　　$$\frac{C+D+E}{A+B}\times100\%$$

其中，A 为领用数；B 为上批结余数；C 为使用数；D 为本批剩余数；E 为耗损数。

合格评判标准：原辅料和包装材料的平衡为100%。

（四）计算方法

$$成品率=\frac{成品数+留样}{实际投产数}\times100\%$$

$$一次化验合格率=\frac{合格品数}{总成品数}\times100\%$$

$$原料实际消耗定额=\frac{生产某种产品的理论单耗}{成品率}\times100\%$$

$$原料成本=\frac{全部原材料总费用}{入库量}\times100\%$$

$$车间成本=\frac{原材料费用+动力费+工资及附加费+车间经费}{入库量}\times100\%$$

$$收率=\frac{实际得到中间产品量（kg）}{实际投入原辅料量（kg）}\times100\%$$

六、工艺过程的关键步骤及控制参数

滴丸剂生产的关键步骤及控制参数见表23-2。

表23-2　滴丸剂生产的关键步骤及控制参数

工序	关键工艺参数	控制指标
基质与冷凝液的选择		密度差
滴制	滴头大小；滴制温度；滴距；液滴大小；冷凝剂温度	丸重；圆整度

课堂互动

滴丸和胶丸的制备方法有何异同?

第三节 典型生产实例

项目名称 玉屏风滴丸的制备

【目的】

1. 建立中药滴丸剂的生产情景。

2. 学会使用滴丸机,掌握玉屏风滴丸的制备方法及操作要点。

【处方】

黄芪	2500g	防风	833g
白术	833g	聚乙二醇4000	250g
聚乙二醇6000	375g	水	125g
制成	1000袋用量(2.4克/袋)		

【操作步骤】

1. 中药提取

(1) 原药材的前处理:黄芪、防风、白术除去杂质。

(2) 提取。

1) 领料:根据批生产指令单填写领料单,按名称、数量(加上损耗率数量)及时领料。工艺研究员必须与仓库保管员核对中药饮片的合格证、名称、数量等,并检查是否有伪、次、虫、霉烂等情况,保证药材质量。

2) 水提。

A. 认真检查提取设备。

B. 将防风酌予碎断,加10倍量水煎煮3小时,提取挥发油,收集挥发油,蒸馏后的水溶液另器收集;药渣及其余黄芪等二味加水煎煮2次。打开蒸汽阀进行加热,煎煮直至整个提取罐沸腾开始计时,保持微沸,合并提取液,静置后取上清液,过滤,滤液打入浓缩罐中。

C. 放渣:待提取罐温度降到60℃,打开提取罐放出药渣,放置一段时间后,方可清渣。

D. 中药提取完毕后,按清场要求及设备要求进行清洁。

E. 及时填写原始记录。

3) 浓缩。

A. 认真检查设备。

B. 打开真空阀,将贮液罐中的煎煮液抽入二效浓缩罐中,打开蒸汽阀,温度控制在80℃以下,减压连续浓缩药液至相对密度为约1.10(80℃),关掉蒸汽阀,停止加热,将浓缩液打入浓缩贮液罐中。

C. 浓缩完毕后,按清场要求及设备要求进行清洁。

D. 及时填写原始记录。

4)醇沉

A. 认真检查设备。

B. 将浓缩液打入醇沉罐,待浓缩液温度降至30℃,加入乙醇至醇含量至70%,搅拌30分钟,均匀,静置冷藏24小时,滤过,得上清液。

C. 醇沉完毕后,按清场要求及设备要求进行清洁。

5)减压浓缩:将上清液与蒸馏后的水溶液合并打入刮板浓缩器中,打开蒸汽阀,温度控制在80℃以下,真空度0.05~0.08MPa,连续浓缩药液至相对密度约1.25~1.30(60℃),关掉蒸汽阀,停止加热,回收乙醇。

6)减压干燥、粉碎

A. 认真检查设备。

B. 将浓缩浸膏置于干燥洁净的烘盘内,物料层厚度控制在1~2.5cm范围内,加入烘箱,温度控制在60~80℃,减压干燥,测得干膏水分含量≤8%时,即可停止干燥。收得干膏,100目粉碎。

C. 将干膏从干燥箱内取出,放粉碎机内100目粉碎成细粉。

D. 完毕后,按清场要求及设备要求进行清洁。

2. 滴制

(1)配料

1)领取所需原料,并复核原料的名称、规格、数量等是否相符,同时检查原料的外观质量,如发生异常现象,妥善处理,防止发生事故。

2)按处方量称取聚乙二醇4000、聚乙二醇6000、水,至配料罐中,加热搅拌混匀,使处于熔融状态。

3)按处方称取浸膏粉加入到配料罐中,与上述基质混匀随即加入防风挥发油搅拌均匀,保持温度在85℃左右。

(2)滴制

1)待药液温度、循环液温度、定形筒温度、滴筒温度达到设定值后开始滴丸。

2)滴制过程中根据药丸成形情况调整滴筒、定形筒、循环液温度,调节控制药液滴下的速度,以利于药丸成形良好。

3)每隔一段时间,从产品中任选10颗,分别精密称量,计算药丸装量差异。

4)待药丸全部冲出后,停止制冷机,停止定形筒加热,停止循环泵,待清洗结束后,再停止滴筒和供药管上的保温套加热。

3. 内包装 包装规格:2.4克/袋,铝塑复合膜。

4. 外包装

【实训报告】 认真书写实训报告,内容包括项目名称、起止时间、目的、设施、设备、器具、材料、操作步骤、结果、问题及答案(或解决方案)等。

(徐艳明)

复习思考题

1. 滴丸的含义是什么？有何特点？

2. 滴丸的质量要求有哪些？

3. 什么是滴丸的基质和冷凝介质？常用的基质和冷凝介质有哪些？

4. 滴制装置的 3 个组成部分各有什么功能？

5. 滴丸滴制过程中有哪些质量控制要点？

6. 解释滴丸工艺流程图。

第二十四章

软 膏 剂

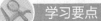 学习要点

1. 软膏剂的含义、特点与质量要求。
2. 软膏剂的常用基质类型、作用及其适用范围,主要品种的性质和应用。
3. 软膏剂常见制备方法的过程单元操作要点、工艺过程的关键步骤及控制参数。
4. 软膏剂制备时可能发生的问题及解决办法。

第一节 概 述

一、软膏剂的含义

软膏剂系指药物、药材细粉、药材提取物细粉与适宜基质均匀混合制成半固体外用制剂。常用基质分为油脂性、水溶性和乳剂型基质,其中用乳剂型基质制成的软膏又称乳膏剂,按基质的不同,可分为水包油型乳膏剂与油包水型乳膏剂。软膏剂广泛应用于皮肤科、外科,对皮肤、黏膜起保护、局部治疗或经皮肤、黏膜吸收后起全身作用。

二、软膏剂的特点

1. 易涂布或粘贴于皮肤、黏膜或创面上,可保护创面、润滑皮肤或起局部治疗作用,广泛用于皮肤科与外科。
2. 透过皮肤和黏膜起全身治疗作用,且可避免口服给药可能发生的肝首过效应及胃肠灭活。

药物透皮吸收

软膏剂的透皮吸收过程包括药物释放、穿透及吸收进入血液循环 3 个阶段。药物释放是指药物从基质中释放出来并扩散到皮肤或黏膜表面；穿透是指药物通过表皮进入真皮、皮下组织，对局部产生治疗作用；吸收是指药物透入皮肤后经过血管或淋巴管进入体循环产生全身治疗作用。

机体皮肤由表皮、真皮、皮下组织构成，其中表皮为最外层，由不同形状的上皮细胞组成，从外向内分为角质层、透明层、粒层、棘层、基底层，其中角质层细胞是影响药物透皮吸收的重要因素。药物可经表皮、毛囊、皮脂腺、汗腺穿透至真皮而被机体吸收。

三、软膏剂的质量要求

1. 外观　软膏剂应无酸败、异臭、变色、变硬、油水分离等变质现象。

2. 贮存　除另有规定外，软膏剂应遮光，密闭贮存。

3. 粒度　除另有规定外，含细粉的软膏剂按照《中国药典》2015 年版四部软膏剂（通则 0109）粒度项下检查法检查，应符合规定。

4. 装量　按照《中国药典》2015 年版四部最低装量检查法（通则 0942）检查，应符合规定。

5. 无菌　用于烧伤或严重创伤的软膏剂，按照《中国药典》2015 年版四部无菌检查法（通则 1101）检查，应符合规定。

6. 微生物限度　除另有规定外，照非无菌产品微生物限度检查：微生物计数法（通则 1105）和控制菌检查法（通则 1106）及非无菌药品微生物限度标准（通则 1107）检查，应符合规定。

第二节　软膏剂生产技术

一、软膏剂生产车间环境要求

软膏剂一般系非无菌药品（用于烧伤或严重创伤等除外），根据《药品生产质量管理规范》（2010 年修订）及其附录的规定，软膏剂生产的暴露工序区域及其直接接触药品的包装材料最终处理的暴露工序区域的洁净级别，应达到"无菌药品"附录中 D 级洁净区要求。一般软膏剂的配制操作室洁净度要求不低于 D 级洁净区要求，用于深部组织创伤的软膏剂制备的暴露工序操作室洁净度要求不低于 B 级洁净区要求。

在生产过程中，中药材和中药饮片的取样、筛选、称重、粉碎、混合等易产生粉尘的操作，应当采取有效措施，以控制粉尘扩散；提取、浓缩、收膏工序宜采用密闭系统进行操作，并在线进行清洁，以防止污染和交叉污染。采用密闭系统生产，其操作环境可在非洁净区；采用敞口方式生产，浸膏的配料、粉碎、过筛、混合等操作以及中药饮片经粉碎、过筛、混合后直接入药，其操作环境应当与其制剂配制操作区的洁净度级别相适应。

二、工艺流程图

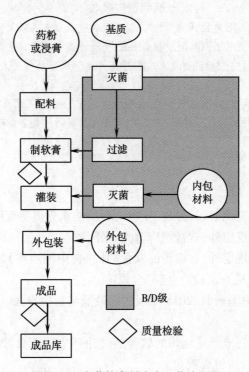

图 24-1　中药软膏剂生产工艺流程图

三、制备方法

（一）软膏剂常用的基质

软膏剂的基质不仅是赋形剂,同时也是药物的载体,对软膏剂的质量及药物的释放与吸收都有重要影响。因此,软膏剂基质的选用,应根据医疗要求、药物性质及皮肤患处的生理病理状况来决定。

理想的基质应具备下列要求:①具有适宜的稠度、黏着性和涂展性,能与药物的水溶液或油溶液互相混合。②为药物的良好载体,有利于药物的释放和吸收;性质稳定,与药物无配伍禁忌。③不妨碍皮肤的正常功能与伤口的愈合,且无刺激性。④易洗除,不污染衣物。

软膏剂的基质可分为油脂性基质、乳剂型基质、水溶性基质 3 种。

1. 油脂性基质　油脂性基质包括油脂类、类脂类及烃类等。其特点是润滑性好、无刺激性,并能封闭皮肤表面,减少水分蒸发,促进皮肤的水合作用,对皮肤的保护及软化作用比其他基质强。能与多种药物配伍,但油腻性及疏水性较大,不易与水性液混合,也不易用水洗除,不宜用于急性炎性渗出较多的创面。

（1）油脂:系从动、植物中得到的高级脂肪酸甘油酯及其混合物。在贮存中易受温度、光线、氧气等影响引起分解、氧化和酸败,可酌加抗氧剂改善。常用的有豚脂、植物油、氢化植物油等。其中植物油常与熔点较高的蜡类熔合制成稠度适宜的基质。中药油膏常用麻油与蜂蜡的熔合物为基质。

（2）类脂类：系高级脂肪酸与高级醇的酯类，其物理性质与油脂类相似。

1）羊毛脂：又称无水羊毛脂，为淡棕黄色黏稠半固体，熔点 36～42℃，因含胆固醇、异胆固醇与羟基胆固醇及其酯而有较大的吸水性，可吸水 150%、甘油 140%、70% 的乙醇 40%。由于羊毛脂的组成与皮脂分泌物相近，故可提高软膏中药物的渗透性。

2）蜂蜡：有黄蜡、白蜡之分。白（蜂）蜡系由黄蜡漂白精制而成，主要成分为棕榈酸蜂蜡醇酯，熔点 62～67℃，常用于调节软膏的稠度。因含少量的游离高级醇而有乳化作用，可作为辅助乳化剂。

此类还有虫白蜡、鲸蜡等，主要用于增加基质的稠度。

（3）烃类：系石油分馏得到的多种高级烃的混合物，大部分为饱和烃类。其性质稳定，很少与主药发生作用。不易被皮肤吸收，尤适用于保护性软膏。

1）凡士林：系液体与固体烃类形成的半固体混合物，有黄、白两种。白凡士林由黄凡士林漂白而得。熔点为 38～60℃，具有适宜的稠度和涂展性，且对皮肤与黏膜无刺激性。性质稳定，不会酸败，能与大多数药物配伍。能与蜂蜡、脂肪、植物油（除蓖麻油）熔合。油腻性大而吸水性较差（仅能吸水 5%），故不宜用于有大量渗出液的患处。但与适量的羊毛脂、鲸蜡醇或胆固醇等合用，可增加其吸水性。加入适量的表面活性剂可改善药物的释放与穿透性。

2）石蜡和液状石蜡：前者为各种固体烃的混合物，可与脂肪油、蜂蜡等熔合；后者为各种液体烃的混合物，能与多数脂肪油或挥发油混合。两者主要用于调节软膏稠度，液状石蜡还可用以研磨药物粉末，使易与基质混匀。

（4）二甲基硅油：或称硅油或硅酮，是一系列不同相对分子质量的聚二甲硅氧烷的总称。常用二甲聚硅与甲苯聚硅，其黏度随相对分子质量增大而增加，为无色、无臭或近乎无臭的油性半固体。疏水性强，与羊毛脂、硬脂酸、鲸蜡醇、单硬脂酸甘油酯、吐温、司盘均能混合。本品对皮肤无刺激性，润滑而易于涂布，不妨碍皮肤的正常功能，不污染衣物，常与油脂性基质合用制成防护性软膏，用于防止水性物质及酸、碱液等的刺激或腐蚀，亦用于乳膏剂。本品无毒，但对眼有刺激，不宜作为眼膏基质。

2. 乳剂型基质 乳剂型基质分为油包水（W/O）型与水包油（O/W）型两类，前者俗称冷霜，后者类似雪花膏。由于表面活性剂的作用，本类基质对油和水均有一定亲和力，可吸收创面渗出物或分泌物，对皮肤的正常功能影响小，并有利于药物的释放与穿透。通常 O/W 型乳剂基质中，药物的释放和穿透较其他基质快。但若患处分泌物太多，分泌物会反向吸收，重新进入皮肤而使炎症恶化，故不宜用于脓疮、糜烂溃疡等创面。遇水不稳定的药物制备软膏不宜采用乳剂型基质。此外，O/W 型乳剂基质，易干涸、霉变，常加入保湿剂、防腐剂等。

3. 水溶性基质 水溶性基质由天然或合成的水溶性高分子物质组成。该类基质释药较快，无油腻性和刺激性，能吸收组织渗出液，可用于糜烂创面和腔道黏膜，但润滑作用较差，易失水干涸，故须加保湿剂与防腐剂。

（1）聚乙二醇（PEG）：为乙二醇的高分子聚合物。聚乙二醇化学性质稳定，可与多数药物配伍，不易酸败和发霉；能与水、乙醇、丙酮及氯仿混溶。吸湿性好，可吸收分泌液，易于洗除。药物释放和渗透较快。常以适当比例相对分子质量在 300～6000 的聚乙二醇相互配合，制成稠度适宜的基质使用。但应注意，本品与苯甲酸、鞣酸、苯酚等混合可使基质过度软化,可降低酚类防腐剂的防腐能力,长期使用可致皮肤干燥。

(2)甘油明胶:甘油10%~20%,明胶1%~3%,水70%~80%。明胶加水浸泡1小时后,再加甘油水浴上溶解,滤过,放冷即成。

(3)其他

1)海藻酸钠:溶于水形成的黏稠性凝胶可作为软膏基质,常用浓度为2.5%,pH 4.5~10时较稳定。

课堂互动

软膏剂的基质有哪些要求及类型,制备时如何选择?

2)皂土:为天然的胶体含水硅酸铝。在水中不溶解,在8~10倍水中能膨胀成为胶冻,加水量不同可得黏度不同的品种。用于制作糊剂、药用牙膏等,常加入甘油作保湿剂,凡士林作软化剂,以防失水干燥。

(二) 软膏剂的附加剂

1. 抗氧剂

(1)抗氧剂:能与自由基反应,抑制氧化反应。如维生素E、没食子酸烷酯、丁羟基茴香醚(BHA)、丁羟基甲苯(BHT)等。

(2)还原剂:常用抗坏血酸、异抗坏血酸和亚硫酸盐。

(3)抗氧化剂辅助剂:是螯合剂,本身抗氧效果小,但可以通过优先与金属离子反应而增强抗氧剂的作用。常用的有枸橼酸、酒石酸、EDTA、巯基二丙酸等。

2. 防腐剂

(1)对基质中防腐剂的要求:防腐剂应符合以下要求,与基质处方组成物没有配伍禁忌;要有热稳定性;在贮藏和使用环境中稳定;对皮肤组织无刺激性、无毒性、无过敏性。

(2)常用防腐剂

1)醇类:乙醇、异丙醇、三氯叔丁醇、三氯甲基叔丁醇、苯基-对-氯苯丙二醇、苯氧乙醇、溴硝基丙二醇。

2)酸类:苯甲酸、丙酸、脱氢乙酸、山梨酸、肉桂酸。

3)芳香酸类:茴香醚、香茅酸、丁子香粉、香兰酯。

4)酚类:苯酚、苯甲酚、麝香草酚、卤化衍生物、煤酚、水杨酸、氯代百里酚。

5)酯类:对羟基苯甲酸(乙酸、丙酸、丁酸)酯。

6)季铵盐类:苯扎氯铵、溴化烷基三甲基铵。

7)其他类:葡萄糖酸洗必泰。

3. 透皮促进剂 指能够渗透进入皮肤降低药物通过皮肤的阻力、降低皮肤的屏障加速药物穿透皮肤的物质。为了增加药物的透皮吸收,可加入透皮促进剂。

(1)亲脂性溶媒:二甲基亚砜(DMSO)、二甲基甲酰胺(DMF)、二甲基乙酰胺(DMA)、α-吡咯烷酮等。

(2)表面活性剂:在基质中加入表面活性剂有利于药物的释放和穿透,用量以1%~2%为宜。非离子型表面活性剂的作用大于阴离子型表面活性剂。

（3）双组分系统:将亲水性、亲脂性物质结合在一起便构成双组分系统,如丙二醇-油酸等。

（三）软膏剂的制备

1. 基质的处理　油脂性基质应先加热熔融,并趁热用细布或 120 目铜丝筛滤过,除去杂质,必要时继续加热至 150℃ 、保温 1 小时灭菌并去除水分。加热灭菌时忌用直火,宜用蒸气加热,一般蒸气压力达到 $4kg/cm^2$ （表压）时,锅内温度才能达到 150℃ 左右。高分子水溶性基质应溶胀、溶解制成溶液或胶冻后备用。

2. 药物加入基质的一般方法

（1）不溶性固体药物:可先将药物粉碎成细粉,与少量液体基质如甘油、液状石蜡等研匀后,再逐渐递加其余基质研匀;也可将药物极细粉或微粉加入熔融的基质中,不断搅拌直至冷凝。

（2）可溶性药物:水溶性药物与水溶性基质混合时,可将药物水溶液直接加入基质中;与油脂性基质混合时,药物一般应先用少量水溶解,以羊毛脂吸收后,再与其余基质混匀。与乳剂基质混合时,在不影响乳化的情况下,可在制备时将药物溶于相应的水相或油相中。油溶性药物可直接溶解在熔化的油脂性基质中。

（3）中药浸出制剂:中药煎剂、流浸膏等药物,可先浓缩至稠膏状,再与基质混合。固体浸膏可先加少量溶剂（如水、稀乙醇等）使之软化或研成糊状,再与基质混匀。

（4）植物油提取药材:根据药材性质以植物油为溶剂加热提取,去渣后再与其他基质混匀;或用油与基质的混合液共同加热提取,去渣后冷凝即得。应注意油提时的温度、时间以及药材加入顺序。

（5）共熔成分:如樟脑、薄荷脑、麝香草酚等并存时,可先将其研磨共熔后,再与冷至40℃左右的基质混匀。

（6）挥发性药物或热敏性药物:待基质降温至40℃左右,再将药物与基质混合均匀。

3. 软膏剂的制备方法

（1）研和法:研和法是将药物细粉用少量基质研匀或用适宜液体研磨成细糊状,再递加其余基质研匀的制备方法。适用于软膏基质稠度适中,如凡士林等;或主药对湿热敏感、剂量小的贵重细料药、毒性药、几乎不具有纤维性的药材。

（2）熔融法：熔融法是将基质先加热熔化，再将药物分次逐渐加入，边加边搅拌，直至冷凝的制备方法。适用于软膏中基质的熔点不同，在常温下不能混合均匀；或主药可溶于基质，或需用熔融基质提取药材有效成分时。

（3）乳化法：乳化法是将油溶性组分（油相）混合加热熔融；另将水溶性组分（水相）加热至与油相温度（80℃）相近时，两相等温混合，边加边搅拌，待乳化完全，直至冷凝。适用于油包水（W/O）型与水包油（O/W）型乳膏剂的制备，并根据药物或乳化剂的性质将其溶于水相或油相，先制备成初乳，再制成乳膏剂。

（四）软膏剂生产过程的单元操作

在中药软膏剂生产过程中，单元操作可能涉及制药用水、灭菌、粉碎、筛析、混合、提取精制、滤过、浓缩、干燥，以及配料、粉碎、过筛、混合、配制、灌封、包装等，其中配制之前各操作单元已在前面相关章节叙述，本节仅以熔融法为重点，介绍软膏剂成型工艺相关的主要过程单元。

1. 配制　配制方法与设备：

（1）研和法设备：这类制备设备有乳钵、电动乳钵等。在制备过程中若软膏基质稠度适中或主药不宜加热，则在常温下通过研磨即能混合均匀。少量制备时常用软膏药刀在陶瓷或玻璃的软膏板上调制。大量生产时用电动乳钵，但生产效率低。

（2）熔融法设备：这类制备设备有装有搅拌器的夹层熔融锅、电动搅拌混合机、三滚筒软膏研磨机等。

操作时应注意熔点较高的基质，如蜂蜡、石蜡等应先加热熔融，熔点较低的基质，如凡士林、羊毛脂等随后加入熔化，必要时可趁热用纱布进行滤过。再将处理好的药物加入适宜温度的基质溶液中搅拌冷凝，以防止药粉下沉。大生产时多采用装有搅拌器的夹层熔融锅或电动搅拌混合机，配合齿轮泵循环数次即可混匀。含不溶性固体药粉的软膏，可通过研磨机使之混合均匀无颗粒感。

（3）乳化法设备：这类制备设备有乳钵、高压乳匀机、胶体磨、高速搅拌机、超声波发生器等。

2. 灌封　将配制后的软膏灌封于铝管或其他内包装容器内的操作过程（每批药液应在配制后 24 小时内，全部灌封结束）。操作初始要连续检测装量，稳定后每小时监测 1 次。将灌封后合格的中间产品转中间站存放（在 20℃ 以下保存），不合格品装入洁净塑料袋内，生产结束后，统一销毁。

（五）包装与贮藏

软膏剂的包装或贮藏条件不当，常引起软膏剂的酸败、变色、变硬等变质现象。软膏剂一般用软膏管（锡、铝、塑料）和塑料盒进行包装。除另有规定外，软膏剂应避光密封贮存。

四、生产过程中可能出现的问题与解决办法

1. 粗糙感　指软膏剂涂布于皮肤时有大小不均匀的颗粒。制备时因一些难溶性的固体物料或基质没有进行粉碎或完全熔融后加入造成，可通过将固体物料或基质先粉碎或磨成细粉，过筛（如 100~120 目），再与基质混合均匀给予解决。

2. 分离　含有石蜡成分的软膏，贮存温热处容易引起分离。含不溶性药物的软膏贮存在温热处，药物易沉于容器的底部。水溶性基质的软膏剂久贮存时易析水。如

出现上述情况,量大时应在使用前重新搅拌均匀。

3. 酸败　指乳膏剂在制备或贮存过程中,因受外界因素(光、热、空气等)及微生物的作用,使水相、油相或乳化剂发生变质的现象。制备时可添加抗氧剂、防腐剂或严密包装防止酸败。

4. 氧化与还原　含重金属盐的软膏,久贮存易被氧化或还原,改变外观降低疗效,甚至产生毒性。此类软膏剂应临时配制,不宜长期贮存。

五、软膏剂生产技术的成本核算

1. 中间产品收得率、成品收得率及物料平衡

(1) 中间产品收得率

$$中间产品收得率=\frac{中间体实际产量}{理论产量}\times100\%$$

(2) 灌注合格收率及物料平衡(按批计算)

1) 灌注合格收率计算公式

$$灌注合格收率=\frac{实际产量(支)}{理论产量(支)}\times100\%$$

2) 灌注合格收率≥97%

3) 物料平衡计算公式

$$物料平衡=\frac{(合格数+不合格数)\times装量+取样量+废料}{配制总量}\times100\%$$

4) 物料平衡限度:98% ~101%

(3) 成品率(按批计算)

1) 计算公式

$$成品率=\frac{实际产量(支)}{理论产量(支)}\times100\%$$

2) 成品率96% ~100%

2. 包装材料消耗定额及物料平衡计算(按批计算)

(1) 铝管利用率

1) 计算公式

$$铝管利用率=\frac{投入量(支)-废管量(支)}{投入量(支)}\times100\%$$

其中:　　　　　　　　投入量=上机量-机上剩余量

2) 铝管利用率≥98.5%

(2) 物料平衡

1) 计算公式

$$平衡率=\frac{灌注数+废品数}{实用数}\times100\%$$

2）物料平衡限度：100%

3. 说明书利用率及物料平衡

（1）说明书利用率计算公式

$$说明书利用率=\frac{实用量（张）-废品量（张）}{实用量（张）}\times100\%$$

（2）说明书利用率≥98%

（3）物料平衡计算公式

$$平衡率=\frac{合格数+破损数+结余数}{领用数}\times100\%$$

（4）物料平衡限度：100%

4. 小盒利用率及物料平衡

（1）小盒利用率计算公式

$$利用率=\frac{实用量（盒）-废盒量（盒）}{实用量（盒）}\times100\%$$

（2）小盒利用率≥98%

（3）物料平衡计算公式

$$平衡率=\frac{合格数+破损数+结余数}{领用数}\times100\%$$

（4）物料平衡限度：100%

六、工艺过程的关键步骤及控制参数

以熔融法制备中药软膏剂为例，见表 24-1。

表 24-1　熔融法制备中药软膏剂的关键步骤及控制参数

工序	关键工艺参数	控制指标
原辅料控制	粉碎/过筛的目数	物料粒度分布；水分
熔融	基质熔融温度；加入先后顺序	基质呈熔融状态；稳定性
混合	批量；混合时间；混合速度	混合均匀度
灌封（铝管）	灌装速度；装量；密封温度	药物含量；外观整洁；无漏封；气密性；药管表面平整

第三节　典型生产实例

项目名称一　徐长卿软膏的制备

【目的】

1. 建立软膏剂的生产情景。

2. 将处方中的药物加工制成软膏。

3. 学会软膏剂生产的主要用具和设备的使用,软膏剂的制备方法、操作步骤,并掌握操作要点。

【处方】

丹皮酚 10g	硬脂酸 150g	三乙醇胺 20g
羊毛脂 20g	甘油 50ml	液状石蜡 250ml
蒸馏水 500ml		

制成	1000g

【功能与主治】 抗菌消炎。用于湿疹、荨麻疹、神经性皮炎等。

【操作步骤】

1. 生产前准备

(1) 接受生产任务。

(2) 领料:领取生产的原辅料,办理物料交接手续,并签字记录。

(3) 注意严格执行各项目《岗位标准操作规程》《仪器使用、维护保养及检修标准操作规程》及《徐长卿软膏工艺规程》。

2. 配制

(1) 将丹皮酚用少量液状石蜡研成糊状,备用。

(2) 将硬脂酸、羊毛脂、液状石蜡及上批尾料投入到加热罐内,开启加热蒸气阀门,依据批生产记录的要求,加热熔化后,由输送泵输送,经滤网滤过后贮存在贮液槽中,80℃保温备用。

(3) 将三乙醇胺溶于蒸馏水中,加热至80℃,保温备用。

(4) 将(2)项中的溶液输送入配料锅内、启动搅拌器搅拌,将(3)项中溶液缓缓加入至呈白色细腻膏状。再将(1)项中的丹皮酚与液状石蜡的糊状物加入配料锅内,继续搅拌至均匀。

3. 灌封

(1) 将已清洁的锡管内壁涂布环氧醛树脂防护层(可避免药物和锡管发生氧化变色),备用。

(2) 从配制室领取配制后的软膏用输送泵将膏料输送到灌封机的保温贮料槽中,并将灌装封尾机调至工作状态,将锡管摆在传送带内,启动设备进行灌封(每批药液应在配制后24小时内,全部灌封结束)。每管10g。操作初始要连续检测装量,稳定后每小时监测1次。

(3) 物料平衡率计算。

4. 外包装岗位及操作

(1) 按批生产指令规定的内容将产品批号、生产日期、有效期至准确打印在标签和大纸箱上。

(2) 每盒内软膏剂一支,并放入一张说明书。

(3) 按10支/中盒×40中盒/箱的规格要求封箱、打捆,装箱后,放入待验区。

(4) 计算物料平衡率。

（5）请验、清场。

（6）填写寄库单,办理产品寄库手续。

【实训报告】 认真书写实训报告,内容包括项目名称、起止时间、目的、设施、设备、器具、材料、操作步骤、结果、问题及答案(或解决方案)等。

项目名称二 紫草软膏的制备

【目的】

1. 建立软膏剂的生产情景。

2. 将处方中的药物加工制成软膏。

3. 学会软膏剂生产的主要用具和设备的使用,软膏剂的制备方法、操作步骤,并掌握操作要点。

【处方】

紫草 100g	当归 30g	防风 30g
地黄 30g	白芷 30g	乳香 30g
没药 30g	麻油 1000g	蜂蜡 200 ~ 400g

制成 　　　　　　　　　　1500g

【功能与主治】 化腐生肌。用于疮疡,痈疽已溃。

【操作步骤】

1. 生产前准备

（1）接受生产任务。

（2）领料:领取生产的原辅料,办理物料交接手续,并签字记录。

（3）注意严格执行各项目《岗位标准操作规程》《仪器使用、维护保养及检修标准操作规程》及《紫草软膏工艺规程》。

2. 粉碎　将处方量的乳香、没药粉碎成细粉,过七号筛(120 目)。

（1）将粉碎好的物料及时装于内衬胶袋的容器内。在胶袋内外各放 1 张标签,标签上注明品名、细度、毛重、皮重、净重、生产日期、操作人,按不同物料现场定制管理的要求,分别放置在指定的区域。

（2）计算物料平衡率(要求物料平衡均为 95% ~ 105%)。

（3）用干净的尼龙刷将残留在机内的原辅料扫离机件,回收作粉碎零头交回中间站。

3. 提取

（1）领取净药材或饮片当归、防风、地黄、白芷,认真核对品名、批号、数量,将原料投入提取锅内。

（2）对提取锅中药材或饮片的数量、麻油用量、煎炸时间进行复核。

（3）取麻油 1000g 于锅内,加热至约 200℃,加入当归、防风、地黄、白芷药材饮片,炸至白芷表面呈焦黄色,除去药渣;降温至约 160℃时;再加入经清水润湿的紫草,用微火炸至油呈紫红色,滤除药渣,油液备用。

（4）完成后,标明煎煮液的相对密度、体积、数量、名称、批号、日期、操作人,交下一道工序。

（5）提取液放尽后排出药渣,药渣排尽后,喷淋饮用水将提取锅清洗干净。

4. 配料 将取蜂蜡适量(每10g油加蜂蜡2~4g)加入上述药油内熔化,倾入配料锅内、启动搅拌器搅拌,待温度降至60~70℃时,加入乳香、没药细粉,搅拌均匀至冷凝即可。

5. 灌封

（1）将已清洁的锡管内壁涂布环氧醛树脂防护层(可避免药物和锡管发生氧化变色),备用。

（2）从配制室领取配制后的软膏用输送泵将膏料输送到灌封机的保温贮料槽中,并将灌装封尾机调至工作状态,将锡管摆在传送带内,启动设备进行灌封(每批药液应在配制后24小时内,全部灌封结束)。每管10g。操作初始要连续检测装量,稳定后每小时监测1次。

（3）按中间产品交接程序办理交接,送中间站。中间站管理员填写请检单,送质监科请检。

（4）物料平衡率计算。

6. 包装岗位及操作

（1）按批生产指令规定的内容将产品批号、生产日期、有效期至准确打印在标签和大纸箱上。

（2）每盒内软膏剂一支,并放入说明书一张。

（3）按包装指令规定的包装规格进行装箱,装满后,放入待验区。

（4）计算物料平衡率。

（5）请验、清场。

（6）填写寄库单,办理产品寄库手续。

【实训报告】 认真书写实训报告,内容包括项目名称、起止时间、目的、设施、设备、器具、材料、操作步骤、结果、问题及答案(或解决方案)等。

（郭三保）

复习思考题

1. 软膏剂的含义是什么? 有何特点?

2. 药物是怎样透皮吸收的? 通过哪几种途径?

3. 常用的促透剂有哪几种?

4. 软膏剂的质量要求有哪些?

5. 软膏剂的制法有几种? 各适用于何种情况?

扫一扫
测一测

第二十五章

膏　药

 学习要点

1. 膏药的含义、特点与质量标准。
2. 膏药的制备方法,工艺流程及工艺过程的关键步骤及控制参数。
3. 膏药的生产车间环境要求,生产成本核算及生产过程中可能出现的问题与解决办法。

第一节　概　述

一、膏药的含义

膏药系指饮片、食用植物油与红丹(铅丹)或宫粉(铅粉)制成膏料,摊涂于裱褙材料上制成的供皮肤贴敷的外用制剂。前者称黑膏药,后者称白膏药。

二、膏药的特点

黑膏药一般为黑褐色的油润固体,乌黑光亮,用前需烘软,一般贴于患处,亦可贴于经络穴位,发挥保护、封闭及拔毒生肌、收口、消肿止痛等局部作用;或经透皮吸收,发挥药物的祛风散寒、行滞祛瘀、通经活络、强壮筋骨等功效,治疗跌打损伤、风湿痹痛等,以弥补内服药药力不足。

 课堂互动

传统狗皮膏的原辅料中真含有狗皮吗?

三、膏药的质量标准

1. 饮片应适当碎断,按各品种项下规定的方法加食用植物油炸枯;质地轻泡不耐油炸的饮片,宜待其他饮片炸至枯黄后再加入。含挥发性成分的饮片,矿物药以及贵重药应研成细粉,于摊涂前加入,温度应不超过70℃。

2. 制备用红丹、宫粉均应干燥、无吸潮结块。

3. 炸过药的油应炼至"滴水成珠",加入红丹或宫粉,搅拌使充分混合,喷淋清水,膏药成坨,置清水中浸渍。

4. 膏药的膏体应油润细腻、光亮、老嫩适度、摊涂均匀、无飞边缺口,加温后能粘贴于皮肤上且不移动。黑膏药应乌黑、无红斑;白膏药应无白点。

5. 除另有规定外,膏药应密闭,置阴凉处贮存。

6. 检查。

【软化点】　按照《中国药典》2015 年版四部膏药软化点测定法(通则 2102)测定,应符合规定。

【重量差异】　按照《中国药典》2015 年版四部膏药(通则 0186)重量差异项下检查法检查,应符合规定。

第二节　膏药生产技术

一、膏药生产车间环境要求

膏药属于表皮外用制剂,一般是非无菌制剂,根据《药品生产质量管理规范》(2010 年修订)及其附录的规定,在生产过程中,中药材和中药饮片的取样、筛选、称重、粉碎、混合等易产生粉尘的操作,应当采取有效措施,以控制粉尘扩散;中药提取、浓缩、收膏工序宜采用密闭系统进行操作,并在线进行清洁,以防止污染和交叉污染。采用密闭系统生产,其操作环境可在非洁净区;采用敞口方式生产,浸膏的配料、粉碎、过筛、混合等操作,其操作环境应当与其制剂配制操作区的洁净度级别相适应。

二、工艺流程图

知识链接

历版《中国药典》收载膏药的情况

1953 年版《中国药典》(以下简称《药典》)是我国第一版药典,无中药,未收载膏药。1963 年版《药典》中,内服膏和外贴膏、外敷膏合并在一起统称膏。从 1977 年版开始,膏药作为一个独立的剂型被收载。1985 年版对膏药原材料的前处理、加工顺序、膏体外观有相关描述,并增加了【重量差异】检查。1990 年版、1995 年版、2000 年版《药典》中的质量标准与 1985 年版相比,无太大改动。2005 年版对膏药进行了分类,分为黑膏药和白膏药,并增加了【软化点】检查。2010 年版、2015 年版无变化。

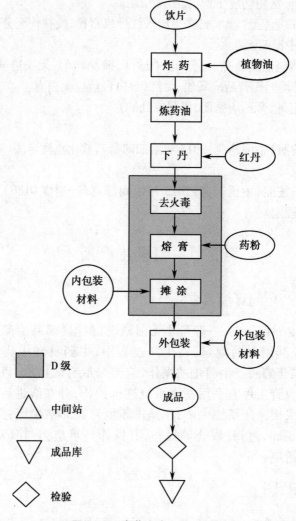

图 25-1 膏药生产工艺流程图

三、制备方法

（一）黑膏药原材料与处理

1. 植物油 应选用质地纯净、沸点低、熬炼时泡沫少、制成品软化点及黏着力适当的植物油。以麻油为最好，其制成品外观光润。棉籽油、豆油、菜油、花生油等亦可应用，但制备时较易产生泡沫，应及时去除。

2. 红丹 又称章丹、铅丹、黄丹、东丹、陶丹，为橘红色非结晶性粉末，其主要成分为四氧化三铅（Pb_3O_4），含量要求在95%以上。使用前应干燥，并过筛使成松散细粉，以免聚结成颗粒，下丹时沉于锅底，不易与油充分反应。

3. 药料的处理

（1）一般饮片：应适当粉碎。

（2）挥发性药物、不溶性药物：研成细粉，在摊涂前与膏料混匀。

（3）贵重药：研成细粉，在摊涂后撒于膏料表面。

（二）黑膏药的制备方法

黑膏药的制备工艺流程为：药料提取（炸药）→炼油→下丹成膏→去"火毒"→摊涂。

1. 药料提取 除芳香挥发性、树脂类及贵重饮片，如麝香、冰片、樟脑、乳香等应研成细粉，于摊涂前加入已熔化的膏药中混匀，或摊涂后撒布于膏药表面外，余药一般采用油炸提取。其中质地疏松的花、草、叶、皮等药料，宜待质地坚硬的甲骨类、根茎等饮片炸至枯黄后加入。黑膏药提取与炼油示意图如图25-2所示。"炸料"一般炸至表面深褐色，内部焦黄为度（油温控制在200～220℃）。滤除药渣，即得药油。

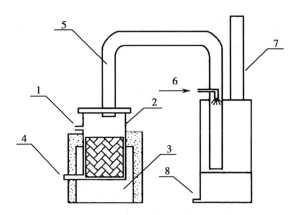

图25-2 黑膏药提取与炼油示意图

1. 进油口　2. 铁丝笼　3. 炉膛　4. 出油口　5. 排烟管
6. 进水喷淋　7. 接鼓风机排气　8. 废水出口

2. 炼油 系将去渣后的药油于300℃左右继续加热熬炼，使油脂在高温条件下氧化、聚合、增稠的过程，以炼至"滴水成珠"为度。炼油程度至关重要，过"老"则膏药松脆，黏着力小，贴用时易脱落；太"嫩"则膏药质软，贴后容易移动，且黏着力强，不易剥离。炼油时有大量刺激性浓烟发生，应注意及时排除，并防止着火。

3. 下丹成膏 系指在炼成的油液中加入红丹，使反应生成高级脂肪酸铅盐，并促进油脂进一步氧化、聚合、增稠而成膏状的过程。即在270℃以上的高温下，缓缓加红丹于炼油中，边加边搅，使油、丹充分化合成为黑褐色的稠厚液体。油、丹皂化为放热反应，温度高达300℃以上，应控制好下丹速度，并注意通风、防火。油丹用量比一般为500∶（150～210）（冬少夏多），丹质不纯，用量宜酌增。膏药的老、嫩，可取少量滴于水中，随即作出判断：膏黏手，表示太嫩，应继续加热，或补加铅丹后加热；膏不黏手，且稠度适当，表示合格；膏发脆，表示过老，可添加适量炼油或掺入适量较嫩膏药以调整。除经验指标外，测定软化点也是控制膏药老嫩程度的重要方法。

4. 去"火毒" 油丹化合制成的膏药若直接应用，常对局部产生刺激，轻者出现红斑、瘙痒，重者发疱、溃疡，这种刺激反应俗称"火毒"。所谓"火毒"，很可能是在高温时氧化、分解生成的具刺激性的低分子产物，如醛、酮、脂肪酸等，大多具水溶性、挥发性或不稳定性。在水中浸泡，或动态流水可以去除。因此，膏药制成后，大多将它徐徐倾入冷水中浸渍24小时，以去火毒。

5. 摊涂 取膏药团块置于适宜的容器中，文火或水浴上热熔，60～70℃保温，加入细料药搅匀,用竹签蘸取规定量,摊涂于纸或布等裱褙材料上,折合包装,置阴凉处贮藏。

（三）包装与贮藏

膏药的裱褙材料一般采用漂白细布或无纺布。膏面覆盖物多采用硬质纱布、塑料薄膜及玻璃纸等,以避免膏片互相黏着及防止挥发性成分挥散。膏药制成后一般用塑料薄膜、镀铝膜袋等密封后保存。除另有规定外,膏药应密闭,置阴凉处贮存。

四、生产过程中可能出现的问题与解决办法

（一）提取问题

将药料与植物油高温加热的目的是使药料中有效成分充分提取出来。植物油系非极性溶媒,药材中的生物碱盐类、某些苷类等极性成分是不溶的;而中药中可溶解的树脂、蒽醌类及挥发性成分,在 $320 \sim 330^{\circ}\mathrm{C}$ 的高温下易分解挥发。为解决这一问题,近年有将"粗料"药用水煎浓缩成膏,再与基质混合均匀,最后混入挥发性药物与细料药;也有根据中药成分特性,综合运用适宜方法提取。这些方法能够减少或避免中药在高温熬炼时的损失。

（二）炼油问题

"炼油"为制备膏药的关键,其实质是油经高温炼制,发生复杂的氧化、聚合反应,黏度逐渐增大,达到制膏要求。若油脂氧化聚合过度,则失去弹性及黏性,变成脆性固体,导致膏药质脆,黏着力小,易脱落。现在可用压缩空气炼油,45 分钟即可达到滴水成珠的程度,且安全不易着火;亦可用强化器装置炼油,使油的增稠反应加速,炼油只需 6 ~ 16 分钟,此法可使成品中的丙烯醛减少。

（三）药油下丹

油与金属氧化物经高温熬制,使不溶于油的金属氧化物转变为可溶状态,这实质上是脂肪酸甘油酯与 Pb_3O_4 及少量 PbO 作用生成脂肪酸铅盐的过程。生成的脂肪酸铅盐又催化植物油氧化、聚合,增稠成膏。若温度过高,反应过度,会使油脂老化焦枯,最终成品硬脆而不合要求;而温度过低会降低丹的反应。因此,一般应于 $320^{\circ}\mathrm{C}$ 左右下丹,且应注意下丹速度。

五、膏药生产技术的成本核算

（一）收率

1. 膏剂生产各工序的分步收率

$$膏剂某工序收率(\%) = \frac{实际得到中间产品量(kg)}{实际投入原辅料量(kg)} \times 100\%$$

2. 膏剂总收率

$$膏剂总收率(\%) = \frac{包装后实得膏剂量(万贴)}{理论产出量(万贴)} \times 100\%$$

膏剂总收率与各工序分步收率的关系为:

$$膏剂总收率(\%) = 第一工序分步收率(\%) \times 第二工序分步收率(\%) \times \cdots \times 最后工序分步收率(\%)$$

（二）单耗

如：

$$原辅料单耗（kg/万贴）=\dfrac{总投入原辅料量（kg）}{成品入库量（万贴）}$$

（三）物料平衡

如：

$$物料平衡（\%）=\dfrac{成膏后物料总重量}{成膏前物料总重量}×100\%$$

六、工艺过程的关键步骤及控制参数

膏药制备的关键步骤及控制参数见表 25-1。

表 25-1　膏药制备的关键步骤及控制参数

工序	关键工艺参数	控制指标
生产前准备	物料品名、规格、数量；人员卫生要求；设备状态	是否符合工艺要求
炸药	油温、时间、下药顺序	炸药颜色
炼油	温度、时间	炼油程度（滴水成珠）
下丹	油丹比例、下丹方式和速度、温度	膏液老嫩程度、软化点
去火毒	浸泡时间、换水次数	皮肤刺激性
摊涂	熔膏温度、细料药量、混合方式	摊涂面积和均匀度、重量差异

第三节　典型生产实例

项目名称　拔毒膏的制备

【目的】

1. 建立中药膏剂的生产情景。

2. 将处方中的饮片加工制成膏药。

3. 学会炸药、炼油、下丹、摊涂的主要用具和设备的使用，膏药的制作方法、操作步骤，并掌握操作要点。

【处方】

金银花 70g	连翘 70g	大黄 70g	桔梗 70g
地　黄 70g	栀子 70g	黄柏 70g	黄芩 70g
赤　芍 70g	当归 35g	川芎 35g	白芷 35g
木鳖子 35g	白蔹 35g	玄参 35g	苍术 35g
蓖麻子 35g	蜈蚣 5g	樟脑 28g	没药 18g
穿山甲 35g	儿茶 18g	乳香 18g	红粉 18g
血　竭 18g	轻粉 18g		

制成　　　　　　　　　　　　　　　　　　0.5 克/贴

【功能与主治】　清热解毒,活血消肿。用于热毒瘀滞肌肤所致的疮疡,症见肌肤红、肿、热、痛,或已成脓。

【操作步骤】

1. 提取药料　按投料量分别称取处方中的原辅料,轻粉、红粉分别水飞成极细粉;乳香、没药、儿茶、血竭、樟脑粉碎成细粉,与上述轻粉等粉末配研,过筛,混匀;其余金银花等 19 味予以碎断,与食用植物油 4800g,同置锅内炸枯,捞除残渣,取油过滤,即为药油。

2. 炼油　将药油继续炼至"滴水成珠",取样进行中间体检验。

3. 下丹　取红丹加入油中搅匀,使生成物由黄褐色变为黑褐色,取少量滴入水中,数秒后取出,撕之不黏手,柔韧钢劲,断面有声即可。

4. 去火毒　取上述炼成的膏药以细流倒入水中,充分揉搓,再换水浸泡,少则 1 天,多则数日,每日换清水 1 次,摊涂前取出晾干。

5. 摊涂　将已去火毒的膏药加热熔化,于 70℃ 以下加入细料药物搅拌均匀,按规定量摊涂于裱褙材料上,即得。每贴膏药重 0.5g。

【实训报告】　认真书写实训报告,内容包括项目名称、起止时间、目的、设施、设备、器具、材料、操作步骤、结果、问题及答案(或解决方案)等。

(郭三保)

复习思考题

1. 膏药的含义是什么? 有何特点?
2. 膏药有哪些质量要求?
3. 黑膏药的各种原材料如何处理?
4. 黑膏药如何制备?
5. 膏药的老嫩程度如何判断? 过老、过嫩应如何处理?

扫一扫
知重点

第二十六章

贴膏剂与贴剂

 学习要点

1. 贴膏剂的含义、特点、分类、质量要求及生产车间环境要求。

2. 橡胶贴膏、凝胶贴膏、贴剂的含义。

3. 橡胶贴膏生产工艺流程、制备方法、生产过程中可能出现的问题与解决办法、成本核算、工艺过程的关键步骤及控制参数。

4. 凝胶贴膏、贴剂生产工艺流程、制备方法。

第一节 概　　述

一、贴膏剂与贴剂的含义、特点

（一）贴膏剂与贴剂的含义、特点

1. 贴膏剂的含义　贴膏剂是指提取物、饮片和（或）化学药物与适宜的基质和基材制成的供皮肤贴敷，可产生局部或全身性作用的一类片状外用制剂。

2. 贴膏剂的特点　贴膏剂为一些长期性疾病、慢性疾病和局部镇痛、消炎等疾病的治疗及预防提供了一种简单、方便、有效的给药方式，具有明显的特点：

（1）贴膏剂中的药物经皮肤渗透产生疗效，能避免肝脏"首过作用"，避免药物在胃肠道的破坏。

（2）使用方便，根据病情需要，可随时粘贴或撕掉，提高患者的顺应性。

（3）有些全身用药的透皮贴剂，贴于完整的皮肤表面上，药物可较长时间地恒速释放，减少给药次数。

（4）作用强、剂量小的药物是制备贴膏剂的理想选择，但对皮肤具有强烈刺激性、致敏性的药物不宜制成贴膏剂。

 课堂互动

请说出你所知道的为贴膏剂型的药品？

（二）贴剂的含义、特点

1. 贴剂的含义　系指提取物或(和)化学药物与适宜的高分子材料制成的一种薄片状贴膏剂。

2. 贴剂的特点　同贴膏剂。

二、贴膏剂的分类

贴膏剂包括橡胶贴膏(原橡胶膏剂)和凝胶贴膏(原巴布膏剂或凝胶膏剂)。

1. 橡胶贴膏　又称橡胶膏剂,系指提取物和(或)化学药物与橡胶等基质混匀后,涂布于背衬材料上制成的贴膏剂。橡胶贴膏有 2 种类型:①不含药的橡胶贴膏(胶布);②含药的橡胶贴膏,如伤湿止痛膏等。

2. 凝胶贴膏　又称巴布剂或橡胶膏剂,系指提取物、饮片和(或)化学药物与适宜的亲水性基质混匀后,涂布于背衬材料上制成的贴膏剂。

知识链接

巴布剂的发展史

巴布剂早期称泥罨剂,在日本有较久的应用历史。一般是将麦片等谷物与水、乳、蜡等混合成泥状,使用时涂布在纱布上,贴于患处,也称泥状巴布剂。随着医药化学工业的发展,新型高分子材料的出现,凝胶膏剂的基质组成更科学合理,给药剂量更准确,已发展成为定型凝胶膏剂,该剂型正逐步受到人们的重视。

三、贴膏剂与贴剂的质量要求

（一）贴膏剂的质量要求

1. 外观　贴膏剂的膏料应涂布均匀,膏面应光洁,色泽一致,无脱膏、失黏现象。背衬面应平整、洁净、无漏膏现象。

2. 含膏量　按《中国药典》2015 年版四部贴膏剂(通则 0122)项下含膏量检查法检查。橡胶贴膏照第一法检查,凝胶贴膏照第二法检查。

第一法　取供试品 2 片（每片面积大于 $35cm^2$ 的应切取 $35cm^2$ ）,除去盖衬,精密称定,置于有盖玻璃容器中,加适量有机溶剂（如三氯甲烷、乙醚等）浸渍,并时时振摇,待背衬与膏料分离后,将背衬取出,用上述溶剂洗涤至背衬无残附膏料,挥去溶剂,在 105℃ 干燥 30 分钟,移至干燥器中,冷却 30 分钟,精密称定,减失重量即为膏重,按标示面积换算成 $100cm^2$ 的含膏量,应符合各品种项下的规定。

第二法　取供试品 1 片,除去盖衬,精密称定,置烧杯中,加适量水,加热煮沸至背衬与膏体分离后,将背衬取出,用水洗涤至背衬无残留膏体,晾干,在 105℃ 干燥 30 分钟,移至干燥器中,冷却 30 分钟,精密称定,减失重量即为膏重,按标示面积换算成 $100cm^2$ 的含膏量,应符合各品种项下的规定。

3. 耐热性　按照《中国药典》2015 年版四部贴膏剂(通则 0122)项下耐热性检查

法检查。除另有规定外,橡胶贴膏取供试品 2 片,除去盖衬,在 60℃ 加热 2 小时,放冷后,背衬应无渗油现象;膏面应有光泽,用手指触试应仍有黏性。

4. 赋形性 按照《中国药典》2015 年版四部贴膏剂(通则 0122)项下赋形性检查法检查。取凝胶贴膏供试品 1 片,置 37℃、相对湿度 64% 的恒温恒湿箱中 30 分钟,取出,用夹子将供试品固定在一平整钢板上,钢板与水平面的倾斜角为 60°,放置 24 小时,膏面应无流淌现象。

5. 黏附力 按照《中国药典》2015 年版四部贴膏剂(通则 0122)项下黏附力检查法检查。除另有规定外,凝胶贴膏照黏附力测定法(通则 0952 第一法)测定、橡胶贴膏照黏附力测定法(通则 0952 第二法)测定,均应符合各品种项下的规定。

6. 含量均匀度 按照《中国药典》2015 年版四部贴膏剂(通则 0122)项下含量均匀度检查法检查。除另有规定外,凝胶贴膏(除来源于动、植物多组分且难以建立测定方法的凝胶贴膏外)照含量均匀度检查法(通则 0941)测定,应符合规定。

7. 微生物限度 按照《中国药典》2015 年版四部,除另有规定外,照非无菌产品微生物限度检查:微生物计数法(通则 1105)和控制菌检查法(通则 1106)及非无菌药品微生物限度标准(通则 1107)检查,凝胶贴膏应符合规定,橡胶贴膏每 $10cm^2$ 不得检出金黄色葡萄球菌和铜绿假单胞菌。

(二)贴剂的质量要求

1. 含量均匀度 按照《中国药典》2015 年版四部含量均匀度检查法(通则 0941)测定,应符合规定。

2. 释放度 按照《中国药典》2015 年版四部溶出度与释放度测定法(通则 0931 第四、五法)测定,应符合规定。

3. 微生物限度 按照《中国药典》2015 年版四部,除另有规定外,照非无菌产品微生物限度检查:微生物计数法(通则 1105)和控制菌检查法(通则 1106)及非无菌药品微生物限度标准(通则 1107)检查,应符合规定。

四、贴膏剂与贴剂生产车间环境要求

贴膏剂与贴剂均为表皮外用药品,系非无菌制剂,根据《药品生产质量管理规范》(2010 年修订)及其附录的规定,非无菌制剂生产的暴露工序区域及其直接接触药品的包装材料最终处理的暴露工序区域,应参照"无菌药品"附录中 D 级洁净区的要求设置。

在生产过程中,中药材和中药饮片的取样、筛选、称重、粉碎等易产生粉尘的操作,应当采取有效措施,以控制粉尘扩散;提取、浓缩工序宜采用密闭系统进行操作,其操作环境可在非洁净区;贴膏剂与贴剂的配制操作环境要求 D 级洁净区。

第二节　贴膏剂与贴剂生产技术

一、橡胶贴膏生产技术

（一）工艺流程图

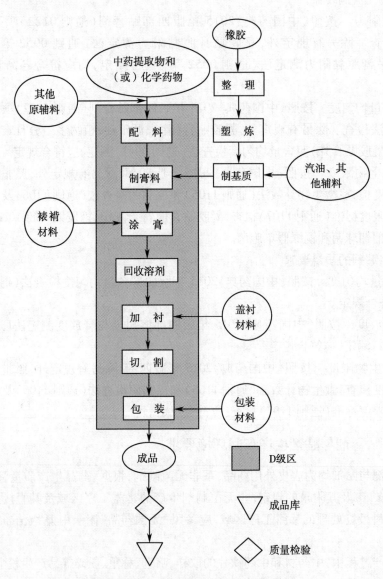

图 26-1　橡胶贴膏生产工艺流程图

（二）制备方法

1. 橡胶贴膏的组成

（1）膏料层：由药物和基质组成，为橡胶贴膏的主要部分。基质主要由以下成分组成：

1）生橡胶：橡胶为高弹性的高分子化合物，未经硫化的生橡胶为基质的主要原料,具有低传热性及不透气和不透水的性能。

2)增黏剂:增加膏体的黏性,以往常用松香(软化点在70～75℃,酸价在170～175)。因松香中所含的松香酸会加速橡胶贴膏的老化,现多采用具有抗氧化、耐光、耐老化和抗过敏等性能的甘油松香酯、氢化松香、β-蒎烯等新型材料。

3)软化剂:可使生胶软化,增加可塑性,增加胶浆的柔性和成品的耐寒性,改善膏浆的黏性。常用的软化剂有凡士林、羊毛脂、液状石蜡、植物油等,邻苯二甲酸二丁酯、邻苯二甲酸二辛酯等亦可用做软化剂。

若处方中含挥发油及挥发性药物(如樟脑、冰片、薄荷油等)较多时,软化剂的用量应酌情减少。但应注意除了治疗需要外,一般不宜过分增加挥发性药物,因其在贮存中容易挥发损失,使膏面干燥而失黏。

4)填充剂:常用氧化锌(药用规格)、锌钡白(俗称立德粉)。氧化锌作填充剂能与松香酸生成锌盐,增加膏料与裱褙材料的黏着性;同时亦能减弱松香酸对皮肤的刺激,还有缓和的收敛作用。热压法制橡胶膏剂时,常用锌钡白作填充剂,其特点是遮盖力强,胶料硬度大。

(2)裱褙材料:一般采用漂白细布,亦有用聚乙烯、软聚氯乙烯片者。

(3)膏面覆盖物(内衬):多用塑料薄膜、硬质纱布或玻璃纸,用以避免膏片相互黏着及防止挥发性药物挥散。

2. 制备方法　橡胶贴膏常用制法有溶剂法与热压法。

(1)溶剂法:制备过程单元的操作如下:

1)提取药料:常用有机溶剂以浸渍、回流、渗漉等方法提取,提取液回收溶剂后备用。能溶于橡胶基质中的药物直接加入基质中,如薄荷脑、冰片、樟脑等。

2)制备胶浆:是橡胶贴膏制备的主要步骤之一,一般制法如下:

A. 压胶:取生橡胶洗净,于50～60℃加热干燥或晾干,切成大小适宜的条块,在炼胶机中压成网状胶片,摊在铁丝网上去静电。

B. 浸胶:将网状胶片浸入适量汽油中,浸泡18～24小时(冬季浸泡时间宜长,夏季宜短),至完全溶胀成凝胶状,即得胶浆。浸泡时需密闭,以防止汽油挥发引起火灾。

3)制备膏料:将胶浆移入打膏机中搅拌,依次加入凡士林、羊毛脂、液状石蜡、松香、氧化锌等制成基质,再加入药物浸膏,继续搅拌成均匀含药胶浆,在滤胶机上压过筛网,即得膏药料。

4)涂布膏料:将膏料置于装好细白布的涂料机上,如图26-2所示,利用上下滚筒

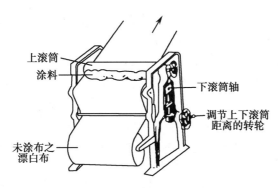

图26-2　橡胶贴膏涂料机的涂料部分

将膏料均匀涂布在缓慢移动的布面上,通过调节两滚筒间距离来控制涂膏量。

5)回收溶剂:涂了膏料的胶布,以一定速度进入封闭的溶剂回收装置,如图 26-3 所示,经蒸气加热管加热,汽油蒸发,由鼓风机送入冷凝系统,回收。

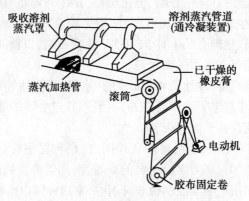

图 26-3　橡胶贴膏涂料机溶剂回收装置

6)切割加衬与包装:将干燥的橡胶膏置切割机上切成规定的宽度,再移至纱布卷筒装置上,如图 26-4 所示。使膏面覆上脱脂硬纱布或塑料薄膜等以避免黏合,最后用切割机切成一定大小规格后包装,即得。

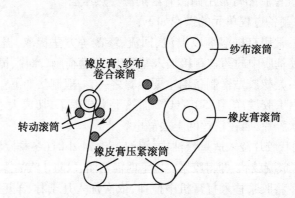

图 26-4　橡胶贴膏涂料机纱布卷筒装置

溶剂法制浆工艺比较成熟,国内药厂普遍采用此法。但本法采用大量汽油作溶剂,安全性较差,需要回收装置。

（2）**热压法**:是将胶片用处方中的油脂性药物等浸泡,待溶胀后再加入其他药物和立德粉或氧化锌、松香等,炼压均匀,涂膏盖衬。

该方法不用汽油打胶,安全性高,但成品膏面欠光滑。

3. **包装与贮藏**　橡胶贴膏一般采用复合袋进行内包装。除另有规定外,橡胶贴膏应密封贮存。

（三）生产过程中可能出现的问题与解决办法

1. 膏料黏性太强,难于剥离　主要原因是炼合时间太短。可通过延长炼合时间,使主要物质的链破裂而降低基质的黏性予以解决。

2. 跑膏、脱膏、脱落或脱布　主要原因是炼合温度太高或时间太长、各组分基质的添加顺序不当。可通过降低炼合温度或缩短炼合时间;赋形剂组分先与填充剂组分混合后,再加入黏性剂等予以解决。

3. 涂布不均匀　主要原因是膏料涂布时的温度不恰当、涂布机两滚筒距离改变等。可通过优化工艺条件,确定最佳涂布温度或紧固固定两滚筒的螺丝等予以解决。

4. 含药量太低　可能的原因是烘干温度太高、时间太长使药物挥发损失。可通过降低烘干温度,缩短烘干时间予以解决。

（四）生产技术的成本核算

1. 收率

（1）生产各工序的分步收率

$$某工序收率(\%)=\frac{实际得到中间产品量(kg)}{实际投入原辅料量(kg)}\times100\%$$

（2）总收率

$$总收率(\%)=\frac{包装后实际产量(万片)}{理论产量(万片)}\times100\%$$

总收率与各工序分步收率的关系为:

$$总收率(\%)=第一工序分步收率(\%)\times第二工序分步收率(\%)$$
$$\times\cdots\times最后工序分步收率(\%)$$

2. 单耗

$$原辅料单耗(kg/万片)=\frac{总投入原辅料量(kg)}{成品入库量(万片)}$$

3. 物料平衡　一般各工序中间产品需计算物料平衡,比如:

$$粉碎工序物料平衡(\%)=\frac{物料实收量+尾料量+残损量}{物料领用量}\times100\%$$

$$涂膏工序物料平衡(\%)=\frac{涂布膏料量+剩余膏料量+残损膏料量}{总膏料量}\times100\%$$

（五）工艺过程的关键步骤及控制参数

橡胶贴膏生产的关键步骤及控制参数见表 26-1。

表 26-1　橡胶贴膏生产的关键步骤及控制参数

工序	关键步骤	控制参数
提取药料	中药的提取和纯化处理	浸膏量
制备胶浆	网状胶放静电;网状胶片在汽油中浸泡的时间	
制备膏料	药物与胶浆混合的速度、时间;炼合温度	混合均匀性;黏性
涂布膏料	涂布的温度;两滚筒间的距离	涂膏量
回收溶剂	加热的温度、时间	有机溶剂残留
加衬、切割与包装	转动滚筒的速度;切刀的速度	外观;含膏量;耐热性;有机溶剂残留;黏附性;微生物限度

二、凝胶贴膏生产技术

（一）工艺流程图

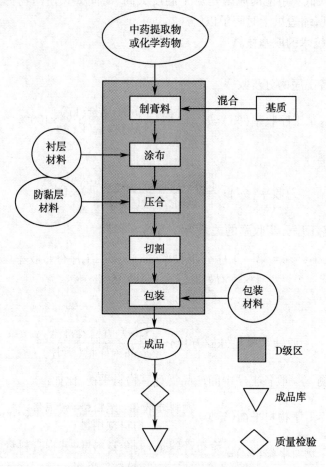

图 26-5　凝胶贴膏生产工艺流程图

（二）制备方法

1. 凝胶贴膏的组成　凝胶贴膏主要由背衬层、防黏层、膏料层三部分组成，与橡胶贴膏组成相似。

（1）背衬层：为基质的载体，可采用漂白布或无纺布。

（2）防黏层：即膏面覆盖物，起保护膏体、防止粘连的作用。一般选用聚丙烯、聚乙烯薄膜或离型纸（防黏纸）。

（3）膏料层：是橡胶贴膏的主要部分，由药料与基质组成。

1）药料：一般为中药乙醇提取物或脂溶性化学药物。

2）基质：基质主要包含黏性剂、骨架材料、增稠剂、填充剂、保湿剂、交联剂和交联调节剂、透皮促进剂、抑菌剂、保湿剂、pH 调节剂等。黏性剂常用黏性及吸水性很强的聚丙烯酸钠（吸水量为自重的 500～1000 倍）；骨架材料可选用高分子聚合物如卡波姆、聚乙烯醇、明胶、羧甲基纤维素钠、阿拉伯胶、聚乙烯吡咯烷酮等；保湿剂可延缓膏体失水，增加黏性维持时间，常用甘油、山梨醇、丙二醇、聚乙二醇等多元醇；填充剂可添加高岭土、微粉硅胶、钛白粉等;透皮促进剂能改变皮肤角质层的屏障功能,促进药物在角质层扩散,达到增加药物透皮吸收速率的目的,常用的有氮酮、丙二醇、油酸、亚油酸、薄荷醇等,也可选用处方中的中药挥发性成分。

2. 制备方法　凝胶贴膏的制备工艺主要包括原料药物前处理、基质成型与制剂成型三部分。基质原料类型及其比例、基质与药物的比例、配制程序等均影响凝胶贴膏的成型。

3. 包装与贮藏　凝胶贴膏一般采用复合袋进行内包装。除另有规定外,凝胶贴膏应密封贮存。

三、贴剂生产技术

(一)工艺流程图

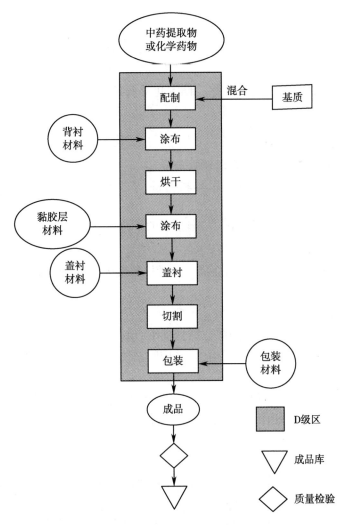

图 26-6　贴剂生产工艺流程图

(二)制备方法

1. 贴剂的组成　贴剂由背衬层、药物储库层、黏胶层及防黏层组成。

（1）药物储库层：主要是负载药物、控制药物释放速率。常用材料有乙烯、乙酸乙烯共聚物（EVA）、硅橡胶、聚乙二醇（PEG）等。

（2）黏胶层：黏胶层常用压敏胶作黏合剂。黏合剂必须与药物有良好的生物相容性和较高的药物负载量，能够耐受高剂量促透剂并不损失黏性，能长时间粘贴在皮肤上，在揭下时痛感轻微。常用聚异丁烯压敏胶（PIB）、聚丙烯酸酯压敏胶、硅酮压敏胶、水凝胶压敏胶（主要为 PEG 与 PVP 的均聚物、共聚物或共混物）。

（3）背衬、盖衬材料：背衬材料可用棉布、无纺布、纸等，盖衬材料用防黏纸、塑料薄膜、铝箔-聚乙烯复合膜、硬质纱布等。

2. 制备方法　药物分散在基质中，涂布于背衬材料上，加热烘干，再进行黏胶层涂布，最后覆盖上盖衬材料以防黏结。

3. 包装与贮藏　贴剂一般采用复合袋进行内包装。除另有规定外，贴剂应密封贮存。

第三节　典型生产实例

项目名称　伤湿止痛膏的制备

【目的】

1. 建立橡胶贴膏的生产情景。

2. 将伤湿止痛膏原料加工制成橡胶贴膏。

3. 学会使用橡胶贴膏制备的用具和设备，掌握伤湿止痛膏的制备方法及操作要点。

【处方】　伤湿止痛流浸膏 50g　水杨酸甲酯 15g　薄荷脑 10g　冰片 10g　樟脑 20g　芸香浸膏 12.5g　颠茄流浸膏 30g

【功能与主治】　祛风湿，活血止痛。用于风湿性关节炎，肌肉疼痛，关节肿痛。

【操作步骤】

1. 生产前准备

（1）接受生产任务：接受"伤湿止痛膏批生产制剂指令"。

（2）根据"伤湿止痛膏批生产指令"从中间站领取原辅料，办理物料接收手续，并签字记录。

（3）严格执行《橡胶贴膏生产岗位标准操作规程》《炼胶机使用、维护保养及检修标准操作规程》《打膏机使用、维护保养及检修标准操作规程》《橡胶涂料机使用、维护保养及检修标准操作规程》及《伤湿止痛膏生产工艺规程》。

2. 生产

（1）压胶：将生橡胶洗净晾干，切成大小适宜的条块，在炼胶机中压成网状胶片，摊在铁丝网上去除静电。

（2）浸胶：将网状胶片浸入适量汽油中，浸泡至完全溶胀成凝胶状。

（3）制膏料：将胶浆移入打膏机中搅匀，加入松香等附加剂制成基质，再加入药物浸膏与药粉，继续搅拌成均匀胶浆，在滤胶机上压过筛网。

（4）涂布膏料：按生产指令调节橡胶涂料机上两滚筒间的距离，使膏料均匀涂布在裱褙材料上,每100cm²裱褙材料上涂膏量不低于1.7g。检查膏料涂布量正常后开始生产。

（5）回收溶剂:裱褙材料涂布橡胶膏料后,进入溶剂回收室,经蒸气加热管加热后,汽油挥发后由鼓风机送入冷凝系统,冷凝后回收。

（6）切割加衬:橡胶贴膏干燥后,置入切割机中裁切成规定宽度,并在膏料表面覆盖隔离膜,再用橡胶贴膏切割机切成规定大小后包装。

（7）物料平衡率计算。

3. 包装岗位及操作

（1）包装规格:8贴/袋×10袋/盒×50盒/箱

（2）内包装:取复合袋装8贴每袋,于热合机上封口、打印内标签。

（3）外包装:从包装材料库领取包装盒、纸箱,将不合格品挑出,包装盒以50盒为单位对应一个序号(流水号)打印外标签;于包装线上装盒(10袋/盒),装箱(50盒/箱),封箱,打包后放入待验区。

（4）计算物料平衡率。

（5）请验、清场。

（6）填写寄库单,办理产品寄库手续。

【实训报告】 认真书写实训报告,内容包括项目名称、起止时间、目的、设施、设备、器具、材料、操作步骤、结果、问题及答案(或解决方案)等。

（郭三保）

复习思考题

1. 橡胶贴膏、凝胶贴膏、贴剂的含义各是什么? 各分别由哪几部分组成?
2. 橡胶贴膏的制备方法有几种? 如何进行?
3. 解释橡胶贴膏生产工艺流程图?
4. 橡胶贴膏工艺过程的关键步骤及控制参数有哪些?
5. 凝胶贴膏、贴剂如何制备?

扫一扫
测一测

PPT
27章PPT

第二十七章

栓　剂

扫一扫
知重点

学习要点

1. 栓剂的含义、特点、分类及质量要求。
2. 栓剂常用基质的类型及适用范围,主要品种的性质和应用。
3. 栓剂的制备方法、工艺流程及操作要点。

第一节　概　述

一、栓剂的含义、特点

栓剂系指原料药物与适宜基质制成供腔道给药的固体制剂。

课堂互动

1. 市面上流行的手工皂,你有亲自做过么?
2. 你见过栓剂吗? 能举几个例子吗? 它们和其他固体制剂有何不同?

栓剂在常温条件下为固体,并具有适宜的坚韧度,放入腔道后,能融化、软化或溶化,并与分泌液混合,逐渐释放出药物,产生局部或全身治疗作用。

栓剂具有以下特点:

1. 可在腔道内起润滑、抗菌消炎、杀虫、收敛、止痛、止痒等局部治疗作用。

2. 不经胃肠途径,药物不受胃肠道 pH 或消化酶的破坏,避免药物对胃黏膜的直接刺激。

3. 药物经直肠吸收,大部分不经过肝循环,不受肝首过效应的破坏。

4. 对不能或不愿口服给药的伴有呕吐的、老人、儿童等患者,栓剂治疗更方便。

5. 给药方式受场所的限制。

6. 基质所占比例较大,载药量受限。

7. 多数栓剂在气温较高的环境下不利于贮存。

二、栓剂的分类

根据栓剂施用腔道的差异,可分为直肠栓、阴道栓和尿道栓。常用的栓剂有直肠栓和阴道栓。栓剂的性状和大小不尽相同,直肠栓为鱼雷形、圆锥形或圆柱形等;阴道栓为鸭嘴形、球形或卵形等;尿道栓较少用,见图27-1。

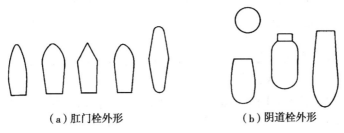

（a）肛门栓外形　　　　　（b）阴道栓外形

图 27-1 常用栓剂形状

知识链接

栓剂的发展

　　栓剂为药剂学领域中的古老剂型之一,在公元前1550年的埃及《伊伯氏纸草本》中即有记载。中国使用栓剂的历史,早期记载可以上溯到《史记·扁鹊仓公列传》;东汉张仲景的《伤寒论》中载有蜜煎导方,就是用于通便的肛门栓;晋代葛洪的《肘后备急方》中有用半夏和水为丸纳入鼻中的鼻用栓剂以及用巴豆鹅脂制成的耳用栓剂等;《千金方》《证治准绳》等亦记载了类似栓剂的制备与应用。

　　栓剂的应用历史悠久,但很长一段时间里利用的仅仅是该剂型的局部治疗作用。随着科学的发展,逐渐发现了栓剂通过直肠等起全身治疗的作用。由于新基质、辅料的不断发现和新工艺的不断发展,近几十年来国内外栓剂生产的品种和数量显著增加,《中国药典》2015年版收载了35种栓剂,中药栓剂占了近1/3。中药新型栓剂也是层出不穷,比如双层栓剂、中空栓剂、凝胶栓剂、缓释栓剂、海绵栓、泡腾栓等。

三、栓剂中药物吸收途径及影响因素

起局部治疗作用的栓剂,药物一般不需要吸收。而发挥全身治疗作用的栓剂,药物则主要经过直肠吸收后再进入各系统。药物吸收的主要途径有:①经直肠上静脉吸收,由门静脉进入肝脏,再由肝脏进入大循环;②经直肠下静脉和肛门静脉吸收,由髂内静脉绕过肝脏,从下腔大静脉直接进入大循环;③直肠淋巴系统吸收。

药物经过直肠吸收,需要通过直肠黏膜这层类脂屏障,则影响药物吸收的因素主要有:

1. 生理因素　栓剂在直肠中作用部位的不同影响药物的吸收。当栓剂放入距肛门口2cm处时,50%～70%的药量可不经过门肝系统。另外,直肠有粪便的存在、腹泻及组织脱水等情况都将影响药物的吸收。直肠液的pH值约为7.4,且没有缓冲能力,会影响弱酸弱碱性药物的吸收。

2. 药物因素　药物的溶解度、脂溶性与解离度及粒径大小等均可影响药物在直肠的吸收。难溶性药物可以制成对应的盐类或衍生物,亦可减少粒径大小来增加药物的溶出。脂溶性好、非解离型的药物更易吸收。

3. 基质因素 水溶性药物分散在油脂性基质中,药物能较快地从基质中释放出来,而后分散到分泌液中,吸收速度较快。脂溶性药物分散在油脂性基质,药物需由油性基质转入分泌液中才能被吸收,吸收速度受药物油水分配系数的影响。适量的表面活性剂能增加药物的亲水性,加速药物向分泌液中转移,利于药物的释放吸收。

四、栓剂的质量要求

1. 外观性状 药物与基质要混合均匀,外形要完整光滑,具有适宜的坚韧度,以免在包装或贮存时变形、破碎。

2. 重量差异 按照《中国药典》2015 年版四部栓剂(通则 0107)项下重量差异法检查,应符合规定(表 27-1)。

表 27-1 《中国药典》2015 年版规定的栓剂重量差异

标示重量(或平均重量)	重量差异限度
1.0g 及 1.0g 以下	±10%
1.0g 以上至 3.0g	±7.5%
3.0g 以上	±5%

检查法:取供试品 10 粒,精密称定总重量,求得平均重量后,再分别精密称定每粒的重量。每粒重量与平均重量相比(有标示粒重的中药栓剂,每粒重量应与标示重量比),按表中的规定,超出重量差异限度的不得多于 1 粒,并不得超出限度 1 倍。

凡规定检查含量均匀度的栓剂,一般不再进行重量差异检查。

3. 融变时限 按照《中国药典》2015 年版四部融变时限检查法(通则 0922)检查,除另有规定外,脂肪性基质的栓剂均应在 30 分钟内全部融化、软化或触压时无硬心;水溶性基质的栓剂均应在 60 分钟内全部溶解。

4. 微生物限度 按照《中国药典》2015 年版四部非无菌产品微生物限度检查:微生物计数法(通则 1105)和控制菌检查法(通则 1106)及非无菌药品微生物限度标准(通则 1107)检查,应符合规定。

第二节 栓剂生产技术

一、栓剂生产车间环境要求

根据《药品生产质量管理规范》(2010 年修订)及其附录的规定,中药栓剂生产的暴露工序区域及其直接接触药品的包装材料最终处理的暴露工序区域的洁净级别,应达到"无菌药品"附录中 D 级洁净区要求,企业可根据产品的标准和特性对该区域采取适当的微生物监控措施。

在生产过程中,中药材和中药饮片的取样、筛选、称重、粉碎、混合等易产生粉尘的操作,应当采取安装捕尘设备、排风设施或设置操作间等有效措施,以控制粉尘扩散;

中药提取、浓缩、收膏工序宜采用密闭系统操作,并进行在线清洁,以防止污染和交叉污染。采用密闭系统生产的操作环境可在非洁净区;采用敞口方式生产的操作环境应当与其制剂配制操作区的洁净度级别相适应。浸膏的配料、粉碎、过筛、混合等操作其洁净度级别应当与其制剂配制操作区的洁净度级别保持一致,中药饮片经粉碎、过筛、混合后直接入药的,上述操作的厂房应当能够密闭,有良好的通风、除尘等设施。

二、工艺流程图

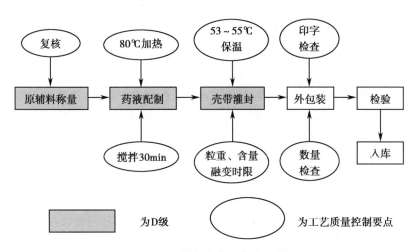

图 27-2 栓剂生产工艺流程图

三、制备方法

(一) 材料

制备栓剂的材料多为基质、药物和润滑剂等,其中基质所占比例一般较大。作为理想的基质应具备:①在室温条件下有适宜的坚韧度,放入腔道时不变形、不破碎,在体温下易软化、融化或溶化;②与主药无配伍禁忌,本身无毒性、无过敏性、对黏膜无刺激性,不影响主药的含量测定;③熔点与凝固点相距不宜过大,具有润湿或乳化能力,能混入较多的水;④贮藏过程中性质稳定,不易变质等。

1. 基质的种类

(1) 油脂性基质

1) 可可豆脂:为脂肪酸酸甘油酯,当所含酸的比例不同时甘油酯混合物的熔点也不同,释药速度也会有差异。通常为黄白色固体(熔程为 31 ~ 34℃),加热至 25℃时开始软化,在体温作用下能快速融化;在 10 ~ 20℃时质地硬脆易粉碎,且能与多数药物混合形成可塑性团块;当加入 10% 以下的羊毛脂时可增加其可塑性。可可豆脂具有同质多晶型,有 α、β、β′ 和 γ 四种晶型,其中 α、γ 晶型均不稳定,熔点较低;β 晶型较稳定(熔点为 34℃),当加热至 36℃后再冷却,则会掺杂 α、γ 晶型且熔点仅为 24℃,导致其难以成型。因此,制备栓剂处理基质时应缓缓加热待基质熔化至约 2/3 时停止加热,让余热使其全部熔化;亦可加入少量的稳定晶型,促使不稳定晶型转变成稳定晶型。由于其同质多晶型和含油酸等不稳定因素,已逐渐被半合成、全合成脂肪酸甘油酯类基质所取代。

2）半合成、全合成脂肪酸甘油酯类：系游离脂肪酸经部分氢化再与甘油酯化得到的混合酯，不饱和基团较少，具有适宜的熔点，不易酸败，利于贮存。目前，此类基质为取代天然油脂较理想的栓剂基质。国内已有批量生产的半合成椰油酯、半合成棕榈酸酯和混合脂肪酸甘油酯等，亦有全合成的硬脂酸丙二醇酯。

（2）水溶性基质

1）甘油明胶：为甘油、明胶与水按 70：20：10 的比例制成，具有弹性，不易折断，在体温作用下能软化并缓缓溶于分泌液中。以甘油明胶为基质的栓剂，贮存时应注意在干燥环境中的失水。本品常作阴道栓的基质，其中含有的明胶为胶原水解产物，故本品不适用于鞣酸等能使蛋白质性质发生变化的药物。本品易滋生霉菌等微生物，常加入抑菌剂。

2）聚乙二醇类：聚乙二醇的熔点和相对分子质量关系较大，通常以 2 种或 2 种以上的不同相对分子质量的聚乙二醇按一定比例熔融制得理想的栓剂基质。本品在体温作用下能缓缓溶于直肠体液中，但吸湿性强，对直肠黏膜有刺激，可以加入约 20% 的水或在栓剂表面涂一层鲸蜡醇或硬脂醇薄膜，以防止刺激。制成的栓剂温度略高亦不软化，无需冷藏，方便贮存，但吸湿受潮后易变形。

此外，泊洛沙姆 188、泊洛沙姆 407 和聚氧乙烯（40）单硬脂酸酯类等也较常用。

2. 药物的处理方式　栓剂中一般药物所占比例小，而中药提取物等作为主药需要进行精制除杂，以利于栓剂成型。

（1）不溶性药物：一般应粉碎成细粉，再与基质混匀。

（2）油溶性药物：中药挥发油或冰片等油溶性药物可直接溶于熔化的油脂性基质中；若因药量大而导致基质的熔点降低或栓剂过软，可加入适量蜂蜡、鲸蜡进行调节，或加入适量乳化剂。

（3）水溶性药物：中药水提浓缩液，可直接与熔化的水溶性基质混匀；或用适量羊毛脂混合后，再与油脂性基质混匀；或将提取浓缩液制成干浸膏粉，直接与熔化的油脂性基质混匀。

3. 润滑剂　为了使栓剂成型后能顺利脱模，栓剂模孔需预先涂抹适量润滑剂。润滑剂通常有两类：醇类润滑剂，如肥皂醑（软肥皂、甘油和 95% 乙醇溶液按一定比例制成的醇溶液），适用于油脂性基质的栓剂；油性润滑剂，如液状石蜡、植物油等，适用于水溶性基质的栓剂。

4. 置换价　置换价系指药物的重量与同体积基质重量的比值。不同处方，用同一栓模制得的栓剂体积大小相等，但会由于基质或药物的密度不同而具有不同的重量。在栓剂生产中，确切规格的栓模体积大小通常是固定的，引入置换价，可以很方便地计算出栓剂基质的用量。根据置换价可以对药物置换基质的重量进行计算。

置换价的测定：取基质适量，用熔融法制成不含药物的栓剂若干粒，准确称定称取重量，求得每粒不含药的空白栓（纯基质栓），重量为 G，再精密称取适量药物与基质，用熔融法制备含药栓若干粒，并求得每粒含药栓重量为 M，每粒含药栓中的主药重量为 W，那么 $(M-W)$ 即为含药栓中基质的重量，而 $G-(M-W)$ 即为纯基质栓与含药栓中基质重量之差，亦即为与药物同体积（被药物置换）的基质重量。则置换价（f）的计算公式可表达为：

$$f = \frac{W}{G-(M-W)} \qquad \text{（式 27-1）}$$

制备每粒栓剂所需基质的理论用量 (X) 为：

$$X = G - \frac{W}{f} \qquad \text{（式 27-2）}$$

（二）常用的机械设备

1. 高效均质机　高效均质机是栓剂在灌封前的重要混合设备，主要用来对药物与基质的搅拌、均质和乳化等。

2. 半自动栓剂灌封机组　半自动栓剂灌封机组可自动完成灌封、低温定型、封口整型和单板剪断等操作。

3. 全自动栓剂灌封机组　该机组使用范围广，适用于不同基质、不同黏度及不同形状的药品，也可对黏度较大的明胶基质和中药栓剂进行灌封，能完成制壳、灌注、冷却成型和封口等一系列工序。一般以塑料片材（PVC、PVC/PE 等）为材料经栓剂制壳机吹塑成型，兼具模具和包装功能。

（三）制法

栓剂一般有挤压成形法和模制成形法 2 种制法，可根据基质的性质来选择。油脂性基质栓剂可选用任意一种制法，而水溶性基质栓剂多采用模制成形法。

1. 挤压成形法　系用机械压制而成。将药物与基质混匀后，置于制栓机内加压制成一定形状的栓剂，该法避免了加热对主药或基质的影响以及不溶性药物的沉降，主要用于油脂性基质的栓剂。但是该法也有明显的不足，即损耗大，成品中易夹带空气而不利于控制栓重，常需多加原料来弥补损耗，生产效率低，现在较少采用此法。

2. 模制成形法　此法适用于工业生产，使用范围广，油脂性基质及水溶性基质的栓剂均适用。先洗净栓模并擦干，然后在栓模内表面涂上少许润滑剂。通过水浴加热熔化基质，再根据药物性质采用适宜的方法将药物加到基质中，混合均匀，一次性注入栓模至溢出栓模口，冷却至完全凝固后，用刀切去溢出部分，脱模即得。

（四）包装与贮存

栓剂的内包装应无毒，并且不得影响栓剂的处方组成；外包装多为塑料泡罩或铝箔。栓剂一般应在 30℃ 以下密闭保存，防止因季节或环境变化受热、受潮等而发生变形、发霉、变质等现象。油脂性基质的栓剂使用前最好存放于冰箱中（-2~2℃）。水溶性基质的栓剂应密闭、低温贮存。

四、生产过程中可能出现的问题与解决办法

1. 外形颜色不均一　基质温度过低，会提前凝固，导致栓剂外观颜色不均一。可以在将药物加入熔融基质后迅速搅拌混合均匀，同时将温度控制在 40~50℃ 来解决。

2. 外形粗糙不完整　灌装好的栓剂冷却时间太长，溢出部分不宜刮去，且栓剂易断裂；时间太短，栓剂没有完全冷却，刮去溢出部分时，会使成品底部变得粗糙；刮去溢出部分后，栓剂应继续冷却 15~20 分钟左右，时间过短或过长都可能使栓剂不易脱模，外形不完整。

3. 含量不均匀　注模前，基质温度过高会让冷却时间变长，药物下沉。因此，熔

融或融化基质时,温度不宜过高,加热待基质熔化至约2/3时停止加热,让余热使其全部熔化。

五、栓剂生产技术的成本核算

(一) 收率

1. 栓剂生产各工序的分步收率

$$栓剂某工序收率(\%) = \frac{实际得到中间产品量(kg)}{实际投入原辅料量(kg)} \times 100\%$$

2. 栓剂总收率　栓剂总收率的计算分2种情况:

(1) 主药含量明确

$$栓剂总收率(\%) = \frac{包装后实得栓剂量(万粒) \times 主药含量(kg/粒)}{主药投料量(kg) \times 含量 \times 1000} \times 100\%$$

(2) 主药含量未测定

$$栓剂总收率(\%) = \frac{包装后实得栓剂量(万粒)}{理论产出量(万粒)} \times 100\%$$

栓剂总收率与各工序分步收率的关系为:

$$栓剂总收率(\%) = 第一工序分步收率(\%) \times 第二工序分步收率(\%)$$
$$\times \cdots \times 最后工序分步收率(\%)$$

(二) 单耗

如:

$$原辅料单耗(kg/万粒) = \frac{总投入原辅料量(kg)}{成品入库量(万粒)}$$

(三) 物料平衡

一般各工序中间产品需计算物料平衡,比如:

$$粉碎工序物料平衡(\%) = \frac{物料平衡后重量 + 废料量}{物料平衡前重量} \times 100\%$$

$$灌封工序物料平衡(\%) = \frac{合格栓剂质量 + 不合格栓剂质量 + 剩余物料重量}{灌封前物料重量} \times 100\%$$

六、工艺过程的关键步骤及控制参数

工序	关键工艺参数	控制指标
配料	核对和复核原实物、标志、合格证等	原辅料的质量和用量
熔融混合	熔融温度和时间、搅拌速度和时间	外观性状
灌封	保温温度、灌封速度、传送速度、冷却温度、剪裁速度	重量差异
包装	材料、包装质量	外观

第三节 典型生产实例

项目名称 野菊花栓的制备

【目的】

1. 建立栓剂的生产情景。

2. 能用模制成形法制备栓剂。

3. 学会模制成形法制备栓剂的主要用具和设备的使用,掌握模制成形法制备栓剂的方法、操作步骤及操作要点。

【处方】 野菊花 10 000g。

【适应证】 抗菌消炎。用于前列腺炎及慢性盆腔炎等疾病。

【操作步骤】

1. 生产前准备

(1) 接受生产任务。

(2) 领料:领取生产用原辅料,办理物料交接手续,并签字记录。

(3) 注意严格执行各项目《岗位标准操作规程》《仪器使用、维护保养及检修标准操作规程》及《野菊花栓生产工艺规程》。

2. 配料 由净料库投料员、车间调料员、质量监控员,按批生产指令规定的品种、数量投料,经过三方核对无误,签字后调车间。

3. 熔融混合

(1) 将处方量的聚乙二醇和野菊花稠膏加入到栓剂高效均质机中,控制好熔融温度和时间,利用强烈的剪切力作用,经过不断的均质循环作用,使之混合均匀。

(2) 取样,置于洁净容器内,称重并标明品名、重量、批号、规格、数量、生产日期、操作者,送中间站,请验外观性状,合格后进行下道工序。

4. 灌封

(1) 将混合后合格的物料经插入式灌注头,自动灌入栓剂壳带内,开启全自动栓剂灌封机组,生产速度为 6000 粒/小时。

(2) 灌封完成后,统计数量,附上标签,注明品名、规格、批号、数量、操作人、复核人及生产日期。将产品转入中间站,送检,及时完成批记录。

5. 外包装

(1) 领料:按批包装指令领取本批次产品所需包装材料。所用外包装材料必须有检验报告书,检验合格后方可使用。办理物料交接手续,并签字记录。

(2) 包装规格:2.4g/粒×7 粒/板×2 板/盒×120 盒/箱。

(3) 调试:慢速试机查看皮带及其他各部件运转是否正常。机器部件均运行正常,调试运行速度,达到生产包装要求。

(4) 装箱:按批包装指令对小盒进行打印,要求打印字迹清晰、端正,产品批号、生产日期、有效期至正确、清晰,与指令等相符;将检查合格的药盒同说明书一起装入已打印产品批号、生产日期、有效期的小盒内,码放整齐。每 120 盒装入已折好的纸箱内,用封口胶带封箱。外包装工序操作过程中,随时检查包装质量,检查纸盒内说明书是否加入,纸盒封盖是否完整,如包装质量不合要求,应停机调试后再作业。包装开始半小时内每5分钟取5盒包装产品进行详细检查,要求包装符合塑料瓶装盒质量要求。

（5）入库:成品及时放入库房待验区,核对品名、批号、规格、数量。检验合格后办理入库手续。贮存温度控制在30℃以下。

6. 物料平衡率计算。

7. 请验、清场。

【实训报告】 认真书写实训报告,内容包括项目名称、起止时间、目的、设施、设备、器具、材料、操作步骤、结果、问题及答案(或解决方案)等。

（陈玉玺）

扫一扫
测一测

复习思考题

1. 简述栓剂的含义及特点。
2. 栓剂常用的基质有哪些？ 各有何特征？
3. 制备栓剂时所用润滑剂有哪些？
4. 何为置换价？
5. 栓剂的制法有哪几种？ 都是如何进行操作的？
6. 栓剂在生产过程中需要严格控制的因素有哪些？

第二十八章

PPT
28章PPT

其 他 剂 型

 学习要点

1. 气雾剂、喷雾剂的含义、特点及制备方法。
2. 胶剂、鼻用制剂、眼用制剂的含义、分类及制备方法。
3. 露剂、膜剂、涂膜剂、凝胶剂、洗剂的含义、制备方法。
4. 锭剂、搽剂、茶剂、灸剂的含义。

第一节 气 雾 剂

一、概述

（一）气雾剂的含义

气雾剂系指原料药物或原料药物和附加剂与适宜的抛射剂共同封装于具有特制阀门装置的耐压容器中，利用抛射剂的动力作用将内容物以雾状、泡沫状等形态喷出的制剂。其中，以泡沫形态喷出的也称泡沫剂。主要通过肺部吸入或直接喷至腔道黏膜、皮肤起效。

（二）气雾剂的分类

1. **按内容物状态分类** 可分为溶液型、乳剂型或混悬型气雾剂。

2. **按给药途径分类** 吸入用气雾剂、皮肤给药气雾剂、黏膜或腔道给药气雾剂等。

3. **按处方的组成分类** ①二相气雾剂：气相与液相组成的溶液型气雾剂；②三相气雾剂：主要包括气相、液相、固相组成的混悬型气雾剂和气相、液相、液相组成的乳剂型气雾剂。

（三）气雾剂的特点

1. **优点** ①具有速效和定位作用；②提高药物的稳定性；③避免药物对胃肠道的刺激及肝脏对药物的首过效应；④递送时剂量均一；⑤携带方便。

2. **缺点** ①生产成本高；②遇热或受撞击可能会发生爆炸，存放要求相对较高；③使用操作不熟练，可能会降低肺部吸收效果；④抛射剂的加入可能引起患者的不适。

（四）气雾剂的质量要求

为保证制剂质量，气雾剂在生产与贮藏期间应符合《中国药典》2015 年版四部通则 0113 气雾剂项下有关规定。

二、制备方法

（一）气雾剂制备的一般工艺流程

容器、阀门系统的处理与装配→中药气雾剂中药物的配制与分装→抛射剂的填充→质量检查→包装。

（二）抛射剂的填充

填充抛射剂一般有压灌法和冷灌法 2 种方法。压灌法是目前国内常用的填充方法，即将药液灌装于具有特制阀门装置的耐压容器中，抽净其中的空气，然后将定量的抛射剂压入到耐压容器中。而冷灌法需要在低温条件下将冷却的药液和抛射剂加到耐压容器中，立即安装阀门并轧紧。

 知识链接

泡沫气雾剂

泡沫气雾剂通常由含有表面活性剂和二甲醚等抛射剂组成的。理想的药用泡沫气雾剂喷出后的可以保持稳定的泡沫状，没有崩塌或淌水现象，涂抹可以让泡沫消失，残留较少，在腔道内分散均匀，涂布面广，附着性强，药物能有效渗入黏膜皱襞，疗效优于其他剂型能更有效地透过皮肤到达病灶。阴道泡沫剂是公认的妇科阴道用药的最佳剂型。中药泡沫气雾剂也越来越受到重视，目前保妇康泡沫剂等产品已经上市。

第二节　喷雾剂

一、概述

（一）喷雾剂的含义

喷雾剂系指不含抛射剂，利用手动泵的压力、高压气体、超声振动或其他方法将内容物以雾状等形态喷出的制剂。喷雾剂按内容物状态可分为溶液型、乳剂型、混悬型或凝胶型。可通过肺部吸入、皮肤、腔道黏膜等起效。

（二）喷雾剂的特点

与气雾剂相比，制备时不需加入抛射剂，对生产设备要求较低，成本也较低；给药剂量准确，通常剂量小于口服或注射用，毒副作用较少。但喷雾剂喷出时多为雾状，粒径较大，多用于皮肤、黏膜等部位疾病的治疗。

（三）喷雾剂的质量要求

为保证制剂质量，喷雾剂在生产与贮藏期间应符合《中国药典》2015 年版四部通则 0112 喷雾剂项下有关规定。

二、制备方法

喷雾剂的一般工艺流程：

中药喷雾剂中药物的配制→分装→安装手动泵→质量检查→包装

根据所制备喷雾剂的类型,将提取物溶解于相应溶剂制成溶液型喷雾剂,或加入适宜乳化剂制成乳状液型喷雾剂,或将药物粉碎、加入助悬剂、润湿剂等相应的稳定剂制成混悬型喷雾剂。

为保证产品质量,可在喷雾剂制备时加入适量的防腐剂、抗氧剂等附加剂。用于烧伤、创伤等疾病治疗的喷雾剂一般应为无菌制剂。

配制好的药液,经检验合格后,立即分装于灭菌、洁净干燥的容器中,再进行后续工序。

第三节 胶 剂

一、概述

(一)胶剂的含义

胶剂系指动物皮、骨、甲或角等用水煎取胶质,浓缩成稠膏状,经干燥后制成的固体块状内服制剂。胶剂多具滋补的功效,其主要成分为动物胶原蛋白、对应的水解产物和多种微量元素。

(二)胶剂的分类

1. **皮胶类** 以动物的皮为原料经熬炼制成。用驴皮制成的胶称阿胶,牛皮制成的胶称黄明胶,猪皮制成的胶称新阿胶。

2. **骨胶类** 用骨骼粗壮、质地坚实、质润色黄的动物骨骼等熬炼制成的胶,如狗骨胶等。

3. **甲胶类** 用板大质厚、颜色鲜明、未被水煮过的动物甲壳为原料制成的胶,如龟甲胶。

4. **角胶类** 用质重坚硬、具有光泽、已骨化的雄鹿角为原料,经熬炼制成,称鹿角胶。

课堂互动

阿胶被誉为"血肉有情之品",但是它的"有情"可是有时限的,你知道阿胶的保质期么?

5. **其他胶类** 凡含蛋白质的动物药材,经水煎提取浓缩,一般均可制成胶剂。如以牛肉制成的霞天胶,以龟甲和鹿角为原料制成的龟鹿二仙胶等。

(三)胶剂的质量要求

为保证制剂质量,胶剂在生产与贮藏期间应符合《中国药典》2015 年版四部通则0184 胶剂项下有关规定。

二、制备方法

胶剂的一般工艺流程:

原料前处理→提取胶汁→沉淀滤过→浓缩收膏→凝胶切胶→干燥包装

1. 原料前处理 胶剂原料上附有的毛、脂肪、筋、膜和血等杂质,必须处理除去,才能用于熬胶。一般可按下述方法处理。

(1) 皮类:将皮切成 20cm² 左右的小块,置洗皮机中洗去泥沙,再置蒸球中,加 2% 碳酸钠水溶液或 2% 皂角水,用量约为皮量的 3 倍,加热至皮膨胀卷缩,用水冲洗至中性后再行熬胶。

(2) 骨角类:可用水浸洗(夏季 20 日,春秋 30 日,冬季 45 日),每日换水 1 次,除去腐肉筋膜,取出后用皂角水或碱水洗除油脂,再用水反复清洗干净。

2. 提取胶汁 多采用蒸球加压煎煮法。在蒸球内加入净制的驴皮,再加适量的水,煎煮 24 小时/次(每隔 1 小时放气 1 次),放出煎液,反复煎煮 3~5 次。

3. 沉淀滤过 每次煎出的胶液,应趁热用六号筛滤过,否则冷却后因凝胶黏度增大而滤过困难。

4. 浓缩收膏 将所得澄清胶液,先除去大部分水分,再移至蒸气夹层锅中,继续浓缩。浓缩至相对密度为 1.25 左右时,加入豆油,搅匀,再加入糖,搅拌使全部溶解,减弱火力,继续浓缩至“挂旗”时,在强力搅拌下加入黄酒,此时锅底产生大气泡,俗称“发锅”,待胶液无水蒸气逸出时即可出锅。注意防止浓缩浓缩时水分过多,成品胶块在干燥后出现四周高、中间低的“塌顶”现象。

5. 凝胶与切胶 出锅的稠厚胶液趁热倾入已涂有少量麻油的凝胶盘内,调至室温 8~12℃,静置 12~24 小时,胶液即凝固成胶块,此过程称胶凝,所得到的固体胶称凝胶,俗称胶坨。切胶多用自动切胶机,将凝胶切成一定规格的小片,此过程俗称“开片”。

6. 干燥与包装 胶片切成后,置于有空调防尘设备的晾胶室内,摊放在晾胶床上。一般每隔 48 小时或 3~5 日翻面 1 次,使两面水分均匀散发。数日之后(一般7~10 天),待胶片干燥至胶片表面干硬,装入木箱内,密闭闷之。使内部水分向胶片表面扩散,称“闷胶”,也称“伏胶”。约 2~3 天后,将胶片取出,再放到竹帘上晾之。数日后,又将胶片置木箱中闷胶 2~3 天,如此反复操作 2~3 次至胶片充分干燥。胶片充分干燥后,在紫外线灭菌车间包装。

三、典型生产实例

项目名称 阿胶的制备

【目的】

1. 建立中药胶剂的生产情景。
2. 掌握阿胶的制备方法和操作要点。

【处方】

驴皮	50.0kg
冰糖	3.3kg
豆油	1.7kg
黄酒	1.0kg
制成	6 克/块

【功能与主治】 补血滋阴,润燥,止血。用于血虚萎黄,眩晕心悸,肌痿无力,心烦不眠,虚风内动,肺燥咳嗽,劳嗽咯血,吐血尿血,便血崩漏,妊娠胎漏。

【操作步骤】

1. 原材料处理 将驴皮加水浸泡数日,每日换水 1 次,刮去驴毛,切块后再洗去泥沙,放入沸水中煮 15 分钟,至皮卷起时,取出。

2. 提取胶汁 将洗净的驴皮加适量水分次煎提,每次煎熬 3 昼夜,待汁液稠厚时取出,加水再煮,如此反复 5～6 次。

3. 沉淀滤过 将每次所得胶汁,趁热过六号筛,然后加适量明矾搅拌,静置数小时,除去杂质。

4. 浓缩收膏 用文火浓缩煎液,分别加入黄酒和冰糖,出胶前加入豆油,停火出胶,倾入胶盘内。

5. 切块与晾干 取出已凝固的胶坨,用切胶机切成胶块,晾干。

6. 包装 在灭菌车间进行包装。

【实训报告】 认真书写实训报告,内容包括项目名称、起止时间、目的、设施、设备、器具、材料、操作步骤、结果、问题及答案(或解决方案)等。

第四节 露 剂

一、概述

(一) 露剂的含义

露剂系指含挥发性成分的饮片用水蒸气蒸馏法制成的芳香水剂。

(二) 露剂的质量要求

为保证制剂质量,露剂在生产与贮藏期间应符合《中国药典》2015 年版四部通则 0187 露剂项下有关规定。

二、制备方法

取处方量的中药饮片,炮制处理后加入到蒸馏器中,水蒸气蒸馏法制备,收集蒸馏液至规定量,立刻密封分装于已经灭菌处理的干燥玻璃容器中即得。

三、典型生产实例

项目名称 金银花露的制备

【目的】

1. 建立中药露剂的生产情景。

2. 掌握金银花露的制备方法和操作要点。

【处方】

金银花	62.5g
制成	60ml/瓶

【功能与主治】 清热解毒。用于暑热内犯肺胃所致的中暑、痱疹、疖肿,症见发热口渴、咽喉肿痛、痱疹鲜红、头部疖肿。

【操作步骤】

1. 蒸馏提取 取处方量的金银花,加水蒸馏,收集蒸馏液约 1000ml。

2. 调节溶液酸碱度 取蒸馏液,调节 pH 值到约 4.5。

3. 灌封 加入适量矫味剂,过滤后制成 1000ml,灌封后灭菌,即可。

4. 包装。

【实训报告】 认真书写实训报告,内容包括项目名称、起止时间、目的、设施、设备、器具、材料、操作步骤、结果、问题及答案(或解决方案)等。

第五节 鼻用制剂

一、概述

（一）鼻用制剂的含义

鼻用制剂系指直接用于鼻腔,发挥局部或全身治疗作用的制剂。

（二）鼻用制剂的分类

1. 鼻用液体制剂 如滴鼻剂、洗鼻剂、鼻用喷雾剂等,此类制剂也可以固态形式进行包装,但需要在临用前用配套的专用溶剂进行配制。

2. 鼻用半固体制剂 如鼻用软膏剂、鼻用乳膏剂、鼻用凝胶剂等。

3. 鼻用固体制剂 如鼻用散剂、鼻用粉雾剂、鼻用棒剂等。

（三）鼻用制剂的质量要求

为保证制剂质量,鼻用制剂在生产与贮藏期间应符合《中国药典》2015 年版四部通则 0106 鼻用制剂项下有关规定。

二、制备方法

鼻用制剂的制备参阅相关章节相关剂型的制备方法制备即可,但其质量必须符合鼻用制剂的质量要求。

第六节 眼用制剂

一、概述

（一）眼用制剂的含义

眼用制剂系指直接用于眼部发挥治疗作用的无菌制剂。

（二）眼用制剂的分类

1. 眼用液体制剂 如滴眼剂、洗眼剂、眼内注射溶液等。

2. 眼用半固体制剂 如眼膏剂、眼用乳膏剂、眼用凝胶剂等。

眼用液体制剂亦可包装成固态药物形式,另备配套的专用溶剂,使用前再配成溶液或混悬液。本节重点介绍眼用液体制剂。

（三）眼用制剂的质量要求

1. 无菌 眼内注射溶液、外科手术用或急救用的眼用制剂，均不得加抑菌剂、抗氧剂或不恰当的附加剂，应采用单剂量包装。多剂量包装的制剂则应加入安全风险小的抑菌剂，且标明抑菌剂种类和标示量。使用时应注意清洁双手，一人一用。

2. pH 值 健康人泪液的 pH 值为 7.4，眼用液体制剂的 pH 值应考虑到是否与药物有配伍禁忌。

3. 渗透压 可加入氯化钠、硼酸、葡萄糖等调节渗透压，使眼用液体制剂与泪液等渗。

4. 黏度 眼睛的眨动会减少药物与作用部位的接触时间，适当提高制剂的黏度可延长药物作用时间，增强疗效。

5. 粒度大小 按《中国药典》2015 年版粒度和粒度分布测定法（通则 0982 第一法）测定，每个涂片中大于 5μm 的粒子不得过 2 个（含饮片原粉的除外），且不得检出大于 90μm 的粒子。

6. 可见异物 选择无菌、不易破裂且透明度不影响可见异物的容器作为包装。

7. 贮存 眼用制剂应遮光密封贮存，且启封后最长使用时间不超过 4 周。

二、制备方法

眼用液体制剂的制备一般有以下几种工艺：

1. 性质相对稳定的药物，按下列流程制备：

$$\left.\begin{array}{l}\text{原辅料}\rightarrow\text{配液}\rightarrow\text{滤液}\\ \text{洗瓶（塞）}\longrightarrow\text{灭菌}\end{array}\right\}\text{灭菌/无菌操作分装}\rightarrow\text{质量检查}\rightarrow\text{包装}$$

2. 不耐热的药物，采用无菌操作法制备。

3. 眼内注射溶液、外科手术用或急救用的眼用制剂，应制成单剂量包装。洗眼液按输液工艺进行生产。

第七节 膜 剂

一、概述

（一）膜剂的含义及分类

膜剂系指原料药物与适宜的成膜材料经加工制成的膜状制剂，可口服用或黏膜用。膜剂按结构类型可分为单层、多层和夹心型膜剂；按给药途径可分为口服膜剂和黏膜用膜剂（口腔用膜剂、眼用膜剂、鼻用膜剂、阴道膜剂和皮肤外用膜剂）等。

（二）膜剂的特点

制备工艺简单，易工业化；剂量准确，药物稳定性好；使用方便，适合于多种用药途径；可制成不同释药速度的制剂；多层型膜剂可避免药物间的配伍禁忌和药物含量测定时相互干扰；生产成本低；便于携带、运输和贮存。由于膜剂厚度一般为 0.1～1mm，载药量小，不适于剂量较大的药物，应用受到限制。

（三）膜剂的质量要求

1. 外观性状 膜剂应完整光洁，厚度均一，色泽均匀，无明显气泡。多剂量的膜剂,分格压痕应均匀清晰,并能按压痕撕开。

2. 重量差异　膜剂的重量差异限度,应符合《中国药典》2015 年版四部通则 0125 膜剂项下有关规定。

3. 微生物限度　除另有规定外,按照《中国药典》2015 年版四部非无菌产品微生物限度检查:微生物计数法(通则 1105)和控制菌检查法(通则 1106)及非无菌药品微生物限度标准(通则 1107)检查,应符合规定。

二、制备方法

膜剂的制备方法有涂膜法、热塑法等,常用的制备方法为涂膜法。

涂膜法制备膜剂的工艺流程:

溶浆→加药、匀浆→　涂膜→干燥、灭菌→分剂量、包装

1. 溶浆　取成膜材料加水或其他适宜的溶剂溶解,必要时可采用水浴上加热溶解,滤过。

2. 加药、匀浆　水溶性药物与着色剂、增塑剂及表面活性剂等附加剂同时加入溶浆中,搅拌溶解;非水溶性药物研成极细粉或制成微晶,再与甘油或聚山梨酯-80 研匀,与浆液搅匀,静置,除去气泡。

3. 涂膜　将处理后的药物浆液置入涂膜机的流液嘴中,浆液经流液嘴流出,涂布在预先涂有少量液状石蜡的不锈钢循环带上,使成厚度和宽度一致的涂层。

4. 干燥、灭菌　涂层经热风(80～100℃)干燥,迅速成膜,到达主动轮后,药膜从循环带上剥落,进而被卷入卷膜盘上。

5. 分剂量与包装　干燥后的药膜经含量测定,计算单剂量的药膜面积。按单剂量面积分割、包装,即得。

第八节　涂 膜 剂

一、概述

(一)涂膜剂的含义

涂膜剂系指原料药物溶解或分散于含成膜材料的溶剂中,涂抹患处能形成薄膜的外用液体制剂。涂膜剂用后形成的薄膜,既能保护创面,也能缓慢释放所含药物而发挥治疗作用。一般用于无渗出液的损害性皮肤病、过敏性皮炎、银屑病和神经性皮炎等,常用的成膜材料有聚乙烯醇、聚乙烯吡咯烷酮、乙基纤维素等,溶剂有乙醇等,增塑剂有甘油、丙二醇、三乙酸甘油酯等。制备时不用裱褙材料,无须特殊的机械设备,工艺简单,使用方便。

(二)涂膜剂的质量要求

为保证制剂质量,涂膜剂在生产与贮藏期间《中国药典》2015 年版四部通则 0119 涂膜剂项下有关规定。

二、制备方法

先将成膜材料溶解于乙醇或其他适宜溶剂中,混匀即得;中药饮片应以适宜的方

法得到水提醇沉液或提取物的乙醇-丙酮溶液,再加到成膜材料溶液中,混匀即可。

第九节 凝 胶 剂

一、概述

凝胶剂系指原料药物与适宜辅料制成具凝胶特性的半固体或稠厚液体制剂,主要作用于皮肤或鼻腔、阴道、直肠之类的体腔。按辅料性质的不同,凝胶剂可分为水性凝胶与油性凝胶。由于凝胶剂可以填塞腔道黏膜的皱襞,最大程度与病灶接触,增强药效,凝胶剂的使用范围很广。而油性凝胶不便于清洗,所以临床应用更多的是水性凝胶。

二、制备方法

将辅料充分溶胀,制备成凝胶基质,再加入药物溶液及其他附加剂,搅拌均匀即可。易溶于水的药物可以先溶于水或甘油,不溶性水的药物粉末可与少量水或甘油研匀后,再与凝胶基质混合。

第十节 洗 剂

一、概述

洗剂系指原料药物的溶液、乳状液或混悬液,供清洗无破损皮肤或腔道用的液体制剂。

洗剂一般是轻轻涂于皮肤或用纱布蘸取敷于皮肤上应用。它有消毒、消炎、止痒、收敛、保护等局部作用。常用分散介质为水或乙醇。洗剂可分为溶液型、混悬型、乳剂型以及它们的混合型液体药剂,其中以混悬型居多。混悬型洗剂中的水分或乙醇蒸发,有冷却和收缩血管的作用,能减轻急性炎症;常加入甘油和助悬剂,当分散介质蒸发后可形成保护膜,能避免刺激。为保证制剂质量,洗剂在生产与贮藏期间应符合《中国药典》2015 年版四部通则 0127 洗剂项下有关规定。

二、制备方法

将中药饮片进行简单的处理后,取处方量的中药饮片,加入适量水或乙醇,加热提取一定时间,过滤,取滤液密封分装于无菌容器中即得。

第十一节 常见其他传统剂型

一、锭剂

锭剂系指饮片细粉与适宜黏合剂(或利用饮片细粉本身的黏性)制成长方形、纺锤形、圆柱形或圆锥形等形状的固体制剂。常用黏合剂有蜂蜜、糯米粉或处方中本身具有黏性的饮片细粉。

锭剂的制法有模制法和捏搓法。取药物细粉,加入适宜黏合剂揉成团块,再按模制法或捏搓法成形并修整,阴干即得。锭剂应于密闭,阴凉干燥处贮存。

二、搽剂

搽剂系指原料药物用乙醇、油或适宜溶剂制成的供无破损皮肤揉擦用的液体制剂,可以起镇痛、收敛、保护、消炎、杀菌等作用。

搽剂按分散系统分类主要有溶液型、混悬型和乳剂型。制备搽剂常用水、乙醇、液状石蜡、甘油或植物油等溶剂。起镇痛、抗刺激作用的搽剂,多选用乙醇溶剂,可增加药物的渗透性,如克伤痛搽剂;起保护作用的搽剂多用油、液体石蜡等溶剂,具有润滑作用且无刺激,如獾油搽剂。搽剂的制备一般以适宜的溶剂提取中药材或溶解药物,再按其所属分散系统类型来制备。搽剂一般应检查相对密度、pH 值;以油为溶剂应无酸败等变质现象,并应检查折光率。通常,搽剂应避光密封贮存。

三、茶剂

茶剂系指饮片或提取物(液)与茶叶或其他辅料混合制成的内服制剂。具有制法简单、使用方便、利于贮藏、便于携带和能较多保留挥发性成分的特点。

茶剂根据外观、制备和使用的不同可分为块状茶剂、袋装茶剂和煎煮茶剂。一般茶剂应密闭贮存,含挥发性及易吸潮的茶剂应密封贮存。

四、灸剂

灸剂系指将艾叶碾成绒状,或再加其他中药细粉卷制成条状或捻成其他形状,供熏灼穴位或其他患处的外用制剂,主要是借助燃烧产生的温热性刺激及局部透皮吸收而起效。灸剂按形状可分为艾头、艾炷和艾条;按加药与否可分为艾条和含药艾。存放时注意密闭防潮。

(陈玉玺)

复习思考题

1. 气雾剂、喷雾剂的含义是什么?简述两者的区别?

2. 什么是胶剂?分为哪几类?如何制备?

3. 鼻用制剂、眼用制剂的含义是什么?分哪几类?眼用液体制剂对质量有哪些要求?

4. 什么是露剂、膜剂、涂膜剂、凝胶剂、洗剂?应如何进行制备?

5. 简述锭剂、搽剂、茶剂、灸剂的含义。

第二十九章

中药制剂新技术及新剂型

 学习要点

1. 包合物的含义、特点、结构、制备及验证。
2. 微囊的含义、特点及制备。
3. 固体分散体的含义、特点、载体材料及制备。
4. 脂质体的定义、组成、结构、特点、制备及质量评价。
5. 缓控释制剂的含义、特点、类型、制备及释药机制。
6. 靶向制剂的含义、特点、分类及其靶向原理。

自 20 世纪 90 年代起,药物新技术的迅速发展促进了新剂型种类的急剧增加,越来越多化学药新型给药系统在临床已被广泛使用。在着力推动中医药振兴发展的现在,将这些较为成熟的技术手段应用于中药制剂,让中医药和西医药相互补充、协调发展,相信能加速推进中医药现代化,推动中医药走向世界。本章仅选取几种应用频率较高的技术及剂型进行介绍。

第一节 环糊精包合技术

一、概述

(一)环糊精包合技术的含义

环糊精包合技术是指药物分子进入环糊精分子的空穴结构内,形成环糊精包合物的技术。具有包合作用的环糊精分子叫主分子(又称包合材料),被包合在主分子空穴中的内容分子叫客分子。主分子具有较大的空穴结构,可将客分子容纳其中而形成分子囊(图 29-1)。主分子与客分子之间没有化学反应,包合物的形成是一个物理过程。

(二)环糊精类包合材料

目前常用的包合材料是环糊精。环糊精是淀粉用嗜碱性芽孢杆菌经培养得

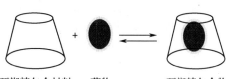

环糊精包合材料　药物　环糊精包合物

图 29-1　包合物形成示意图

到的环糊精葡聚糖转位酶作用后形成的产物,由 6～12 个 D-葡萄糖分子以 1,4-糖苷键连接的环状低聚物化合物,为水溶性、非还原性的白色粉末。常见的有 α、β 和 γ3 种类型,其中 β-环糊精(即倍他环糊精)最为常用,收载于《中国药典》2015 年版第四部。它是由 7 个葡萄糖分子构成,呈环状中空圆筒形结构,两端和外部为亲水性,内部呈疏水性,结构示意图见图 29-2。

　　由于 β-环糊精在水中的溶解度较低(25℃时为 1.85%),在一定程度上限制了它的应用。近年来,通过化学改性的方法引入修饰基团,制成衍生物,来增加溶解度,扩大使用范围。常见的环糊精衍生物有羟丙基-β-环糊精(HP-β-CD)和磺丁基-β-环糊精(SEM-β-CD),均具有溶解度大、肾毒性低、溶血性低、安全性高等特点,可用于注射给药。

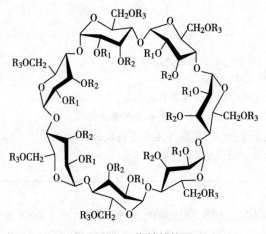

图 29-2　环糊精结构图

知识链接

环糊精包合技术在药剂中的应用

　　《中国药典》2010 年版已将 β-CD 和 HP-β-CD 作为药用辅料载入。世界上已经有很多 β-CD 的药品问世,剂型种类包罗万象,有片剂、胶囊、糖丸、栓剂、口服液、口腔洗剂等。但 β-CD 注射等给药方式可能引起肾脏损害、引起溶血及注射部位局部坏死等毒副作用。修饰后的 HP-β-CD 水溶性大大提高,溶血性更低,还可用于注射剂,是目前最有潜力的环糊精材料。伊曲康唑注射液就是采用的 HP-β-CD 来包合的,它已应用于临床,但是禁用于严重肾功能损伤的患者。

　　(三) 环糊精包合作用

　　药物被环糊精包合后,在溶解度、溶出速率或口服生物利用度等方面均可能发生变化。环糊精包合技术的作用有:

　　1. 提高易挥发药物的稳定性　许多中药材中都有挥发性成分,这些成分易挥发或升华,在热、湿、光、空气等条件又极易氧化变质,从而降低疗效,甚至产生毒副作用。采用环糊精包合物技术,能在很大程度上将药物与环境隔开,避免与光线、水分、氧气等的直接接触,从而提高药物的稳定性。如大蒜油被包合后的热稳定性和化学稳定性较未包合的大蒜油均得到显著提高。

2. 增加难溶性药物的溶解度,调节药物的释放速度 药物包合环糊精后,溶解性主要取决于包合材料环糊精,因此药物的溶解度增加,生物利用度提高。如穿心莲内酯,用 HP-β-CD 包合后,溶解度增加了 60 倍。难溶性药物用水溶性材料包合后,溶出速率加快。如穿心莲内酯30分钟时的溶出率为52.5%,制成 HP-β-CD 包合物,30分钟时溶出率可提高到94.6%。

3. 降低药物的刺激性,掩盖不良气味或味道 很多中药具有特别的气味或味道,直接影响到患者的顺应性,采用环糊精包合技术后,药物被包藏于环糊精筒状结构内,原有的气味或味道被掩盖。

4. 液体药物固体化,便于制剂成型 中药中挥发性成分等液体药物用环糊精包合,可粉末化,再制成颗粒剂、片剂、胶囊剂等剂型,这样便于生产,能使剂量准确,利于携带和保存。

二、制备方法

(一)包合物的制备

包合物的制备方法主要有饱和水溶液法、研磨法、超声法、喷雾干燥法和冷冻干燥法等。

1. 饱和水溶液法 又称重结晶法或共沉淀法。先将环糊精在加热的条件下配制成饱和水溶液,再加入药物,恒温持续搅拌直至形成包合物,然后冷却、抽滤、洗涤、干燥,即得。如包合物水溶性较强,可进行浓缩或加入有机溶剂,促使其沉淀,再经洗涤、干燥,即得。用超声代替该法的搅拌,就是超声法,所需时间短,操作简便,但能耗高。

2. 研磨法 先将环糊精与 2~5 倍量水研匀,然后加入药物(如果药物为水难溶性,先溶于少量有机溶剂),研成糊状,低温干燥后用适量的有机溶剂洗涤,除去未包合的药物,干燥即得。此法操作简单,成本低,但包合率不易控制,常用胶体磨法代替,更适于工业化生产。

3. 喷雾干燥法和冷冻干燥法 适合用于制得的包合物易溶于水。对热敏感的药物可采用冷冻干燥法,以获得疏松、溶解度较好的干燥包合物,更适合于注射剂包合物的生产;遇热稳定的药物,采用喷雾干燥法,适于大生产。

4. 高压均质法 将药物和环糊精溶解,再转移到高压均质机内,采用优化后的压强及循环次数进行高压均质,均质的溶液冷却冷干燥即得环糊精包合物。物料在高压作用下受到强烈的剪切、撞击和空穴作用,使液态物料超微细化,以形成稳定的包合物。该法更自动化,操作更简单,更易实现工业生产。

同一药物用不同方法制备的包合物,其包合率、得率往往不同。对某一具体药物而言,哪种方法更适合,需要通过预试验来选择。

(二)包合物的验证

环糊精包合物是否形成,可根据药物的性质及包合物的状态选择不同的方法进行验证。比如显微镜法、相溶解度法、薄层色谱法、紫外分光光度法、荧光光谱法、红外分光光谱法、核磁共振谱法、X 射线衍射法、热分析法、圆二色谱法等。

三、典型生产实例

项目名称一　陈皮挥发油-β-环糊精包合物

【制法】 称取β-环糊精6g,加适量蒸馏水使完全溶解,制成饱和溶液后与陈皮挥发油1ml(配成50%乙醇溶液)混合,恒温搅拌一定时间后置冰箱冷藏过夜,抽滤,包合物用乙醚洗2次,至无陈皮香味,40℃真空干燥4小时,即得陈皮挥发油-β-环糊精包合物。

项目名称二　蟾酥-β-环糊精包合物

【制法】 称取一定量β-环糊精倒入球磨缸中,加3倍量蒸馏水,再加入适量蟾酥提取液,β-环糊精与蟾酥提取液的投料比为5∶1,在42r/min下球磨60分钟,低温真空干燥24小时,粉碎过80目筛,用乙酸乙酯洗涤3次,晾干,即得粉末状包合物。

第二节　微型包囊技术

一、概述

(一)微型包囊技术的含义

微型包囊技术系指利用天然的或合成的高分子材料(亦称囊材)作为囊膜,将固体或液体药物(亦称囊心物)包裹成粒径在1~250μm之间的微小胶囊的过程,简称微囊化。通过微囊化制得的即为微囊。

微型包囊技术起源于20世纪50年代,在20世纪70年代中期得到迅猛发展。微型包囊技术最初主要是外用,然后发展到口服及内部肌肉组织。药物形成微囊后,可进一步制成片剂、胶囊剂、注射剂、眼用制剂、贴剂、气雾剂等,应用于临床。

课堂互动

微囊化和包合技术都可将药物包于材料中,两者有何区别?

(二)微型包囊技术的特点

1. 提高药物的稳定性　药物被囊材包裹,挥发性成分不易挥发散;光线、空气中的氧气、湿气等对药物的影响被消除,提高了药物的稳定性。

2. 掩盖药物的不良嗅味　如大蒜素、小檗碱等药物。

3. 防止药物在胃肠道失活,减少药物对胃肠道的刺激。

4. 减少药物的配伍禁忌　对复方中相拮抗的药物,分别微囊化可隔离各组分,阻止活性成分之间的化学反应,减少其配伍变化。

5. 控制药物的释放速度　采用缓控释材料将药物微囊化后,可延缓药物的释放,延长药物的作用时间,达到长效目的。

6. 靶向作用　不同粒径的微囊可将药物浓集于不同的靶向组织或区域,提高疗效,降低药物对其他器官组织的毒副作用。一般小于 3μm 的微囊可被肝、脾中的巨噬细胞摄取,7 ~ 12μm 的微囊通常被肺的最小毛细血管床以机械滤过方式截留,被巨噬细胞摄取进入肺组织。

7. 液体药物固体化　使液体药物固体化,便于运输、贮存与使用。

（三）微囊的囊材

囊材一般分为天然高分子材料、半合成高分子材料和合成高分子材料 3 类。常用的天然高分子材料有明胶、阿拉伯胶、白蛋白、壳聚糖、海藻酸盐等。半合成高分子材料有甲基纤维素、乙基纤维素、羧甲基纤维素钠、羟丙基甲基纤维素、醋酸纤维素酞酸酯等。合成高分子材料中特别受关注的有聚乳酸、乙交酯丙交酯共聚物,它们有良好生物相容性,生物可降解性和低毒性,《中国药典》2015 年版药用辅料收载了几种乙交酯丙交酯共聚物,主要供注射用。

（四）微囊的质量评价

1. 微囊的囊形　微囊的囊形一般圆球形或椭圆形的囊状物。

2. 微囊的粒径　通过粒径测定仪测得平均粒径适宜,粒径的分散性指数 PDI 小。以微囊为原料制成的各种剂型,均应符合《中国药典》2015 年版中对该剂型的有关规定。

3. 载药量与包封率　主要用来评价微囊制备工艺的优劣。

4. 微囊的药物释放速率　可按照《中国药典》2015 年版四部溶出度与释放度测定法(通则 0931)项下的第二法(桨法)来测定。

二、制备方法

微囊化方法众多,大体上可分为物理化学法、化学法和物理机械法三大类。本节就物理化学法中的凝聚法展开。

凝聚法分单凝聚法和复凝聚法,是如今对水不溶性的固、液态的药物进行微囊化最常用的方法。此法通常分四步完成:分散囊心物、加入囊材、沉积囊材与固化囊材 4 个步骤(图 29-3)。

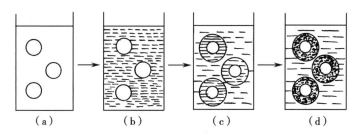

图 29-3　相分离微囊化步骤示意图
(a)分散囊心物　(b)加入囊材　(c)沉积囊材　(d)固化囊材

1. 单凝聚法　是指将囊心物、高分子囊材溶解均匀,再通过加入凝聚剂降低高分子材料溶解度而凝聚成囊的方法。将药物分散在明胶(囊材)溶液中,如果加入强亲水性电解质硫酸钠溶液或强亲水性非电解质乙醇等作凝聚剂,由于凝聚剂与明胶分子水化膜结合,会导致明胶的水化膜受到破坏,明胶溶解度降低,而凝聚成囊由溶液中析出。

以明胶为囊材的单凝聚法工艺流程,如图 29-4。

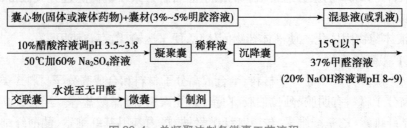

图 29-4　单凝聚法制备微囊工艺流程

形成凝聚囊的温度以 50℃ 以上为宜。稀释液为 15% 的硫酸钠溶液,用量为成囊体系的 3 倍,浓度过低可使微囊溶解,浓度过高可使微囊粘连。固化一般在 15℃ 以下进行。

2. 复凝聚法　是采用 2 种有相反电荷的高分子材料作囊材,将囊心物混悬或乳化在囊材水溶液中,在一定条件下,相反电荷的高分子互相交联形成复合物,囊材溶解度减小而凝聚成囊,从溶液中析出的方法。

以明胶和阿拉伯胶作囊材,采用复凝聚法成囊的机制如下:明胶分子中的氨基酸在水溶液中可以离解形成—NH_3^+ 和—COO^-。pH 值较低时,—NH_3^+ 的数目多于—COO^-,相反地,—COO^- 数目多于—NH_3^+,当两种电荷相等时的 pH 值即为等电点。pH 值在等电点以上明胶分子带负电荷,反之带正电荷。在水溶液中阿拉伯胶分子仅解离形成—COO^-,带负电荷。将明胶溶液和阿拉伯胶溶液混合后,调节 pH 值到 4 ~ 4.5 的范围,带正电荷的明胶与负电荷的阿拉伯胶结合成不溶性复合物,凝聚形成微囊。

以明胶和阿拉伯胶为囊材的复凝聚法工艺流程,如图 29-5。

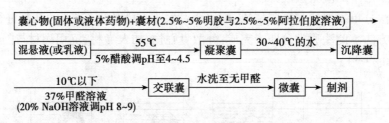

图 29-5　复凝聚法制备微囊工艺流程

第三节　固体分散技术

一、概述

(一)固体分散技术的含义

固体分散技术系指将药物与载体混合形成具有高度分散性的固体分散体的技术。固体分散体是药物与载体形成的高度分散的固体物质。固体分散体通常不单独应用,常作为一种制剂的中间体,先将药物制备成固体分散体而后根据需要再制成适宜剂型,如胶囊剂、片剂、软膏剂、栓剂、滴丸剂、微丸剂等。

（二）固体分散体的特点

1. 提高生物利用度　难溶性药物以分子、胶体、无定形或微晶状态分散于载体中,可增加药物的溶出速率,从而提高生物利用度。用固体分散技术将盐酸小檗碱制备成盐酸小檗碱-泊洛沙姆 188 固体分散体,主药的溶出能速率提高 1 倍左右。

2. 控制药物的释放　载体材料的不同会影响药物的释放速度。水溶性载体材料制备的固体分散体,药物的溶解度增大、溶出速率加快,可达到速释的目的;而使用难溶性载体材料,制得的固体分散体可产生缓控释作用;用肠溶性载体材料制备的固体分散体可在小肠定位释药。

3. 提高药物稳定性　将易挥发、易分解的不稳定药物制成固体分散体,利用载体的包蔽作用,可延缓药物的水解、氧化或挥发,增加制剂的稳定性。

4. 掩盖药物的不良气味和刺激性　固体分散体中的药物被载体包埋、吸附,可掩盖药物的不良气味及刺激性,减少药物的不良反应。芸香油易引起胃肠道的不适,采用固体分散技术处理,再制成滴丸,减少了恶心、呕吐等副反应。

5. 液体药物固体化　固体分散体可以使液体药物固体化,便于携带与贮存。

6. 易出现老化现象　固体分散体在长期贮存的情况下,药物分子或微晶重聚,分散度降低,容易出现硬度变大、析出结晶、药物溶出度降低等,称老化现象,影响固体分散体的正常使用。

（三）固体分散体的载体材料

固体分散体中决定药物释放特点的是载体材料。常用于固体分散技术的载体材料一般有水溶性、难溶性和肠溶性三大类。

1. 水溶性载体材料　水溶性载体材料可加快药物的溶出速率,多用于制备速释型固体分散体。常用的有:高分子聚合物（聚乙二醇类、聚乙烯聚吡咯烷酮等）,表面活性剂（泊洛沙姆 188、磷脂等）,有机酸类（枸橼酸、琥珀酸、酒石酸、胆酸等）,糖类（右旋糖酐、半乳糖等）和醇类（甘露醇、山梨醇、木糖醇等）等。

2. 难溶性载体材料　难溶性载体常用于缓控释型固体分散体的制备。比如,乙基纤维素,含季铵基团的丙烯酸树脂（EudragitE、RL、RS 等）及脂质类（胆固醇、β-谷甾醇、棕榈酸甘油酯、胆固醇硬脂酸酯、巴西棕榈蜡、蓖麻油蜡等）都属于难溶性载体材料。

3. 肠溶性载体材料　肠溶性载体材料有其特殊性,在强酸性胃酸作用下不溶解不破坏,而在肠液中可溶解,特别适用于在胃肠道不稳定而需要定位作用于肠道的药物。一般选用的有醋酸纤维素酞酸酯（CAP）、羟丙甲纤维素酞酸酯（HPMCP）、聚丙烯树脂Ⅱ号和聚丙烯树脂Ⅲ号等。

使用单一载体有时候不能发挥其最佳优势,近年来研究者越来越青睐联合载体在固体分散体中的使用。

二、制备方法

制备固体分散体的方法很多,一般有熔融法、溶剂法、溶剂-熔融法、研磨法、溶剂喷雾干燥法或冷冻干燥法,这些方法不能完全满足科学发展的要求。近年来,研究者们力求寻找到更高效、更环保的方法来制备性能更高的固体分散体,出现了超临界流体法、热熔挤出法等一系列的新方法。

1. 熔融法 是指将载体加热熔融后加入药物混合均匀,迅速冷却成固体,再在适宜温度下放置使之成为硬脆易碎的混合物。本法适用于对热稳定的药物和载体。

2. 溶剂法 是将药物与载体材料溶于有机溶剂中,再除去溶剂,使药物与载体材料一起被析出,干燥即可。该法适合于易挥发、易溶于有机溶剂的药物和载体材料,但是要消耗较多的有机溶剂,成本较高,不环保。

3. 溶剂-熔融法 先将药物溶于适量溶剂中,再将其与熔融的载体材料混合均匀,除去溶剂,冷却固化,干燥即得。

4. 研磨法 将药物与载体材料混合后强力持久地研磨,使药物粒度降低或两者以氢键形式结合而成固体分散体。

5. 溶剂喷雾干燥法或冷冻干燥法 将药物与载体共溶于溶剂中,然后喷雾干燥或冷冻干燥除尽溶剂,即得。冷冻干燥法特别适用于对热不稳定的药物。

6. 超临界流体法 将药物与载体混合均匀,在二氧化碳(CO_2)超临界的温度和压力作用下,反应一段时间即得。CO_2作为流体,价廉物美、环保卫生、易达到超临界条件,适用于对热不稳定或易氧化的药物等。

7. 热熔挤出法 将药物与载体等在熔融状态下混合,利用充分的混合与剪切作用使药物能高度分散其中,最后以一定的压力、速度和形状挤出形成产品的方法。该法不需加入溶剂,操作简单,但不适用于遇热不稳定、熔点较高的药物和载体材料。

第四节 脂质体制备技术

一、概述

(一)脂质体的含义

脂质体系指将药物包封在一层或多层类脂质双分子层内形成的微型囊泡。英国人 Rymen 等从 1971 年开始将脂质体用做药物载体,现已有紫杉醇脂质体、两性霉素 B 脂质体、布比卡因脂质体、伊立替康脂质体等品种上市。

(二)脂质体的组成与结构

脂质体的类脂质双分子层主要由磷脂和胆固醇组成。磷脂同时具有亲水基团(由 1 个磷酸基和 1 个季铵盐基组成)和疏水基团(由 2 个较长的烃基组成),是形成双分子层的主要物质;胆固醇能够调节膜流动性。

根据所含磷脂双分子层的层数,脂质体可分为单室脂质体和多室脂质体。单室脂质体只有一层类脂质双分子层结构,水溶性药物包封于脂质体内部的亲水性区域,脂溶性药物则分布于双分子层的夹层中(图 29-6a)。多室脂质体是多层双分子脂质膜与水交替形成的多层结构的囊泡,水溶性药物被各层类脂质双分子层分隔包藏,脂溶性药物则分布在各层类脂质双分子层中(图 29-6b)。小单室脂质体粒径一般在 20 ~ 80nm,大单室脂质体粒径一般在 $0.1 \sim 1\mu m$,多室脂质体的粒径一般在 $1 \sim 5\mu m$。

 课堂互动

脂质体和表面活性剂的胶团在结构上有何不同?

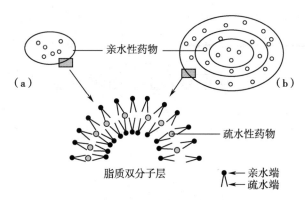

图 29-6　脂质体的结构示意图
(a)单室脂质体　(b)多室脂质体

（三）脂质体的特点

1. **靶向性**　脂质体进入体内后通常会被网状内皮系统的巨噬细胞作为异物捕获,集中在肝、脾及骨髓等处,对于肝脾相关疾病的治疗更有针对性。如苦参碱被脂质体包裹后在肝脏药-时曲线下面积是脾脏的 2.7 倍,是肾脏的 6.6 倍,是心脏的 8.5 倍,制剂处理后的苦参碱脂质体比苦参碱溶液更具靶向性。

2. **缓释性**　脂质体可使药物缓慢释放,从而延长作用时间。如阿魏酸脂质体,体外持续释放时间超过 48 小时,缓释作用明显。

3. **降低药物毒性**　脂质体进入体内后在心、肾中的分布明显减少,因此,对心、肾产生毒性的药物或对正常细胞有毒的抗肿瘤药物制成脂质体后,其毒性明显降低,如两性霉素 B 脂质体能在很大程度上降低原药的心毒性。

4. **提高药物稳定性**　脂质体的双分子层对药物有封闭作用,使药物的稳定性提高,如羟基喜树碱作为抗肿瘤药,内酯环在溶液中易被破坏失效,而制成脂质体后避免了开环,提高药物的稳定性,增强疗效。

知识链接

脂质体在药剂中的应用

脂质体作为药物载体可以提高药物治疗指数、降低药物毒性、减少副作用、靶向性、缓释长效以减少药物剂量、脂质体细胞亲和性和组织相容性等,在抗癌、抗菌、免疫调节、镇静方面及肝炎治疗中都有所应用。研究者们在改良传统脂质体方面也取得了重大进步,逐渐出现了一系列新型脂质体,但由于中药有效成分的制约,制成脂质体不能达到预期的目的,至今中药脂质体在临床应用中还不广泛。大家熟知的有注射用紫杉醇脂质体,它是我国原国家食品药品监督管理局批准的第一个脂质体药物,于 2004 年上市,用于卵巢癌的一线化疗及以后卵巢转移性癌的治疗。

（四）脂质体的质量评价

1. **形态及粒径**　形态应为封闭的囊状体。粒径大小应视具体剂型而定,可用扫描电镜、透射电镜、激光粒度分析仪等仪器测定,总体要求是分布均匀,分散性指数 PDI 小。各剂型应符合《中国药典》2015 年版中对该剂型的有关规定。

2. 包封率 包封率的测定一般是先采用凝胶柱色谱法、超速离心法、透析法等分离方法将介质中游离的药物和脂质体分离,再分别测定其药物量,计算式表达为:

$$包封率 = \frac{脂质体中的药量}{介质中的游离药量+脂质体中的药量} \times 100\%$$

通常脂质体的药物包封率应不小于80%。

3. 载药量 临床用药剂量和载药量密切相关,为提高病患的顺应性,载药量越大越好。

$$载药量 = \frac{脂质体中的药量}{脂质体中的药量+载体总量} \times 100\%$$

4. 渗漏率 脂质体为封闭的囊状体,故渗漏率是评价其物理稳定性的重要指标,也就是脂质体在存放期间包封率的变化情况。其计算式表达为:

$$渗漏率 = \frac{贮存一段时间后渗漏到介质中的药量}{贮存前包封的药量} \times 100\%$$

二、制备方法

脂质体的制备方法可分为被动载药法和主动载药法。被动载药法有薄膜分散法、逆相蒸发法、溶剂注入法等,适合于包封强脂溶性(lgP>4.5)或强水溶性(lgP<-0.3)的药物。主动载药法主要有 pH 梯度法、硫酸铵梯度法、醋酸钙梯度法,适合于包封 lgP 在-0.3~4.5 之间的药物。本节主要介绍被动载药法。

1. 薄膜分散法 将磷脂、胆固醇和脂溶性药物溶于有机溶剂中,旋转蒸发作用下除去有机溶剂,同时在烧瓶内壁形成一层薄膜;将溶解好的水溶性药物加入到烧瓶内搅拌使脂质分散,即得。该法制得的通常为多室脂质体,粒径较大,可通过超声或高压均质机处理来减小粒径。

2. 逆相蒸发法 将磷脂等溶于乙醚、氯仿等有机溶剂中,加入含药溶液,超声使成稳定的 *W/O* 型乳剂,减压蒸馏除去有机溶剂,并在旋转器壁上形成凝胶,再加入缓冲液使凝胶脱落,制得水性混悬液,通过凝胶色谱法或超速离心法,除去游离药物,即得。该法中药物要和有机溶剂接触,不适于蛋白多肽类物质脂质体的制备。

3. 溶剂注入法 将磷脂、胆固醇和脂溶性药物溶于有机溶剂(常采用乙醚或乙醇)中,然后在搅拌条件下将此药液用注射器注入 50℃ 保温溶液中,除去有机溶剂。除去溶剂时需要较高温度,不适于遇热不稳定的药物。该法主要用于制备单室脂质体,少数为多室脂质体。

第五节 缓释制剂与控释制剂

一、概述

(一)缓释、控释制剂的含义

缓释制剂是指在规定释放介质中,按要求缓慢地非恒速地释放药物,与相应的普通制剂相比,其给药频率有所减少或减少一半,且能显著提高患者用药顺应性的制剂。

控释制剂是指在规定释放介质中,按要求缓慢地恒速或接近恒速地释放药物,与相应的普通制剂比较,其给药频率有所减少或减少一半,血药浓度比缓释制剂更加平稳,且能显著提高患者用药顺应性的制剂。

　　缓释制剂与控释制剂的差异主要在于释药速率:缓释制剂是随时间推移而先快后慢的非恒速释药,即以一级动力学或其他规律释放药物;控释制剂是按零级或接近零级的动力学规律释放药物,其释放速率不受时间影响。释药曲线示意图见图29-7。

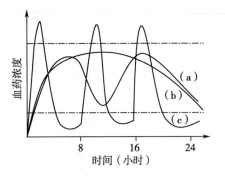

图29-7　缓、控释制剂的释药曲线示意图
(a)缓控释制剂1次/日　(b)缓控释制剂2次/日　(c)普通制剂3次/日

　　目前,国内外已有大量缓控释制剂品种上市,如双氯芬酸钠缓释胶囊、氨茶碱缓释片,复方盐酸伪麻黄碱缓释胶囊(新康泰克)、布洛芬缓释胶囊等。

　　(二)缓释、控释制剂的特点

　　1. 降低用药频率,提高顺应性　缓释制剂能在较长时间内保持有效血药浓度,对于半衰期短的药物或需要频繁给药的疾病,可以减少用药次数,提高患者的用药顺应性,对需要长期服药的慢性病患者尤其适用。

　　2. 降低毒副作用,减少刺激性　缓控释制剂可以通过控制药物的释放速率,维持相对平稳的血药浓度,在一定程度上避免了普通制剂的"峰谷现象",可减少由于血药浓度"峰谷现象"引起的毒副反应。缓释制剂药物释放较慢,可减少普通制剂使用后在胃肠道中因浓度突然增大而引起的强烈刺激作用。

　　3. 减少用药的总剂量　普通制剂血药浓度处于"波谷"时很可能不能满足治疗浓度,而缓释制剂可以在一段时间内维持着稳态血药浓度,可用最小剂量达到最大疗效,减少用药总剂量。

　　4. 生产成本高,随机调节剂量受限　制备缓释、控释制剂的设备和工艺相对复杂,较常规制剂成本高。在临床应用中不能灵活调节药物的剂量。

　　(三)缓释、控释制剂的类型及释药机制

　　目前常见的缓释、控释制剂有骨架型、膜控型、渗透泵型、离子交换型、胃滞留型等,在这里重点介绍前3类。

　　1. 骨架型　骨架型是指药物分散在骨架材料中,药物借助骨架片的性质等来释放药物的固体制剂,多以片剂、小丸、颗粒等形式存在。

　　(1)不溶性骨架材料:常用的有乙基纤维素、聚甲基丙烯酸酯、乙烯-醋酸乙烯共聚物、硅橡胶等。不溶性骨架片在胃肠道中不崩解,消化液渗入骨架孔隙后,药物溶解并通过极细的通道向外扩散(图29-8a),药物释放后以骨架材料以完整形式排出体外。

　　(2)溶蚀性骨架材料:是用蜂蜡、巴西棕榈蜡、氢化植物油、硬脂醇、单硬脂酸甘油酯等或脂肪类的生物材料制成的,它们在体内可被溶蚀水解。溶蚀性骨架材料通过孔道扩散与溶蚀共同来控制药物的释放(图29-8b)。

　　(3)亲水凝胶骨架材料:常用的有羟丙基甲基纤维素(HPMC)、甲基纤维素

（MC）、羧甲基纤维素钠（CMC-Na）、聚维酮（PVP）、卡波姆、海藻酸盐、壳聚糖等。该骨架材料遇水或消化液后均会膨胀，形成凝胶屏障而控制药物的释放，释放快慢由药物扩散的速度及凝胶溶蚀的速度来决定（图29-8c）。

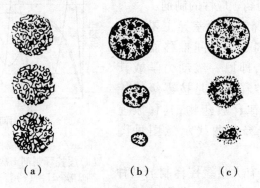

图29-8　不同骨架材料的释药过程示意图
（a）不溶性骨架材料　（b）溶蚀性骨架材料
（c）亲水凝胶骨架材料

2. 膜控型　是指通过包衣膜来控制和调节药物释放行为的一类制剂，可以是包衣片，亦可以是包衣小丸。常用的包衣材料有醋酸纤维素、乙基纤维素、聚丙烯酸树脂等。为增加包衣材料的通透性，往往会在包衣时加入一些致孔剂，比如PEG类、PVP、PVA或乳糖等易溶于水的物质。释药系统进入胃肠道后，包衣膜中的致孔剂被消化液溶解后形成孔道。消化液通过这些孔道进入释药系统的药芯，溶解药物，形成的溶液经膜孔由内而外渗透扩散而释放（图29-9）。可通过控制包衣材料的种类、衣膜的厚度、微孔的孔径及弯曲角度等来调节药物释放速率。

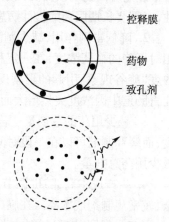

图29-9　膜控型缓释制剂的释药过程示意图

3. 渗透泵型　是指利用渗透压原理，将药物、半透膜材料、渗透压活性物质和推动剂等共同制成的能缓慢恒速释放药物的控释制剂。口服渗透泵片是最常用的渗透泵型制剂。由于半透膜不允许胃肠道中的离子通过，所以渗透泵片的释药不受pH的影响。释药速度主要靠膜的厚度、孔径、片芯的处方及释药小孔的大小来决定。

二、制备方法

（一）骨架型缓释、控释制剂

1. 骨架片

（1）不溶性骨架片：一般是将药物与不溶性骨架材料粉末混合均匀，然后后直接压片或将不溶性骨架材料（如乙基纤维素）用适量乙醇溶解后，湿法制粒压片即得。

（2）亲水性凝胶骨架片：可采用湿法制粒压片法、干法制粒压片法及粉末直接压片法制备。遇水后形成凝胶，最后完全溶解，药物方可全部释放。

（3）溶蚀性骨架片：①熔融法：将药物与辅料直接加入可溶蚀的蜡质材料中，熔融后铺开冷却、固化、再粉碎成颗粒，压片；或将熔融物倒入一旋转的盘中使成薄片，再研磨过筛制成颗粒，压片。②溶剂分散法：将药物用适宜的溶剂溶解后加入熔融的蜡质材料中，然后挥发除去溶剂，得到干燥的团块，再制成颗粒，压片。

2. 缓释、控释颗粒（微囊）压制片　该类制剂制备方法较多，包括：①将具有不同释药速率的多种颗粒混合后压片；②将药物制备成微囊，然后再压成片剂；③将药物制备成小丸，压片后包薄膜衣。

3. 骨架小丸　将骨架型材料与药物混匀，再加入适量附加剂或其他辅料，如乳糖、PEG 等，用旋转滚动制丸法（泛丸法）、挤压-滚圆制丸法或离心-流化制丸法等方法制成光滑圆整、硬度适当、大小均一的骨架小丸。

（二）膜控型缓释、控释制剂

1. 微孔膜包衣片　将醋酸纤维素、乙基纤维素等衣膜材料用乙醇等有机溶剂溶解，作为包衣膜包裹在普通片芯上，可加入适量的 PEG 类、PVA 等作为致孔剂，即得微孔膜包衣片。

2. 膜控释小片　将药物制粒后压制成直径约为 2～3mm 的小片，再用缓释膜包衣后装入硬胶囊使用。每粒胶囊可装入几片或 20 片不等的小片，可以通过在同一胶囊中的小片包上不同缓释作用的衣料或不同厚度的包衣来控制药物释放速率。

3. 膜控释小丸　先制得粒径小于 2.5mm 的圆球状丸芯，再包控释衣，亦可用蜡脂类物质如脂肪酸、脂肪醇及酯类、蜡类等包衣。制备方法主要有滚动成丸法、挤压-滚圆成丸法、离心-流化造丸法（流化床制粒）、喷雾冻凝法和喷雾制粒等。

4. 肠溶膜控释片　将药物和辅料制成片芯，外面包肠溶衣，再包上含药的糖衣层即可。含药糖衣层在胃液中将药物释放出来，肠溶衣在肠道中，衣膜溶解，片芯中的药物释放出来，延长了药物的释放时间。

第六节　靶　向　制　剂

一、概述

（一）靶向制剂的含义

靶向制剂是指利用载体将药物通过局部给药或全身血液循环而选择性地浓集定位于靶器官、靶组织、靶细胞或细胞内结构等靶区的给药系统，又称靶向给药系统（TDS）。

（二）靶向制剂的特点

与普通制剂相比，靶向制剂可将药物迅速定位到器官、组织或细胞等靶区，提高这些区域的药物浓度，使其他正常区域药物分布甚少，从而减少全身毒性反应，提高药效。

（三）靶向制剂的分类

靶向制剂按其靶向机制，一般可分为被动靶向制剂、主动靶向制剂和物理化学靶向制剂。

1. 被动靶向制剂　又称自然靶向制剂，是以脂质、类脂质、蛋白质或生物降解高分子材料载体，将药物包裹或嵌到其中而制成的微粒给药系统，当载药微粒进入体内后，会被巨噬细胞当作外来异物摄取，并以正常的生理形式被运转到各个器官。

被动靶向制剂经静脉给药后，在体内的分布情况由载药微粒的粒径大小决定：大于 $7\mu m$ 的载药微粒多被肺的最小毛细血管床以机械滤过方式截留后，再被单核细胞摄入到肺组织或肺气泡；小于 $3\mu m$ 的载药微粒常被肝、脾中的巨噬细胞摄取；$200 \sim 400nm$ 的载药微粒则在肝部被迅速清理；更小的则可沉积于骨髓。此外，还有荷电性、表面张力等微粒表面性质对其分布有显著影响作用。

脂质体、乳剂、微囊和微球、纳米囊和纳米球等为常见的被动靶向制剂。

2. 主动靶向制剂　是指借助修饰的药物载体或靶向前体药物，作为药物"导弹"，将药物定向地输送到靶区，使药物浓集而发挥作用的制剂。

（1）修饰的药物载体：通过 PEG 修饰将药物载体的亲脂性表面修饰成亲水性，或在微粒表面连接特定的配体（糖基、叶酸、转铁蛋白等），或连接单克隆抗体等，可使微粒避开单核-巨噬细胞系统的吞噬，改变微粒在体内的分布情况，将药物运送到缺少单核-巨噬细胞系统的肝、脾等组织器官。

（2）靶向前体药物：前体药物是药物经过改造而来的衍生物，在体外没有或只有很低的药理活性，当在体内特定靶区，有了化学反应或酶反应激活，具有活性的母体药物重现后才能而起效。

3. 物理化学靶向制剂　是指通过物理化学方法使药物在靶区发挥作用。

（1）磁靶向制剂：是用磁性材料为载体，与药物制成的制剂，该制剂进入体内后，在体外磁场的引导下将药物定位于靶区。所用的磁性材料一般是超磁流体，如 $FeO \cdot Fe_2O_3$ 或 Fe_2O_3。研究者们比较关注的有磁性微球和磁性纳米囊。

（2）热敏感靶向制剂：利用对温度敏感的载体制成的制剂，当对靶区进行局部加热时，脂质体膜的通透性增强，药物就在靶区释放出来。主要包括热敏脂质体和热敏免疫脂质体。

（3）pH 敏感靶向制剂：采用对 pH 敏感的材料制成，利用肿瘤间质液的 pH 值明显比正常组织低的特点，使药物在低 pH 靶区内释放药物。

（4）栓塞靶向制剂：通过将栓塞物导入到靶组织或靶器官等靶区，阻断靶区的血液供给和营养输送，使靶区的肿瘤细胞缺血坏死，同时释放药物，起到栓塞和靶向治疗的作用。这类靶向制剂通常有栓塞微球和复乳。

二、制备方法

靶向制剂的制备方法与其微粒载体的类型及所用载体材料有关，如被动靶向制剂载药微粒主要包括脂质体、乳剂、微球等，其制备方法则详见相应载药微粒章节。

（陈玉玺）

复习思考题

1. 环糊精有何结构特点？如何制备环糊精包合物？

2. 试简述环糊精包合技术在中药制剂中的应用。

3. 药物微囊化后有何特点？单凝聚法和复凝聚法制备微囊有何不同？

4. 固体分散技术的载体材料有哪几类？试举例说明。各适合用什么方法制备？

5. 脂质体的结构特点是什么？膜材主要由什么组成？应从哪些方面来评价脂质体？

6. 缓控释制剂有哪些特点？不同类型的缓控释制剂的释药机制是什么？

7. 靶向制剂是如何分类的？各类靶向制剂的靶向原理及常用的载药微粒有哪些？

PPT
30章PPT

第三十章

中药制剂稳定性

扫一扫
知重点

学习要点

1. 中药制剂稳定性的考察方法及有效期的求解。
2. 影响中药制剂稳定性的主要因素及常用的稳定化措施。
3. 研究药剂稳定性的意义;包装材料与药剂稳定性的关系。

第一节 概 述

一、研究中药制剂稳定性的意义

安全性、有效性和稳定性是对药物制剂的基本要求,而稳定性又是保证药物有效性和安全性的基础。药品的稳定性系指原料药及其制剂保持其物理化学、生物学的性质。

中药制剂若发生分解、变质,可导致药效降低,甚至产生或增加毒副作用,危及患者的健康和生命安全。通过对中药制剂在不同条件下(如温度、湿度、光线等)稳定性的研究,掌握其质量随时间变化的规律,不仅可以为中药制剂的生产、包装、贮存、运输条件和有效期的确定提供科学依据,而且对于保障其临床应用的有效和安全也是非常重要的。我国药品监督管理部门规定,新药申请注册必须呈报有关稳定性试验资料。

二、中药制剂稳定性的研究内容

中药制剂的稳定性变化通常包括化学、物理学和生物学 3 个方面。化学稳定性变化是指药物由于水解、氧化等化学降解反应,导致含量(或效价)降低、色泽产生变化等。物理学稳定性变化主要是指制剂的物理性状发生变化,如混悬液中药物粒子的粗化、沉淀和结块,乳剂的分层和破裂;溶液剂出现混浊、沉淀;固体制剂的吸湿;片剂崩解度、溶出度的改变等。生物学稳定性变化一般是指制剂由于受微生物或昆虫的污染或滋生,而导致的腐败、变质。各种变化可单独发生,也可同时发生,一种变化还可成为诱因,引起另一种变化。

第二节　影响中药制剂稳定性的因素及其改善方法

一、影响中药制剂稳定性的因素

影响中药制剂稳定性的因素主要包括处方因素和外界因素。处方因素主要包括pH值、溶剂、离子强度和辅料等；外界因素主要指水分、温度、光线和空气，即中药制剂在提取精制、制备和贮存过程中接触的湿、热、光和氧。

（一）处方因素

1. pH值　药物的化学降解反应，如酯类和苷类水解，往往受 H^+ 和 OH^- 的催化，这种催化作用称为专属酸碱催化（specific acid-base catalysis）。

2. 广义酸碱催化　根据 Bronsted-Lowry 酸碱理论，给出质子的物质叫广义的酸，接受质子的物质叫广义的碱。有些药物的降解不仅受 H^+ 和 OH^- 的专属酸碱催化，也可被广义的酸碱催化，这种催化作用称为广义酸碱催化（general acid-base catalysis）。如青霉素G、氨苄西林、可待因、螺内酯和可卡因等的降解可被磷酸盐缓冲液催化；氯霉素的水解可被磷酸盐、醋酸盐缓冲液催化。为了维持体系稳定的pH值，在许多中药液体制剂处方中，往往需要加入缓冲液，常用的缓冲液有醋酸盐（醋酸，醋酸钠）、磷酸盐（磷酸氢二钾，磷酸二氢钾）、枸橼酸盐（枸橼酸，枸橼酸钠）和酒石酸盐（酒石酸，酒石酸钠）。

3. 溶剂　为了增加药物的溶解度、调整体系黏度或抑制药物水解，液体制剂中可能加入甘油、乙醇或丙二醇等替代水，或者与水组成混合溶剂。但是，大部分混合溶剂在抑制药物水解作用方面，对于有些体系有效，而对另外一些体系则可能会增加水解速率。

4. 离子强度　为了调节体系渗透压、pH值等，液体制剂中可能会加入电解质使溶液的离子强度增加。

5. 表面活性剂　在液体制剂中加入表面活性剂可起到增溶、润湿和防腐等作用。表面活性剂所形成的胶束对药物水解的影响比较复杂。同为阳离子型表面活性剂，十二烷基三甲基氯化铵（DTAC）可以抑制乙酰胆碱的碱水解，十六烷基三甲基氯化铵（CTAC）可以抑制苯佐卡因的碱水解，但十六烷基三甲基溴化铵（CTAB）却可以加速吲哚美辛的碱水解；对于同一种药物，如吲哚美辛，非离子型表面活性剂——聚氧乙烯羊毛脂和阴离子型表面活性剂——十二烷基硫酸钠可以抑制其碱水解，但阳离子型表面活性剂 CTAB 可加速其碱水解。因此在液体制剂处方研究过程中，可通过实验选择合适的表面活性剂。

（二）外界因素

1. 温度　温度是外界环境中影响中药制剂稳定性的最主要因素之一。一般而言，温度升高大多数化学反应速度加快。

温度升高会导致反应的活化分子数明显增加，从而加速药物降解。中药制剂制备过程中，提取、浓缩、干燥、灭菌等操作对热敏感性有效成分的稳定性影响较大。因此，设计适宜的剂型，制定合理的工艺，降低受热温度和时间，低温贮藏等，均能提高中药制剂稳定性。

2. 光线 光可以提供反应分子所需的活化能,引发化学反应导致中药制剂成分发生变化。氧化、分解、聚合反应等常可因光线照射而发生。药物对光是否敏感,主要与其化学结构有关,如具有酚类结构或具有不饱和双键的化合物等在光照下易被分解。很多药物如挥发油的自氧化反应可由光照而引发。如牛黄中胆红素的颜色变化、莪术油静脉注射液浓度的降低等,一些染料的褪色也属于光化降解。

3. 空气 药物制剂受到溶解在水中或者存在于药物容器空间中氧的影响,发生缓慢氧化反应影响中药制剂的稳定性。氧化过程一般都比较复杂,药物氧化过程中,可伴随光化分解和水解反应等,并且光、热、氧气与金属离子均可加速氧化反应的进行。氧化降解的结果往往使药物颜色加深或变色,或形成沉淀,或产生不良气味,甚至生成有害物质严重影响制剂质量。

4. 金属离子 制剂中微量金属离子既可来自处方本身如原辅料、溶剂等,又易从容器以及操作过程中接触的金属工具及设备中获得。金属离子对药物的氧化、光降解有明显的催化作用,如 0.0002mol/L 的铜离子就能使维生素 C 的氧化速度增加一万倍,此外,金属离子也可以与药物形成复合物,使其降解。

5. 包装材料 中药制剂在运输、贮存过程中,其稳定性可能受到外界环境中湿、热、光和氧的影响。常用的包装容器材料有玻璃、塑料、橡胶及一些金属。针对中药有效成分自身和剂型的特点,选择合适的包装材料可以在一定程度上排除外界因素对中药制剂稳定性的干扰,如棕色玻璃能阻挡波长小于 470nm 的光线透过,可用于光敏感药物的储存。但同时也要考虑包装材料与药物制剂的相互作用,如水蒸气和氧气可以透过塑料进入包装内部,内部的水分和挥发性药物也可能透出。鉴于包装材料与药物制剂稳定性的重要作用,在制剂研制过程中,应对原国家食品药品监督管理局颁布的《药品包装材料与药物相容性试验指导原则》进行研究,为正确选择包装材料提供依据。

6. 微生物 微生物广泛存在于自然界,药物原料本身和药物制剂生产、储存过程都极易引入微生物(如细菌、霉菌、酵母菌和放线菌等),在适宜条件下微生物生长繁殖会影响药物质量,甚至失去药效,若微生物代谢产生有毒物质则会引起不良反应,危及患者生命。为了保证制剂不受致病菌及大量微生物的影响,提高中药制剂的稳定性,应做到严格控制原辅料质量,加强药品的生产管理,进行微生物学检查,合理添加防腐剂等。

知识链接

溶剂极性对药物稳定性的影响

溶剂的极性不同对溶液中药物降解反应速度的影响也不同。不同极性的溶剂可通过影响离子间的引力影响药物的降解速度。非极性溶剂介电常数小,与溶质的作用力弱,可对易水解药物起稳定化作用。在水中很不稳定的药物,可采用乙醇、丙二醇、甘油等极性较小,即介电常数较低的溶剂,或在水溶液中加入适量的非水溶剂可延缓药物的水解。如牛磺胆酸钠在人工胃液中的半衰期为 11.37 天,在 25% 的乙醇中的半衰期为 60.57 天。中国药典规定,蛇胆应按 1:1(g/g) 的比例保存在 50% 以上的白酒中。又如穿心莲内酯在水中易发生水解、氧化和聚合等降解反应,以 95% 乙醇从穿心莲中提取穿心莲内酯,可得到的穿心莲内酯为水提法的 6 倍。

二、改善中药制剂稳定性的方法

（一）防止制剂水解和氧化的方法

1. 调节 pH 值　药物水解可受到 H^+ 和 OH^- 的显著影响,通过测定不同 pH 下药物降解反应的速率常数,是研究制剂处方首先要解决的问题。

2. 降低温度　一般而言,温度升高,药物的降解和氧化速度加快,而在中药制剂制备过程中,往往需要提取、浓缩、干燥、灭菌等高温下的操作,这时应注意温度对有效成分稳定性的影响。含有对热敏感成分的药物应避免高温下的前处理。其成品需灭菌者,在保证灭菌完全的情况下可缩短灭菌时间或降低灭菌温度,也可根据实际情况选用不经高温过程的前处理和灭菌工艺,如超临界 CO_2 萃取技术和辐射灭菌法。因此,要针对具体药物,设计适宜剂型,制定合理工艺,同时成品要低温贮藏以保证质量。

3. 改变溶剂　溶剂对药物起溶解和分散作用,其本身质量直接影响制剂的制备和稳定性,因此选择合适的溶剂增加药物溶解度,改善制剂澄明度,提高稳定性尤为重要。溶剂选择应依据"相似相溶"原理,同时溶剂应具有较好的溶解性和分散性、化学性质稳定,不影响药效和含量测定,毒性小等特点。对在水中很不稳定的药物,可采用乙醇、丙二醇、甘油等极性小且介电常数低的溶剂,或在溶液中加入适量非水溶剂以延缓药物的水解。此外可用适宜的增溶剂、助溶剂、潜溶剂等改善药物溶解性。

4. 避免光线　光反应可伴随氧化,氧化可由光照引发。对光敏感的中药制剂,制备过程中要避光操作。胶囊剂的囊材和片剂的包衣材料中加入遮光剂可减少药物的光化降解,另外采用棕色玻璃瓶包装或在容器内衬垫黑纸、避光保存等也是很重要的保护措施。

5. 驱逐氧气、添加抗氧剂　溶解在水中的氧和存在于药物容器空间的氧是药物制剂接触氧的两个主要途径,各种药物制剂几乎都有与氧接触的机会,所以驱逐空气是防止氧化的根本措施。将蒸馏水煮沸 5 分钟可完全去除水中溶解的氧,但冷却后空气仍可进入,应立即使用或储存在密闭容器中,一般生产上在溶液中和容器中通入惰性气体如二氧化碳、氮气。由于二氧化碳的密度和在水中的溶解度均大于氮气,所以驱氧效果好于氮气,但二氧化碳溶解在水中可降低药液的 pH 值,并可使某些钙盐沉淀,故应注意选择使用。固体制剂可采用真空包装避免氧的影响。

也可采用添加抗氧剂(antioxidant)、协同剂等方法来降低或消除氧气对药物的影响。抗氧剂按作用分为两种,一种是属于强还原剂的抗氧化剂,它能首先被氧化来保护主药不被氧化,在此过程中抗氧剂不断被消耗(如亚硫酸盐类),另外一种抗氧剂是链反应的阻化剂,它能与游离基结合使链反应中断,在此过程抗氧剂不被消耗(如油性抗氧化剂)。此外还有一些可以显著增强抗氧剂的效果,通常称为协同剂,如酒石酸、枸橼酸。在选用抗氧剂时,还要根据具体药液的酸碱性选择抗氧剂,如焦亚硫酸钠和亚硫酸氢钠常用于弱酸性药液,亚硫酸钠常用于偏碱性药液,硫代硫酸钠在偏酸性溶液中可析出硫单质颗粒,故只能用于碱性药液,油溶性抗氧剂如丁基羟基茴香醚(BHA)、二丁基羟基甲苯(BHT)等用于油溶性维生素类制剂有较好效果。使用抗氧剂还应注意抗氧剂与制剂成分之间可能的相互作用,如穿心莲内酯部分与亚硫酸氢钠发生加成反应生成无色物质,所以选择抗氧剂要经实验筛选。

6. 控制微量金属离子　微量的金属离子对自氧化反应有显著催化作用,要避免金属离子的影响,应选用纯度较高的原辅料,在操作过程中避免与金属器具的接触,同时还可加入螯合剂,如依地酸盐、枸橼酸、酒石酸、磷酸、二巯乙基甘氨酸等,有时螯合剂与亚硫酸盐类抗氧剂联合应用,效果更佳。

（二）其他稳定化方法

1. 制成固体制剂　在水溶液中不稳定,无法制成液体制剂的药物,一般可制成固体制剂,如供注射用的制剂可制成注射用无菌粉末;供口服用的制剂可制成片剂、胶囊剂、颗粒剂等,但应注意固体化过程(中药提取液的浓缩,干燥)中对有效成分的影响,尽量采用低温或快速干燥法。

2. 改进制备工艺　中药液体制剂的制备过程(包括提取、分离、浓缩、成型等阶段)中会涉及到水、醇和高温的处理,故均有可能发生一些物理、化学和生物学变化,导致制剂有效成分的降解和损失,影响制剂稳定性,因此采取适宜的制剂工艺和采用新技术、新方法有助于改善和提高中药溶液剂的稳定性。如双黄连口服液采用传统水醇法制得后放置一年出现浑浊并有少量沉淀,而采用超滤法制得后放置一年仍澄清,无浑浊出现。丹参采用超临界 CO_2 萃取技术可一定程度避免有效成分降解。个别对湿、热、光均很敏感的药物,如酒石麦角胺,可采用联合式压制包衣制成包衣片。

3. 制成包合物或微粒给药系统　许多药物都可做成包合物(inclusion complex),或制备成微囊、微球、纳米粒、脂质体等微粒给药系统改善其溶解度,提高其稳定性,如黄芩苷脂质体、莪术油微囊等。

环糊精(CD)广泛应用于难溶性药物的增溶,其独特的笼状结构可形成主客分子复合物,非极性药物位于非极性的笼状结构内部,环糊精外部的多羟基与极性的水分子的亲和力强,从而增溶。如姜科植物益智挥发油被 β-环糊精(β-CD)包合后其对光、热和湿的稳定性显著提高。羟基喜树碱、双氢青蒿素、茜草双酯等易发生水解,但制备成 β-环糊精或羟丙基-β-环糊精包合物,不仅可以抑制其水解,增强其热稳定性,还可提高其溶解度。

4. 制成稳定的衍生物　对于在水溶液中不稳定的药物,可通过制备稳定的衍生物,如制成难溶性盐、酯类、酰胺类。将有效成分制成前体药物也是提高其稳定性的一种方法,可改变药物体内过程,降低毒副作用与刺激性。如鱼腥草素(癸酰乙醛)具有抗菌活性,但化学性质不稳定,易发生双分子聚合。为提高制剂稳定性,可通过加成反应将鱼腥草素制成鱼腥草素加成物(癸酰乙醛亚硫酸氢钠)。癸酰乙醛亚硫酸氢钠不会发生聚合,进入体内经生物转化,释放出鱼腥草素,发挥其原有药效。

第三节　中药制剂稳定性的考察方法

一、长期试验法

长期试验是在接近药品的实际贮存条件下进行,其目的是为制订药品的有效期提供依据。供试品 3 批,市售包装在温度 25℃±2℃、相对湿度 60% ±10% 的条件下放置12 个月,或在温度 30C±2℃、相对湿度 65% ±5% 的条件下放置 12 个月。每 3 个月取样一次,分别于 0 个月、3 个月、6 个月、9 个月、12 个月取样,按稳定性重点考察项目进行检测。12 个月以后,仍需继续考察,分别于 18 个月、24 个月、36 个月取样进行检测。将结果与 0 个月比较以确定药品的有效期。

对温度特别敏感的药品,长期试验可在温度 6°C±2°C 的条件下放置 12 个月,按上述时间要求进行检测,12 个月以后,仍需按规定继续考察,制订在低温贮存条件下的有效期。对于包装在半透性容器中的药物制剂,则应在温度 25°C±2°C、相对湿度 40%±5%,或 30°C±2°C、相对湿度 35%±5% 的条件进行试验。

二、加速试验法

此项试验是在加速条件下进行。其目的是通过加速药物的化学或物理变化,探讨药物的稳定性,为制剂设计、包装、运输、贮存提供必要的资料。供试品要求三批,按市售包装,在温度 40℃±2℃、相对湿度 75%±5% 的条件下放置 6 个月。所用设备应能控制温度±2℃、相对湿度±5%,并能对真实温度与湿度进行监测。在试验期间第 1 个月、2 个月、3 个月、6 个月末分别取样一次,按稳定性重点考察项目检测。在上述条件下,如 6 个月内供试品经检测不符合制订的质量标准,则应在中间条件下即在温度 30℃±2℃、相对湿度 65%±5% 的情况下(可用 Na_2CrO_4 饱和溶液,30℃,相对湿度 64.8%)进行加速试验,时间仍为 6 个月。对温度特别敏感的药物,预计只能在冰箱中 (4~8℃)保存,此种药物的加速试验,可在温度 25℃±2℃、相对湿度 60%±10% 的条件件下进行,时间为 6 个月。

(徐艳明)

复习思考题

1. 学习中药制剂稳定性的意义是什么?
2. 中药制剂稳定性研究的内容有哪些?
3. 影响中药制剂稳定性的因素及其改善方法有哪些?
4. 留样观察法的概念及应用如何?
5. 加速试验法的概念及应用如何?

第三十一章

中药制剂生物有效性

学习要点

1. 药物的吸收、分布、代谢与排泄。
2. 影响药物体内过程的因素。
3. 生物利用度、溶出度含义及其两者相关性。

药物的体内过程包括吸收、分布、代谢和排泄等过程。药物吸收后在体内所发生的过程称药物的配置;代谢和排泄过程又称药物的消除。如果机体的生物因素或药物的剂型因素影响药物体内的任一过程均会影响药效。

第一节　中药制剂的吸收

一、吸收途径与机制

吸收是指药物从用药部位进入体循环的过程。除血管内给药外,药物应用后都要经过吸收才能进入体内。不同给药途径与方法可能有不同的体内过程。口服药物的吸收部位主要是胃肠道;非口服给药的药物吸收部位包括肌肉组织、口腔、皮肤、直肠、肺、鼻腔和眼部等。在各种给药途径中,口服给药占绝大多数。因此,我们重点讨论消化道吸收。

药物通过生物膜(或细胞膜)的现象称膜转运。膜转运在药物的吸收、分布以及代谢过程中十分重要,是不可缺少的重要生命现象之一。药物的吸收过程也就是一个膜转运过程。因为吸收过程中药物必须先进入细胞,再于另一侧从细胞中释放出来,进入附近的血管或淋巴管,从而输送到身体的其他部位。

药物的膜转运途径可分为2种:一种是穿过细胞膜的经细胞转运通道,一种是穿过侧细胞间隙的细胞旁路通道。经细胞转运是药物主要的转运途径。在经细胞转运中分为几种不同的方式。

(一)被动扩散

大多数药物都是以简单的被动扩散方式通过细胞膜。被动扩散的特点是:顺浓度梯度转运,即从高浓度向低浓度转运;不需要载体,膜对通过的物质无特殊选择性,不受共存的类似物的影响,无饱和现象和竞争抑制现象,一般也无部位特异性;扩散过程与细胞代谢无关,故不消耗能量,不受细胞代谢抑制剂的影响,也不会因温度影响代谢水平而发生改变。被动扩散有2条途径:

(1)溶解扩散:由于生物膜为类脂双分子层,非解离型的脂溶性药物可以溶于液态脂膜中,因此更容易穿过细胞膜。显然对于弱酸或弱碱性药物,这个过程是 pH 依赖性的。但脂溶性太强势,由于受不流动水层的影响,转运亦可减少。

(2)限制扩散(微孔途径):细胞上有许多含水的蛋白质和细孔,孔径 0.4~1nm,孔壁带负电荷,只有水溶性的小分子物质(最好不带电)和水可由此扩散通过。

（二）主动转运

一些生命必须物质(如 K^+、Na^+、I^-、单糖、氨基酸、水溶性维生素)和有机酸碱等弱电解质的离子型等均是以主动转运方式通过细胞膜。

主动转运的特点是:逆浓度梯度转运;需消耗能量;可被代谢抑制剂阻断,温度下降使代谢受抑制可使转运减少;需要载体参与,对转运物质有结构特异性要求,结构类似物可产生竞争抑制,有饱和现象,也有部位专属性(即某些药物只在某一部位吸收)。主动转运中初期透过量可用米氏动力学方程描述。主动转运可有2种方式:原发性主动转运、继发性主动转运。

（三）促进扩散

促进扩散与主动转运一样,属于载体转运,需要载体参与。具有载体转运的各种特征:对于转运物质有专属要求,可被结构类似物竞争性抑制,也有饱和现象,转运初期的透过量也符合米氏动力学方程,载体转运的速率大大超过被动扩散。不同之处在于:促进扩散不依赖于细胞代谢产生的能量,而且顺浓度梯度转运。单糖类和氨基酸的转运为促进扩散,D-葡萄糖、D-木糖和季铵盐类药物的转运也属此类。

（四）膜动转运

由于生物膜具有一定的流动性,因此细胞膜可以主动变形而将某些物质摄入细胞内或从细胞内释放到细胞外,这个过程称膜动转运,其中向内摄入为入胞作用,向外释放为出胞作用。转运的药物为溶解物或液体称为胞饮,转运的物质为大分子或颗粒状物称为吞噬。摄取固体颗粒时称吞噬。某些高分子物质,如蛋白质、多肽类、脂溶性维生素和重金属等,可通过胞饮和吞噬作用吸收。膜动转运对蛋白质和多肽吸收非常重要,并且有一定的部位特异性(如蛋白质在小肠下段的吸收最为明显),但对一般药物的吸收不是十分重要。

二、口服吸收的影响因素

1. 生理因素

(1)胃肠液的成分和性质:弱酸、弱碱性药物的吸收与胃肠液的 pH 有关,pH 决定弱酸弱碱性药物的解离状态,而分子型药物比离子型药物易于吸收。空腹时胃液的 pH 约 1.0,有利于弱酸性药物的吸收。小肠部位肠液的 pH 通常为 5~7,有利于弱碱性药物的吸收,大肠黏膜部位肠液的 pH 通常为 8.3~8.4。此外,胃肠液中含有的胆盐、酶类及蛋白质等物质的吸收,如胆盐具有表面活性,能增加难溶性药物的溶解度,有利于药物吸收,但有时也可能与某些药物形成难溶性盐而影响吸收。

(2)胃排空速率:胃排空速率慢,有利于弱酸性药物在胃中的吸收。由于小肠是大多数药物吸收的主要部位,胃排空速率快,有利于大多数药物吸收。影响胃排空速率的主要因素有胃内容物的体积、食物的类型、体位及药物性质等。

（3）其他：消化道吸收部位血液或淋巴循环的途径及其流量大小、胃肠本身的运动及食物等。

2. 药物因素

（1）药物的脂溶性和解离度：通常脂溶性大的药物易于透过细胞膜，未解离的分子型药物比离子型药物易于透过细胞膜。因此，消化道内药物的吸收速度常会受未解离型药物的比例及其脂溶性大小的影响，而未解离型药物的比例取决于吸收部位的 pH。

消化道吸收部位的药物分子型比例是由吸收部位的 pH 和药物本身的 pK_a 决定的。通常弱酸性药物在胃液中，弱碱性药物在小肠中未解离型药物量增加，吸收也增加，反之则减少。

（2）药物的溶出速度：通常固体制剂中药物须经过崩解、释放、溶解后方可通过生物膜被吸收。对于难溶性固体药物，药物的溶出速度可能是吸收的限速过程。因此，减小药物粒径，采用药物的亚稳定性晶型、制成盐类或固体分散体等方法，加快药物的溶出，可促进药物的吸收。

3. 剂型因素

（1）固体制剂的崩解与溶出：固体制剂崩解成碎片粒后，药物溶出，进而被吸收。因此，固体制剂的崩解是药物溶出和吸收的前提。但药物的溶出速度也将影响药物的吸收。

（2）剂型：剂型不同，其给药途径也不同。通常不同给药途径的药物吸收显效快慢的顺序为：静脉>吸入>肌内>皮下>舌下或直肠>口服>皮肤；口服制剂药物吸收速度快慢的顺序是：溶液剂>混悬剂>胶囊剂>片剂>包衣片。

（3）制剂处方及其制备工艺：制剂的处方因素主要包括主药和辅料的理化性质及其相互作用等。即使是同一药物制备同种剂型，由于所用辅料或制备工艺不同也可能会因吸收不同而产生不同的疗效。

知识链接

固体制剂在胃肠道中的行为特征

固体制剂的主要给药方式是口服，口服后先溶解，然后透过胃肠道黏膜吸收入血液循环。片剂和胶囊剂口服后先崩解成细颗粒状，然后将药物分子溶出，并通过胃肠黏膜吸收进入血液循环中。颗粒剂和散剂没有崩解过程，迅速分散后将药物溶解，因此吸收快。混悬剂的颗粒小，因此药物的溶解与吸收过程更快，而溶液剂口服后没有崩解与溶解过程，药物可直接被吸收，药物的起效快。

第二节　中药制剂的分布、代谢与排泄

一、药物分布及影响因素

药物分布系指药物吸收后，由循环系统运送至体内各脏器组织的过程。影响药物分布的因素主要有以下方面：

1. 药物与血浆蛋白结合的能力　血液中的药物可分为血浆蛋白结合型与游离型两种，与血浆蛋白结合的药物不能透过血管壁，游离型药物则能自由向组织器官转运。

药物与血浆蛋白结合是一可逆过程,具有饱和现象,血浆中药物的游离型与结合型保持动态平衡,使血浆及作用部位在一定时间内保持一定的血药浓度。因此,药物与血浆蛋白结合的能力可影响其分布;合并用药时,药物与血浆蛋白竞争结合可导致药物分布的改变,影响药物的作用强度和作用时间,甚至出现用药安全性问题。

2. 血液循环和血管透过性　通常药物的分布是通过血液循环进行的。药物分布主要取决于组织器官血流量,其次是毛细血管通透性。血流量大,血管通透性好的组织器官,则药物分布速度快。

3. 药物与组织亲和力　通常药物的分布主要取决于生物膜的转运特性,其次是药物与不同组织亲和力的不同。若药物进入组织器官的速度大于从组织器官脱离返回血液循环的速度,连续给药时,药物将发生蓄积。药物若蓄积在靶组织或靶器官,则可达到满意的疗效;若蓄积在脂肪等组织,则起储存作用,可延长药物的作用时间;若蓄积的药物毒性较大,则可对机体造成伤害。

4. 血-脑屏障与血-胎屏障　脑和脊髓毛细血管的内皮细胞连接紧密,且被一层富有脑磷脂的神经细胞包被,形成脂质屏障。通常水溶性药物很难透入脑脊髓,而脂溶性药物却能迅速向脑脊髓转运。病理状态,如脑脊髓炎症时,血-脑通透性增加。

在母体循环与胎儿体循环之间存在着血-胎屏障。血-胎屏障的作用过程与血-脑屏障类似。多数药物靠被动转运通过胎盘。随着胎儿的长大,药物的通透性增加;孕妇严重感染、中毒或其他疾病时,胎盘屏障作用降低。

二、药物代谢及影响因素

药物的代谢系指药物在体内发生化学结构改变的过程。通常药物代谢后极性增加,有利于药物的排泄。多数药物经过代谢活性降低或失去活性,也有药物经过代谢后比母体药物的活性增强或毒性增加。药物代谢的主要部位在肝脏,但代谢也发生在血浆、胃肠道、肠黏膜、肺、皮肤、肾、脑和其他部位。药物代谢反应的主要类型有氧化、还原、水解、结合等反应。影响药物代谢的因素主要有以下方面:

1. 给药途径　给药途径不同所引起代谢的差异通常与首过效应有关。某些经胃肠道吸收的药物,经肝门静脉入肝后,在肝药酶作用下药物可产生生物转化,使进入体循环的原形药物减少。药物进入体循环前的降解或"失活"称为"肝首过效应"。

2. 给药剂量与体内酶的作用　药物的代谢是在酶的参与下完成的,当体内药量超过酶的代谢反应能力时,代谢反应往往出现饱和现象。合并用药所产生的酶诱导作用或酶的抑制作用能够影响药物的代谢。

3. 生理因素　影响药物代谢的生理因素有性别、年龄、个体差异、饮食及疾病状态等。

三、药物排泄及影响因素

排泄系指体内的药物及其代谢产物从各种途径排出体外的过程。药物及其代谢产物主要经肾排泄,其次是胆汁排泄。其他也可由乳汁、唾液、汗腺等途径排泄。药物不同排泄途径的影响因素主要有以下方面:

1. 肾排泄　包括肾小球过滤、肾小管重吸收和肾小管分泌。其影响因素主要有以下方面:①药物的血浆蛋白结合率:药物的血浆蛋白结合率,以及药物与血浆蛋白的竞争性结合等可影响药物的肾排泄,与血浆蛋白结合的药物不被肾小球滤过;②肾小管的重吸收：主要与药物的脂溶性、pK_a、尿液的 pH 和尿量密切相关，通常脂溶性非解离型药物的重吸收多，尿量增加可降低尿液中药物浓度，重吸收减少，排泄增加；③肾小管分泌：肾小管分泌可使药物的肾排泄增加，这一过程是主动转运，有载体参与。由于载体缺乏高度特异性，一些阳离子药物之间或阴离子药物之间与载体发生的竞争抑制作用可影响药物的肾小管分泌，从而延长药物在体内的作用时间。血浆蛋白结合率不影响药物的肾小管分泌。

2. 胆汁排泄　胆汁排泄是肾外排泄中最主要的途径。对于那些极性太强而不能在肠内重吸收的有机阴离子和阳离子来说，胆汁排泄是其重要的消除机制。有些经胆汁排泄的药物或药物代谢物，可被小肠中重新吸收进入肝门静脉，这种现象称肠肝循环；药物的代谢以结合型经胆汁排泄，若在肠道中水解为原型，脂溶性增加，易被重吸收；具有肠肝循环的药物作用时间长。使用抑制肠道菌群的抗生素可能使肠肝循环减少。

3. 其他途径排泄　药物的其他排泄途径包括从乳汁、唾液、肺、汗液等排泄。药物的乳汁排泄可能影响乳儿的安全，应予关注；药物的唾液和汗腺排泄临床意义不大，可以研究唾液/血浆药物浓度的比值，用唾液中药物浓度替代血药浓度测算药物动力学参数。

第三节　中药制剂生物等效性

一、中药制剂生物利用度评价指标

药物制剂的生物有效性通常可以用生物利用度和其体外-体内相关性试验等表示。体外-体内相关性是指药物制剂的溶出度与生物利用度之间的相关关系。

1. 生物利用度的含义　生物利用度是指药物吸收进入血液循环的程度与速度。生物利用度包括两方面内容：生物利用程度与生物利用速度。

（1）生物利用程度（EBA）：即药物进入循环的多少。可通过血药浓度-时间曲线下的面积表示。试验制剂与参比制剂的血药浓度-时间曲线下面积的比值称相对生物利用度。当参比制剂是静脉注射剂时，则得到的比值为绝对生物利用度。

$$相对生物利用度\ F = \frac{AUC_T}{AUC_R} \times 100\%$$

$$绝对生物利用度\ F = \frac{AUC_T}{AUC_{IV}} \times 100\%$$

式中，脚注 T 与 R 分别代表试验制剂与参比制剂，iv 代表静脉注射剂。

（2）生物利用速度（RBA）：即药物进入体循环的快慢。生物利用度研究中，常用血药浓度达到峰浓度（C_{max}）的时间（t_{max}）比较制剂中药物吸收的快慢。

2. 生物利用度的评价指标　制剂的生物利用度应该用 C_{max}、t_{max} 和 AUC 3 个指标全面评价。血药浓度-时间曲线上的峰浓度（C_{max}）是与治疗效果及毒性水平有关的重要参数。也与药物吸收的数量有关，若 C_{max} 低于有效治疗浓度，则治疗无效，若 C_{max} 超过最小中毒浓度，则能导致中毒。

二、药物制剂人体生物利用度和生物等效性试验

（一）生物利用度和生物等效性试验

1. 受试者的选择　受试者一般情况选健康男性（特殊情况说明原因，如妇科用

药。儿童用药应在成人中进行），年龄18~40岁，同一批受试者年龄不宜相差10岁或以上；体重则标准体重相差±10%，同一批试验受试者体重应相近；身体健康，无心、肝、肾、消化道、神经系统疾病及代谢异常等病史，并经健康检查，应无异常；特殊药物还需要检查相应的其他指标，如降血糖药物应检查血糖水平；无过敏史，无体位性低血压史。2周前至试验期间不服用任何药物，试验期间禁烟、酒和含咖啡饮料；试验单位应与志愿受试者签署知情同意书。人数一般为18~24例。

2. 参比制剂与受试制剂　参比制剂的安全性、有效性应合格，进行绝对生物利用度研究时选用上市的静脉注射剂，进行相对生物利用度或生物等效性研究时，应选择国内外同类上市主导产品。试验制剂应符合临床应用质量标准的放大试验产品。

3. 试验设计　当1个受试制剂与1个参比制剂进行生物利用度试验时，通常采用双周期的交叉试验设计。试验时将受试者随机分为2组：一组先用受试制剂，后用标准参比制剂；另一组则先用标准参比制剂，后用受试制剂。2个试验周期之间的时间间隔称洗净期，应不小于药物的10个半衰期，通常为1周或2周。如果有2个受试制剂与1个标准参比制剂比较，宜采用3制剂、3周期两重3×3拉丁方式设计试验。每个周期之间的洗净期，通常为1周或2周。

服药前取空白血样。一个完整的血药浓度-时间曲线应包括吸收相、分布相和消除相，总采样（不包括空白）不少于12个点。取样一般持续到3~5个半衰期或血药浓度C_{max}的1/10~1/20。在不能进行血药浓度测定时，可采用其他生物样品进行测定，如尿液，但试验药品与试验方案应符合生物利用度测定要求。

受试者禁食过夜（10小时以上），于次日早晨空腹服用受试制剂或参比制剂，用250ml水送服。服药2小时后方可饮水，4小时后统一进食标准餐。受试者服药后避免剧烈运动，取血样在临床监护室中进行。如受试者有不良反应时应采取急救措施，必要时应停止试验。

4. 药物动力学分析　列出原始数据，计算平均值与标准差，求出主要药物动力学参数$t_{1/2}$、C_{max}、t_{max}和AUC_0、C_{max}、t_{max}用实测值表示。AUC可由梯形面积计算，其计算公式为：

$$AUC_{0\to\infty} = AUC_{0\to t} + \frac{C_n}{K}$$

$$AUC_{0\to t} = \sum_{i=1}^{n} \frac{(C_i \to 1 + C_i)}{2}(t_i - t_i - 1)$$

生物利用度应用各个受试者的$AUC_{0\to tn}$和$AUC_{0\to\infty}$分别计算，并求其平均值和标准差。对于人体生物等效性，要求从零时间至最终采血点$(AUC_{0\to tn}/AUC_{0\to\infty})\times100\%$ > 80%。

多次给药试验，经等间隔（τ）给药至稳态后，在某一给药间隔内，多次采集样品，分析药物浓度。计算在稳态剂量间隔从$0\to\tau$时间的血药浓度-时间曲线下面积（$AUCss$）。当受试制剂与参比制剂剂量相等时，即可用下式求得相对生物利用度（F）。

$$F = \frac{AUC\frac{ss}{\tau}}{AUC\frac{ss}{R}} \times 100\%$$

式中，$AUC\frac{ss}{\tau}$和$AUC\frac{ss}{R}$分别代表受试制剂与参比制剂稳态条件下的AUC。

应对药物动力学主要参数（如AUC、C_{max}）进行统计分析，作出生物等效性评价。统计分析时，先将AUC和C_{max}数据进行对数转换，然后进行方差分析与双侧t检测处理，受试制剂和参比制剂AUC几何均值比的90%置信区在80%～125%范围内，且C_{max}几何均值比的90%置信区在80%～125%范围内，则判定受试制剂与参比制剂生物等效。

（二）溶出度

1. 溶出度的含义　溶出度系指活性药物从片剂、胶囊剂或颗粒剂等制剂在规定条件下溶出的速率和程度。凡检查溶出度的制剂，不再进行崩解时限的检查。

2. 需测定溶出度的药物　一些难溶性药物，其吸收是溶出速度限制过程，溶出速度的快慢将直接影响药物的生物利用度。通常需要测定溶出度的药物有：在消化液中难溶的药物、与其他成分容易发生相互作用的药物、久贮后溶解度降低的药物、剂量小、药效强、副作用大的药物。

3. 溶出度的测定方法　2015版药典四部中溶出度测定方法包含第一法（篮法）、第二法（桨法）、第三法（小杯法）、第四法（桨碟法）、第五法（转筒法）。

　课堂互动

运用桨法测定溶出度时，搅拌桨转动速度对测定结果是否有影响？

4. 溶出度的常用参数　①累积溶出量最大量Y_m为溶出操作经历相当长时间后，药物累积溶出的最大量，通常为100%或接近100%；②出现累积溶出最大量的时间t_{max}；③溶出50%时间$t_{0.5}$或$t_{50\%}$；④溶出某百分比的时间t_m，如t_d表示溶出63.2%的时间；⑤累积溶出百分比-时间曲线下的面积（AUC）等。

（三）溶出度与生物利用度的相关性

在实际工作中，为了避免频繁进行复杂的人体生物利用度试验，可从相对较为简单的溶出度试验数据中寻找出一些特征参数，确定这些特征参数与药物动力学特征参数间的相关性后，在生产或药品检验中就可以采用溶出度试验所得的特征参数来说明产品的质量，以保证制剂的有效性与安全性。

比较溶出度与生物利用度的相关参数，判断其是否相关。例如，①药物溶出50%的时间（$t_{0.5}$）与峰浓度（C_{max}）、达峰时间（t_{max}）、血药浓度-时间曲线下的面积（AUC）之间相关性；将$t_{0.5}-C_{max}$、$t_{0.5}-t_{max}$、$t_{0.5}-AUC$分别进行成对数据回归分析，分别求得相关系数，判断有无相关性；②药物溶出百分数与药物吸收百分数的相关性。

（徐艳明）

复习思考题

1. 简述药物的吸收、分布、代谢与排泄。
2. 简述药物口服吸收的影响因素。

主要参考书目

［1］ 胡志方,李建民.中药药剂学.第3版.北京:人民卫生出版社,2014.

［2］ 国家药典委员会.中华人民共和国药典2015年版.北京:中国医药科技出版社,2015.

［3］ 国家食品药品监督管理局药品认证管理中心.药品GMP指南.北京:中国医药科技出版社,2011.

［4］ 裴慧荣,黄欣璧.中药调剂技术.北京:中国医药科技出版社,2013.

［5］ 王志祥.制药工程原理与设备.第2版.北京:人民卫生出版社,2011.

［6］ 高宏.药剂学.北京:人民卫生出版社,2009.

［7］ 杜月莲.药物制剂技术.北京:中国中医药出版社,2013.

［8］ 狄留庆,刘汉清.中药药剂学.北京:化学工业出版社,2011.

［9］ 潘金火.中药药剂学.北京:中国医药科技出版社,2012.

［10］ 李永吉.中药药剂学.北京:高等教育出版社,2009.

［11］ 何思煌.新版GMP实务教程.第2版.北京:中国医药科技出版社,2013.

［12］ 李恒.GMP实用教程.北京:中国医药科技出版社,2013.

［13］ 崔福德.药剂学.第7版.北京:人民卫生出版社,2013.

［14］ 李范珠,李永吉.中药药剂学.北京:人民卫生出版社,2012.

［15］ 杨明.中药药剂学.第3版.北京:中国中医药出版社,2012.

［16］ 刘汉清,倪健.中药药剂学.第2版.北京:科学出版社,2010.

［17］ 傅超美.中药药剂学.长沙:湖南科学技术出版社,2012.

［18］ 侯世祥.现代中药制剂设计理论与实践.北京:人民卫生出版社,2010.

［19］ 徐莲英,侯世祥.中药制药工艺技术解析.北京:人民卫生出版社,2003.

［20］ 汪小根,刘德军.中药制剂技术.第2版.北京:人民卫生出版社,2013.

［21］ 周长征.制药工程实训.北京:北京大学医学出版社,2011.

［22］ 邓才彬,王泽.药物制剂设备.第2版.北京:人民卫生出版社,2013.

［23］ 谢淑俊.药物制剂设备(下册).北京:化学工业出版社,2011.

［24］ 张杰.中药制剂技术.北京:化学工业出版社,2013.

［25］ 张炳盛,黄敏琪.中药药剂学.北京:中国医药科技出版社,2013.

［26］ 张琦岩.药剂学.北京:人民卫生出版社,2013.

［27］ 刘精婵.中药制药设备.第七版.北京:人民卫生出版社,2009.

［28］ 国家食品药品监督管理局执业药师资格认证中心.国家执业药师资格考试考试大纲.第七版.北京:中国医药科技出版社,2015.

［29］ 国家食品药品监督管理局执业药师资格认证中心.国家执业药师资格考试应试指南.第七版.北京:中国医药科技出版社,2017.

复习思考题答案要点与模拟试卷

《中药药剂学》教学大纲